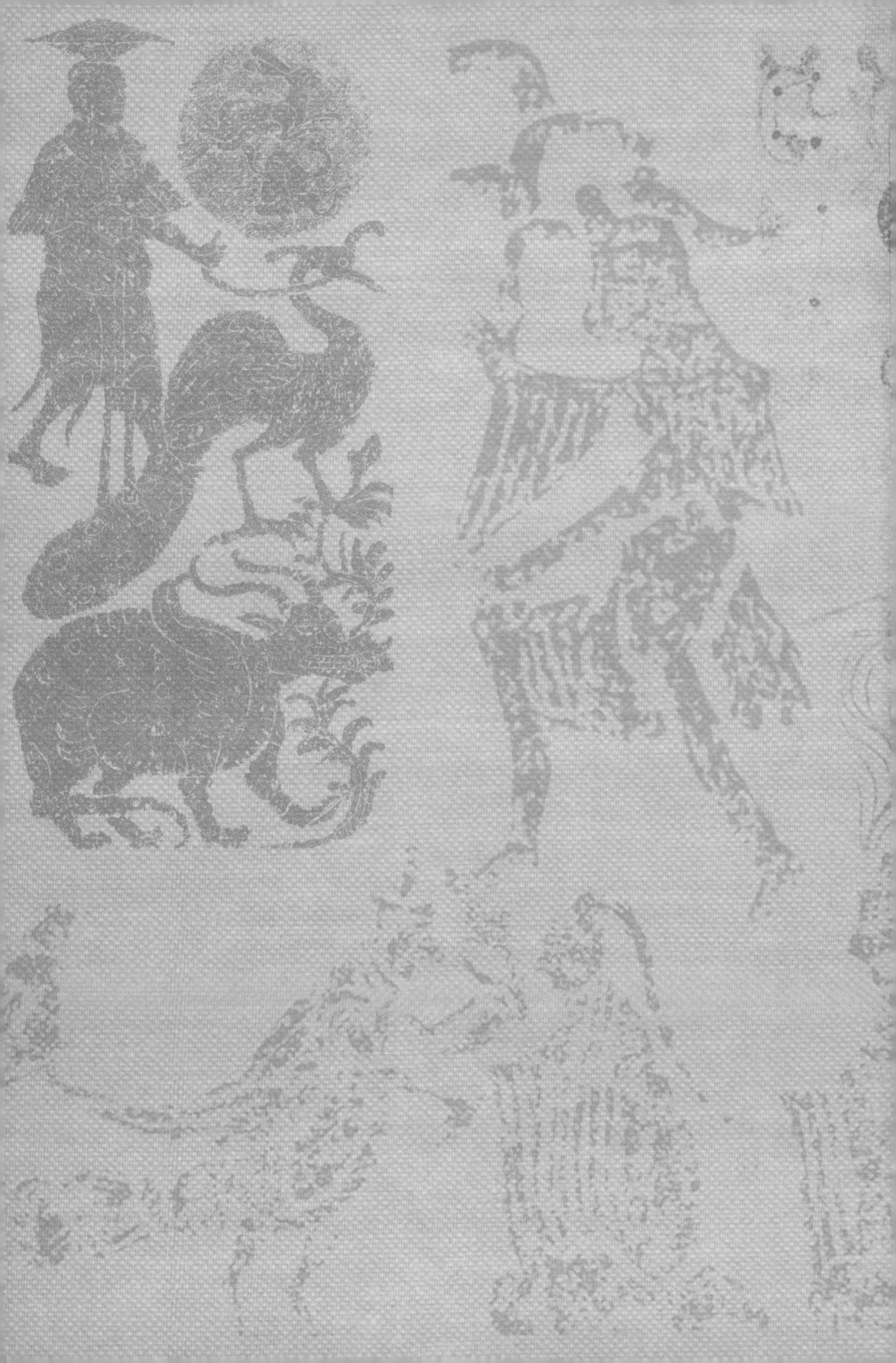

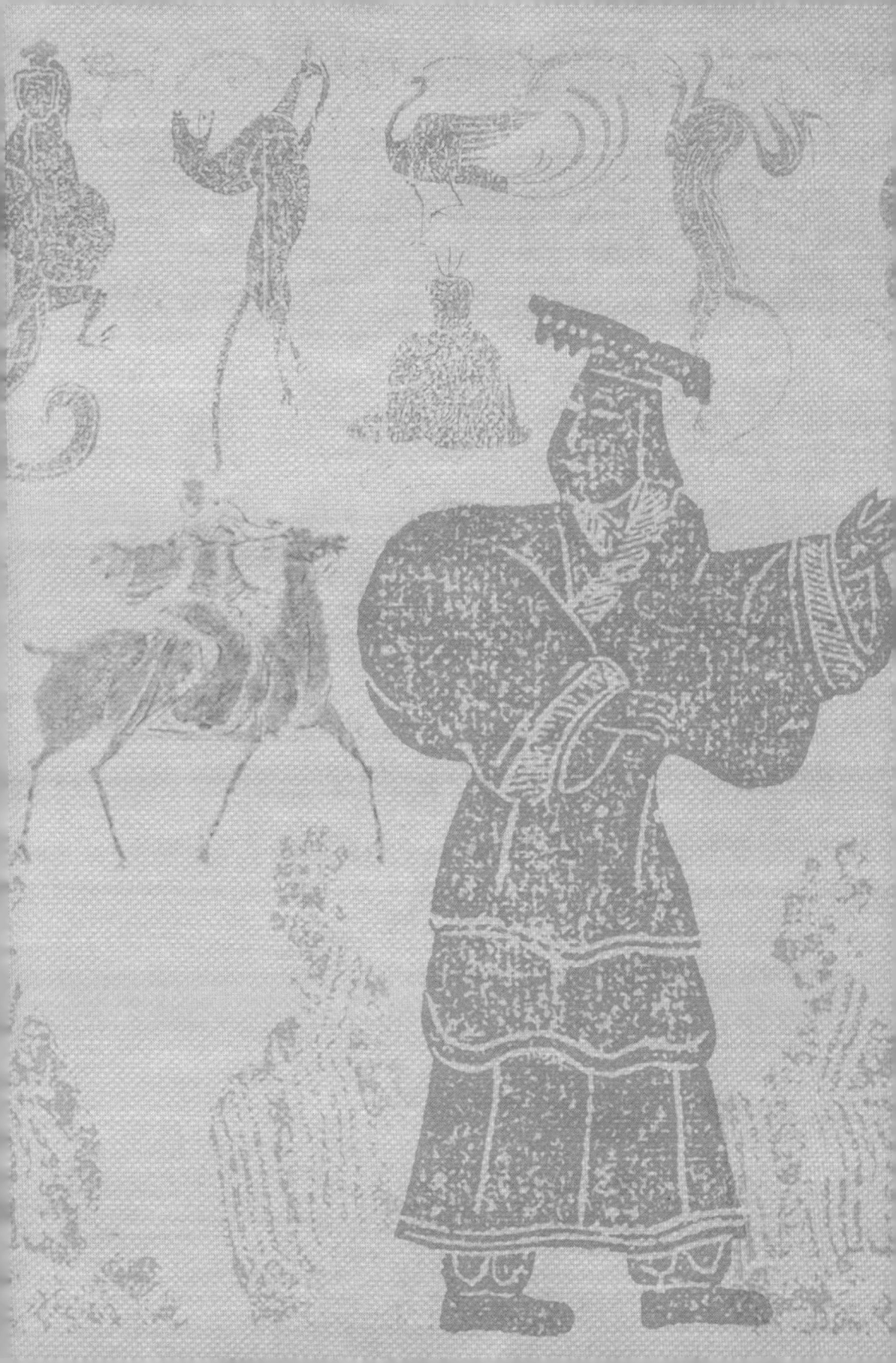

中国古医籍整理丛书

圣济总录

（第四册）

宋·赵佶　敕编

主　校　王振国　杨金萍

校注者（按姓氏笔画排序）

王飞旋　王春燕　田丹枫　刘　鹏　李怀芝

李建业　李绍林　何　永　张丰聪　陈　聪

范　磊　周　扬　金秀梅　孟　玺　郭君双

路明静　臧守虎

中国中医药出版社

·北　京·

图书在版编目（CIP）数据

圣济总录 /（宋）赵佶敕编；王振国，杨金萍主校 . —北
京：中国中医药出版社，2018.12（2023.10重印）
（中国古医籍整理丛书）
ISBN 978 – 7 – 5132 – 3940 – 0

Ⅰ . ①圣…　Ⅱ . ①赵…②王…③杨…　Ⅲ . ①方书 – 中
国 – 宋代　Ⅳ . ①R289.344

中国版本图书馆 CIP 数据核字（2016）第 312837 号

中国中医药出版社出版

北京经济技术开发区科创十三街31号院二区8号楼
邮政编码　100176
传真　010 64405721
保定市中画美凯印刷有限公司印刷
各地新华书店经销

开本 710×1000　1/16　印张 281.5　字数 3005 千字
2018 年 12 月第 1 版　2023 年 10 月第 2 次印刷
书号　ISBN 978 – 7 – 5132 – 3940 – 0

定价　2980.00 元
网址　www.cptcm.com

服 务 热 线　010-64405510
购 书 热 线　010-89535836
侵 权 打 假　010-64405753

微信服务号　zgzyycbs
微商城网址　https://kdt.im/LIdUGr
官 方 微 博　http://e.weibo.com/cptcm
天猫旗舰店网址　https://zgzyycbs.tmall.com

如有印装质量问题请与本社出版部联系（010 64405510）
版权专有　侵权必究

第四册目录

卷第四十一

肝脏门

肝脏统论

论曰：肝与胆合，故足厥阴之经与足少阳之经为表里，其象木，其主春，其脉弦，其神魂，其养筋，其候目，其声呼，其臭臊，其液泣，其味酸。气盛则为血有余，故目赤，两胁下痛引少腹，善怒，甚者气逆头眩，耳聩颊肿，皆肝实之证也；气虚则为血不足，故目昏，两胁拘急筋挛，不得太息，爪甲枯，面青善悲恐，如人将捕之，皆肝虚之证也。实则泻，虚则补，脉软为不可汗，脉弱为不可下，要当量其虚实，审其平脉而施治法，其大概如此。

肝　虚

论曰：肝虚之状，其病面青善洁①善怒，脐左有动气，按之牢若痛，不欲饮食，悒悒不乐，恐惕如人将捕之，其脉见于左手关上阴虚者，乃其候也。

治肝元风虚，面多青黄，腹胁胀满，悒悒不乐，口苦头痛，饮食减少，**沉香煎丸方**

沉香一两　附子炮裂，去皮脐　白附子炮裂　巴戟天去心硇砂飞研。各半两　补骨脂炒。一两　肉苁蓉半两。以上并先为末，以酒二升煎成膏，次入下药　干蝎去土，炒。一分　木香　防风去

---

① 洁：日本抄本、文瑞楼本同，明抄本、乾隆本作"争"。

又　当归①切，焙。各半两　桂去粗皮。一分　蘹香子②炒　牛膝去苗，酒浸，切，焙。各半两　楝实只取肉，微炒　青橘皮汤去白，焙。各三分

上一十六味，别捣后九味为细末，入前膏中拌和，入臼捣令匀。如未成剂，用蜜少许和丸如梧桐子大。每服十五丸至二十丸，空心温酒下。

治肝元气虚，四肢劳倦，饮食不消，背痛头旋，或时寒热，肢节疼痛，手足无力，补顺三焦，通肝气，**荜拨丸方**

荜拨洗，炒。三两　干姜白者，炮。一两半　胡椒炒　甘草炙。各半两　人参　桂去粗皮　木香　白茯苓去黑皮。各一两

上八味，捣罗为细末，炼蜜和丸如梧桐子大。每服空心食前，盐汤下三十丸。

治肝虚胁下坚，腹满不欲食，眼昏气浊，瞻视不明，**槟榔汤方**

槟榔　附子炮裂，去皮脐。各一两　白茯苓去黑皮　桔梗炒　陈橘皮汤去白，焙　桂去粗皮。各半两　吴茱萸水浸，去涎，炒。一两　白术三分

上八味，到如麻豆。每服五钱匕，水一盏半，入生姜一枣大，拍碎，煎至一盏，去滓，食后温服。若气喘，加芎藭三分，半夏一两，汤洗，甘草半两，炙，到。

治肝元虚损，脏腑不调，泄泻不止，口内生疮，饮食进退，**烧肝散方**

茵陈蒿　犀角镑屑　石斛去根　白术　柴胡去苗　紫参　芍药各三分　人参　桔梗炒　防风去叉　桂去粗皮　吴茱萸洗，焙，炒　芜荑炒。各半两

上一十三味，捣罗为细末，每用白羊肝一具，分作二分，将一分去筋膜，细切如竹叶，入药末十钱匕，葱白一握，细切，与

---

① 当归：日本抄本、文瑞楼本剂量同，明抄本、乾隆本作“一两”。
② 蘹香子：日本抄本、文瑞楼本剂量同，明抄本、乾隆本作“三钱”。

肝调和令匀，以湿纸裹七八重煨熟，空心服之。

治肝元气久虚，四肢筋脉怠惰，三焦气不顺上攻，眼生黑花，**柏子仁丸方**

柏子仁一分　防风去叉　黑豆煮令烂，研作膏用　白蒺藜炒。各半两　车前子一两　甘菊花半两　附子炮裂，去皮脐　羌活去芦头　黄耆蜜涂炙，细剉。各半两

上九味，除黑豆外，捣罗为细末，炼蜜同黑豆膏，拌和为丸如梧桐子大。每服十五丸，空心食前，盐汤下。

治肝元虚冷，多困少力，口无滋味，耳鸣眼暗，面色青黄，**黄耆汤方**

黄耆　防风去叉　石斛去根　当归焙　白芷　藿香择叶　沉香　白蒺藜炒，去角　桑寄生　附子炮裂，去皮脐　芎藭　白术　五味子　桂去粗皮　羌活去芦头。各半两　木香一分

上一十六味，剉如麻豆。每服三钱匕，水一盏，枣一枚，擘破，煎一两沸，去滓，空心食前温服。

治肝元气虚，**鹿茸丸方**

鹿茸去毛，酒浸，焙　肉苁蓉去皱皮，酒浸，焙　巴戟天去心　白茯苓去黑皮　附子炮裂，去皮脐　远志去心　桂去粗皮　干姜炮　地骨皮去土　黄耆细剉　熟干地黄焙　牛膝去苗，酒浸一宿，焙　柏子仁微炒　覆盆子　防风去叉　磁石醋淬六七次，研细。各等分①

上一十六味，除磁石外，并捣罗为细末，和匀，炼蜜为丸如梧桐子大。每服二十丸，空心食前，盐汤下。

治肝元风虚上攻，头目昏眩，肩背拘急，兼治脾气不和，**沉香煮散方**

沉香剉。三分　桂去粗皮。一两　白豆蔻仁　石斛去根。各半两　巴戟天去心。一两　附子炮裂，去皮脐。半两　赤茯苓去黑皮。一两半　木香一两　人参三分②　芎藭一两　五味子三分　白

---

① 等分：日本抄本、文瑞楼本同，明抄本、乾隆本作"一两"。
② 三分：日本抄本、文瑞楼本同，明抄本、乾隆本作"一两半"。

术　青橘皮汤去白，焙。各一两　厚朴去粗皮，姜汁炙　黄耆细剉。各半两　藿香叶。三分　荜澄茄　肉豆蔻去皮。各三两

上一十八味，捣罗为细散。每服三钱匕，水一盏，入姜枣煎七分，食前温服，日二。

治肝元虚风上攻，头目昏闷肿疼，背项紧急，悒悒不乐，**羚羊角散方**

羚羊角屑　芎䓖各半两　羌活去芦头　独活去芦头。各三[①]钱　人参　防风去叉　白蒺藜炒。各半两

上七味，同捣为细散。每服一钱匕，温酒调下，不计时候。

治肾气亏损，不能生肝，肝乏生气，遂多虚冷，肝若受病，先诊其脉，若肝肾脉俱弱，服此**地黄丸方**

熟干地黄焙　山茱萸　萆薢　当归洗，焙　续断　芎䓖　黄耆细剉　五味子　狗脊去毛。各半两　细辛去苗叶。一分　白茯苓去黑皮　牛膝去苗，酒浸，焙　木瓜各半两

上一十三味，捣罗细末，炼蜜和丸如梧桐子大。空心盐汤下五十丸。

治肝脏虚，客邪攻之，真气微弱，不能主血，脉气微细，大便失血，**香术丸方**

苍术米泔浸，去皮，焙　芎䓖　防风去叉。各一分　五味子　黄耆细剉　当归切，焙。各半两　硫黄研。一两

上七味，先以六味捣罗为细末，再入硫黄末研匀，和丸如梧桐子大。空心食前盐米饮下三十丸。

治肝虚生寒，冷气上攻眼目，肢体疼痛攻注，**荜澄茄丸方**

荜澄茄　补骨脂炒　附子炮裂，去皮脐　羌活去芦头　芎䓖　远志去心　萆薢　肉苁蓉去皴皮，酒浸一宿，切，焙　山芋　石斛去根　人参各一两

上一十一味，捣罗为细末，醋煮面糊丸如梧桐子大。每服二十丸至三十丸，空心温酒下。

---

① 三：明抄本、乾隆本、文瑞楼本同，日本抄本作"二"。

治肝脏虚风攻击，肢节疼痛，及上攻眼目多泪，**谷精散方**

谷精草　石决明　木贼剉　荆芥穗　甘草炙，剉　羌活去芦头　旋覆花　甘菊花　枸杞子　晚桑叶各一分。并生用　蛇蜕半条。炒　苍术米泔浸，去皮，焙。一分

上一十二味，焙干，捣罗为细散。每服二钱匕，茶清调下，日三，不拘时。

治肝脏虚风上攻，通利九窍，**羚羊角散方**

羚羊角镑屑。半两　空青研。一钱　羌活去芦头。半两　人参一分　防风去叉　白蒺藜炒。各半两　决明子一分

上七味，并捣罗为细末。每服一钱匕，温酒调下，白汤点亦得，不拘时候。

治肝脏虚风上攻，头旋项筋急，眼有黑花，耳内虚鸣，**干蝎丸方**

干蝎醋炒。半两　巴戟天去心，糯米炒，候米赤黄，去米不用　附子炮裂，去皮脐　羌活去芦头　白蒺藜炒。各一两

上五味，捣罗为细末，炼蜜和丸如梧桐子大。每服十五丸至二十丸，空心盐汤下，食后临卧米饮下。

治肝脏虚冷，壮筋骨，明耳目，进饮食，**四圣散方**

白附子炮　白蒺藜酒炒　羌活去芦头　黄耆剉。各等分①

上四味，捣罗为细末。每服二钱匕，用羊腰子一对，去筋膜切开，入药用线缠，用水一盏，入粟米一匙头同煮，候粟米熟食之。此药亦治肾脏风攻注。

治肝元虚损上攻，口内生疮，饮食不进，**犀角散方**

犀角镑屑　决明子　人参各一分　栀子仁　龙胆　白术各半两

上六味，捣罗为细散。每服一钱半匕，温熟水调下，食后良久服。

治肝虚目睛眩疼，多泪羞明，筋脉疼痛，**补肝散方**

夏枯草　莎草根各一两。同炒过

---

① 等分：日本抄本、文瑞楼本同，明抄本、乾隆本作"一两"。

上二味，捣罗为细散。每服一钱匕，腊茶调下，不拘时候。

治肝虚筋急，或霍乱转筋，手足麻痹，**人参饮方**

人参　厚朴去粗皮，姜汁炙。各一两　白术二两

上三味，粗捣筛。每服五钱匕，水一盏，葱白五寸，切碎，同煎八分，去滓，不拘时温服。

肝　实

论曰：肝实之状，苦心下坚满，常两胁痛，或引小腹，忿忿如怒，头目眩痛，眦赤生瘜肉是也。其脉见于左手关上阴实者，乃足厥阴经有余之候。盖肝实则生热，热则阳气盛，故其证如此。

治肝脏壅实，风热客搏经络，动干心肺，上膈痰痹，喉嗌干燥不利，四肢淫泺，或秘或壅，**犀角地黄汤方**

犀角镑屑。一两一分①　熟干地黄洗，切，焙。三两　羌活去芦头　独活去芦头　赤箭　石菖蒲　芎䓖　藁本洗，焙　没药研　威灵仙洗，焙　黄耆剉　乌药剉　甘草炙，剉　木香　当归切，焙　蝉蜕洗，焙　防风去叉。各一两　大黄剉，炒　郁李仁去皮，研。各一两半

上一十九味，粗捣筛。每服三钱匕，水一盏，薄荷五叶，煎至七分，去滓温服，日三。如膈有热，入生地黄汁少许；如大肠秘涩，加芒消一钱匕。

治肝实风壅，眼目昏涩，上焦不利，**羌活丸方**

羌活去芦头。三分　木香　蒺藜子炒，去角　黄耆　青葙子　甘菊花　麦门冬去心　枳壳去瓤，麸炒　青橘皮汤浸，去白，焙　大黄剉，炒。各半两

上一十味，为细末，炼蜜丸如梧桐子大。每服二十丸，空心日午临卧，煎竹叶汤下。

治肝脏壅热，头目不利，胸膈烦躁，体痛，**羚羊角散方**

羚羊角镑　柴胡各一两。去苗　石膏二两　赤芍药　车前

---

① 一两一分：日本抄本、文瑞楼本同，明抄本、乾隆本作"一两"。

子　川大黄剉，微炒　甘草炙微赤，剉　黄芩各一两。去腐

上八味，捣筛为散。每服三钱，以水一中盏，煎至六分，去滓，食后温服。

治肝脏壅热，心膈烦闷，头目不利，**大黄丸方**

川大黄剉碎，微炒　枳壳各一两。麸炒微黄，去瓤　甘草半两。炙微赤，剉　麦门冬去心，焙　羚羊角镑　川升麻　生干地黄　犀角各三分。镑

上八味，捣罗为末，炼蜜和捣百余杵，丸如梧桐子大。每服二十丸，食前竹叶汤下。忌酒、热面等物。

治肝气壅塞，翳膜遮睛，瘾涩难视，**甘菊花散方**

甘菊花一两　白蒺藜　木贼　防风去叉　甘草炙。各半两　木香一分

上六味，为细散。每服一钱匕，沸汤点服，不拘时。

治肝脏壅热上攻，头目不利，四肢拘倦，**柴胡汤方**

柴胡去苗。一两半　石膏碎。二两　黄芩去黑心　赤芍药　甘草炙。各一两

上五味，粗捣筛。每服三钱匕，水一盏，同煎至六分，去滓，食后温服。

治肝脏壅热，三焦不利，胸膈满闷，睡卧不安，**郁李仁散方**

郁李仁汤浸，去皮尖　大黄剉，炒。各一两　栀子仁　朴消研　干荷叶①　甘草炙，剉　荆芥穗各半两

上七味，为细散。每服二钱匕，温熟水调下，食后服。

治肝气实壅上攻，头目筋脉拘急疼痛，大小便赤热，**秦艽散方**

秦艽去土　当归切，焙　羌活去芦头　独活去芦头　荆芥穗　连翘　虎杖　芎劳　牡丹皮　麻黄去根节。各一两

上一十味，为细散。每服二钱匕，煎薄荷汤下，食后服。

治肝实两胁胀满气急，眼昏，**洗肝汤方**

---

① 干荷叶：文瑞楼本同，明抄本、乾隆本、日本抄本作"薄荷叶"。

柴胡去苗　鳖甲醋炙，去裙襴。各二两　赤茯苓去黑皮。一两半　桔梗　槟榔剉　桂去粗皮　甘草炙，剉　五味子　陈橘皮汤浸，去白，焙　人参各一两　白术一两半　半夏汤浸七遍，去滑。三分

上一十二味，粗捣筛。每服二钱匕，水一盏，入生姜五片，煎至六分，食前，去滓温服。

治肝实热，两眼赤涩疼痛，头重心烦，上焦壅滞，**驱风汤方**

蔓荆实　羌活去芦头　防风去叉　升麻　决明子　黄芩去黑心　赤芍药　甘草炙　车前子　羚羊角　甘菊花　麦门冬去心。各半两　柴胡去苗　枳壳去瓤，麸炒　栀子仁各一两

上一十五味，粗捣筛。每服三钱匕，水一盏，煎至七分，去滓，食后温服。

治肝脏实热，风气上攻烦渴，**茯神汤方**

茯神去木　黄耆剉　麦门冬去心　栝楼根各一两　生干地黄洗，切，焙。三①两　酸枣仁炒　羌活去芦头　葛根剉　羚羊角镑屑。各半两

上九味，粗捣筛。每服五钱匕，水一盏半，煎至一盏，去滓，食后温服。

治肝脏实热上攻，头目昏眩，兼治风化痰，镇心安神，**白茯苓丸方**

白茯苓去黑皮　人参　麦门冬去心　酸枣仁炒。各一两　甘草炙，剉　丹砂别研。各三分　龙脑别研。一分

上七味，除别研外，为细末和匀，炼蜜丸如鸡头大。每服一丸，乳香嚼下，食后临卧服。

治肝气壅盛，胁下结块，腹内引痛，大小便赤涩，饮食减少，**连翘散方**

连翘　荆芥穗　鳖甲醋炙，去裙襴　栀子仁　射干　羌活去芦

---

① 三：日本抄本、文瑞楼本同，明抄本、乾隆本作"二"。

头　独活去芦头　当归切，焙　大黄生①　恶实各半两　牵牛子炒。
一分

上一十一味，为细散。每服二钱匕，温熟水调下，食后临
卧服。

治肝气壅实，热刑于脾，食已即吐，大便黄赤，忽觉背寒，
唇皮焦赤，**羌活散方**

羌活去芦头　鸡苏去梗　独活去芦头　防风去叉　蒺藜炒，去
角　荆芥穗　牡丹皮　木香　连翘　茵陈蒿去梗　麻黄去根节　羚
羊角镑屑。各一两

上一十二味，为细散。每服二钱匕，温熟水调下，加至三钱
匕，早晚食后服。

治肝脏积热，气昏血涩，或因食酸物过多，肝中血积不散，
气血俱病，两胁下非时气动，每动左胁下有声，右胁相应，日渐
胃脘结块，使人心腹满闷，上冲咽喉，头目不利，睡卧不安，如
虫所啮，**泻肝汤**方

荆芥穗　连翘　羌活去芦头　牡丹皮　黄芩去黑心　杏仁去
皮尖、双仁，炒，研　当归切，焙　芍药　栀子仁　鸡苏去梗　虎
杖　麻黄去根节　大黄剉，炒。各半两

上一十三味，粗捣筛。每服三钱匕，水一盏，生姜二片，煎
至七分，去滓温服。服此药数日后，如病势不减，却进后方射干
散。肝中积血，从大便下，如腐烂瘀血之类，若服前药已差，更
不用服。

后方，**射干散方**

射干　桂去粗皮　牛膝酒浸，切，焙　牡丹皮　鳖甲醋炙，去
裙襕　牵牛子炒　大黄剉，炒。各半两　荆芥穗　细辛去苗叶。各
一②分　半夏为末，用生姜汁和成饼　狼毒　芫花与狼毒同用，醋炒
焦色。各一钱

① 生：日本抄本、文瑞楼本同，明抄本、乾隆本作“炒”。
② 一：明抄本、乾隆本、文瑞楼本同，日本抄本作“十”。

上一十二味，为细散。每服一钱匕，食后煎葱汤调下，一二服内如毒已下，即不用服。

治肝脏实热壅盛，利胸膈，**四顺散方**

石决明蜜炙 甘菊花各一两 附子炮裂，去皮脐 防风去又 蒺藜子炒，去角 羌活去芦头 黄芩去黑心 栀子仁 黄连去须。各一分

上九味，为细散。每服二钱匕，用米泔水调下，早晚各一服，服药后仰卧少时。

肝 胀

论曰：肝胀之状，《千金》谓胁下满而痛引少腹，盖足厥阴之经，起于大指，抵少腹，侠胃上贯膈，布胁肋。《脉经》曰：肝病者，必两胁下痛引少腹是也。夫肝受邪，则令气血不通，故令胁下胀满，引少腹而痛也。

治肝受邪气，两胁下痛，牵连少腹，胸胁胀满，**桂苓汤方**

桂去粗皮 赤茯苓去黑皮 柏子仁 细辛去苗叶 防风去又。各三分① 鳖甲醋炙，去裙襕。二两 桔梗炒 枳壳去瓤，麸炒 白术各半两 犀角屑三分 独活去芦头。半两 甘草炙，剉。三分

上一十二味，粗捣筛。每服三钱匕，水一盏，入枣三枚，擘破，同煎至七分，去滓温服，不计时。

治肝气受寒，胁下胀满，痛引少腹，**附子茯苓汤方**

附子炮裂，去皮脐。七枚 赤茯苓去黑皮。三两 槟榔二十四枚 母姜五两 陈橘皮汤浸，去白，焙 桂去粗皮。各三两 桔梗炒 白术各四两 吴茱萸汤浸，焙干。一两

上九味，剉如麻豆。每服三钱匕，水一盏，煎至七分，去滓温服，空心食前，日三服。

治肝受风邪，面多青黄，两胁胀满，引少腹痛，浑身疼痛，口淡无味，饮食减少，**沉香煎丸方**

---

① 分：明抄本、乾隆本、文瑞楼本同，日本抄本作"两"。

沉香剉。一两　附子炮裂，去皮脐　白附子炮　巴戟天去心　硇砂研。各半两　补骨脂炒。一两　肉苁蓉酒浸，切，焙。半两。同上六味为末，以酒二升熬成膏，次入下项药　干蝎去土，炒。一分　木香半两　青橘皮汤浸，去白，焙。三分　防风去叉　当归切，焙。各半两　桂去粗皮。一分　蘹香子炒。三分　牛膝酒浸，切，焙。半两　楝实只取肉。三分。微炒过

上一十六味，除前膏外，捣罗为末，入前膏拌和，仍再入臼内，捣令匀。如未相著，更入蜜少许，和丸如梧桐子大。每服二十丸，空心温酒下。

治邪气客于肝经，攻胀两胁，时引少腹痛，四肢厥逆，**三辅散方**

赤茯苓去黑皮。七两　赤芍药三两①　菖蒲去须　蜀漆　桂去粗皮。各二两　丹砂别研　紫石英别研　柴胡去苗　山茱萸各一两

上九味，除别研外，捣罗为散，再一处拌匀。每服一钱匕，渐加至二钱，早晚食前用温酒调下。

治肝脏邪气，两胁胀满，筋脉拘急，痛连少腹，**茱萸汤方**

山茱萸　当归切，焙　五味子　山芋　黄耆剉，焙　芎䓖各半两　生干地黄焙　白术各一分　独活去芦头　酸枣仁微炒。各二钱　木瓜去皮、子，焙。半两

上一十一味，粗捣筛。每服五钱匕，以水一盏半，枣二枚，同煎至八分，去滓温服，空心食前，日二服。

治肝脏风寒，面色青黄，两胁胀痛，牵连少腹，筋脉不利，背膊拘急，**覆盆子丸方**

覆盆子　五味子　附子炮裂，去皮脐　酸枣仁微炒　白术各一两　熟干地黄焙。半两

上六味，捣罗为末，炼蜜和丸如梧桐子大。每服三十丸，空心食前温酒下，米饮亦得。

---

① 两：日本抄本、文瑞楼本同，明抄本、乾隆本作"分"。

肝著

论曰：肝著之状，《千金》谓病人常欲蹈其胸上，先未苦时，但欲饮热者是也。夫食气入胃，散精于肝，淫气于筋。今风寒客于肝经，不能散精，气血凝留，故著于胸上；其未苦时，但欲饮热者，盖血得温则行，遇寒则涩也。

治肝气虚寒，邪著胸中，实塞不快，气血留滞，胸上欲人蹈之者，**桂附**[①]**汤方**

桂去粗皮　附子炮裂，去皮脐。各半两　当归切，炒　槟榔各半两　赤茯苓去黑皮　防风去叉　柏子仁研　细辛去苗叶　白术　芎䓖　枳壳去瓤，麸炒。各三分

上一十一味，除柏子仁，刬如麻豆，筛拌匀。每服三钱匕，水一盏，入生姜三片，大枣二枚，同煎至七分，去滓温服，空心食前。

治肝经不足，风寒乘之，气留胸中，筑塞不通，胁满筋急，不得太息，**细辛桃仁汤方**

细辛去苗叶　桃仁汤浸，去皮尖、双仁。各二两　山茱萸一两　柏子仁二[②]两　桂去粗皮　甘草炙。各一两　防风去叉　白茯苓去黑皮。各二两

上八味，粗捣筛。每服三钱匕，水一盏半，入大枣三枚，擘破，同煎至一盏，去滓温服，空心食前，日三。

治肝气为寒邪所著，胸中痞塞，气血凝留，其人常欲蹈其胸上，**陈橘皮汤方**

陈橘皮汤浸，去白，炒。半两　青木香[③]一分　桔梗炒。三分[④]　芍药刬，炒　当归切，焙。各半两

上五味，粗捣筛。每服三钱匕，水一盏，入生姜三片，同煎

---

① 桂附：日本抄本、文瑞楼本同，明抄本、乾隆本作"桂心附子"。
② 二：明抄本、乾隆本、文瑞楼本同，日本抄本作"三"。
③ 青木香：日本抄本、文瑞楼本同，明抄本、乾隆本作"青皮"。
④ 三分：文瑞楼本同，明抄本、乾隆本作"五钱"，日本抄本作"三两"。

至七分，去滓温服，不计时候。

治风寒客肝经，著于胸上，膈脘痞闷，**枳实汤方**

枳实陈者，去瓤，麸炒。四枚①　桂去粗皮。一两　厚朴去粗皮，涂生姜汁炙令烟出。四两　栝楼②去皮。一枚

上四味，粗捣筛。每服五钱匕，水二盏，入薤白一握，同煎至一盏，去滓温服，空心日午临卧各一服。

治风寒客于肝经，膈脘痞塞，胁下拘痛，常欲蹈其胸上，名肝著，**蹈胸汤**③方

枳实去瓤，麸炒　陈橘皮汤浸，去白，焙　桔梗炒。各半两　甘草炙。一分④

上四味，粗捣筛。每服五钱匕，水二盏，入生姜半分，薤白少许，同煎至一盏，去滓温服，不计时候。

肝风筋脉抽掣疼痛

论曰：肝藏血，与筋合，肝气和则气血强盛，以行于筋膜，故骨正筋柔，气血皆从。若肝脏气虚，不能荣养，则为风邪所侵，搏于筋脉，荣卫凝泣，关节不通，令人筋脉抽掣疼痛，以至眩闷口眼偏斜，皆其证也。

治肝气虚弱，风邪外侵，搏于筋脉，流入经络，筋脉抽掣疼痛，**独活汤方**

独活去芦头　萆薢　细辛去苗叶　人参　牛膝去苗，切，酒浸，焙　酸枣仁微炒　附子炮裂，去皮脐　羚羊角镑　赤芍药　黄芩去黑心　茵芋去粗茎　麻黄去根节，煎掠去沫，焙　防己　桂去粗皮　甘草微炙，剉。各一两

上一十五味，剉如麻豆。每服三钱匕，水一盏，生姜三片，

---

① 枚：明抄本、乾隆本、文瑞楼本同，日本抄本作“两”。
② 栝楼：日本抄本、文瑞楼本同，明抄本、乾隆本无此药。
③ 蹈胸汤：日本抄本、文瑞楼本同，明抄本作“蹈胸枳实陈皮汤”，乾隆本作“枳实陈皮汤”。
④ 分：明抄本、乾隆本、文瑞楼本同，日本抄本作“两”。

枣三枚，擘破，煎至五分，去滓，入竹沥一合，煎两沸，温服，不拘时候。

治肝受风邪，筋脉抽掣疼痛，**升秀丸**[①]方

乌喙炮裂，去皮脐。五两　槟榔三两　防葵　槐胶酒化为膏　牛膝酒浸，焙。各二[②]两　草薢微炒　泽漆　木瓜去皮、子，切，焙　续随子去皮，别研如膏。各一分

上九味，除槐胶、续随子外，捣罗为末再拌匀，炼蜜和丸如梧桐子大。空心食前，温酒下三十丸，以知为度。

治肝脏风毒流注，四肢拘急，筋脉抽掣，百节麻木，身体疼痛，头目昏眩，**天麻汤方**

天麻　独活去芦头　酸枣仁炒　薏苡仁　防风去叉。各一两　赤茯苓去黑皮　芎藭　羚羊角镑　甘草微炒，剉　桂去粗皮　麻黄去节，煎掠去沫，焙。各半两

上一十一味，粗捣筛。每服三钱匕，水一盏，入薄荷少许，同煎至六分，去滓，食后温服。

治肝气攻注，遍身筋脉抽掣疼痛，四肢无力，**枸杞汤方**

枸杞子　海桐皮剉　白芷　苦参　防风去叉　甘草炙，剉　麻黄去根节，煎掠去沫，焙　牛膝切，酒浸一宿，焙。各一两　桂去粗皮　酸枣仁各半两

上一十味，粗捣筛。每服三钱匕，水一盏，入生姜二片，同煎至七分，去滓温服，不拘时候。

治肝风筋脉抽掣疼痛，不得屈伸，恍惚多忘，或时恐怖，**茯神丸方**

茯神去木。一两　远志去心　人参　白僵蚕微炒。各三分　白附子微炮　乳香别研。一两　当归剉，炒。半两

上七味，捣研为末，炼蜜丸如梧桐子大。每服二十丸，温酒下，不计时候，渐加丸数。

---

① 升秀丸：日本抄本、文瑞楼本同，明抄本、乾隆本作"乌喙丸"。
② 二：日本抄本、文瑞楼本同，明抄本、乾隆本作"一"。

治肝脏风冷，毒气攻注，筋脉抽掣疼痛，及一切筋寒之病，**补骨脂汤方**

补骨脂炒　莽草　桂去粗皮　附子炮裂，去皮脐　干姜炮。各一两　干蝎去土，微炒。一分

上六味，剉如麻豆。每服二钱匕，以水半盏，入酒半盏，葱白二寸，盐少许，同煎至六分，去滓，食前热服。卒转筋者，热酒煎服。

治肝风筋脉抽掣疼痛，肢节不利，**牛膝酒方**

牛膝去苗，剉　薏苡仁各半斤　酸枣仁微炒　赤芍药　附子炮裂，去皮脐　干姜炮　柏子仁　石斛去根。各三两　甘草微炙。二两

上九味，细剉和匀，用生绢袋盛，以好酒二斗浸七日，不拘时温饮一盏，逐旋添酒渍药，至味薄即止。

煎厥

论曰：《内经》谓阳气者烦劳则张，精绝，辟积于夏，使人煎厥，目盲不可以视，耳闭不可以听，溃溃乎若坏都，汩汩乎不可止。夫阳气者，卫外而为固也。起居有常，喜怒调节，则志气治而阳不扰。若动作烦劳，气乃张大，阳气张大，则真气耗而精绝，积至于夏，阳气益盛，则卫外者躁而不静。此其证所以煎迫而厥逆，视听昏塞，溃溃汩汩，莫知所以然也。《内经》又曰：少气善怒者，阳气不治，则阳气不得出，肝气当治而未得，故善怒，名曰煎厥。亦以谓阳气抑郁于内，不得其平，故气煎迫而厥逆也。

治煎厥气逆，头目昏愦，视听不明，少气善怒，**人参汤方**

人参　远志去心　赤茯苓去黑皮　防风去叉。各二①两　芍药　麦门冬去心　陈橘皮汤浸，去白，焙　白术各一两

上八味，剉如麻豆。每服五钱匕，水一盏半，煎取八分，去

---

① 二：明抄本、乾隆本、文瑞楼本同，日本抄本作"一"。

滓温服，日再。

治动作烦劳，阳气张大，肝精不守，善怒少气，头目昏愦，病名煎厥，**山芋汤**方

山芋　生干地黄焙　防风去叉，剉　茯神去木　山茱萸炒　桂去粗皮　天雄炮裂，去皮脐　远志去心　细辛去苗叶　枳实麸炒，去瓤　甘菊花各一两　甘草炙，剉。三分

上一十二味，细剉如麻豆。每服三钱匕，水一盏，入生姜三片，煎至七分，去滓温服，空心食前。

治煎厥少气善怒，精神不守，**茯神汤**方

茯神去木　羚羊角屑　五味子　萎蕤　远志去心　沙参　酸枣仁微炒。各三分　龙骨半两

上八味，粗捣筛。每服三钱匕，水一盏，煎取七分，去滓温服，不拘时候。

治阳气内郁，肝气不治，少气善怒，视听昏塞，煎迫厥逆，**龙骨丸**方

龙骨　白茯苓去黑皮　远志去心　防风去叉　人参　柏子仁别捣　犀角镑　生干地黄焙。各一两　牡蛎一两半①。烧，研如粉

上九味，除柏子仁外，捣罗为末，同拌匀，入煮枣肉二两，炼蜜和杵数百下，丸如梧桐子大。每服三十丸，粥饮下，空心食前。

治煎厥气逆多怒，肝气不治，**柏子仁汤**方

柏子仁　虎头骨涂酥炙。各一两　人参　茯神去木　犀角屑　桃仁汤浸，去皮尖、双仁，麸炒黄　远志去心　小草各三分

上八味，粗捣筛。每服三钱匕，水一盏，煎取七分，去滓温服，不拘时候。

肝气逆面青多怒

论曰：肝在色为青，在志为怒，故其气逆则面青多怒。盖本

---

① 一两半：日本抄本、文瑞楼本同，明抄本、乾隆本作"一两"。

脏气逆于内，干之而出，则多怒而面青也。

治肝脏气逆，手足拘急，面青多怒，胁下苦满①，或时眩冒②，**竹沥汤方**

竹沥　甘草炙，剉　秦艽去苗、土　葛根剉　黄芩去黑心　麻黄去根节　防己　细辛去苗叶　桂去粗皮　干姜炮。各一两　防风去叉　升麻各一两半　赤茯苓去黑皮。三③两　附子炮裂，去皮脐。二枚　杏仁去皮尖、双仁。五十枚

上一十五味，除竹沥外，粗捣筛。每服五钱匕，水一盏，入竹沥半盏，煎至一中盏，去滓温服，不计时候。

治肝气壅逆，肢体沉重，面色多青，时欲嗔怒，甚者恍惚狂言，心神不安，**防风汤方**

防风去叉　麻黄去根节　半夏汤洗去滑，七遍，切，焙　秦艽去苗、土　独活去芦头。各二两　当归切，焙　远志去心　甘草炙，剉　防己　人参　黄芩去黑心　升麻　芍药各一两　石膏碎。半两

上一十四味，粗捣筛。每服五钱匕，水一盏半，入麝香末少许，姜一枣大，拍碎，煎至一盏，去滓，温热服，不计时候。

治肝脏实热，血气壅滞，目视昏暗，常多嗔怒，头旋目运，面色青，口多涎，小便黄赤，**荆芥汤方**

荆芥穗　牡丹皮　芎䓖　蔓荆实　柴胡去苗　羌活去芦头　秦艽去苗、土　鳖甲醋炙，去裙襕　天灵盖酥炙焦黑　沉香剉　甘草炙，剉　当归切，焙。各一分　连翘半两

上一十三味，粗捣筛。每服三钱匕，水一盏，先煎水令沸，后入药末，搅一次倾出，食后临卧，去滓温服。

治邪热客于肝经，气逆烦躁，面青多怒，怒已胁痛，**桔梗汤方**

桔梗炒。五两　白术三两　赤茯苓去黑皮　桂去粗皮　细辛去苗叶。各二两　当归切，焙　吴茱萸汤浸，焙干，炒　干地黄

---

① 满：日本抄本、文瑞楼本同，明抄本、乾隆本作"痛"。
② 冒：日本抄本、文瑞楼本同，明抄本、乾隆本此后有"心神不安"。
③ 三：明抄本、乾隆本、文瑞楼本同，日本抄本作"二"。

焙　甘草炙。各一两

上九味，粗捣筛。每服三钱匕，水一盏，煎至七分，去滓温服，早晚食前。

治肝气逆，面青多怒，身体不能屈伸，甚则头目眩运，**秦艽散方**

秦艽去苗、土　干姜炮　桔梗炒　附子炮裂，去皮脐。各一两　当归①切，焙　天门冬去心，焙　人参　白术　蜀椒去目并闭口者，炒出汗。各一两一分　乌头炮裂，去皮脐、尖　细辛去苗叶。各三分　甘草炙，剉　白芷　山茱萸　麻黄去根节　前胡去芦头　防风去叉　五味子各半两

上一十八味，捣罗为散。每服一钱匕，温酒调下，日三，不拘时候。

治肝约血聚，使人多怒，面青胁痛，**槐胶丸方**

槐胶以酒化为膏。二两　牛黄别研　麝香别研。各半两　羚羊角镑。一两　石龙子炙焦，别研。一枚②　蜈蚣微炙，别研。五枚③　丹砂研　干蝎微炒，别研。各半两　䗪虫炒焦，别研　芫青炒焦，别研。各七枚　螲虻炒焦，别研。十四枚　䗪虫炒焦，别研。七枚　巴豆四十九粒。用水煮紫色，去皮、膜、心，研如膏存油

上一十三味，各为末拌匀，用糯米粥和槐胶、巴豆成膏，以和诸药，丸如绿豆大，别以丹砂为衣。每服三丸，木香汤下，甚者五丸，不计时候。如人行二十里再服，以知为度。

薄厥

论曰：《内经》谓阳气者，大怒则形气绝，而血菀于上，使人薄厥。夫苍天之气清净则志意治，顺之则阳气固，物或触之，怒而气上，则形气不属，血与之俱，故其证胸中菀结，与气薄而厥逆也。

---

① 当归：日本抄本、文瑞楼本剂量同，明抄本、乾隆本作"一两"。
② 枚：明抄本、乾隆本、文瑞楼本同，日本抄本作"两"。
③ 枚：明抄本、乾隆本、文瑞楼本同，日本抄本作"两"。

治暴怒气逆，胸中不便，甚则呕血，**赤茯苓汤**方

赤茯苓去黑皮　人参各二两　桔梗去芦头，炒　陈橘皮汤浸，去白，焙。各一两　麦门冬去心，焙　芍药　槟榔各半两

上七味，粗捣筛。每服五钱匕，水一盏半，入生姜三片，煎至八分，去滓温服，不拘时候。

治恚怒气逆，上而不下则伤肝，血菀胸中，使人薄厥，甚则呕血[1]烦闷者，**黄耆汤**方

黄耆二两。剉　茯神去木　麦门冬去心，焙　桂去粗皮　陈橘皮汤浸，去白，焙　当归切，焙　天门冬去心，焙　五味子　生干地黄焙　甘草炙，剉。各一两

上一十味，粗捣筛。每服五钱匕，水一盏半，入生姜三片，大枣二枚，擘破，同煎至八分，去滓温服，空心顿服。

治恚怒伤肝，胸[2]中菀结，或至呕血者，盖气血相薄而厥逆，宜服**大枣汤**方

大枣五十枚。去核，焙，别捣　生干地黄半斤。切，焙　阿胶炙令燥　甘草炙，剉。各三两

上四味，除大枣外，粗捣筛，再作一处捣匀。每服五钱匕，水一盏半，煎至八分，去滓温服，日二夜一，不计时。

---

① 血：日本抄本、文瑞楼本同，明抄本、乾隆本作"吐"。
② 胸：日本抄本、文瑞楼本同，明抄本、乾隆本此前有"肝气逆上"。

卷第四十二

肝脏门

肝病筋急　疭筋

胆门

胆虚　胆实　胆虚不得眠　胆热多睡　胆瘅

肝脏门

肝病筋急

论曰：肝病筋急者，肝与筋合也。盖足厥阴之经不足，则脉弗营，脉弗营则风邪易侵，搏于筋脉，故令筋急而挛缩也。

治肝脏风毒气注，手臂头项、肩膊腰足筋脉拳急，攻刺疼痛，或四肢虚肿，头目旋运，黑花昏暗，呕逆减食，**天麻汤**方

天麻酒炙　附子炮裂，去皮脐。各一两半　干蝎去土，炒　羌活去芦头　芎䓖　白附子炮　牛膝去苗，酒浸，切，焙　麻黄去根节　白花蛇酒浸，去皮、骨，炙焦　枸杞　白芷　人参　草薢　海桐皮　防风去叉　桂去粗皮　酸枣仁炒　白蒺藜炒　当归切，焙　甘草炙。各一两　乳香研。一两半

上二十一味，除研者外，剉如麻豆。每服五钱匕，水一盏半，生姜三片，煎取八分，去滓温服。其煎药水，每用桃柳桑枝嫩者各一两，净洗，细剉，甘菊叶半两，如无叶以花代，用水二升，煎取一升，去滓。若冬月十日为一料，夏月逐日修事服之。

治肝脏风毒流注，脚膝筋脉拘急疼痛，行履不得，**石南丸**方

石南　乌蛇酒浸，去皮、骨，炙。各一两　牛膝去苗，酒浸，切，焙　防风去叉　石斛去根　桂去粗皮　草薢　麻黄去根节　羌活去芦头　海桐皮　赤茯苓去黑皮　茵芋去粗茎　独活去芦头　天麻酒炙　当归切，焙　附子炮裂，去皮脐。各半两　黑豆一升。净淘，以醇酒五升，煮去豆滓，熬成膏，和诸药

上一十七味，除黑豆膏外，捣罗为细末，以豆膏和丸如梧桐子大。每服二十丸至三十丸，早晚食前温酒下。

治肝虚血不足，肢节拘急，筋脉挛痛，**地黄丸方**

生干地黄切，焙　熟干地黄切，焙。各一斤　杏仁去皮尖、双仁，麸炒，细研。半斤　防风去叉　石斛去根　枳壳去瓤，麸炒　牛膝去苗，酒浸，切，焙。各四两

上七味，除杏仁外，捣罗为细末，入杏仁和匀，炼蜜和丸如梧桐子大。每服三十丸，炒黑豆淋酒下，日三，不计时。

治肝元虚风上攻，头目昏闷，及背项紧急，筋脉拘挛，**羚羊角散方**

羚羊角镑　芎䓖各半两　羌活去芦头　独活去芦头。各三分　人参　防风去叉　白蒺藜炒。各半两

上七味，捣罗为细散。每服二钱匕，温酒调下，不拘时。

治肝虚劳损，关节疼痛，筋脉挛急，**虎骨酒方**

虎骨酒涂炙。三两　干姜炮。二两　芎䓖　地骨皮　白术剉　猪椒根剉，洗　五加皮各二两　枳壳去瓤，麸炒。一两半　丹参四两　熟干地黄切，焙。三①两

上一十味，粗捣筛，用生绢袋贮，以清酒三斗，浸四宿。每日空腹服一盏，加至二盏。

治肝脏风气，四肢筋脉挛急，身体强直，**薏苡仁汤方**

薏苡仁　芎䓖　石膏碎，研。各一两　羌活去芦头。三分　柏子仁研　酸枣仁炒。各一两　附子炮裂，去皮脐。三分②

上七味，除研者，剉如麻豆。每服三钱匕，水一盏，生姜三片，煎至七分，去滓温服，不计时候。

治肝脏风气攻注四肢，筋急疼痛，及脚膝少力，行步艰难，**木瓜丸方**

木瓜去皮、子，薄切，焙干。二两　牛膝去苗，酒浸，切，

---

① 三：明抄本、乾隆本、文瑞楼本同，日本抄本作"一"。

② 分：日本抄本、文瑞楼本同，明抄本、乾隆本作"两"。

焙　芎劳　羌活去芦头。各一两半①　附子炮裂，去皮脐。二②两

上五味，捣罗为末，炼蜜丸如梧桐子大。每服三十丸，煎牛膝酒下，渐加丸数，空心食前。

治肝风筋脉拘急，背膊劳倦，及头昏、项颈紧急疼痛，**独活汤方**

独活去芦头　甘菊花择　蔓荆实　芎劳各一两

上四味，粗捣筛。每服三钱匕，水一盏，入酸枣仁、恶实各五十粒，研碎，同煎至七分，去滓温服，不计时。

治筋急转筋，舒展不能，**乌头丸方**

草乌头半斤。用盐水浸三日，取出，洗，切，麸炒，麸焦为度，去麸用　荆芥穗半斤

上二味，捣罗为细末，别用宣州木瓜二枚，炊熟，去皮瓤，入前件药，杵令匀，用酒煮面糊和丸如梧桐子大。每服三十丸，加至五十丸，食前木瓜汤下，日三。

疹　筋

论曰：人有尺脉数甚，筋急而见，病名疹筋。是人腹必急，白色黑色见则病甚。夫热则筋缓，寒则筋急，今肝气内虚，虚则生寒，故筋急而见。其尺脉数甚者，盖尺里以候腹中，其人腹急，则尺脉见数。数亦为虚，以腹内气虚故也。其证筋急而见，故曰疹筋。视其色白黑为病甚者。气既寒而筋急，其色又见白黑，是为寒甚之证。

治肝虚筋脉不利，腹急筋见，胁肋胀满，**薏苡仁汤**方

薏苡仁　防风去叉　桂去粗皮　当归切，焙。各一两　酸枣仁③炒。三分　白茯苓去黑皮　海桐皮　草薢各半两　芎劳三分

上九味，咬咀如麻豆大。每服三钱匕，水一盏半，煎取八分，去滓温服，不拘时候。

---

① 一两半：明抄本、乾隆本、文瑞楼本同，日本抄本作"一两"。
② 二：明抄本、乾隆本、文瑞楼本同，日本抄本作"一"。
③ 酸枣仁：日本抄本、文瑞楼本同，明抄本、乾隆本无此药。

治肝气虚寒，筋脉急见于外，成疭不已，**补肝汤方**

防风去叉。二两　细辛去苗叶。半两　白茯苓去黑皮。二两　柏子仁一两　桃仁去皮尖、双仁，炒。半两　桂去粗皮　甘草炙，剉　山茱萸　蔓荆实各一两

上九味，粗捣筛。每服五钱匕，水一盏半，大枣三枚，擘破，煎至一盏，去滓，空心顿服，晚食前再煎服。

治肝虚生寒，脉数筋急，腹胁妨闷，筋见于外，**柏子仁饮方**

柏子仁　茯苓去黑皮　防风去叉　细辛去苗叶。各三分　当归剉，微炒　槟榔各半两。剉　白术　桂去粗皮。各三分　附子炮裂，去脐皮。半两　芎藭①　枳壳②去瓤，麸炒。各三分

上一十一味，剉如麻豆大。每服三钱匕，水一盏，入生姜三片，枣二枚，同煎至七分，去滓温服，不计时候。

治肝虚寒筋急，腹满膜胀，**柏子仁丸方**

柏子仁　黄耆剉　白茯苓去黑皮　楮实　覆盆子　五味子　附子炮裂，去皮脐　石斛去根　酸枣仁炒　鹿茸酥炙，去毛　桂去粗皮　白术　沉香剉　枳实麸炒　熟干地黄焙。各一两

上一十五味，捣罗为末，炼蜜和捣三二百杵，丸如梧桐子大。每服三十丸，温酒下，空心及晚食前服。

治肝脏风筋脉成疭，腹胁急痛，**羌活汤方**

羌活去芦头　白术　麻黄去根节，煮掠去沫，焙　侧子炮裂，去皮脐　丹参　当归剉，炒　防风去叉　羚羊角镑屑。各三分　白茯苓去黑皮　萆薢　桂去粗皮。各半两

上一十一味，剉如麻豆。每服三③钱匕，以水一盏，入生姜三片，煎至七分，去滓温服，不拘时候。

治肝气不足，筋脉急见，心腹壅滞，左肋妨胀，不思饮食，**茯苓汤方**

白茯苓去黑皮　前胡去芦头　白术　鳖甲涂醋炙黄，去裙

---

① 芎藭：日本抄本、文瑞楼本同，明抄本、乾隆本无此药。
② 枳壳：日本抄本、文瑞楼本同，明抄本、乾隆本无此药。
③ 三：明抄本、乾隆本、文瑞楼本同，日本抄本作"二"。

襕　沉香剉　黄耆剉。各一两　桂去粗皮　枳实麸炒微黄。各半两　生干地黄　五味子各三分

上一十味，粗捣筛。每服三钱匕，以水一盏，入生姜三片，煎至七分，去滓温服，不拘时。

胆　门

胆　虚

论曰：足少阳经不足者，胆虚也。虚则生寒，寒则其病恐畏，不能独卧，口苦善太息，呕宿汁，心下澹澹，如人将捕之，嗌中介介数唾，头眩痿躄，足指不能摇，坐不能起，僵仆，目视𥉰𥉰。盖胆虚则精神不守，其气上溢，循其所在而生病也。

治胆气不足，常多恐惧，头眩痿厥，四肢不利，僵仆目黄，**中正汤方**

茯神去木　酸枣仁微炒　黄耆剉　羌活去芦头。各一两　熟干地黄①切，焙　甘菊花　柏子仁　防风去叉。各三分　人参　白芍药　当归切，焙　甘草炙，剉。各半两

上一十二味，粗捣筛。每服三钱匕，水一盏，煎至七分，去滓温服，不拘时。

治胆经虚冷，不能独卧，心下澹澹，如人将捕，头眩痿厥，目黄失精，**远志汤方**

远志去心　熟干地黄切，焙。各一两　防风去叉　人参　甘菊花　白术　桂去粗皮　茯神去木　细辛去苗叶　前胡去芦头。各三分　枳壳去瓤，麸炒。半两

上一十一味，粗捣筛。每服三钱匕，水一盏，入生姜三片，煎至七分，去滓温服，不拘时。

治胆虚生寒，气溢胸膈，头眩口苦，常喜太息，多呕宿水，**天雄丸方**

---

① 熟干地黄：日本抄本、文瑞楼本剂量同，明抄本、乾隆本作"一两"。

天雄炮裂，去脐皮　人参　山芋　桂去粗皮。各一两　黄耆剉　白茯苓去黑皮　防风去叉　柏子仁研细　山茱萸　酸枣仁炒。各三分

上一十味，除柏子仁外，捣罗为细末，与柏子仁和匀，炼蜜为剂，杵五百下，丸如梧桐子。每服三十丸，温酒下，空心食前。

治肝虚胆寒，心神不安，卧即惊觉，目昏心躁，四肢不利，**黄耆汤**方

黄耆剉。三分　人参　槟榔剉　白术　百合　酸枣仁微炒　白茯苓去黑皮　麦门冬去心，焙　桂去粗皮　附子炮裂，去皮脐。各半两

上一十味，剉如麻豆。每服五钱匕，水一盏半，入姜五片，煎至一盏，去滓温服，空心食前，日二。

治足少阳经不足[1]，目眩痿厥，口苦太息，呕水多唾，**沉香汤**方

沉香剉　白茯苓去黑皮　黄耆剉　白术各一两　芎藭　熟干地黄切，焙　五味子各三分[2]　枳实去瓤，麸炒　桂去粗皮。各半两

上九味，粗捣筛。每服三钱匕，水一盏，入生姜二片，同煎至七分，去滓温服，不计时。

治胆虚劳烦，精神不守，奔气在胸，眠睡多恐，**人参汤**方

人参　桂去粗皮。各一两　酸枣仁微炒　白茯苓去黑皮　知母焙　石膏碎。各一两半　甘草炙，剉。八钱

上七味，粗捣筛。每服五钱匕，用水一盏半，生姜五片，煎至一盏，去滓温服，不计时。

治胆受冷，精神不安，眼目昏暗，卧起不定，**犀角饮**方

犀角镑屑。一两　羌活去芦头。一两　酸枣仁炒。三分　茯神去木。三分[3]　甘菊花一两　防风去叉。三分　人参三分　柴胡去苗。一两

---

① 足：日本抄本、文瑞楼本同，明抄本、乾隆本此后有"致生虚寒"。
② 各三分：日本抄本、文瑞楼本同，明抄本、乾隆本作"二两"。
③ 分：明抄本、乾隆本、文瑞楼本同，日本抄本作"两"。

上八味，粗捣筛。每服五钱匕，水一盏半，煎至八分，去滓，食后温服，日三。

胆 实

论曰：胆实则为有余，有余则生热，故其证若腹中气满，饮食不下，咽干心胁痛，不能转侧，足外反热，是为阳厥。及头痛目锐眦痛，缺盆中肿痛，腋下肿，马刀侠瘿，皆谓胆气实，足少阳经壅滞故也。

治胆经有余，腹中冒冒，气满不安，咽干头重，**枳壳汤**方

枳壳去瓤，麸炒。一两　人参　葵子　甘草炙，剉。各半两　赤茯苓去黑皮　黄芩去黑心。各三分

上六味，粗捣筛。每服三钱匕，水一盏，入生姜三片，煎至七分，去滓温服，不计时。

治足少阳经伏热积久，腹中气满，睡卧不安，头昏口苦，小便不利，**升麻汤**方

升麻　麦门冬去心，焙　黄芩去黑心　茯神去木　大黄剉，炒　地骨皮剉，焙　羚羊角镑　甘草炙，剉。各等分

上八味，粗捣筛。每服三钱匕，水一盏，入青竹茹少许，煎至七分，去滓温服，食后临卧服。

治胆经实热，心神惊悸，小便不利，**楝实丸**方

楝实三①两。以童子小便浸一宿，文火煮烂，去核，焙干　大黄剉，炒　栀子仁炒。各一两　人参　赤茯苓去黑皮　酸枣仁半炒用，半生用，别研　蛇黄烧令赤，酒中淬五度，别研。各一两　金牙石捣碎。一两一分②

上八味，除别研者外，捣罗为末，再一处拌匀，炼蜜丸如梧桐子大。每日早食后及夜卧，用熟水下十五丸至二十丸。

治邪热干胆，神思不宁，喜怒狂躁，口苦舌干，**山栀子饮**方

---

① 三：日本抄本、文瑞楼本同，明抄本、乾隆本作"二"。
② 一两一分：日本抄本、文瑞楼本同，明抄本、乾隆本作"一两"。

山栀子仁一两半　甜竹茹微炒。一两　豉一升　大青八钱　陈
橘皮汤浸，去白，焙。一两

上五味，粗捣筛。每服三钱匕，水一盏，入蜜少许，煎至七
分，去滓温服，食后、夜卧各一。

治胆实生热，腹中气满，饮食不下，咽干头重，洒洒恶寒，
两胁胀痛，**半夏东流水汤**方

半夏汤洗七遍，去滑，炒。一两半　酸枣仁二两。别研入　黄
芩去黑心。半两　远志去心　赤茯苓去黑皮。各一分　生地黄切，
焙。二两

上六味，除别研外，粗捣筛，再拌匀。每五钱匕，用东流水
二盏，入秫米半合，生姜五片，煎至一盏，去滓，分温二服，空
腹、食后各一服。

治胆实热苦，冒冒气满，食饮不下，咽干，心胁痛，不能转
侧，头目连缺盆皆痛，**半夏汤**方

半夏为末，生姜汁和作饼，暴干　酸枣仁各一两半　黄芩去黑
心。半两　远志去心　山栀子去皮　赤茯苓去黑皮。各一两　秫米
三大合

上七味，粗捣筛。每服五钱匕，水一盏半，生姜五片，生地
黄半分，切，煎至八分，去滓，食后温服。

治胆热精神不安，卧起不定，口中常苦，**胡黄连丸**方

胡黄连一两　青羊角镑屑。一两　熊胆一分　蛇黄火煅，去火
毒。半两　青黛别研。一分

上五味，捣罗为末，研令匀，用黄牛胆搜和为丸如绿豆大。
每服七丸，煎竹叶汤下，晚间再服。无牛胆以羊胆代。

治胆伏热，精神惊悸不安，**菊花散**方

甘菊花一两　牛黄研。半两　犀角镑屑。三分　铁粉半两　麦
门冬去心，焙。半两　黄连去须。三分　铅霜半两　独活去芦头。
一两　白附子炮。半两

上九味，捣罗为细散，研和匀。每服二钱匕，食后淡竹沥调
下，或金银煎汤下亦得。

治胆实热，精神不安，**泻热汤方**

龙骨　酸枣仁微炒　黄芩去黑心　茯神去木　伏龙肝　升麻　竹茹　甘草炙。各等分①

上八味，粗捣筛。每服三钱匕，水一盏，煎至七分，去滓，食后温服，日三。

胆虚不得眠

论曰：胆虚不得眠者，胆为中正之官，足少阳其经也。若其经不足，复受风邪则胆寒，故虚烦而寝卧不安也。

治肝虚胆寒，夜间少睡，睡即惊觉，心悸，神思不安，目昏心躁，肢节萎弱，补肝去胆寒和气，**五补汤方**

黄耆三分　附子炮裂，去皮脐　人参　槟榔煨，剉　白术　百合　酸枣仁微炒，研　白茯苓去粗皮　麦门冬汤浸，去心，焙干　桂去粗皮。各半两

上一十味，除酸枣仁外，细剉，分为十贴。每贴水两盏，入生姜五片，同煎至一盏，去滓，空心温服，日二。

治胆寒虚烦不得眠，**温胆汤方**

半夏汤洗七遍，焙干　竹茹　枳实去瓤，麸炒。各二两　陈橘皮汤浸，去白，焙。三两　甘草炙。一两

上五味，粗捣筛。每服五钱匕，以水一盏半，入生姜半分，切，煎取七分，去滓温服。

治胆寒虚烦不得眠，**千里流水汤方**

半夏汤洗七遍，焙干　麦门冬去心，焙。各三两　白茯苓去黑皮。四两　酸枣仁炒　甘草炙，剉　桂去粗皮　黄芩去黑心　远志去心　萆薢　人参各二两

上一十味，粗捣筛。每服五钱匕，先以千里流水五盏，入秫米半合，煮候沸，扬之千过，澄清取一盏半，入药并生姜半分，切，再煎取一盏，去滓温服。

---

① 各等分：日本抄本、文瑞楼本同，明抄本、乾隆本作"一两"。

治胆虚睡卧不安，精神恐怯，**酸枣仁丸方**

酸枣仁二两。微炒，捣研　人参　白术　白茯苓去粗皮　半夏汤洗七遍，去滑，切，焙　干姜炮。各一两半　陈橘皮去白，焙　榆白皮剉　旋覆花　前胡剉。各一两　槟榔五枚。椎碎

上一十一味，捣罗为末，炼蜜丸如梧桐子大。空心食前，煎枣汤下二十丸，日再服，加至三十丸。

治胆虚冷，头痛，心中惊悸，睡卧不安，常如人将捕之，精神不守，**五味子汤方**

五味子　白茯苓去黑皮　人参　芎䓖　远志去心　酸枣仁微炒　熟干地黄焙　麦门冬去心，焙。各一分①　桑寄生半两。剉

上九味，粗捣筛。每服三钱匕，水一盏，枣二枚，同煎至七分，去滓温服，空心食前。

治胆气虚热不睡，**酸枣仁②丸方**

酸枣仁炒　地榆各一两。和苗用　丹砂研　茯神去木　人参　菖蒲剉。各半两

上六味，除丹砂外，捣罗为细末，入丹砂令匀，蜜和丸如梧桐子大。每服米饮下二十丸，不拘时候。

治胆虚冷，精神不守，寝卧不宁，头目昏眩，恐畏不能独处，**山芋丸方**

山芋　酸枣仁微炒。各一两　柏子仁研　茯神去木　山茱萸各三分

上五味，捣罗为末，炼蜜和丸如梧桐子大。每服三十丸，温酒下，米饮亦得，不拘时候。

治胆虚睡卧不安，多惊悸，**人参散方**

人参　白茯苓去黑皮。各一两　丹砂别研　茯神去木。各半两

上四味，捣研为细散。每服一钱匕，粥饮调下，不拘时候。

治胆虚不得眠睡，**酸枣仁丸方**

---

① 一分：明抄本、乾隆本、文瑞楼本同，日本抄本作"三两"。

② 酸枣仁：日本抄本、文瑞楼本同，明抄本、乾隆本作"枣仁"。以下本方内"酸枣仁"同。

酸枣仁微炒　地榆并苗用　茯神去木。各一两

上三味，捣罗为末，炼蜜和丸如梧桐子大。每服二十丸，米饮下，不拘时候。

治胆风不得眠睡，精神恍惚，**乳香散方**

乳香研　马头脑骨灰研。各一两　酸枣仁二两。微炒，研

上三味，研令细，和匀。每服二钱匕，温酒调下，不拘时候。

胆热多睡

论曰：胆热多睡者，胆腑清净，决断所自出。今肝胆俱实，荣卫壅塞，则清净者浊而扰，故精神昏愦，常欲寝卧也。

治胆热精神不守，昏困多睡，**半夏汤方**

半夏汤洗七遍，去滑，焙。三两　生地黄五两　远志去心　赤茯苓去黑皮。各二①两　黄芩去黑心。一两　酸枣仁生用。一两半

上六味，剉如麻豆。每服先以长流水三盏，入秫米半合，煎取一盏半，去米，扬之千遍，入药五钱匕，煎取八分，去滓温服。

治荣卫气涩，精神不爽②，胆热多睡，头目昏塞，**麦门冬汤方**

麦门冬去心，焙　天门冬去心，焙　羚羊角③镑。各三分　木通剉　前胡去芦头　大黄剉，炒。各四钱　半夏汤洗七遍，去滑，焙干　甘草炙，剉　防风去叉。各半两

上九味，粗捣筛。每服三钱匕，以水一盏，入生姜三片，煎至六分，去滓温服，食后。

治气昏多睡，昼夜不足，**远志丸方**

远志去心　人参　山芋　防风去叉　玄参各二两半　苦参　铁粉细研　乌头存性，烧灰。各三两

上八味，捣罗为末，炼蜜为丸如梧桐子大。食后米饮下二十丸，日再，渐加至三十丸。

治胆热口苦，神昏多睡，**黄连汤方**

---

① 二：明抄本、乾隆本、文瑞楼本同，日本抄本作“三”。

② 爽：日本抄本、文瑞楼本同，明抄本、乾隆本作“守”。

③ 羚羊角：文瑞楼本剂量同，明抄本、乾隆本无剂量，日本抄本作“三两”。

黄连去须　黄芩去黑心　赤茯苓去黑皮　麦门冬去心，焙　升麻各一分

上五味，粗捣筛。每服三钱匕，水一盏，煎至七分，去滓，放温，食后服。

治胆风毒气，虚实不调，昏困多睡，**酸枣仁汤**[①] 方

酸枣仁研，生用。一两　腊茶以生姜汁涂，炙令微焦。二两

上二味，粗捣筛。每服二钱匕，水一盏，煎至七分，去滓温服，不计时候。

胆　瘅

论曰:《内经》谓有病口苦，名曰胆瘅。夫胆为中正之官，清净之腑，十一脏之所取决，咽为之使。若数谋虑不决，则胆虚气上溢，而口为之苦。胆主藏而不泻，今数谋不断，则清净者浊而扰矣，故气上溢而其证为口苦也。《经》所谓是动则病口苦、以气为是动也。

治肝胆俱虚，热气上熏，口中常苦，泄热，**益**[②]**胆汤**方

黄芩去黑心　甘草炙，剉。各二两　人参　桂去粗皮。各一两　苦参　茯神去木。各半两

上六味，粗捣筛。每服三钱匕，以水一盏半，煎取七分，去滓温服，不拘时。

治谋虑不决，胆气上溢，虚热口苦，神思不爽，**半夏茯苓汤**方

半夏汤洗七遍，去滑，焙干　赤茯苓去黑皮　麦门冬去心，焙。各三两　酸枣仁　桂去粗皮　黄芩去黑心　远志去心　人参各二[③]两　甘草炙，剉。一两半

上九味，粗捣筛。每服五钱匕，水一盏半，入生姜五片，秫米一匙头许，同煎至一盏，去滓温服，不拘时。

---

① 酸枣仁汤：日本抄本、文瑞楼本同，乾隆本作"枣仁汤"。明抄本无此方。

② 益：日本抄本、文瑞楼本同，明抄本、乾隆本作"溢"。

③ 二：明抄本、乾隆本、文瑞楼本同，日本抄本作"三"。

治谋虑伤胆，胆气上溢，膈脘虚烦，常觉口苦，**地骨皮汤**方

地骨皮　生干地黄各五两。细剉　前胡去芦头。二两半　茯神去木。二两　麦门冬去心，焙　知母各二两半　人参　甘草炙，剉。各二两

上八味，粗捣筛。每服五钱匕，水一盏半，入豉及粟米各少许，同煎至一盏，去滓温服，不拘时。

治胆虚气逆，口中常苦，烦躁引饮，**麦门冬汤**方

麦门冬去心　地骨皮　黄芩去黑心　茯神去木　大黄剉，炒　升麻　甘草炙，剉　羚羊角镑。各半两

上八味，粗捣筛。每服三钱匕，水一盏，入竹茹半分，同煎至七分，去滓，食后温服。

治胆热气逆，口苦烦渴，**栀子汤**方

栀子仁二十一枚　升麻　黄芩去黑心　大青　茯神去木。各三分　甘草半两。炙，剉

上六味，粗捣筛。每服三钱匕，水一盏，入豉五十粒，煎至七分，去滓，入蜜半合，更煎三二沸，食后温服。

治胆虚气逆，邪热攻冲，口苦烦渴，**人参汤**方

人参　甘草炙，剉　冬葵子各半两　黄芩去黑心　赤茯苓去黑皮　枳壳去瓤，麸炒。各三分

上六味，粗捣筛。每服三钱匕，水一盏，入生姜半分，煎至七分，去滓温服，不拘时。

治胆热口苦，**胡黄连丸**方

胡黄连一两　青羊角镑　蛇黄捣研如粉。各半两　熊胆研　青黛研。各一分

上五味，捣研为末，用黄牛胆汁和丸，或羊胆和丸，如绿豆大。每服七丸，食后温竹叶汤下。

卷第四十三

心脏门

心统论 心虚 心实 心热多汗 心中寒 心烦热 心健忘善笑 瘊病

小肠病门

小肠虚 小肠实 小肠有寒

心脏门

心^①统论

论曰：心与小肠合，故手少阴经与手太阳经为表里，其象火，其王夏，其脉洪，在脏为神，在志为喜，在变动为忧，在液为汗，是故心气虚则悲不已，实则笑不休。心气虚则梦救火阳物，得其时则梦燔灼，心气盛则梦喜笑恐畏，厥气客于心，则梦丘山烟火，心衰则健忘，心热则多汗，不足则胸腹胁下与腰背引痛，惊悸恍惚，少颜色，舌本强，有余则骨痛胸中支满，胁下及膺背肩胛两臂痛。不足则补，有余则泻，此治之大法也。

心 虚

论曰：心虚之状，气血衰少，面黄烦热，多恐悸不乐，心腹痛难以言，时出清涎，心膈胀满，善忘多惊，梦寝不宁，精神恍惚，皆手少阴经虚寒所致。其脉见于左手寸口人迎以前阴虚者，乃其候也。

治心虚悸，头项热痛，狂走，言语无度，小腹气壅，**石膏汤**方

石膏二两 麦门冬去心，焙 升麻各一两半 桔梗去芦头，切，炒 甘菊花择去梗 黄耆薄切。各一两 人参半两

---

① 心：乾隆本、日本抄本、文瑞楼本同，根据本书前后体例，似当作"心脏"。

上七味，粗捣筛。每服五钱匕，水一盏半，煎至一盏，去滓，食后温服，日三。

治心脏虚烦，恍惚多忘，神思不宁，**人参汤**方

人参半两　远志去心　石菖蒲各一两

上三味，粗捣筛。每服三钱匕，水一盏，生姜三片，薄荷三叶，煎至七分，去滓温服，不拘时。

治心气虚弱，时发昏闷，惊悸恍惚，忘误心忪，安定神志，补心不足，**丹砂茯神丸**方

丹砂别研　茯神去木　人参　天麻　白僵蚕微炒。各一两　天竺黄研　真珠末　琥珀研　菖蒲　远志去心。各半两　铅霜研　麝香研　水银沙子　干蝎去肚泥，炒　牛黄别研。各一分

上一十五味，为细末，炼蜜丸如梧桐子大。每服十丸至十五丸，煎人参茯苓汤下，食后临卧服。

治心经邪热，虚烦懊躁，头目不利，神思昏倦，**紫石英汤**方

紫石英别研　麦门冬去心，焙。各二两　生干地黄洗，切，焙　人参　紫苏茎叶　远志去心　茯神去木　当归切，焙　甘草炙，剉　防风去叉。各半两　赤小豆一两

上一十一味，粗捣筛。每服三钱匕，水一盏，煎至七分，去滓，早晚食后温服。

治精神恍惚，或爽或昏，意思不佳，日多伸欠，眠食不时，补心益志，**菖蒲散**方

菖蒲剉　人参　生干地黄洗，切，焙　远志去心　白茯苓去黑皮　山芋各一两　桂去粗皮。半两

上七味，为细散。每服一钱匕，粥饮调下，食后临卧服。

治思虑过多，心气不安，惊悸恍惚，烦倦，神思不清，**人参远志丸**方

人参　远志去心　黄耆薄切　酸枣仁各一两　桂去粗皮　桔梗去芦头，炒　丹砂别研。各半两　天门冬去心，焙　菖蒲　白茯苓去黑皮。各一两半

上一十味，为细末，炼蜜丸如梧桐子大。每服十五丸至二十

丸，米饮下，不拘时。

安镇魂魄，令人神爽气清，目明耳聪，强记预知，**应真丸方**

琥珀研　预知子　远志去心　人参　白茯苓去黑皮　白术　菖蒲各二两　桂去粗皮。一两

上八味，为细末，炼蜜丸如梧桐子大。每服二十丸，食前温酒下。

治心气虚弱惊悸，夜卧不宁，**沉香散方**

沉香　白茯苓去黑皮。各三钱①　酸枣仁炒　人参　天麻　芎䓖　陈橘皮去白，切，焙。各二钱②　藿香叶　甘草炙，剉　白僵蚕去丝，酒炒。各一钱③

上一十味，为细散。每服一钱匕，食后生姜汤调下，日二夜一。

治心气不足，**茯苓菖蒲丸方**

茯苓去黑皮　菖蒲　远志去心。各一两　茯神去木。二两　赤小豆半两

上五味，为细末，用炊饼浸稀，丸如绿豆大。每服三十丸至五十丸，食后熟水下。

治心气不足，**山茱萸丸方**

山茱萸　杜仲去粗皮，炒　茯神去木　枳壳去瓤，麸炒　甘草炙，剉　贝母去心，炒　天门冬去心，焙。各一两　白茯苓去黑皮　麦门冬去心，焙。各一两三分④　生干地黄洗，切，焙　百部各二两　防风去叉。一两半　远志去心。半两

上一十三味，为细末，炼蜜丸如弹子大。每服一丸嚼细⑤，食后麦门冬熟水下。

治心气不足，脾乏生气，脾既受邪，先诊其脉，若心脾脉俱

---

① 钱：日本抄本、文瑞楼本同，乾隆本作"两"。
② 钱：日本抄本、文瑞楼本同，乾隆本作"两"。
③ 钱：日本抄本、文瑞楼本同，乾隆本作"两"。
④ 一两三分：日本抄本、文瑞楼本同，乾隆本作"一两"。
⑤ 一丸嚼细：日本抄本、文瑞楼本同，乾隆本作"二三十丸"。

弱，即宜先服益心气，**人参汤方**

人参　藿香去梗　远志去心　芎䓖　菖蒲　白术　白芷　陈橘皮去白，切，焙。各等分①

上八味，粗捣筛。每服三钱匕，水一盏，煎至八分，去滓，食前服。

开心益智，**菖蒲散方**

菖蒲三分　远志去心。一两三分②　蒲黄　白茯苓去黑皮　龙骨碎，研。各一两一分③

上五味，为细散。每服一钱匕，平旦以新水调下，服此药宜以开日为始。

治心虚不足，补心气，**山芋丸方**

山芋　熟干地黄焙。各一两半④　柏子仁　茯神去木　人参　防风去叉　丹参各一两　贝母⑤去心，炮　菖蒲石上者　甘草剉　远志去心。各半两

上一十一味，捣罗为末，研令匀，用蜜和丸如弹子大。每日食后将一丸含化咽津，夜卧时再服。

治心虚惊悸，睡卧不安，**龙齿汤**⑥方

龙齿　人参各三⑦分　芍药　淡竹茹　当归切，焙　半夏曲　茯神去木　羌活去芦头。各半两　木香　茅根各一分　银半斤⑧。用水三升，煎取一升

上一十一味，除银外，粗捣筛。每服五钱匕，用银水一盏半，生姜五片，煎至八分，去滓，食后温服。

治心虚惊悸，**茯苓**⑨散方

---

① 等分：日本抄本、文瑞楼本同，乾隆本作“一两”。
② 一两三分：日本抄本、文瑞楼本同，乾隆本作“二分”。
③ 一两一分：日本抄本、文瑞楼本同，乾隆本作“一分”。
④ 一两半：日本抄本、文瑞楼本同，乾隆本作“二两”。
⑤ 贝母：日本抄本、文瑞楼本剂量同，乾隆本作“一两”。
⑥ 龙齿汤：日本抄本、文瑞楼本同，乾隆本作“龙齿人参汤”。
⑦ 三：乾隆本、文瑞楼本同，日本抄本作“二”。
⑧ 半斤：日本抄本、文瑞楼本同，乾隆本作“十两”。
⑨ 茯苓：日本抄本、文瑞楼本同，乾隆本作“白茯苓”。

白茯苓去黑皮。三分　远志去心　人参　麦门冬去心，焙　白僵蚕炒　羚羊角镑　菊花各半两　甘草炙，剉　牛黄研　铁粉研。各一分

上一十味，捣研为散。每服二钱匕，食后煎竹沥汤调下，或薄荷熟水下。

治心脏虚热，惊悸心忪，虚乏气短，睡卧不安，**茯神**[①]**丸方**

茯神去木。二两　人参　麦门冬去心，焙　龙齿　防风去叉　云母粉各一两半　犀角[②]镑　黄芩去黑心　薏苡仁各二两

上九味，捣罗为末，炼蜜丸如绿豆大。每服食后米饮下十五丸至二十丸。

治心虚言语错谬，精神恍惚，多惊，**黄耆汤方**

黄耆剉　麦门冬去心，焙。各二两　人参　白茯苓去黑皮　芍药　当归切，焙　桂去粗皮　甘草炙，剉。各一两

上八味，粗捣筛。每服五钱匕，水一盏半，枣二枚，擘，煎至一盏，去滓，不拘时温服。

治心虚惊悸，或因忧虑，神气不安，**镇心丸方**

茯神去木　人参　甘草炙，剉　龙齿各一两半　升麻　枳壳去瓤，麸炒。各一两　银箔[③]二百片　麦门冬去心，焙。二两

上八味，捣罗为末，炼蜜和丸如梧桐子大。每服十五丸至二十丸，米饮下，早晚食后服。

治心虚不足，惊悸不安，言语谬乱，**人参远志散方**

人参　远志去心　熟干地黄焙。各三分[④]　琥珀研　白茯苓去黑皮。各一两　甘草炙，剉。一分[⑤]　铁粉研。半两

上七味，捣研为散。每服二钱匕，煎金银汤调下。

治心虚不足，惊悸不安，言语谬乱，**人参汤方**

---

①　茯神：日本抄本、文瑞楼本同，乾隆本作"白茯苓"。以下本方内"茯神"同。

②　犀角：日本抄本、文瑞楼本剂量同，乾隆本作"一两"。

③　银箔：日本抄本、文瑞楼本同，乾隆本作"金箔银箔"。

④　分：日本抄本、文瑞楼本同，乾隆本作"两"。

⑤　分：日本抄本、文瑞楼本同，乾隆本作"两"。

人参　茯神去木　羌活去芦头　芍药　黄耆各三分　龙齿　桂去粗皮。各半两

上七味，细剉如麻豆。每服五钱匕，水一盏半，入生姜三片，同煎至八分，去滓温服，日二。

治心气不足，或喜或悲，或嗔或怒，或时鼻衄，眼目黄赤，言语颠倒，咽喉强痛，唇口干燥，冷汗自出，惊悸心忪，**补心汤方**

人参　白茯苓去黑皮　桂去粗皮　紫菀去苗、土　麦门冬去心，焙。各二两　紫石英研。一两

上六味，粗捣筛。每服五钱匕，水一盏半，大枣二枚，擘，赤小豆三十粒，煎至八分，去滓，食后温服。

治心虚神气不宁，举动多惊，睡卧不安，**杏仁丸方**

杏仁一斗。汤浸，去皮尖、双仁，用童子小便三斗煮一日，以好酒二升淘洗，然后烂研如膏，再以清酒三斗并地黄汁三升，和杏仁膏银石器内重汤煮一复时，稀稠如膏为度，盛瓶器密封口　远志一两。去心，焙干，秤　茯苓去粗皮　菖蒲①各二两　麦门冬去心　黄连②各一两

上六味，除杏膏外，捣罗为末，入前膏和为丸如梧桐子大。每服三十丸，人参汤下。

治心虚，通百病虚瘠羸乏，**牛髓丸方**

牛髓　羊髓　白蜜　酥　枣膏各一升　茯苓　麦门冬　芎藭　桂心　当归去芦头　甘草　羌活各一两一分③　干姜　干地黄各一两半　人参　五味子　防风各一两　细辛三分④　白术一两三分⑤

上一十九味，先捣十四味为末，取上五味铜石器内熬令消，次入前药末，同熬如膏取出，可丸即丸如梧桐子大，温酒下三十丸。

---

① 菖蒲：日本抄本、文瑞楼本剂量同，乾隆本作"四两"。
② 黄连：日本抄本、文瑞楼本剂量同，乾隆本作"二两"。
③ 一两一分：日本抄本、文瑞楼本同，乾隆本作"一两"。
④ 三分：日本抄本、文瑞楼本同，乾隆本作"一两半"。
⑤ 一两三分：日本抄本、文瑞楼本同，乾隆本作"一两"。

心　实^①

治心实热，**茯神汤**方

茯神去木　麦门冬去心，焙。各三分　木通剉　桂去粗皮　知母　紫菀洗，切　升麻各半两　竹茹如鸡子大　赤石脂一两

上九味，粗捣筛。每服五钱匕，井华水一盏半，入枣一枚，去核，煎至一盏，去滓，早晚食前临卧温服。

治心实热，梦惊恐，畏惧不安，**石膏汤**方

石膏四两。碎，研　人参　知母焙　赤石脂　栀子去皮　芍药　白术　茯神去木　紫菀洗，切。各一两半^②

上九味，粗捣筛。每服五钱匕，水一盏半，煎至一盏，去滓，入竹沥少许，生地黄汁一合，更煎一两沸，食后温服。若要利，加芒消一两，去芍药。

治心实热，欲吐不出，烦闷喘急，**泻心汤**方

小麦三合　豉炒。一合　石膏五两　地骨皮一两　栀子去皮。七枚　赤茯苓去黑皮。三分

上六味，粗捣筛。每服五钱匕，水一盏半，入竹叶十片，细剉，煎至一盏，去滓，食后温服。

治心脏实热，烦躁喘急，欲吐不出，头目昏眩，**麦门冬汤**方

麦门冬去心，焙　石膏　地骨皮各二两　栀子仁　甘草炙，剉。各半两

上五味，粗捣筛。每服三钱匕，水一盏，入小麦五十粒，竹叶十片，煎至七分，去滓，食后临卧温服。

治心壅痰实，膈热头昏，不思饮食，咳嗽烦渴，**犀角汤**方

犀角屑　柴胡去苗　黄芩去黑心　人参各一分　白茯苓去黑皮　麦门冬去心，焙　升麻各半两　甘草炙，剉。半分

---

① 心实：日本抄本、文瑞楼本同，乾隆本此后有"论曰：左手关前寸口阴实者，心实也。上气胸中满膨膨，与肩相引。扁鹊曰：心实热，则喘逆胸凭仰息。此手少阴为热所加，故为心实之病。甚则口苦引饮无度，体背生疮，以至股膝端胫皆痛，法宜泻之。"

② 各一两半：日本抄本、文瑞楼本同，乾隆本作"二两"。

上八味，粗捣筛。每服五钱匕，水一盏半，煎至一盏，去滓，食后温服。

治心气实热，火气炎盛，消烁金精，肺受心邪，因而生疾。若人患肺，先审心虚实，若心气盛实，则脉洪大，或肺脉微，得心脉，即先服此，**抑心气汤方**

黄芩去黑皮　赤茯苓去黑皮　玄参　甘草炙，剉　麦门冬去心，焙　牡丹皮　升麻　桔梗去芦头，炒　贝母去心　犀角屑各一分　沉香　木香各一钱

上一十二味，粗捣筛。每服三钱匕，水一盏，煎至七分，食后温服。

治心实壅热，口苦舌干，涕唾稠黏，胸膈烦闷，不思饮食①，**人参汤方**

人参　赤茯苓去黑皮　茯神去木　龙骨　远志去心　麦门冬去心，焙　生干地黄洗，切，焙　甘草炙，剉。各半两　丹砂别研　天竺黄各一钱　天门冬去心，焙。半两

上一十一味，粗捣筛。每服三钱匕，水一盏，枣一枚，去核，淡竹叶五片，灯心十茎，煎至七分，去滓温服。

治心实壅热，口苦舌干，涕唾稠黏，胸膈烦闷，不思饮食，肢体倦怠，或发烦热，状似骨蒸，**茯神丸方**

茯神去木　生干地黄洗，切，焙。各二两　鳖甲九肋者。醋炙，去裙襕　桔梗去芦头，切，炒　人参　升麻　大腹炮　防风去叉　黄芩去黑心　白前各一两　枳壳去瓤，麸炒　赤芍药　柴胡去苗　黄耆薄切。各一两半

上一十四味，为细末，炼蜜丸梧桐子大。每服十丸，食后生姜汤下。

治心脏积热，口舌生疮，善怒，言语不快，舌强，小便赤痛，**通心汤方**

麦门冬去心，焙　栀子去皮　黄芩去黑心　当归酒洒，切，

① 食：日本抄本、文瑞楼本同，乾隆本此后有"脉实洪大"。

焙　荆芥穗　芍药　大黄生，剉　升麻　木通各一分

上九味，粗捣筛。每服三钱匕，水一盏，入葱白三寸，煎至八分，去滓，食后热服。

治心经蕴热，头目壅赤，小便秘涩，**加减火**①**腑丸方**

生干地黄洗，切，焙。一两　木通一两半　黄连去须。三分　黄芩去黑心。一分②　赤茯苓去黑皮。半两

上五味，为细末，炼蜜丸梧桐子大。每服七丸至十丸，食后温水下。

治心热实，怔悸恍惚，痰壅昏倦，上盛渴躁，夜卧不稳，**镇心丸方**

丹砂别研　人参　甘草炙，剉　黄芩去黑心　栝楼根各一两③　凝水石碎，研。二两　牛黄研　犀角镑　知母各半两　龙脑别研。一钱

上一十味，为细末，炼蜜丸鸡头大。每服一丸，人参汤嚼下。

治心脏大热④，去烦闷，润肠胃，**山栀子汤方**

山栀子三两　大黄剉，炒　朴消　甘草生，剉　石膏各二⑤两　黄芩去黑心　大青各一两　竹茹三分⑥　郁金一两半

上九味，粗捣筛。每服三钱匕，水一盏，入竹叶七片，煎至七分，去滓，食后服。

治心实生热，惊悸，化风痰，解积热，**冰壶丸方**

牛黄别研　真珠别研　人参　白茯苓去黑皮　安息香酒化　胡黄连　龙胆　麦门冬去心，焙　远志去心。各半两　丹砂别研　玳瑁镑　犀角镑。各一两　龙脑别研　龙齿　铁粉别研　甜消别研。各一分　金箔别研　银箔别研。各十五片

上一十七味，为细末，炼蜜同安息香膏和丸如鸡头大。每服

① 火：日本抄本、文瑞楼本同，乾隆本作"心"。
② 分：日本抄本、文瑞楼本同，乾隆本作"两"。
③ 两：乾隆本、文瑞楼本同，日本抄本作"分"。
④ 热：日本抄本、文瑞楼本同，乾隆本此后有"口苦舌干，唇燥便涩"。
⑤ 二：乾隆本、文瑞楼本同，日本抄本作"一"。
⑥ 三分：日本抄本、文瑞楼本同，乾隆本作"一两半"。

一丸，煎人参茯苓汤化下。

治心脏实热，惊怖痰壅，不下食，**远志汤方**

远志去心　生干地黄洗，切，焙　枳壳去瓤，麸炒。各一两　半夏为末，生姜汁调作饼，焙干　旋覆花各半两　麦门冬去心，焙。一两半　赤茯苓去黑皮　甘草炙，剉。各三分

上八味，粗捣筛。每服三钱匕，水一盏，生姜五片，煎至六分，去滓，食后温服。

治心脏实热，上焦壅滞，口舌生疮，或多烦渴，**柴胡汤**方

柴胡去苗　地骨皮　犀角镑　麦门冬去心，焙　葛根剉　黄连去须　赤芍药　黄芩去黑心　升麻各一两　甘草炙，剉。半两

上一十味，粗捣筛。每服三钱匕，水一盏，煎至七分，去滓，食后温服。

治心实热，口干烦渴，夜卧不安，**羚羊角汤方**

羚羊角镑。三分　茯神去木　木通剉　黄连去须　麦门冬去心，焙　升麻　知母焙　黄芩去黑心　朴消各一两[1]

上九味，粗捣筛。每服三钱匕，水一盏，煎至七分，去滓，食后温服。

治心脏实热，胸中满闷，嗔怒不常，或头旋运，或痛如破，**犀角汤方**

犀角镑　防风去叉　生干地黄焙　羌活去芦头　菊花　半夏汤浸，去滑，姜汁制作饼，暴干　玄参　黄芩去黑心　白术　甘草炙，剉　旋覆花　麦门冬去心，焙　前胡去芦头。各一两半[2]

上一十三味，粗捣筛。每服五钱匕，水一盏半，入生姜一枣大，切，煎至八分，去滓，食后温服。

治心脏壅盛烦热，口舌生疮，头痛颊赤，心神不宁，**通心汤方**

升麻　犀角镑　龙胆　玄参　防风去叉　黄芩去黑心　羌活去

---

① 各一两：日本抄本、文瑞楼本同，乾隆本作"二分"。
② 各一两半：日本抄本、文瑞楼本同，乾隆本作"一两"。

芦头。各半两^①　苦竹叶三分　甘草炙，剉。一分

上九味，粗捣筛。每服五钱匕，水一盏半，煎至八分，去滓，食后温服。

治心热胆虚，喜惊多涎，梦中惊魇，小儿惊热，女子忧劳血厥，产后心虚怔忪等疾，**至宝丹方**

生犀角镑　生玳瑁镑　琥珀研　丹砂研　雄黄研。各一两　牛黄半两。与上二味各研匀　安息香一两半。酒浸重汤煮令化，滤去滓，约取一两，净研如膏

上七味，内六味捣研为末，以安息香膏丸如皂荚子大。人参汤下一丸，小儿量度加减。

治心脏风热，**牛黄散方**

牛黄别研。一分　何首乌一两半　甘草炙，剉。一分　玄明粉半两

上四味，捣研为细散，和匀。每服一钱半匕，麦门冬熟水调下。

治心脏热实，狂言妄语，心神不宁，**大定志丸方**

消石一两　丹砂一分　白茯苓去黑皮　人参各二^②两

上四味，捣研为末，粟米饭和丸如弹丸大。每服一丸^③，砂糖新汲水调下。

治热实在内，狂妄不常，**定心丸方**

消石半两　丹砂一分

上二味，细研，糯米粥和丸如樱桃大。每服一丸，生糯米汁入油一两点，青柳枝打匀服。

心热多汗

论曰：心生血，血行于分肉之间，遇热则腠理开，腠理开则汗出。盖心之液为汗，汗出亡阳，阳虚热甚，不已，则肌肉消

---

① 各半两：日本抄本、文瑞楼本同，乾隆本作"一分"。
② 二：日本抄本、文瑞楼本同，乾隆本作"一"。
③ 丸：日本抄本、文瑞楼本同，乾隆本此后有"小儿半丸"。

瘦也。

治心热多汗，及心胃客热，呕逆不睡，**小麦汤**方

小麦一合　芦根一握。剉　竹茹　人参各一两　白茯苓去黑皮。
二两

上五味，粗捣筛。每服五钱匕，水一盏半，煎取一盏，去滓
温服，不拘时。

治心气壅热，手心头面多汗，胸中烦满，**犀角汤**方

犀角镑　龙骨　麦门冬去心，焙　黄耆剉　地骨皮　茯神去
木　人参　麻黄根　远志去心　甘草炙，剉。各一两

上一十味，粗捣筛。每服五钱匕，水一盏半，淡竹叶二七片，
煎至一盏，去滓，食后温服。

治心脏壅热，口舌干燥，多汗，**石膏丸**方

石膏研　栝楼根　麻黄根　乌梅肉　葛根剉　天竺黄①研　牡
蛎烧。各一两　麦门冬去心。一两半　甘草炙，剉。半两

上九味，为细末，炼蜜丸如梧桐子大。每服二十丸，新汲水
下，不拘时。

治心热汗出，及骨蒸烦躁盗汗，食不生肌，**羚羊角汤**方

羚羊角镑　地骨皮　秦艽洗，去苗、土　麦门冬去心，焙　枳
壳去瓤，麸炒　大黄剉　柴胡去苗　白茯苓去皮　芍药　桑根白皮
剉　黄耆薄切　人参　鳖甲醋炙，去裙襴。各一两

上一十三味，粗捣筛。每服三钱匕，水一盏，煎至七分，去
滓温服，不拘时。

治心热汗出，及虚热盗汗，**黄连散**②方

黄连去须。半两　柴胡去苗　前胡去芦头。各一两

上三味，为细散。每服一钱匕，温酒调下，日三。

治虚热多汗，**熟干地黄汤**方

熟干地黄五两

---

① 天竺黄：乾隆本、文瑞楼本同，日本抄本作"天麻"。
② 黄连散：日本抄本、文瑞楼本同，乾隆本作"川连散"。

上一味，剉如麻豆大。以水五盏，煎至三盏，去滓，温分三服，空心日午临卧服。

治心热多汗，口苦舌干，涕唾稠黏，胸膈烦闷，不思饮食，**七宝汤**方

人参　白茯苓去黑皮　茯神去木　龙骨　远志去心　麦门冬去心，焙　生干地黄洗，切　甘草炙，剉　天门冬去心，焙。各半两　丹砂研　天竺黄研。各一钱

上一十一味，粗捣筛九味，入研药和匀。每服二钱匕，水一盏半，枣一枚，擘，淡竹叶五叶，同煎至七分，去滓温服，不拘时。

治心热多汗及骨蒸盗汗，咳嗽，五心烦热，**柴胡饮**方

柴胡去苗。二两　桑根白皮剉　防风去叉　芍药　玄参　黄芩去黑心　甘草炙，剉。各一两

上七味，粗捣筛。每半两，水三盏，生姜五片，煎至二盏，去滓，分温两服，日午临卧。如咳嗽咯血，加杏仁二十枚，去皮尖、双仁，粗研同煎。

治心热多汗，言笑无度 [1]，四肢烦热，**降气汤**方

麻黄去根节　栀子仁　白茯苓去黑皮　黄芩去黑心　白术剉　芒消各三两　石膏八两。碎，研　桂去粗皮。二两　生地黄切，焙。一升　甘草炙，剉。一两　赤小豆二合

上一十一味，粗捣筛。每服五钱匕，水二盏，枣二枚，煎取一盏，下竹沥少许，再煎，去滓温服。

治心热多汗，欲吐不出，烦闷喘急，头痛，**泻心汤** [2] 方

豉一升　石膏一斤。碎，研　地骨皮五两　栀子仁二十一枚　白茯苓去黑皮。二两

上五味，粗捣筛。每服五钱匕，水二盏，入小麦一撮，淡竹叶二七片，煎取一盏，去滓温服。

---

① 度：日本抄本、文瑞楼本同，乾隆本此后有"口苦舌干"。
② 泻心汤：日本抄本、文瑞楼本同，乾隆本作"大豉泻心汤"。

心中寒

论曰：心中寒者，心痛彻背，背痛彻心，如蛊注之状。盖心为阳脏，中寒则寒必甚，心背彻痛，则寒邪所藏深矣。

治中寒，心痛彻背，背痛彻心，或心下结实，**姜附丸方**

附子炮裂，去皮脐。一分　干姜炮。三分　乌头炮裂，去皮脐。一分　吴茱萸汤浸一宿，焙干，炒。半两　厚朴去粗皮，生姜汁炙。半两

上五味，捣罗为细末，炼蜜和丸梧桐子大。空腹以酒下三丸，日三夜一。未效，稍加丸数。

治心中寒，心背彻痛，**赤石脂丸方**

赤石脂一两半　干姜炮。二两　乌头炮裂，去皮脐。三①分　人参一两　细辛去苗叶。一两　桂去粗皮。三分　蜀椒去目并闭口，炒出汗。半两

上七味，粗罗为末，炼蜜和丸梧桐子大。每服五丸，食前米饮下，日二。未效，渐加丸数，以知为度。

治中寒心痛，**吴茱萸汤方**

吴茱萸汤浸一宿，焙干，炒。二②两　附子炮裂，去皮脐。二枚　芎䓖　干姜炮　厚朴去粗皮，生姜汁炙。各二两　甘草炙，剉。一两

上六味，粗捣筛。每服五钱匕，水一盏半，枣二枚，擘破，同煎至一盏，去滓温服，不计时，日三。

治心痛彻背，背痛彻心，**乌头丸方**

乌头炮裂，去皮脐。一分　附子炮裂，去皮脐　桂去粗皮　蜀椒去目并闭口，炒出汗。各半两　赤石脂　干姜炮。各一两

上六味，为细末，炼蜜为丸如麻子大。每服三五丸，食后生姜汤下，日进三服。

治心中寒气疼痛，肋下鸣转，喉中妨闷，食不多消，常生食气，**桔梗散方**

---

① 三：乾隆本、文瑞楼本同，日本抄本作"一"。
② 二：乾隆本、文瑞楼本同，日本抄本作"七"。

桔梗　当归　芍药　茯苓　橘皮汤浸，去白瓤，秤　厚朴去粗皮，姜炙　白术各二两　荜拨　豆蔻子各一两　槟榔　桂心　诃黎勒皮炒。各一两半

上一十二味，捣筛为散。每服三钱，生姜五片，枣一枚，煎至八分，去滓，空心温服，日三。

又**茱萸丸**方

吴茱萸一升　桂心　当归各二两

上三味，捣罗为末，炼蜜为丸如梧桐子大。每服三十丸，温酒下，渐加至四十丸。

治寒腹痛，**当归汤**方

当归去芦头　桂去粗皮。各一两　甘草生，剉。半两　干姜生，剉。一两

上四味，粗捣筛。每服三钱匕，水一盏，枣二枚，擘破，煎至七分，去滓，食前温服。

治心中寒，发痛甚，**大腹皮散**方

大腹皮剉。半两① 高良姜一两　芍药一两② 吴茱萸汤浸一宿，焙干，炒。一分

上四味，捣罗为散。每服二钱匕，温酒调下，不饮酒，生姜汤亦得。

治心中寒，脉浮当吐，**瓜蒂散**方

瓜蒂一分。炒黄　赤小豆一分

上二味，各捣罗，拌匀再罗。每服一钱匕，以香豉一合，热汤一盏，煮作稀糜，去滓，取汁，调散温顿服之。不吐者，少加服之，快吐乃止。诸亡血虚人，不可服。

心烦热

论曰：心烦热之病，手少阴经有余所致也。其不足，则亦能

----

① 半两：日本抄本、文瑞楼本同，乾隆本作"一两"。
② 两：日本抄本、文瑞楼本同，乾隆本作"分"。

令人虚烦，《圣惠方》止及实热。大抵心属火而恶热，其受病则易以生热，热则血气壅滞，故为烦躁，寝卧不得安宁，口舌生疮，头痛颊赤之类。虚则热气内收，心神不宁，亦为烦躁也。

治心虚多烦躁，背膊妨闷，面色变赤，言语谬乱，**远志汤**方

远志去心。一两　白茯苓去黑皮。三分　犀角镑。一两半　知母半两　芍药一两　黄芩去黑心　前胡去芦头。各三分

上七味，粗捣筛。每服三钱匕，水一盏，入生麦门冬汁半合，煎至八分，去滓，不拘时温服。

治心烦躁，口干舌涩，**麦门冬汤**方

麦门冬去心，焙。二两　龙齿半两[1]　玄参洗，切　栀子仁　茅根各一两　木通二两。剉　赤芍药一两

上七味，粗捣筛。每服三钱匕，水一盏，煎至八分，去滓，不拘时温服。

治心脏烦热，睡即多惊，心忪不欲见人，**乌犀汤**[2]方

犀角镑。八钱　龙齿　升麻各一两　茯神去木。一两半　麦门冬去心，焙。二两　玄参一两　甜心根剉，焙。三两　赤芍药一两半

上八味，粗捣筛。每服三钱匕，水一盏，入马牙消半钱匕，生地黄五七寸，拍碎，同煎至七分，去滓温服。

治心虚烦躁[3]，**黄耆汤**方

黄耆剉　茯神去木　麦门冬去心，焙　栝楼根剉。各二两　熟干地黄洗，切，焙。四两

上五味，粗捣筛。每服五钱匕，水一盏半，煎至一盏，去滓，不拘时温服。

治心虚烦热怔忪，头目昏眩，夜卧不宁，**铁粉丸**方

铁粉二两　蛇蜕五尺。炒焦　黄连去须　泽泻　犀角镑。各三分　龙齿　远志去心。各半两　麦门冬去心，焙　人参　白茯苓去

---

① 半两：日本抄本、文瑞楼本同，乾隆本作"一两"。
② 乌犀汤：日本抄本、文瑞楼本同，乾隆本作"乌犀角汤"。
③ 躁：日本抄本、文瑞楼本同，乾隆本此后有"舌焦口苦，心神不安"。

黑皮。各一两半

上一十味，捣罗为末，炼蜜和丸梧桐子大。每服二十丸，熟水下，日三服。

治心热烦躁[1]，小便赤涩，**瞿麦汤**[2]方

瞿麦穗　麦门冬去心，焙　木通剉。各一两　黄连去须　甘草炙，剉。各半两

上五味，粗捣筛。每服三钱匕，水一盏，入竹叶十片，同煎至七分，去滓，不拘时温服。

治心膈虚烦，躁渴至甚，**黑豆汤**方

黑豆小者。一升　防风去叉。二两　甘草炙，剉　麦门冬去心。各一两

上四味，除黑豆外，并细剉，用水七升，煎取五升，不拘时温服，从早至夜，匀分作四服。如渴不至甚者，止用半剂。

治心经积热烦郁，**地黄散**[3]方

生地黄汁三升　蛤粉一斤　郁金剉。二两　甘草炙，剉。三两

上四味，将地黄汁拌和下三味令匀，暴干，捣罗为散。每服一钱匕，用新汲水调下，日三服，食后临卧。

治心热烦躁，**凉心丸**[4]方

紫河车三分。蚤休是也　人参　白茯苓去黑皮。各半两　远志去心。一分　麦门冬去心，焙。半两　丹砂别研。一两　龙脑别研。半钱[5]　金箔二十片。与丹砂、脑子同研

上八味，除别研外，捣罗为末，再同研匀，炼蜜和丸如鸡头大。每服一丸，人参汤化下。

治心热恍惚，烦躁面赤[6]，小便涩，**黄芩汤**[7]方

---

① 躁：日本抄本、文瑞楼本同，乾隆本此后有"舌干口渴"。
② 瞿麦汤：日本抄本、文瑞楼本同，乾隆本作"瞿麦穗汤"。
③ 地黄散：日本抄本、文瑞楼本同，乾隆本作"生地汁散"。
④ 丸：日本抄本、文瑞楼本同，乾隆本作"散"。
⑤ 半钱：日本抄本、文瑞楼本同，乾隆本作"五钱"。
⑥ 赤：日本抄本、文瑞楼本同，乾隆本此后有"口舌干燥"。
⑦ 黄芩汤：日本抄本、文瑞楼本同，乾隆本作"黄芩贝母汤"。

黄芩去黑心　贝母去心　升麻　玄参　麦门冬去心，焙　紫菀去苗、土　柴胡去苗　桔梗去芦头，炒　牡丹去心　木香　胡黄连等分①

上一十一味，粗捣筛。每服三钱匕，水一盏，煎取七分，去滓温服，不拘时。

治心烦热，咽干舌涩，面赤潮热，**地骨皮汤**方

地骨皮　防风去叉。各一两　甘草炙，剉。半两

上三味，粗捣筛。每服三钱匕，水一盏，入竹叶五七片，同煎至七分，去滓温服，不拘时。

心健忘

论曰：健忘之病，本于心虚，血气衰少，精神昏愦，故志动乱而多忘也。盖心者，君主之官，神明出焉。苟为怵惕思虑所伤，或愁忧过损，惊惧失志，皆致是疾。故曰愁忧思虑则伤心，心伤则喜忘。

治善忘，小便赤黄，多梦亡人，或梦居水中，惊恐惕惕，目视眃眃，不欲闻人声，食不知味，安神定志，**人参汤**方

人参　甘草炙。各二两　半夏汤洗去滑，七遍。三两　龙骨②炙　远志③去心。各六两　麦门冬去心　石膏　熟干地黄各四两

上八味，粗捣筛。每服五钱匕，水一盏半，入大枣二枚，擘破，小麦五十粒，煎取八分，去滓，入炙阿胶一片，饴糖半匙，再煎少顷，食后温服，日三。

治惊劳失志健忘，**桂心汤**方

桂去粗皮　白龙骨炙　防风去叉　远志去心　麦门冬去心　牡蛎烧，研　甘草炙。各一两　茯神去木。五两

上八味，剉如麻豆。每服五钱匕，水一盏半，入大枣二枚，擘破，煎至七分，去滓，空心温服，日三。

---

① 等分：日本抄本、文瑞楼本同，乾隆本作"各一两"。
② 龙骨：日本抄本、文瑞楼本剂量同，乾隆本作"三两"。
③ 远志：日本抄本、文瑞楼本剂量同，乾隆本作"四两"。

治善忘，**龟甲散方**

龟甲炙　木通剉　远志去心　菖蒲各半两①

上四味，捣罗为细散。空腹酒调方寸匕，渐加至二钱匕。

治心热健忘，**远志散方**

远志去心　黄连去须。各八两　菖蒲三②两　白茯苓去黑皮。二两半　人参一两半③

上五味，捣罗为散。食后酒调方寸匕，日二夜一。

强记不忘，**开心丸**④方

菖蒲　白茯苓去黑皮。各三两　人参二两　远志去心。四两

上四味，捣罗为末，炼蜜丸如梧桐子大。每服三十丸，米饮下，日再服，渐加至五十丸。

治心脏气虚，止健忘，安神养气，**延龄煮散方**

茯神去木　益智去皮　防风去叉　人参　桑寄生　藿香叶　甘草炙，剉　沉香　熟干地黄等分⑤

上九味，捣罗为细散。每服二钱匕，水一盏，煎取七分，空心，去滓温服。

治健忘，益心，令人聪明，**七圣丸**⑥方

白茯苓去黑皮。二两　桂去粗皮　远志去心　人参　天门冬去心，焙　菖蒲　地骨皮各一两

上七味，捣罗为末，炼蜜丸如梧桐子大，食后茶酒下二十丸。

治精神恍惚，坐卧不宁，镇心安神，**远志丸方**

远志去心。一两半⑦　麦门冬去心。一两　人参　熟干地黄焙　地榆　甘草炙。各半两

上六味，捣罗为末，炼蜜为丸如梧桐子大。每服二十丸，食

---

① 各半两：日本抄本、文瑞楼本同，乾隆本作"一两"。
② 三：日本抄本、文瑞楼本同，乾隆本作"二"。
③ 一两半：日本抄本、文瑞楼本同，乾隆本作"二两"。
④ 开心丸：日本抄本、文瑞楼本同，乾隆本作"开心窍丸"。
⑤ 等分：日本抄本、文瑞楼本同，乾隆本作"各一两"。
⑥ 七圣丸：乾隆本、文瑞楼本同，日本抄本作"七宝丸"。
⑦ 一两半：日本抄本、文瑞楼本同，乾隆本作"二两"。

后临卧煎茯苓汤下。

治心气虚，精神不足，健忘，阴痿不起，懒语多惊，稍思虑即小便白浊，**白石英汤方**

白石英　人参　藿香叶　白术　芎䓖　紫石英各一分　甘草一钱半　细辛去苗叶。一钱①　石斛去根　菖蒲　续断各一分②

上一十一味，粗捣筛。每服二钱匕，水一盏，煎取七分，去滓，空心温服。

治心常忪悸，恐惧多忘，**檀香丸方**

檀香三两　菖蒲　犀角镑　天竺黄研　生干地黄焙　苏合香油各一两　桂去粗皮　甘草炙　白茯苓去黑皮。各三两半③　人参　远志去心　天门冬去心。各一两半

上一十二味，除苏合香油外为末，以苏合香油同少酒，化入炼蜜丸如樱桃大，食后含化一丸。

治心虚惊悸健忘，神恍惚，言语无度，心中烦闷，安魂定魄，**乌犀丸**④方

犀角镑　羚羊角镑。各一分　龙齿　茯神去木　人参各半两　远志去心　麦门冬去心　郁李仁去皮　丹砂研　铁粉各一分　龙脑一钱

上一十一味，为末，炼蜜和为剂，旋丸如鸡头大。每日空心临卧嚼一丸，温酒下，金银薄荷汤亦得，小儿可服半丸。

治心气不定，惊悸多忘，**养神丸方**

远志去心　麦门冬去心，焙　菖蒲　熟干地黄焙　山芋　人参　茯神去木。各一两　甘草炙。半两　白术三分

上九味，捣罗为末，炼蜜和，再捣三二百下，丸如梧桐子大。每服三十丸，食后米饮下。

治心脏气虚，恐怖惊悸，恍惚健忘，烦闷羸瘦，**山芋丸方**

---

① 一钱：日本抄本、文瑞楼本同，乾隆本作"五钱"。
② 各一分：文瑞楼本同，乾隆本、日本抄本作"一两"。
③ 三两半：日本抄本、文瑞楼本同，乾隆本作"三两"。
④ 乌犀丸：乾隆本、文瑞楼本同，日本抄本作"犀角丸"。

山芋　熟干地黄焙　黄耆剉。各一两　菖蒲半两①　远志去心。一两半

上五味，捣罗为末，炼蜜和丸梧桐子大。每服二十丸，温酒或米饮下，不拘时候。

治久怀忧戚，气滞血涩，失志健忘，饮食无味，精神错乱，**人参煮散**方

人参　远志②去心　桑寄生各半两　牡丹皮一分　木香一钱半　沉香二③钱

上六味，捣罗为散。每服二钱匕，水一盏，煎取八分，温服，不拘时候。

治心脏风热，惊惕不安，言语谵妄，**化铁丸**方

铁粉研　蛇黄煅，出火毒。各一两　牛黄研　丹砂研。各一分　麝香研。半分　金箔　银箔各二十片

上七味，各研如粉，再同研匀，用粟米糊和丸如梧桐子大。每服五丸，竹沥酒下。

善　笑

论曰：《内经》谓神有余则笑不休，盖心藏神，在声为笑，在志为喜，今心气实则神有余，神有余则阳气越，所以有善笑之证。

治心实热，惊悸喜笑，心神不安，**玄参汤**方

玄参　白薇　茯神去木　山栀子仁　羚羊角镑。各八两　石膏碎。五两　人参一两半　生地黄洗，控干。五两

上八味，㕮咀如麻豆大。每服五钱匕，水一盏半，煎至八分，去滓，入竹沥一合，再煎三两沸，不拘时候服。

治心实热，惊悸善笑，**龙胆丸**④方

龙胆　山栀子仁　白薇　茯神去木　大黄剉，炒。各二两　麦

---

① 半两：日本抄本、文瑞楼本同，乾隆本作“一两半”。
② 远志：日本抄本、文瑞楼本剂量同，乾隆本作“一两”。
③ 二：日本抄本、文瑞楼本同，乾隆本作“三”。
④ 龙胆丸：乾隆本、文瑞楼本同，日本抄本作“草龙胆丸”。

山芋　熟干地黄焙　黄耆剉。各一两　菖蒲半两①　远志去心。一两半

上五味，捣罗为末，炼蜜和丸梧桐子大。每服二十丸，温酒或米饮下，不拘时候。

治久怀忧戚，气滞血涩，失志健忘，饮食无味，精神错乱，**人参煮散**方

人参　远志②去心　桑寄生各半两　牡丹皮一分　木香一钱半　沉香二③钱

上六味，捣罗为散。每服二钱匕，水一盏，煎取八分，温服，不拘时候。

治心脏风热，惊惕不安，言语谵妄，**化铁丸**方

铁粉研　蛇黄煅，出火毒。各一两　牛黄研　丹砂研。各一分　麝香研。半分　金箔　银箔各二十片

上七味，各研如粉，再同研匀，用粟米糊和丸如梧桐子大。每服五丸，竹沥酒下。

善　笑

论曰：《内经》谓神有余则笑不休，盖心藏神，在声为笑，在志为喜，今心气实则神有余，神有余则阳气越，所以有善笑之证。

治心实热，惊悸喜笑，心神不安，**玄参汤**方

玄参　白薇　茯神去木　山栀子仁　羚羊角镑。各八两　石膏碎。五两　人参一两半　生地黄洗，控干。五两

上八味，㕮咀如麻豆大。每服五钱匕，水一盏半，煎至八分，去滓，入竹沥一合，再煎三两沸，不拘时候服。

治心实热，惊悸善笑，**龙胆丸**④方

龙胆　山栀子仁　白薇　茯神去木　大黄剉，炒。各二两　麦

---

① 半两：日本抄本、文瑞楼本同，乾隆本作"一两半"。
② 远志：日本抄本、文瑞楼本剂量同，乾隆本作"一两"。
③ 二：日本抄本、文瑞楼本同，乾隆本作"三"。
④ 龙胆丸：乾隆本、文瑞楼本同，日本抄本作"草龙胆丸"。

门冬去心，焙。三两　人参　甘草炙，剉。各一两半①　玄参　羚羊角镑。各二两半

上一十味，捣罗为细末，炼蜜丸梧桐子大。每服食后，煎枣汤下三十丸。

治心神恍惚，自语自笑，举止不常，**丹砂丸方**

丹砂研　乳香研　酸枣仁去皮，研。各半两②

上三味，再合研令匀，酒面糊丸梧桐子大。冷水下十丸，不拘时候。

治心神狂越，多喜善笑如邪祟，**龙齿丸方**

龙齿　远志去心　生干地黄焙　白茯苓去黑皮　天门冬去心，焙　山芋　防风去叉　五味子　车前子　麦门冬去心，焙　地骨皮去土　人参各等分③

上一十二味，捣罗为细末，炼蜜丸梧桐子大。每日空心竹叶汤下二十丸，日再。

治心气实热，神思不安，常思狂走，喜笑无度，坐卧不定，**升麻汤方**

升麻　黄芩去黑心　白茯苓去黑皮　麦门冬去心，焙　大黄剉，炒　羌活去芦头　木香　犀角镑　沉香剉　玄参各等分④

上一十味，粗捣筛。每服三钱匕，以水一盏，于银器内，煎取八分，去滓，食后服。

治心神不定，好登高临险，言语不避亲疏，时时自笑，高声叫呼，举止无常，大便秘，小便赤，解衣露体，不能安处，**丹砂酒方**

丹砂半两。成块者　麝香二钱

上二味，同研细和匀，用无灰酒二升，于瓷瓶内浸，以慢火煨，时用银箸搅令热。每服随患人平时饮酒多少，令至醉，候患

---

① 一两半：乾隆本、文瑞楼本同，日本抄本作"一两"。
② 各半两：日本抄本、文瑞楼本同，乾隆本作"一两"。
③ 等分：日本抄本、文瑞楼本同，乾隆本作"一两"。
④ 等分：日本抄本、文瑞楼本同，乾隆本作"一两"。

人睡著，急用厚衣被盖之，汗出病愈。若患人不能多饮，只用丹砂一分，麝香半钱，酒一升，制如前法，时时饮之。

瘛 病

论曰：《内经》谓病蛊弗治，肾传之心，筋脉相引而急，病名曰瘛。夫精属肾，筋属肝，脉属心，精盛则滋育诸筋，荣灌诸脉，故筋脉和柔。今风客于肾，病蛊出白，则精已亏矣。《经》所谓风客淫气，精乃亡，邪伤肝者如此。其证筋脉燥急相引而瘛是也。

治瘛病筋脉相引而急，**建中汤方**

人参　甘草炙，剉　桂去粗皮　白茯苓去黑皮　当归切，焙。各二两　黄耆剉　龙骨　麦门冬去心，焙。各三两　芍药　生干地黄焙。各四两　附子炮裂，去皮脐　厚朴去粗皮，生姜汁炙。各一两

上一十二味，粗捣筛。每服五钱匕，水一盏半，生姜三片，枣二枚，擘破，煎至一盏，去滓，入饧糖少许，再煎数沸，温服，日二夜一。

治瘛病筋脉相引，强筋力，滋血脉，**石菖蒲丸方**

石菖蒲　牛膝一味切，同以酒浸一宿，焙　远志去心　人参　白茯苓去黑皮　地骨皮　生干地黄焙　菟丝子酒浸，别捣末　白术各一两

上九味，为细末，炼蜜丸如梧桐子大。每服二十丸，空心日午夜卧温酒下。

治瘛病筋脉相引，及五劳七伤，小便数，腰疼久立不得，坐即脚痹，腹肚不安，**肉苁蓉丸方**

肉苁蓉酒浸，切，焙　山芋　熟干地黄焙。各三两　菟丝子酒浸，别捣　五味子　杜仲去粗皮，炙，剉　泽泻　覆盆子　山茱萸　远志去心　续断　桂去粗皮　附子炮裂，去皮脐　甘草炙，剉　白茯苓去黑皮　石斛去根　鹿茸去毛，酥炙　人参　蛇床子　巴戟天去心。各一两半

上二十味，为细末，炼蜜丸如梧桐子大。每服二十丸，空心日午夜卧温酒下。

治瘶病及虚羸等疾，**牛髓丸方**

牛髓研　羊髓研　白蜜　酥　枣肉各半升① 白茯苓去黑皮　麦门冬去心，焙　芎䓖　桂去粗皮　当归切，焙　甘草炙，剉　羌活去芦头。各一两　干姜炮　生干地黄焙。各三分② 人参　五味子　防风去叉　细辛去苗叶。各半两　白术一两一分③

上一十九味，除前五味外，捣罗为末，先与枣肉相和，次入二髓酥蜜搅匀，内银石器中，重汤煮之，堪丸即丸如梧桐子大。每服三十丸，加至四十丸，酒下，日再。

治瘶病筋脉相引，通百节，利九窍，补下焦伤竭不足，**茯苓钟乳丸方**

白茯苓去黑皮　黄耆剉　枳壳去瓤，麸炒　蛇床子各二两　炼成钟乳粉六两　牛膝酒浸，切，焙　肉苁蓉酒浸，切，焙　人参　石斛去根　五味子各一两半　熟干地黄焙　菟丝子酒浸，别捣。各三两

上一十二味，为细末，炼蜜丸梧桐子大。每服三十丸，空心酒下。

治瘶病筋脉相引，**万金丸方**

熟干地黄焙。十两　天门冬去心，焙。七两　巨胜子炊，去皮，暴干。五两　白茯苓去黑皮　甘菊花各三两　肉苁蓉酒浸，切，焙　牛膝④酒浸，切，焙　山芋各二两　桂去粗皮　酸枣仁炒　甘草炙，剉　巴戟天去心。各一两

上一十二味，为细末，煮枣肉与熟蜜，和捣三千杵，丸如梧桐子大。每服三十丸至四十丸，空心日午温酒下。

治瘶病筋脉相引，补虚损，去元脏久冷，上焦客热，健忘心忪，**五味子丸方**

五味子一两半　熟干地黄焙　肉苁蓉酒浸，切，焙。各四

① 半升：文瑞楼本同，乾隆本作"半斤"，日本抄本作"半两"。
② 三分：日本抄本、文瑞楼本同，乾隆本作"三两"。
③ 一两一分：日本抄本、文瑞楼本同，乾隆本作"二两"。
④ 牛膝：日本抄本、文瑞楼本剂量同，乾隆本作"八两"。

两　牛膝酒浸，切，焙　菟丝子酒浸，别捣　泽泻　白茯苓去黑皮　巴戟天去心　赤石脂　山茱萸　杜仲去粗皮，炙　山芋　石膏碎　远志去心　柏子仁各二两

上一十五味，为细末，炼蜜和捣，入真酥五两再捣，丸如梧桐子大。每服二十丸至三十丸，空心日午温酒下。

小肠病门

小肠虚

论曰：小肠者，受盛之官，心之腑也，手太阳其经也，其气虚则为不足，故左手寸口人迎以前脉阳虚者，小肠虚也。虚则生寒，是故有颅际头角偏痛，耳聋不聪，惊跳，小便数之证。治宜补之。

治小肠虚寒，脐下急痛[①]，**沉香汤**方

沉香剉　桂去粗皮　附子炮裂，去皮脐　白龙骨各一两　木香　当归剉，微炒。各三分[②]　枳实去瓤，麸炒。半两

上七味，剉如麻豆。每服三钱匕，水一盏，入生姜半分，煎至六分，去滓，食前热服。

治小肠虚寒，小便频数，便下久而有膜如乳酪状，**牡蛎丸**方

牡蛎火煨，细研　萆薢　续断　益智子去皮　石斛去根　芎藭　牛膝酒浸，切，焙　狗脊去毛　五味子　石硫黄别研　山茱萸　巴戟天去心　龙骨等分[③]

上一十三味，捣研为末，炼蜜丸如梧桐子大。空心盐汤下四十丸，小便止即已。

治小肠虚寒，小便后余沥，阴痿，**益智丸**方

益智子去皮　萆薢　狗脊去毛　芎藭　巴戟天去心　干木瓜　续断　牛膝酒浸，切，焙。各半两　附子炮裂，去皮脐。大者，

---

① 痛：日本抄本、文瑞楼本同，乾隆本此后有"小便频数"。
② 三分：日本抄本、文瑞楼本同，乾隆本作"五钱"。
③ 等分：日本抄本、文瑞楼本同，乾隆本作"一两"。

一枚

上九味，捣罗为末，炼蜜和丸如梧桐子大。空心盐汤下四十丸。

治小肠虚冷，时发刺痛，**蓬莪茂散方**

蓬莪茂炮，剉　茴香子炒　芎䓖　牛膝酒浸，切，焙。各半两　桂去粗皮。一分

上五味，捣罗为散。每服二钱匕，银石器内煎葱汤调下。

治小肠虚冷，少腹疼痛，**茴香子丸方**

茴香子炒　桂去粗皮。各一①两　附子炮裂，去皮脐　当归②切，焙　荜澄茄　木香　赤石脂各三分　蜀椒去目及闭口者，微炒出汗。半两

上八味，捣罗为末，炼蜜和丸梧桐子大。每服温酒下二十丸，空心食前。

治小肠虚寒腹痛，下赤白，补虚，**干姜汤方**

干姜炮。三两　当归切，焙　黄檗去粗皮　地榆各四两　黄连去须　阿胶炙令燥。各二两　石榴皮三枚。焙

上七味，㕮咀如麻豆。每服五钱匕，水一盏半，煎取八分，去滓温服。

治小肠虚冷，小便频数，**牛膝丸方**

牛膝酒浸，切，焙　续断　芎䓖各半③两　萆薢二两

上四味，捣罗为末，炼蜜和丸如梧桐子大。空心盐汤下四十丸，或作汤入盐煎服亦得。

治小肠虚寒撮痛，并妇人血刺心痛，**断弓弦散方**

五灵脂　蒲黄等分④

上二味，同研为散。每服二钱匕，先用酽醋一合，熬药成膏，以水一小盏，煎至七分，热呷。此又名失笑散。

---

① 一：乾隆本、文瑞楼本同，日本抄本作"五"。

② 当归：日本抄本、文瑞楼本剂量同，乾隆本作"五钱"。

③ 半：日本抄本、文瑞楼本同，乾隆本作"一"。

④ 等分：日本抄本、文瑞楼本同，乾隆本作"各一两"。

治小肠虚寒下痢，便泄脓血，肠滑懊恢，**温肠丸方**

补骨脂炒。一两　肉苁蓉酒浸，去皱皮，焙。一两半　狗脊剉　独活去芦头。各三分　附子炮裂，去皮脐　巴戟天去心　鹿茸酒炙，去毛。各一两　五味子三分

上八味，捣罗为细末，炼蜜丸如梧桐子大。每服三十丸，盐汤下，或酒下亦得。

小肠实

论曰：小肠者，受盛之官，心之腑也，手太阳其经也。其气盛则为有余，故左手寸口人迎以前脉阳实者，小肠实也。实则生热，是故有身热来去，口疮心烦，身重，汗不出，小便不利之证。治宜泻之。

治小肠实热，脉气盛实，小便下血，**麦门冬汤方**

麦门冬去心，焙　知母　蒲黄　黄芩去黑心　木通剉　升麻各一分　大黄剉，炒。三分①

上七味，粗捣筛。每服三钱匕，水一盏，煎至八分，去滓，食后温服。

治小肠实热，小便赤涩疼痛，**射干汤方**

射干　黄芩去黑心　麦门冬去心，焙　大黄剉，炒　知母　木通剉。等分②

上六味，粗捣筛。每服三钱匕，水一盏，入葱白五寸，切碎，同煎至八分，去滓，食后温服，以利为度。若三服以上未通，急煎芎劳汤一盏投之即下，自早至夜，可两服。

治小肠实热，小便黄赤，结涩不通，**瞿麦汤方**

瞿麦穗　犀角镑　猪苓去黑皮　防己各三分③　黄连去须　车前子　木通剉。各一两　甘草炙，剉。半两

上八味，粗捣筛。每服三钱匕，以水一盏，煎取七分，去滓

---

① 三分：文瑞楼本同，乾隆本作"一分"，日本抄本作"三两"。
② 等分：日本抄本、文瑞楼本同，乾隆本作"各一两"。
③ 三分：日本抄本、文瑞楼本同，乾隆本作"一两"。

温服，不拘时候。

治小肠实热，心烦口疮，小便赤涩，**犀角汤**方

犀角镑 瞿麦穗 杏仁去皮尖、双仁，麸炒 栀子去皮 赤茯苓去黑皮 木通剉 黄连去须。各三分① 白茅根一分。剉 甘草炙，剉。半两 麦门冬去心，焙。一两

上一十味，粗捣筛。每服三钱匕，水一盏，入竹叶二七片，煎至六分，去滓温服，不计时候。

治下焦滞热，阴中疼痛，小便难涩，**滑石散**方

滑石一两。研 甘草炙，剉 大黄剉，炒 黄耆剉 地椒 山栀子去皮。各半两 乳香一钱。研

上七味，捣研为散。食前乳香酒调下一钱匕，未愈再服。

治小肠实热，头面赤多汗，小腹急痛，**赤茯苓汤**方

赤茯苓去黑皮 麦门冬去心，焙 赤芍药 槟榔剉 生干地黄焙 木通剉 黄芩去黑心。各三分 甘草炙，剉。一分

上八味，粗捣筛。每服四钱匕，水一盏，煎取八分，去滓温服，不拘时候。

治小肠实热，心中烦闷，小便血出，**地黄汤**方

生地黄 白茅根各半两 葱白二茎

上三味，剉如麻豆大。水三盏，煎至一盏半，去滓，食前分温二服。

治小肠风热，小便黄赤，涩结不通，**胡荽汤**方

胡荽 车前子 木通剉 防己 瞿麦穗 犀角镑 黄连去须。各等分②

上七味，粗捣筛。每服五钱匕，水一盏半，煎至八分，去滓，食后温服，日三。

治小肠实热，心下急痹，口舌生疮，**郁金散**方

郁金一两 白附子炮。半两 羌活去芦头。三分 甘草炙，剉。

---

① 三分：乾隆本、文瑞楼本同，日本抄本作"一两"。
② 等分：日本抄本、文瑞楼本同，乾隆本作"一两"。

半两　黄连去须。一分^①　黄芩去黑心。半两　侧柏半两　大黄剉，炒　干蝎去土，炒。各半两

上九味，捣罗为细散，拌和匀。每服二钱匕，食后薄荷熟水调下，生姜蜜汤下亦得。

小肠有寒

论曰：小肠者，受盛之官，化物出焉。承奉胃司，受盛糟粕，受已复化传于大肠，是谓化物而出也。其经有寒，则亦传于大肠，故化物难，而又肠中懊痛，便利赤白，《脉经》谓小肠寒则令人下重便脓血者是也。

治小肠虚寒，痛下赤白，肠滑后重，**干姜黄连汤方**

干姜炮。三两^②　当归切，焙　黄檗去粗皮　地榆剉。各四两　黄连去须　阿胶炙令燥。各二两　石榴皮一^③两。焙

上七味，粗捣筛。每服五钱匕，水一盏半，煎至一盏，去滓温服，日三。

治小肠受寒，腹痛下重，便利脓血，**厚朴散方**

厚朴去粗皮，生姜汁炙，剉　黄连去须，微炒　干姜炮　当归切，焙。各一^④两　白茯苓去黑皮　无食子各半两

上六味，捣罗为细散。每服二钱匕，粥饮调下，食前服。

治小肠有寒，下利赤白，腹痛下重，**木香汤方**

木香三分^⑤　黄连去须，微炒　当归切，微炒。各一两　附子炮裂，去皮脐。一两半^⑥　吴茱萸汤洗七遍，焙干，炒。半两　厚朴去粗皮，生姜汁炙。三^⑦两

上六味，粗捣筛。每服三钱匕，以水一盏，煎至七分，去滓，

---

① 分：日本抄本、文瑞楼本同，乾隆本作“两”。
② 两：日本抄本、文瑞楼本同，乾隆本作“分”。
③ 一：日本抄本、文瑞楼本同，乾隆本作“二”。
④ 一：乾隆本、文瑞楼本同，日本抄本作“三”。
⑤ 分：乾隆本、文瑞楼本同，日本抄本作“两”。
⑥ 一两半：日本抄本、文瑞楼本同，乾隆本作“一枚”。
⑦ 三：乾隆本、文瑞楼本同，日本抄本作“一”。

稍热服，食前。

治小肠寒，下利赤白，**乌梅丸方**

乌梅一百枚　干姜炮　黄连去须。各三两　当归切，焙　蜀椒去目并闭口者，炒出汗　细辛去苗叶　附子炮裂，去皮脐　桂去粗皮　黄檗去粗皮，剉　人参各一两

上一十味，将九味捣罗为细末，以苦酒渍乌梅一宿，去核，蒸令烂，别捣如泥，搅药匀，更入炼蜜少许，和丸如梧桐子大。每服十丸至二十丸，米饮下，食前，日三。

治小肠寒，便利赤白，肠滑，**木香丸方**

木香　黄连去须　诃子皮　无食子各半两　赤石脂一两①　厚朴②去粗皮，生姜汁炙，剉　当归切，焙。各三分

上七味，捣罗为细末，炊枣肉和丸如梧桐子大。每服二十丸，温米饮下，食前。

治小肠寒，肠中㿓痛，下赤白，**阿胶汤方**

阿胶炙燥。二两　桂去粗皮　生姜切，焙干。各半两　黄连去须。三分

上四味，粗捣筛。每服五钱匕，水一盏半，煎至一盏，去滓，稍热服，日三。

---

① 一两：日本抄本、文瑞楼本同，乾隆本作"三分"。
② 厚朴：日本抄本、文瑞楼本剂量同，乾隆本作"五钱"。

卷第四十四

脾脏门

脾脏门

脾脏统论

论曰：足太阴脾之经，与胃经相为表里，其属土，其神意与智，其候肌肉，其声歌，其液涎，其臭香，其色黄，用事于长夏，寄王于季月，散百物气泽，埤诸脏腑以均化为功，又谓之中州，为孤脏以灌四旁者也，其脉缓。虚则补之，实则泻之，以平为期而已。

脾　虚

论曰：脾象土，位处中焦，主腐化水谷，通行营卫。脾气和，则可以埤诸脏，灌四旁。若虚则生寒，令人心腹胀满，水谷不消，噫气吞酸，食辄呕吐，霍乱泄利，四肢沉重，多思气结，恶闻人声。补养之法，不可缓也。

治脾虚不思饮食，气逆渴泄，米谷不消，**养脾散方**

陈曲炒　白茯苓去黑皮　附子炮裂，去皮脐　诃黎勒皮煨　甘草炙　人参　草豆蔻去皮，炮。各一两　干姜炮。半两①　麦蘗炒。一两半②　白豆蔻去皮。一分　丁香大者，五十粒

上一十一味，捣罗为散。每服一钱匕，入盐少许，白汤点服。如中酒，加生姜两片煎服。

治脾虚腹胁胀满，不思饮食，**顺气煮散方**

---

① 半两：日本抄本、文瑞楼本同，乾隆本作"一两"。
② 一两半：日本抄本、文瑞楼本同，乾隆本作"一两"。

厚朴去粗皮，生姜汁炙透　陈橘皮汤浸，去白，焙　白术　半夏汤洗去滑，十四遍。各一两　干姜炮　甘草炙。各半两

上六味，捣罗为散。每服三钱匕，水一盏，入生姜五片，枣二枚，擘破，同煎至七分，食前温服。

治脾虚脐腹疼痛，滑泄下痢，不思饮食，**厚朴丸方**

厚朴去皱皮，生姜汁炙透。三两　干姜炮。二两　附子炮裂，去皮脐　白术各一两　诃黎勒皮煨取。三分①

上五味，捣罗为末，醋煮面糊为丸如梧桐子大。每服二十丸至三十丸，空心食前米饮下，日再。

治脾虚胀闷，喘息不匀，涕唾稠黏，不思饮食，**豆蔻汤方**

草豆蔻去皮，生用　人参　白茯苓去黑皮　陈橘皮汤浸，去白，焙　麦蘖炒　白术各一两　肉豆蔻三枚。去皮　附子炮裂，去皮脐　甘草炙。各半两

上九味，剉如麻豆。每服二钱匕，水一盏半，入蜜一匙头，煎取八分，去滓温服，不拘时候。

治脾虚不思饮食，冷气攻腹胁，四肢少力，吐酸水，**沉香汤方**

沉香　桂去粗皮　白豆蔻去皮。各一两　青橘皮去白，焙。一两半　高良姜　槟榔剉　吴茱萸汤浸一宿，焙干，炒　厚朴去粗皮，生姜汁炙。各三分

上八味，粗捣筛。每服三钱匕，水一盏，煎至六分，去滓温服，不拘时候。

治脾虚胃乏，不思饮食，**草豆蔻散方**

草豆蔻去皮。一两　青橘皮汤浸，去白，焙　高良姜　诃黎勒皮炮。各半两　白术三分　甘草炙。一分

上六味，捣罗为散。每服二钱匕，食前陈米饮调下，日三。

治脾虚胸膈痞闷，心腹撮痛，不思饮食，**大理中丸方**

厚朴去粗皮，生姜汁炙透　桂去粗皮　陈橘皮汤浸，去白，

---

① 三分：乾隆本、文瑞楼本同，日本抄本作"各二分"。

焙　白术　甘草炙　芎䓖　五味子　缩砂去皮　蘹香子炒。各四两　槟榔剉　硇砂各二两　干姜炮。三分　胡椒　丁香各半两

上一十四味，捣罗为末，炼蜜和丸如鸡头实大。每服一丸细嚼，温酒或盐汤下。

治脾虚不能饮食，补暖，**厚朴丸方**

厚朴半斤。去粗皮，生姜半斤，青州枣四两，水三升，同煮水尽为度，去生姜、枣，细剉，焙　附子水浸七日，炮裂，去皮脐　桂去粗皮　白术米泔浸三日，切，焙。各四两　青橘皮汤浸，去白，焙　人参　赤茯苓去黑皮。各二①两　甘草炙。一两

上八味，捣罗为末，蒸枣肉和丸如梧桐子大。每服三十丸至五十丸，空心盐汤下。

治脾虚饮食减少，肌肉羸瘦，**大养脾丸方**

白术　荜拨　红豆去皮　胡椒　桂去粗皮　白茯苓去黑皮　附子炮裂，去皮脐　陈橘皮汤浸，去白，焙　诃黎勒炮，去核。各三两　厚朴去粗皮，生姜汁炙透　干姜炮　陈曲炒　大麦蘖炒。各二②两

上一十三味，捣罗为末，炼蜜和丸如弹丸大。每服一丸细嚼，温米饮下，食前服。

治脾虚胀闷，呕逆恶心，顺三焦，化滞气，定腹痛，进饮食，**乌药沉香丸方**

乌药剉　沉香各一两。剉　胡芦巴炒　白芷各半两　木香　荜澄茄各三分

上六味，捣罗为末，炼蜜和捣，丸如梧桐子大。每服十五丸，食前温粟米饮下。

治脾虚不思饮食，温脾内补，**诃黎勒汤方**

诃黎勒煨，去核。五枚　厚朴去粗皮，生姜汁炙透。三分　人参一两　当归切，焙　干姜炮　白茯苓去黑皮。各半两③

---

① 二：乾隆本、文瑞楼本同，日本抄本作“一”。
② 二：日本抄本、文瑞楼本同，乾隆本作“一”。
③ 半两：日本抄本、文瑞楼本同，乾隆本作“二分”。

上六味，粗捣筛。每服三钱匕，水一盏，煎至六分，去滓，空心温服，日再。

治脾虚腹胀不能食，**白术散方**

白术　厚朴去粗皮，生姜汁炙透　人参　吴茱萸汤洗三度，焙干，炒　白茯苓去黑皮　麦蘖炒　芎䓖　陈曲炒。各三两①

上八味，捣罗为散。每服二钱匕，空心温酒调下，日三。

治脾久虚，不下食，痰逆恶心，**豆蔻丸方**

草豆蔻去皮　干姜炮　桂去粗皮。各一两　诃黎勒皮焙。半两　甘草炙　白茯苓去黑皮　人参各三分

上七味，捣罗为末，炼蜜和丸如梧桐子大。每服空心温酒或生姜汤下二十丸。

治脾虚内寒外热，宿食不消，泄痢不止，霍乱烦满，**厚朴丸方**

厚朴去粗皮，生姜汁炙透　赤石脂各一两半　白术　大麦蘖炒　干姜炮　人参　白茯苓去黑皮　当归切，焙　陈橘皮汤浸，去白，焙　甘草炙　诃黎勒皮炮。各一两

上一十一味，捣罗为末，炼蜜和丸如梧桐子大。每服空心米饮下二十丸，加至三十丸，日再。

治脾虚呕逆，心腹痛，面色青黄，腰胯冷疼，**荜拨丸方**

荜拨　木香　附子炮裂，去皮脐　胡椒　桂去粗皮　干姜炮　诃黎勒皮焙。各半两②　厚朴去粗皮，生姜汁炙。一两半

上八味，捣罗为末，炼蜜和丸如梧桐子大。每服空心粥饮下十五丸，日三。

治脾虚身重如石，食少腹胀肠鸣，精神昏闷，补脾，**人参汤方**

人参一两　石斛去根　黄耆　陈橘皮汤浸，去白，焙　桔梗炒　白术各三分　附子炮裂，去皮脐　桂去粗皮　白茯苓去黑

---

① 三两：文瑞楼本同，乾隆本作"二两"，日本抄本作"三分"。
② 半两：日本抄本、文瑞楼本同，乾隆本作"一两"。

皮　丁香　草豆蔻去皮。各半两

上一十一味，剉如麻豆。每服三钱匕，水一盏，入生姜半分，切，枣三枚，擘破，同煎至六分，去滓，稍热服，不拘时候。

治脾虚下焦冷，胸中满闷，不思饮食，胁下痛，补脾，**白术汤方**

白术①　五味子　白芍药　甘草炙　诃黎勒皮煨。各半两　桂②去粗皮　高良姜　熟干地黄焙。各三分　附子炮裂，去皮脐。一两

上九味，剉如麻豆。每服三钱匕，水一盏，入生姜半分，切，枣三枚，擘破，同煎至六分，去滓，稍热服，不拘时候。

治脾气不足，心腹胀痛，食则欲呕，四肢少力，**补脾汤方**

厚朴去粗皮，生姜汁炙透　桂去粗皮　诃黎勒煨，去核。各一两　当归③切，焙　人参　丁香　白术　白豆蔻去皮　高良姜　陈橘皮汤浸，去白，焙。各半两　吴茱萸汤浸七次，焙干，炒。一分

上一十一味，粗捣筛。每服三钱匕，水一盏，入生姜三片，切，枣二枚，擘破，同煎至六分，去滓，食前温服。

治脾虚饮食易伤，每至秋夏，脏腑不调，气逆痰呕，腹胀虚鸣，**藿香汤**方

藿香叶④　缩砂仁　面曲剉，炒　白术　草豆蔻去皮。各二两　厚朴⑤去粗皮，剉　生姜切　枣各一斤　半夏四两。以上四味同烂捣，慢火炒干　甘草炙。四两　人参一两半　陈橘皮汤浸，去白，焙　高良姜各一两

上一十三味，剉如麻豆。每服三钱匕，水一盏，生姜三片，同煎至八分，去滓温服，不拘时候。

治脾虚，心腹滞气，发歇疼痛，胸膈痞闷，两胁胀满，不思饮食，**硇砂煎丸方**

---

① 白术：日本抄本、文瑞楼本剂量同，乾隆本作"一两"。
② 桂：日本抄本、文瑞楼本剂量同，乾隆本作"五钱"。
③ 当归：日本抄本、文瑞楼本剂量同，乾隆本作"一分"。
④ 藿香叶：乾隆本、文瑞楼本同，日本抄本作"香薷叶"。
⑤ 厚朴：日本抄本、文瑞楼本剂量同，乾隆本作"八两"。

硇砂二两　阿魏研。一分　陈曲炒　诃黎勒皮各一两　丁香　荜拨　附子炮裂，去皮脐　青橘皮汤浸，去白，焙　白芥子　蘹香子炒　槟榔剉。各半两

上一十一味，先将硇砂末、法酒一升煎少时，次入阿魏，再煎五七沸，新绵滤，再煎，次下曲末，慢火熬成膏，和搜众药末，捣三五百杵，丸如梧桐子大。每服十五丸至二十丸，食前生姜汤或温酒下。

治脾虚心腹刺痛，四肢乏力，不思饮食，**温气煮散方**

木香　陈橘皮汤浸，去白，焙　当归切，焙　青橘皮汤浸，去白，焙　益智去皮　京三稜炮，剉　蓬莪茂炮。各半两　蘹香子炒　马兰花酒浸一宿，炒　甘草炙。各一两　高良姜炒　沉香剉　丁香　肉豆蔻去壳　诃黎勒皮各一分①　槟榔三枚。炮，剉

上一十六味，捣罗为散。每服三钱匕，水一盏，入盐少许，同煎至六分，食前温服。

治脾虚胸膈妨闷，不思饮食，四肢乏力，脐腹撮痛，大便滑泄，**香橘汤**方

青橘皮汤浸，去白，焙　乌头炮裂，去皮脐　干姜炮　白豆蔻去皮。各半两　益智去皮　甘草炙。各一两　沉香一分　蘹香子微炒。一两半

上八味，剉如麻豆。每服三钱匕，水一盏，入盐少许，枣一枚，擘破，同煎至六分，食前，去滓温服。

治脾气久虚，遍身浮肿，四肢不举，腹胀满闷，及水病后气虚未平，**人参汤**方

人参　石斛去根　白术　桂去粗皮　泽泻各一两　黄耆　五味子　陈橘皮汤浸，去白，焙　白茯苓去黑皮。各一两半　草豆蔻去皮。三枚

上一十味，粗捣筛。每服三钱匕，水一盏，入生姜三片，枣一枚，擘破，同煎至六分，食前，去滓温服。

---

① 分：日本抄本、文瑞楼本同，乾隆本作"两"。

治脾虚不能饮食，时发虚肿，胸胁胀满，夜睡不稳，及伤寒瘴疟后发浮肿，**温中散方**

陈曲炒　草豆蔻去皮　麦蘖炒。各一两　陈橘皮汤浸，去白，焙　甘草炙。各半两　干姜炮。一分

上六味，捣罗为散。每服二钱匕，盐汤点，空心服。如睡不稳，疲倦，临卧再服。

治脾虚，**附子汤方**

附子炮裂，去皮脐　人参等分①

上二味，剉如麻豆。每服二钱匕，水一盏，入枣二枚，擘破，生姜三片，煎至六分，食前，去滓温服。

治脾脏久虚，积冷不散，及阴气伤寒，喘闷坚胀，四肢厥逆，**荜澄茄饮方**

荜澄茄　附子生，去皮脐　楝实酒浸，取肉　山茱萸麸炒　蘹香子炒　青橘皮汤浸，去白，焙　干姜炮　益智去皮。各三分　天雄生，去皮脐。一两半　沉香半两

上一十味，剉如麻豆。每服三钱匕，水一盏，入生姜三片，盐半钱匕，艾七叶，同煎至六分，去滓，稍热空心食前服。

治脾虚大便滑泄，肌体羸瘦，不能饮食，**厚朴散方**

厚朴去粗皮　附子炮裂，去皮脐。各四两　干姜炮。三两。以上三味，同艾滓三两，杵研为粗末，用老生姜四两碎擦，拌前四味同炒令紫色，入后药　肉豆蔻仁　诃黎勒皮各一两半②　吴茱萸汤洗七遍，去涎，焙干，炒　草豆蔻仁　缩砂仁　陈橘皮汤浸，去白，焙。各一③两

上九味，捣罗为散。每服二钱匕，食前粟米饮调下。

治脾虚不进饮食，**白豆蔻汤**方

白豆蔻去皮　人参　白术　芎䓖　白茯苓去黑皮　陈橘皮汤

---

① 治脾虚……等分：此18字日本抄本、文瑞楼本同，乾隆本作"治脾脏久虚积冷，四肢不举，睡卧不安，附子人参汤方　附子炮。一枚　人参一两"。

② 一两半：日本抄本、文瑞楼本同，乾隆本作"三两"。

③ 一：日本抄本、文瑞楼本同，乾隆本作"三"。

浸，去白，焙。各一两　厚朴去粗皮，生姜汁炙。二①两　甘草炙。
三分②　干姜炮　丁香各半两

上一十味，剉如麻豆。每服一钱半匕，水一盏，入生姜三片，
枣一枚，擘，同煎至六分，去滓，不计时候稍热服。

治脾虚呕吐，寒痰滑泄，不能饮食，**丁香白术饮**方

丁香半两　白术一两　白芍药　桂去粗皮　高良姜　白豆蔻去
皮　陈橘皮汤浸，去白，焙　干姜炮　桔梗炒。各一两半　苍术汤
浸，去皮，焙。三两　丁香皮　厚朴去粗皮，生姜汁炙透　乌头炮
裂，去皮脐。各一两

上一十三味，剉如麻豆。每服三钱匕，水一盏，入生姜三片，
枣三枚，擘破，同煎至六分，去滓，稍热食前服。

脾　实

论曰：脾脏盛实则生热，热气熏蒸，则令人舌本肿强，语言
謇难，腹胁坚满，泾溲不利，四肢不举，身体沉重，面目熏黄，
不得安卧而唇口干燥也。

治脾实舌本强直，或梦歌乐，体重不能行，**泻热汤**方

前胡去芦头　赤茯苓去黑皮　龙胆去土　细辛去苗叶　芒消各
三两　杏仁汤浸，去皮尖，双仁，炒。四两　黑参③　大青　苦竹叶
切。各二两

上九味，粗捣筛。每服三钱匕，水一盏，煎至八分，去滓，
不拘时候温服。

治脾实热，面黄目赤，季胁痛满，**半夏汤**方

半夏汤洗七遍，切，焙　枳实去瓤，麸炒　栀子去皮　赤茯苓
去黑皮　芒消各三④两　细辛去苗叶。五两⑤　白术　杏仁去皮尖、

---

① 二：日本抄本、文瑞楼本同，乾隆本作"三"。
② 三分：日本抄本、文瑞楼本同，乾隆本作"五钱"。
③ 黑参：日本抄本、文瑞楼本同，乾隆本作"黑豆"。
④ 三：日本抄本、文瑞楼本同，乾隆本作"一"。
⑤ 两：日本抄本、文瑞楼本同，乾隆本作"钱"。

双仁，炒。各四两　淡竹叶切。二两

上九味，粗捣筛。每服五钱匕，水一盏半，入生地黄、生姜各半分，切，同煎至一盏，去滓，不拘时候温服。

治脾实咽干口燥，舌本肿强，腹胁满胀，大便涩难，**射干汤方**

射干八两　大青三两　石膏碎。十两

上三味，粗捣筛。每服五钱匕，入蜜一匙头，水一盏半，同煎至一盏，去滓，不拘时候温服。

治脾实胸中满闷，腹胁壅胀，身热颊疼，咽喉不利，泻脾，**大黄汤方**

大黄剉，微炒。一两　赤茯苓去黑皮。三分　枳壳去瓤，麸炒。半两　甘草炙，剉　黄芩去黑心。各一分①　陈橘皮汤浸，去白，焙。半两　麦门冬去心，焙。一两　半夏汤洗，去滑，焙　前胡去芦头。各半两

上九味，粗捣筛。每服三钱匕，水一盏，入生姜一枣大，拍碎，煎至七分，去滓，不拘时候温服。

治脾实热，头痛胸满，腹胁壅滞，不思饮食，泻脾，**赤茯苓汤方**

赤茯苓去黑皮。三分　旋覆花半两　大黄剉，微炒　石膏碎。各一两　桑根白皮剉。三分　芍药赤者。半两　枳壳去瓤，麸炒。三分　前胡去芦头　甘草炙。各半两

上九味，粗捣筛。每服三钱匕，水一盏，入生姜一枣大，拍碎，煎至七分，去滓，不拘时候温服。

治脾脏壅实，口内生疮，食少心烦，泻脾，**升麻汤方**

升麻　羚羊角屑　茯神去木　黄连去须。各一两　柴胡去苗。一两半②　黄芩去黑心。三分　麦门冬去心，焙。一两　大青三分　甘草炙。半两

上九味，粗捣筛。每服三钱匕，水一盏，煎至七分，去滓，

---

①　分：日本抄本、文瑞楼本同，乾隆本作"两"。
②　一两半：乾隆本、文瑞楼本同，日本抄本作"一两"。

食后温服。

治脾实热，头痛胁满，烦闷或渴，唇口干燥，**石膏汤**[①]方

石膏碎。一两　麦门冬去心，焙。一两半　柴胡去苗　犀角屑　栝楼根　地骨皮各一两　葛根剉。十[②]两　甘草炙。半两

上八味，粗捣筛。每服三钱匕，水一盏，入竹叶二七片，煎至七分，去滓，入蜜半合，生地黄汁一合，搅令匀，更煎两沸，食后温服。

治脾气实，四肢不利，头重目疼，腹胁妨闷，心膈壅滞，不思饮食，**前胡饮方**

前胡去芦头。一两　大腹皮剉。一分　赤芍药　赤茯苓去黑皮　桔梗剉，炒　羚羊角屑　旋覆花　枳壳去瓤，麸炒。各半两

上八味，粗捣筛。每服三钱匕，水一盏，生姜一枣大，拍碎，枣二枚，擘破，煎至七分，去滓，不拘时候温服。

治脾实腹胁坚胀，泾溲不利，**槟榔丸方**

槟榔剉　木香各二两　芍药　枳壳去瓤，麸炒。各三分　桂去粗皮　大黄剉，炒。各一两

上六味，捣罗为末，炼蜜和丸如梧桐子大。每日空心米饮下十丸，利下为度。

脾脏虚冷泄痢

论曰：水谷入胃，脾为行之，今脾胃气虚，冷气乘之，则水谷不化，清浊不分，移寒入于大肠，大肠得冷，则不能固敛，故为泄痢。

治脾脏虚冷泄痢，四肢壮热，**白术汤方**

白术　附子炮裂，去皮脐　陈橘皮汤浸，去白，焙　人参　白茯苓去黑皮。各二两　干姜炮。一两

上六味，剉如麻豆。每服三钱匕，水一盏，入荆芥一穗，煎

---

① 石膏汤：日本抄本、文瑞楼本同，乾隆本作"石膏犀角汤"。
② 十：日本抄本、文瑞楼本同，乾隆本作"二"。

至七分，去滓，空心温服，日三。

治脾脏虚冷泄痢，日夜不止，脐腹冷疼，服药未效，及一切气刺气痛，**保安丸方**

附子炮裂，去皮脐　当归切，焙　陈橘皮汤浸，去白，焙　干姜炮。各一两　蜀椒去目并闭口者，炒出汗　厚朴去粗皮，生姜汁炙，剉　吴茱萸汤浸，焙，炒。各半两　硫黄一分。研

上八味，捣研为末，再和研匀，以米醋和作剂，分为两团，别用白面半斤，裹上件药令匀，如烧饼法，煨令面熟为度，去却面，入臼内，杵三五百下，丸如梧桐子大。每服二十丸，陈米饮下。一切气痛，及宿酒食不消，炒生姜盐汤下，空心食前服。

治脾脏虚冷泄痢，和胃气，固大肠，**白石脂丸方**

白石脂一两。煅赤，于地上出火毒，细研如粉　肉豆蔻面裹煨令焦，去壳。半两①

上二味，捣研为末，和匀，煮面糊为丸如梧桐子大。每服三十丸，空心米饮下。

治脾脏虚冷，大便滑泄及白②痢，脐腹多疼，**荜拨丸方**

荜拨　高良姜　肉豆蔻去壳　桂去粗皮　缩砂蜜去皮　附子炮裂，去皮脐　白术　胡椒　诃黎勒炮，去核。各一两

上九味，捣罗为末，炼蜜和丸如梧桐子大。每服二十丸，粟米饮下，空心食前服。

治脾脏虚冷，泄痢不止，**鸡舌香散方**

鸡舌香一分　鹿茸去毛，酥炙　阳起石研　天雄炮裂，去皮脐　木香　白龙骨研　钟乳粉　附子炮裂，去皮脐　荜澄茄各半两

上九味，捣研为散，再同罗匀。每服二钱匕，空心温酒调下。

治脾脏久冷，滑泄不止③，**肉豆蔻丸方**

肉豆蔻去壳。五两　附子炮裂，去皮脐。五枚

---

① 半两：乾隆本、文瑞楼本同，日本抄本作"一两"。
② 白：日本抄本、文瑞楼本同，乾隆本作"血"。
③ 滑泄不止：文瑞楼本同，乾隆本作"米谷不化，滑泄腹痛厥逆"，日本抄本作"飧泄"。

上二味，捣罗为末，酒煮面糊和丸梧桐子大。每服十五丸，加至二十丸，温米饮下，空心食前。

治脾脏虚冷，泄痢不止，四逆，不思饮食，心腹疼痛，**肉豆蔻丸方**

肉豆蔻面裹煨，去壳　硫黄研细　干姜生　附子炮裂，去皮脐　龙骨研。各二两

上五味，捣研为末，再同研匀，水煮白面糊，和丸如梧桐子大。每服以艾汤或米饮下二十丸至三十丸。

治脾脏虚冷，腹胀泄痢，米谷不消，**诃黎勒丸方**

诃黎勒炮，去核。一两半　吴茱萸汤洗，焙，炒　荜茇子汤洗，焙，炒　草豆蔻去皮，微炒。各一两　干姜炮。半两

上五味，捣罗为末，酒煮面糊，和丸如梧桐子大。每服二十丸，食前粟米饮下。

治脾脏虚冷，泄痢不止，及酒食所伤，能和一切冷气，**厚朴散方**

厚朴去粗皮，生姜汁浸一宿，炙，剉。二两　草豆蔻和皮　干姜炮　白术　诃黎勒炮，去核。各一两①　五味子　甘草炙，剉。各三分　陈橘皮汤浸，去白，焙。一两②

上八味，捣罗为散。每服三钱匕，陈米饮调下。如酒食伤，温酒调下；霍乱，用冷米饮下。

治脾脏虚冷，泄痢不止，**人参汤方**

人参　白茯苓去黑皮　桔梗炒　甘草炙，剉　缩砂蜜去皮　干姜炮。各半两　白术二两　陈橘皮汤浸，去白，焙。一两半

上八味，粗捣筛。每服三钱匕，水一盏，枣二枚，擘破，煎至六分，去滓，食前稍热服。

治脾脏虚冷泄痢及白痢，**附子散方**

附子去皮脐，用黄连各半两，剉碎，同铫子内炒微黄，不用黄连　木香用吴茱萸各半两，剉碎，同炒微黄，不用茱萸

---

① 一两：日本抄本、文瑞楼本同，乾隆本作"三分"。

② 一两：日本抄本、文瑞楼本同，乾隆本作"三分"。

上二味，捣罗为散。每服一钱匕，空心食前，用陈米饮调下。

治脾脏虚冷，大肠泄痢，腹内虚鸣，疼痛，四肢不和，可思饮食，**木香汤**方

木香　肉豆蔻去壳。各一两　当归切，焙。二两　人参一两　附子炮裂，去皮脐。二两　干姜炮。一两　甘草炙，剉。半两　苍术剉，炒。二两　陈橘皮汤浸，去白，焙。二两　吴茱萸汤浸，焙，炒。半两　厚朴去粗皮，涂生姜汁炙，剉。二两

上一十一味，剉如麻豆。每服三钱匕，水一盏，枣二枚，擘破，煎至七分，去滓，食前稍热服。

治脏腑寒，泄泻[①]，不思食，**白术散**方

白术剉，炒　缩砂仁　诃黎勒皮各三分　肉豆蔻三枚。去壳　甘草炙，剉。半分　木香一分　人参　丁香　干姜炮。各半两

上九味，捣罗为散。每服三钱匕，米饮调下。

治脾脏泄滑不止，**诃黎勒散**方

诃黎勒皮　白豆蔻　陈橘皮去白，焙　干姜炮。各半两　丁香半分　木香　缩砂仁各一分

上七味，捣罗为散。用猪肝一叶，去脂膜，细切后，入药末两匙头，分作四处，用面裹作饦子四个。每日将一个以文武火煨令黄熟，空心细嚼，盐汤或米饮下。

治脾虚泄滑不止，腹内虚鸣，**建脾汤**方

诃黎勒煨，去核　附子炮裂，去皮脐。各一两　陈橘皮去白，焙　白术剉，炒　干姜炮　陈曲炒　吴茱萸汤洗，焙干，炒。各半两　肉豆蔻去壳。三分

上八味，剉如麻豆大。每服三钱匕，用水一盏，生姜三片，盐少许，煎取六分，去滓温服，不拘时。

治腹中诸冷疾，消食化气，止泄泻，**乌头丸**方

乌头炮裂，去皮脐　桂去粗皮　莎草根去毛，微炒　干姜

---

① 泻：日本抄本、文瑞楼本同，乾隆本此后有"肠鸣腹痛"。

炮　陈橘皮去白，微炒。各等分①

上五味，捣罗为细末，先用巴豆取肉，麻油内慢火煎，自旦及午后，巴豆如皂子色即止，净拭，冷水中浸两日，再换水又拭干，研一日令如油，新瓦上薄摊出油，再研极细。每巴豆霜一两，入诸药末五两，同研千万匝，再罗过令匀，用陈米一升半为细末，水调成膏，直候微酸气，即煮为硬糊，和为丸如绿豆大。每服五七丸，随汤使下。

治脾胃一切虚冷，大肠滑泄，下痢青白，呕逆翻胃，面色萎黄，**石亭脂丸方**

石亭脂二两。细研　蚌粉五两

上二味，于铫子内，先以蚌粉铺作坑子，投入石亭脂末，以慢火烧，勿令大焰，待药熔及微焰断，取出研细，于地上出火毒一夜，即和蚌粉，以粟米烂饭为丸如绿豆大。每日空心米饮下十丸，疾愈住药。

治脾胃寒腹中虚鸣，泄泻不止，**草豆蔻散方**

草豆蔻去皮。一两　高良姜三分　桂去粗皮　丁香　木香　五味子　白豆蔻去皮　陈橘皮去白，焙　肉豆蔻去壳。各半两　白术一分②

上一十味，捣罗为散，研匀。每服二钱匕，煨生姜木瓜汤调下。

治脾胃虚冷，肠滑泄痢，腹多胀满，呕逆不思食，羸瘦，**厚朴煮散方**

厚朴③去粗皮，生姜汁炙　高良姜　白术　干木瓜剉。各一两　人参　白茯苓④去黑皮。各一两半　肉豆蔻煨，去壳。二枚⑤　甘草炙，剉　干姜炮。各半两　草豆蔻煨，去皮。三枚⑥

上一十味，捣罗为散。每服三钱匕，水一盏，煎至七分，去

---

① 等分：日本抄本、文瑞楼本同，乾隆本作"一两"。
② 分：日本抄本、文瑞楼本同，乾隆本作"两"。
③ 厚朴：日本抄本、文瑞楼本剂量同，乾隆本作"二两"。
④ 白茯苓：日本抄本、文瑞楼本剂量同，乾隆本作"五钱"。
⑤ 二枚：乾隆本、文瑞楼本同，日本抄本作"三枚"。
⑥ 枚：乾隆本、文瑞楼本同，日本抄本作"两"。

滓温服，空腹，日二。

治脾胃虚冷，呕逆不思食，脐腹疠痛，大便滑泄，**人参豆蔻煮散方**

人参　黄蓍剉。各一两　干木瓜剉，焙　诃黎勒皮各三分　肉豆蔻煨，去壳。一枚[1]　陈橘皮汤浸，去白，焙　白术　高良姜　木香　甘草炙，剉。各半两　白茯苓去黑皮。一两半

上一十一味，捣罗为散。每服三盏匕，水一盏，煎至七分，去滓温服，空腹，日二。

治脾胃虚冷，泄痢水谷，两胁气胀，饮食无味，稍食即壅，**肉豆蔻散方**

肉豆蔻去壳，面裹煨令黄　附子炮裂，去皮脐。各一两
上二味，捣罗为散。空心陈米饮调下三钱匕。

宿食不消

论曰：脾胃气弱，则所食之物不能腐熟，又与新谷相兼，宿滞腹内，则令人噫气生熟，腹胀膨闷，壮热憎寒，头痛如疟也。

治饮食不消，噫气生熟，面黄腹胀，脏腑不调，**沉香煎丸方**

沉香　丁香　木香　胡椒　没药　丹砂别研，水飞　高良姜　槟榔面裹煨熟，去面　硇砂别研，水飞，用石器慢火熬干　青橘皮汤浸，去白，焙　石硫黄别研，水飞。各一两　阿魏醋浸去沙石，面和作饼，炙　缩砂去皮　吴茱萸陈者，汤洗取沉者，炒。各半两　巴豆去皮、心、膜，出油。二钱半[2]

上一十五味，除研药外，捣罗为末，与研药和匀炼蜜，丸如绿豆大，瓷合贮封。每服二丸，食前临卧温生姜橘皮汤下。更量虚实大小加减。

治脾胃虚寒，宿食不消，宽利胸膈，消化饮食，**京三稜丸方**

京三稜煨，捣为末　蓬莪茂煨，捣为末。各三分　巴豆去皮、

---

① 枚：日本抄本、文瑞楼本同，乾隆本作“两”。
② 二钱半：文瑞楼本同，乾隆本作“一钱五分”，日本抄本作“二分半”。

心、膜，压取霜。一分。以上三味，用米醋一升，于银石器内，同熬成膏　槟榔剉。一两　青橘皮汤浸，去白，焙　陈橘皮汤浸，去白，焙　木香　桂去粗皮，生姜汁炙。各半两

上八味，捣罗五味为末，用三味膏和捣千杵，丸如豌豆大。每服七丸至十丸，食后临卧热生姜汤下。

治脾胃气不和，宿食不消，食已腹痛，呕哕恶心，胸膈痞闷，大便秘利不定，**磨滞丸方**

木香　青橘皮汤浸，去白，焙　桂去粗皮。各一两　吴茱萸汤洗，焙干，炒。三两　硇砂醋熬成霜，研末。一钱匕　巴豆霜炒。半钱匕

上六味，捣罗四味为末，与硇砂、巴豆霜拌匀，醋煮面糊和丸如绿豆大。每服三丸加五丸，早晚食后临寝服。大便溏利，即减丸数。

治脾胃虚寒，宿食不消，化积滞，消酒食，**胜金丸方**

芫花醋煮，炒焦　大戟　甘遂炒　蓬莪茂煨，剉　京三棱煨，剉　牵牛子炒　干漆炒烟出　青橘皮汤浸，去白，焙　陈橘皮汤浸，去白，焙　巴豆各半两。去皮、心、膜　硇砂研　胆矾研。各一分

上一十二味，除硇砂、胆矾外，用好醋一升，生姜半斤，捣碎，同浸一宿，取出，去生姜，将十味控干，焙，捣为末，以醋化硇砂并胆矾，煮面糊和丸如豌豆大。每服三丸，茶酒任下。妇人心气痛，醋汤下；水气及气肿并痢疾，生姜酒下；一切气不和，生姜汤下。

治脾胃虚寒，宿食不消，痰饮留滞，**温白丸方**

半夏二两。为末，生姜汁和作饼，暴干　白术一两　丁香一分

上三味，捣罗为末，用生姜自然汁煮面糊，丸如梧桐子大。每服二十丸，空心煎生姜汤下。如腹痛并呕逆，食后服。

治脾胃虚寒，宿食不消，攻胁下痛，磨气块，取虚积，**礞石丸**①**方**

---

① 礞石丸：日本抄本、文瑞楼本同，乾隆本作"青礞石丸"。

礜石研　猪牙皂荚烧存性，为末　干姜炮　蓬莪茂煨，剉　芫花醋炒焦　桂去粗皮　大黄蒸熟，剉，焙，捣末　京三棱煨，剉，捣末　硇砂　木香　肉豆蔻①去壳。各一两　青橘皮汤浸，去白，焙　墨烧过　白豆蔻②去皮　槟榔剉。各半两　丁香　诃黎勒皮③　胡椒各一分　巴豆一两半。去皮、心、膜，研出油

上一十九味，除大黄、京三棱并研药外，捣罗为末，用醋三升，飞硇砂于银石器内，慢火熬三十沸，次入巴豆，又熬十数沸，次入京三棱末，又熬五七沸，次入白面二两，无灰酒半升，又熬二十沸，次入大黄末，又熬五七沸，方下诸药末，不住用柳枝搅成膏，硬软得所，候冷入木臼，捣一千杵，为丸三等，或如绿豆，或如麻子，或如黄米。每服五丸或七丸，生姜汤下。量脏腑虚实加减，妇人心痛，醋汤下。

治脾胃虚寒，宿食不消，留滞成块，心腹疼痛，**木香丸方**

木香　丹砂研。各三分　蓬莪茂煨，剉　京三棱煨，剉。各一两　巴豆二十粒。去皮、心、膜，出油

上五味，捣研为末，醋煮面糊，丸如豌豆大。每服二丸至三丸，食后临卧生姜橘皮汤下。

治脾胃虚寒，宿食不消，心腹刺疼，不思饮食，**金液丸方**

京三棱煨，剉　蓬莪茂煨，剉。各二两半④　丁香皮剉　青橘皮　陈橘皮各汤浸，去白，焙　白术各二⑤两　桂去粗皮。一两　槟榔剉　丁香　甘草炙。各半两　硇砂别研，水飞。三钱⑥　牵牛子炒熟，捣末。三两　巴豆去皮、心、膜，研出油，存性。四钱⑦

上一十三味，捣研为末，醋煮面糊，丸如绿豆大。每服七丸至十丸，食后米饮、茶酒、熟水任下。

---

① 肉豆蔻：日本抄本、文瑞楼本剂量同，乾隆本作"五钱"。
② 白豆蔻：日本抄本剂量同，乾隆本作"一两"，文瑞楼本作"一□"。
③ 诃黎勒皮：日本抄本、文瑞楼本剂量同，乾隆本作"五钱"。
④ 二两半：乾隆本、文瑞楼本同，日本抄本作"二两"。
⑤ 二：乾隆本、文瑞楼本同，日本抄本作"一"。
⑥ 钱：乾隆本、文瑞楼本同，日本抄本作"分"。
⑦ 钱：乾隆本、文瑞楼本同，日本抄本作"分"。

治脾胃虚宿食不消，胁肋胀满，胸膈不利，心腹引痛，不思饮食，**薰陆香丸方**

薰陆香研　沉香①　人参　桂去粗皮　白术　白豆蔻去皮。各半两　木香　丁香　赤茯苓去黑皮　莎草根去毛　甘草炙。各三分　丹砂别研　安息香别研。各一两

上一十三味，捣研一十二味为末，以安息香入蜜，同炼和丸如鸡头大。每服一丸嚼细，空心食前生姜汤或陈橘皮汤下。

治脾胃虚寒，宿饮不消，两胁满痛，**大丁香丸方**

丁香　丁香皮　干姜炮　陈橘皮汤浸，去白，焙。各一两　巴豆霜一分

上五味，捣罗四味为末，入巴豆霜，拌匀再罗，用好酒煮面糊，和丸如绿豆大。每服五丸至七丸，食后温生姜汤下②。

治脾胃虚寒，宿食不消，腹胀肠鸣，通和五脏，**阿魏丸方**

阿魏研。半两　蝎梢炒，捣　麝香研。各一分　丹砂研。半分　桃仁四十九枚。去皮尖、双仁，生，研

上五味，合研令匀，酒煮面糊，丸如梧桐子大。每服二十丸，温酒下，不嚼，早晨、日中、临卧各一服。

治脾胃虚寒，心胸痞满，宿食不消，**乳香煎丸方**

乳香　没药　丹砂　木香　沉香　蓬莪荗煨，剉　枳壳去瓤，麸炒　槟榔剉　乌头炮裂，去皮脐。各一两　硇砂别研，水飞　狼毒剉，醋炒　干漆炒烟出。各一两半　阿魏一分。醋化去沙石，面和作饼，炙　楝实取肉，捣末。四两　芫花醋炒焦。半两　青橘皮汤浸，去白，焙。三分

上一十六味，除捣罗外，将乳香、没药、丹砂、硇砂别研，与楝实末同入石器内，用酽醋一升，慢火熬成膏，都入诸药拌和令匀，丸如绿豆大。每服十五丸，临卧温水下。

治脾胃虚寒，宿食不消，**丁香丸方**

---

① 沉香：日本抄本、文瑞楼本剂量同，乾隆本作“三分”。
② 食后温生姜汤下：日本抄本、文瑞楼本同，乾隆本作“食前煎生姜陈皮汤下”。

丁香　硇砂　木香　桂去粗皮　附子炮裂，去皮脐　干漆炒烟出　蓬莪荗煨，剉　乳香研　青橘皮汤浸，去白，焙　京三棱煨，剉　墨　大黄剉，炒，捣末　巴豆霜先秤了取霜　芫花醋炒焦　猪牙皂荚去皮子，炙　没药研　干姜炮。各二两

上一十七味，除硇砂、大黄、巴豆霜、乳香、没药外，捣罗为末，以酽醋一升，化硇砂，去滓，入银石器中，慢火煎之，次下巴豆霜，搅匀两食久，次下大黄末，熬成膏，拌诸药，更入醋煮面糊，和捣一千杵，丸如麻子大。每服三丸至五丸，温酒或熟水下。得微利佳，更量人虚实加减。

治脾胃虚寒，宿食不消，壮热憎寒，头目重痛，**大应丸方**

巴豆十五粒。去皮，浆水一盏，煮干为度　大黄蒸熟。一分　五灵脂炒　青橘皮汤浸，去白，炒。各半两

上四味，捣研为细末，面糊和丸如绿豆大。每服七丸，食后临卧生姜汤下。

治[1]宿食不消，腹胀膨闷，**五香丸方**

丁香　木香　沉香　安息香　乳香　硇砂　丹砂研　肉豆蔻去壳　桂去粗皮　京三棱煨，剉　当归切，炒　陈橘皮汤浸，去白，焙　槟榔剉　荜澄茄各一分[2]　附子炮裂，去皮脐。半两　巴豆十粒[3]。去皮、心、膜，出油

上一十六味，先将安息香、乳香、硇砂三味细研，用少酒浸良久，余十一味捣罗为末，将丹砂、巴豆，与前三味通研令匀，酒煮面糊，丸如麻子大。每服五丸至七丸，熟水下，生姜汤亦得。

治宿食不消[4]，**丹砂丸方**

丹砂　硇砂　麝香各一两[5]　雄黄　铅丹各半两　腻粉三钱匕　巴豆二十粒。去皮、心、膜，出油，细研，用醋半盏熬成膏

---

① 治：日本抄本、文瑞楼本同，乾隆本此后有"脾胃虚寒"。
② 各一分：日本抄本、文瑞楼本同，乾隆本作"一两"。
③ 十粒：日本抄本、文瑞楼本同，乾隆本作"十五粒"。
④ 宿食不消：日本抄本、文瑞楼本同，乾隆本作"脾胃虚寒，宿食不消，心腹满闷"。
⑤ 各一两：日本抄本、文瑞楼本同，乾隆本作"一分"。

上七味，将六味细研，与巴豆膏和匀，入白面滴水，丸如绿豆大。每服三丸至五丸，用水半盏，煮一沸，取出，临卧温酒下。

治[1]宿食不消，心腹胀满，吐逆吞酸，**小三稜煎丸方**

京三稜　蓬莪茂各四两　芫花一两

上三味，同入瓷瓶内，用米醋五升浸满，封瓶口，慢火煨微干，取出前二味杵碎，仍用余醋炒芫花微焦，并焙干为末，醋煮面糊，丸如梧桐子大。每服三丸至五丸，生姜汤下，妇人醋汤下。

治[2]心气胀满，食不消化，**木香枳实丸方**

木香三分　枳实去瓤，麸炒。三分　赤茯苓去黑皮。一两　人参三分　诃黎勒皮炮。一两半　大黄剉，炒。三[3]两　郁李仁研。二两

上七味，捣罗为细末，炼蜜和丸如梧桐子大。每服三十丸，空腹温水下。

治脾胃不调，宿食留滞，腹胀发热，呕逆酸水，日渐羸瘦，**人参柴胡汤方**

柴胡去苗　人参　白术　赤茯苓去黑皮　桔梗炒　陈橘皮去白，炒　五味子　当归切，焙　细辛去苗叶　半夏汤洗七遍，去滑，炒干　大黄剉，炒。各一两　厚朴去粗皮，生姜汁炙香熟。二两半　桂去粗皮　黄耆剉。各一两半

上一十四味，粗捣筛。每服四钱匕，以水一盏，入生姜一枣大，拍破，煎取七分，去滓，空心顿服，日晚再服。

治脾胃不和，胸膈痞闷，饮食化迟，**小麝香丸方**

麝香半钱。研　丁香皮剉　木香　益智去皮　甘松　莎草根去毛　蓬莪茂炮，剉。各一两

上七味，除麝香外，捣罗为细末，入麝香拌匀，以水浸炊饼心和丸小豆大。每服七丸至十丸，嚼破，温熟水下，食后服。

---

① 治：日本抄本、文瑞楼本同，乾隆本此后有"脾胃虚寒"。
② 治：日本抄本、文瑞楼本同，乾隆本此后有"脾胃虚寒"。
③ 三：日本抄本、文瑞楼本同，乾隆本作"二"。

治脾脏虚冷，宿食不消^①，**陈曲丸方**

陈曲炒　干姜炮。各二两　枳壳去瓤，麸炒　附子炮裂，去皮脐　人参　蜀椒去目并合口，炒出汗　甘草炙。各一两

上七味，捣罗为末，炼蜜丸如梧桐子大。每服二十丸，早晚食前服。

治脾元虚冷，宿食不消，心腹刺痛，呕逆醋心，面黄痿弱，**吴茱萸丸方**

吴茱萸四两。陈者

上一味，用大莱菔一枚剜心空，入茱萸在内，以盖覆之，用黄泥团裹，溏灰火内熟煨，取出别用慢火，以醋炒令匀熟，用葛布袋盛之。每日空心米饮下七粒至十粒，久服永无冷疾。

治三焦气不升降，脾脏衰弱，胃气虚满，不思饮食，旧谷未消，新谷又入，脾胃气弱，不能磨化，谷气减耗，肌肉瘦瘁，面目萎黄，寒湿结瘀，饮气下流，渍伤肝肾，足胫虚浮，怠惰嗜卧，四肢不收。此药服之，并不耗气，可以剖判清浊，交通上下，使脾气和实而能磨化水谷，**磨脾丸方**

补骨脂六两。炒令黄焦　京三棱一斤，大者。炮，细碾罗取粉四两用　荜澄茄六两　黑豆一斤。汤去皮，焙干，炒令黄熟，细碾罗取粉四两　槟榔四两　木香四两

上六味，同为末，水煮面糊为丸如小豆大。每服二十丸，温米饮下，不计时候。

---

^①　消：日本抄本、文瑞楼本同，乾隆本此后有"胸膈满闷"。

卷第四十五

脾脏门

脾　瘅

论曰：有病口甘者，此五气之溢也，名曰脾瘅。夫食入于阴，长气于阳，肥甘之过，令人内热而中满，则阳气盛矣，故单阳为瘅，其证口甘。久而弗治，转为消渴，以热气上溢故也。

治脾瘅口甘中满，**兰草汤**方

兰草一②两。切

上一味，以水三盏，煎取一盏半，去滓，分温三服，不拘时候。

治脾瘅脏热，唇焦口气，引饮不止，**赤芍药汤**方

赤芍药　生干地黄焙。各一两　大黄剉，炒　甘草炙。各半两

上四味，粗捣筛。每服二钱匕，水一盏，煎至七分，食后温服，去滓。

治脾瘅面黄口甘，烦渴不止，**葛根汤**方

葛根剉。二两半　麻黄去根节。一两　桂去粗皮。三③分　石膏碎。三两　芍药一两一分　甘草炙。一两

上六味，粗捣筛。每服三钱匕，水一盏，煎至七分，去滓，不拘时温服。

治脾瘅烦懊口甘，咽干烦渴，**竹叶汤**方

---

① 脾胃……不化：此9字原作"脾胃气虚水谷不和"，据正文改。
② 一：明抄本、乾隆本、文瑞楼本同，日本抄本作"二"。
③ 三：日本抄本、文瑞楼本同，明抄本、乾隆本作"二"。

淡竹叶切。一两　柴胡去苗。二两　犀角镑屑　芍药各一两半　黄芩去黑心　大黄剉，炒。各半两　栀子仁七枚

上七味，粗捣筛。每服五钱匕，水一盏半，煎至一盏，去滓，下朴消半钱匕，温服。

治脾瘅发黄，口干烦渴，**麦门冬汤**方

麦门冬去心，生用。三两　芍药　黄芩去黑心。各一两半　栀子仁五枚　石膏碎。三①两　犀角镑屑。一两

上六味，粗捣筛。每服五钱匕，水一盏半，煎至一盏，去滓，入朴消半钱匕，食后温服。

治脾瘅身热口甘，咽干烦渴，**知母汤**②方

知母一③两半　石膏碎。三④两　升麻剉　甘草炙，剉。各一两　竹叶一握。切　白粳米一合　枇杷叶拭去毛。三分

上七味，粗捣筛。每服五钱匕，水一盏半，煎至一盏，去滓温服。

治脾瘅口甘，烦渴不止，**前胡汤**方

前胡去芦头。一两半　赤茯苓去黑皮。二两　桂去粗皮。三分　犀角镑屑。一两　槟榔三枚。剉　芍药一两　芦根三两。剉

上七味，粗捣筛。每服五钱匕，水一盏半，煎至一盏，去滓温服。

治脾瘅口甘，咽干烦渴，**茯苓汤**⑤方

赤茯苓去黑皮　厚朴去粗皮，生姜汁炙，剉。各四两　甘草炙，剉人参　黄芩去黑心。各二两　桂去粗皮。五两　半夏汤洗七遍。五两

上七味，粗捣筛。每服五钱匕，水一盏半，生姜三片，煎至一盏，去滓，不拘时温服。

治脾瘅烦渴，**三和饮子**方

---

① 三：明抄本、乾隆本、文瑞楼本同，日本抄本作“二”。
② 知母汤：日本抄本、文瑞楼本同，明抄本、乾隆本作“知母石膏汤”。
③ 一：明抄本、乾隆本、文瑞楼本同，日本抄本作“二”。
④ 三：日本抄本、文瑞楼本同，明抄本、乾隆本作“二”。
⑤ 茯苓汤：日本抄本、文瑞楼本同，明抄本、乾隆本作“赤茯苓汤”。

生姜半两。研取汁　糯米半合①。淘研　蜜一合

上三味，相和，分为五服。每服以新水一盏调下，不拘时候。

治脾瘅口甘，内热中满②，**羚羊角丸方**

羚羊角镑　枳壳去瓤，麸炒　大黄剉，炒　木通剉　大麻子仁　槟榔剉　桑根白皮剉。各一两　前胡去芦头　赤茯苓去黑皮。各半两

上九味，为细末，炼蜜丸如梧桐子大。每服二十丸，不拘时温水下。

治脾瘅内热烦渴，**麦门冬煎**③方

生麦门冬汁　生地黄汁。各半升　蜜半斤　栝楼根二两　地骨皮　黄耆剉　萎蕤　知母　淡竹叶切　犀角镑屑　升麻各一两　甘草炙。半两　石膏碎，研　凝水石碎，研。各二两

上一十四味，除前三味外，粗捣筛，以水七升，煎药取三升，滤去滓，次入前三味，再以慢火熬如稀饧，以瓷合盛。每服一匙，温汤化下，不拘时。

谷　劳

论曰：胃受水谷，其气虚弱，不能传化，则令人怠惰嗜卧，肢体烦重，腹满善饥而不能食，食已则发，谷气不行使然也，故谓之谷劳。

治谷劳体重，食已便卧，快气消食，**沉香汤方**

沉香剉。一两　白豆蔻去皮　草豆蔻去皮，炒　人参　甘草炙，剉　白茯苓去黑皮　半夏汤洗，薄切，生姜汁拌，炒黄色　木香各半两④　厚朴去粗皮，生姜汁炙。一两　陈橘皮汤浸，去白，炒。三分　白术剉，炒。一两　干姜炮。一分

上一十二味，粗捣筛。每服三钱匕，水一盏，生姜三片，枣

① 合：日本抄本、文瑞楼本同，乾隆本作"两"。明抄本无此方。
② 内热中满：日本抄本、文瑞楼本同，明抄本、乾隆本此后有"烦渴不休"。
③ 麦门冬煎：日本抄本、文瑞楼本同，明抄本、乾隆本作"麦冬生地汁煎"。
④ 半两：日本抄本、文瑞楼本同，明抄本、乾隆本作"三分"。

二枚，擘破，同煎至七分，去滓温服，空心日午各一服。

治谷劳嗜卧，四肢怠惰，**丁沉丸方**

沉香剉　陈橘皮汤洗，去白，焙　诃黎勒煨熟，取皮。各一两　木香　丁香各半两　肉豆蔻去壳，炮。二枚

上六味，捣罗为末，炼蜜和丸如弹子大。陈米饮或生姜盐汤嚼下一丸，不拘时。

治脾胃虚，饮食不消，劳倦气胀，嗜卧不乐，**人参散方**

人参　槟榔剉　白茯苓去黑皮　陈曲炒　厚朴去粗皮，生姜汁炙　麦蘖炒　白术　吴茱萸汤洗，焙，炒

上八味，等分，捣罗为散。每服二钱匕，温酒调下，食后服，日再。

治谷劳身重，四肢少力，食已好卧昏愦，**槟榔散方**

槟榔半两　人参　白茯苓去黑皮。各一两　木香　陈橘皮汤浸，去白，炒　五味子　甘草炙。各一两

上七味，捣罗为细散。每服二钱匕，沸汤点服，不拘时。

治谷劳身重，食已好卧，困倦嗜眠，**沉香汤方**

沉香剉　白檀香剉。各二两　干姜炮。二钱　白茯苓去黑皮　甘草炙　肉豆蔻去壳，炮　人参　木香各一两

上八味，粗捣筛。每服二钱匕，水一盏，煎至七分，去滓，不拘时温服。

治谷劳身重，食已困倦嗜眠，**木香汤方**

木香　人参　附子炮裂，去皮脐　甘草炙　白茯苓去黑皮。各二两　草豆蔻去皮。半两①　干姜炮。一分　陈曲炒　麦蘖炒。各一两

上九味，剉如麻豆。每服二钱匕，水一盏，煎至七分，不拘时候，去滓温服。

治谷劳体重，四肢烦倦，食已便卧，**京三棱汤方**

京三棱煨，剉。五两　陈曲炒　麦蘖炒　木香　肉豆蔻去壳，

---

① 半两：日本抄本、文瑞楼本同，明抄本、乾隆本作"一分"。

炮　槟榔　干姜炮　甘草炙　杏仁汤去皮尖、双仁，麸炒，研　厚朴去粗皮，生姜汁炙。各一两

上一十味，粗捣筛。每服三钱匕，水一盏，煎七分，不拘时，去滓温服。

治谷劳体重，食已好卧，**豆蔻丸方**

白豆蔻去皮。一两半　枳壳去瓤，麸炒。半斤　陈橘皮汤浸，去白，切，炒　诃黎勒煨，去核　桂去粗皮　当归切，焙。各一两

上六味，捣罗为末，用浆水煮枣去皮烂研，丸如梧桐子大。每服二十丸至三十丸，生姜汤下，不拘时①。

治谷劳身重，少力多困，**木香汤方**

木香　陈橘皮去白，炒　人参　陈曲炒　甘草炙。各三分　大枣去核，焙。五十枚　厚朴去粗皮，生姜汁炙　麦蘖炒　蓬莪茂煨。各一两

上九味，粗捣筛。每服三钱匕，水一盏，煎至八分，去滓温服，不计时候。

治谷劳嗜卧，身体烦重，**分气丸方**

京三棱煨，剉　蓬莪茂②煨，剉　青橘皮③剉，用巴豆半两，打破，同炒黄，去巴豆不用。各五两　胡椒半两　阿魏一两④。醋面作饼，炙干

上五味，同为细末，醋煮面糊为丸如梧桐子大。每服二十丸，陈橘皮汤下，日三服。

脾胃冷热不和

论曰：体弱之人，谷气不足，脾胃既虚，冷热之气，易为伤动。盖脾胃者，仓廪之官，布化精气，灌养四旁，其气虚弱，则

---

① 不拘时：日本抄本、文瑞楼本同，明抄本、乾隆本作"空心服，临卧再服，酒下"。

② 蓬莪茂：日本抄本、文瑞楼本剂量同，明抄本作"二两"，乾隆本作"三两"。

③ 青橘皮：日本抄本、文瑞楼本剂量同，明抄本、乾隆本作"三两"。

④ 一两：日本抄本、文瑞楼本同，明抄本作"二分"，乾隆本作"三分"。

食饮或冷或热，多致不消，使阴阳交争，冷热相搏，故令脾胃不和也。

治脾胃冷热气不和，食毒，脾胃中宿积，**沉香阿魏丸**方

沉香　木香各三分①　芎䓖　当归剉，焙　蓬莪茂炮　陈橘皮去白，焙　延胡索　槟榔剉　吴茱萸醋浸一宿，炒　益智仁　桂去粗皮　白术　附子炮裂，去皮脐　干姜炮　草豆蔻去皮。各半两　阿魏一两半。瓷器中醋浸一宿，生绢滤去沙，入面煮糊

上一十六味，捣罗十五味为细末，用阿魏糊搜和，杵三二百下，丸如梧桐子大，丹砂为衣。生姜橘皮汤下五七丸。血气，温酒醋汤下。

治脾胃冷热气不和，不思饮食，或腹痛疠刺，**胜金丸**方

山栀子仁　乌头各等分

上二味，生捣罗为细末，以酒糊丸如梧桐子大。每服十五丸，炒生姜汤下。如小肠气痛，炒蘹香子酒，下十②丸。

治脾胃冷热相攻，胸膈气闷，消痰进食，**快活丸**方

五味子微炒。一两　枳壳去瓤，微炒。一两半　糯米炒香熟。一两半　槟榔剉。半两　京三棱炮。半两　蓬莪茂炮。半两　郁李仁汤浸，去皮。半两　青橘皮汤去白，焙。一两

上八味，捣罗为细末，用半夏一两，生姜二两，烂煮研细为糊，丸如绿豆大。每服十五丸至二十丸，食后温汤下。

治脾胃冷热气不和，**平胃前胡汤**方

前胡去芦头　人参　白茯苓去黑皮　附子炮裂，去皮脐　半夏生姜汁浸一宿，并生姜杵令匀，焙干　白术　枇杷叶拭去毛　厚朴去粗皮，生姜汁涂炙透　诃黎勒纸裹煨熟，去核。各一两半　槟榔剉　肉豆蔻去壳　陈橘皮汤去白，焙　干姜炮　甘草炙。各三分

上一十四味，剉如麻豆。每服三钱匕，水一盏，入生姜一枣大，切，枣二枚，擘，同煎至七分，去滓，不计时候温服。

---

① 分：乾隆本、文瑞楼本同，日本抄本作"两"。明抄本无此方。
② 十：文瑞楼本同，乾隆本、日本抄本作"二十"。明抄本无此方。

治脾胃冷热气不和，心腹虚胀，痰逆不思饮食，四肢无力，**丁香散**方

丁香　干姜炮　白术各半两　人参　赤茯苓去黑皮　木瓜去瓤，切，焙　草豆蔻去皮　诃黎勒煨，用皮　茅香花各三分　甘草炙。一分

上一十味，捣罗为细散。不计时，煎生姜枣汤调下一钱匕。

治脾胃气冷热不和，胸膈气滞，不下饮食，宜服**大腹皮汤**方

大腹皮剉，炒　槟榔生，剉　桑根白皮剉。各半两　诃黎勒皮煨　陈橘皮汤浸，去白，焙　赤茯苓去黑皮。各三分

上六味，粗捣筛。每服三钱匕，以水一盏，入生姜半分，切，煎至七分，去滓，不计时温服。

治脾胃冷热气不和，胸膈满闷，四肢无力，痰逆不思饮食，**藿香汤**方

藿香叶半两　诃黎勒皮煨。半两　人参三分　陈橘皮汤浸，去白，焙。三分　半夏汤洗七遍，去滑，焙。半两　赤茯苓去黑皮。三①分　桂去粗皮。三分　白术三分　草豆蔻去皮。一两　枳实去瓤，麸炒。半两　高良姜三分　甘草炙，剉。半两　厚朴去粗皮，涂生姜汁炙。一两

上一十三味，粗捣筛。每服三钱匕，水一盏，入生姜半分，切，枣三枚，擘破，煎至七分，去滓，不计时稍热服。

治脾胃冷热气不和，宽中脘，**和中丸**方

附子炮裂，去皮脐。一两　干姜炮。三两　甘草炙。一两　木香一两　蘹香子炒。一两　青橘皮汤去白，焙。半两　沉香半两。炙　藿香叶。半两

上八味，捣罗为细末，汤浸炊饼和丸如樱桃大。每服一丸，白汤化下，食前服。

治脾胃冷热气不和，止痰逆，思饮食，**匀气汤**方

厚朴去粗皮，生姜汁炙。一两　陈橘皮汤去白，焙。半两　白

---

① 三：乾隆本、文瑞楼本同，日本抄本作"一"。明抄本无此方。

术半两　甘草炙。一两　白茯苓去黑皮。半两　麦蘖炒。半两①　高良姜炒。一分　沉香一分　甘松一分

上九味，粗捣筛。每服三钱匕，水一盏，入生姜二片，枣二枚，擘，同煎至七分，去滓，不计时温服。

脾胃气虚冷水谷不化

论曰：损其脾者，调其饮食，适其寒温。若食饮不节，寒温失宜，致脾胃气弱，冷气乘之，则不能腐化水谷，而四肢身体无所禀养也。

治脾胃虚，冷气上攻胸膈，三焦不调，不思饮食，及饮食不消，开胃进食，**八味厚朴丸方**

厚朴去粗皮，生姜汁炙令紫。二②两　陈橘皮汤去白，焙。一两　诃黎勒取肉。一两。生用　桂去粗皮，取肉。一两　附子炮裂，去皮脐。一两　干姜炮。一两　白茯苓去黑皮。一两　甘草炙。一两

上八味，捣罗为细末，拌令匀，炼蜜丸如梧桐子大。每服三十丸，空心晚食前温酒或盐汤下，嚼破。如大段膈气，进食不得，即留一半散，每服二钱匕，以酒二合，水二合，同煎至二合，和滓下丸药三十粒。

治脾胃虚冷，气久不顺，中脘痞闷，全不思食，痰逆呕哕，水谷迟化，**谷神丸方**

小麦蘖③炒　陈曲④炒。各一两半　乌梅肉炒。一两　生姜切，焙　陈橘皮焙，去白　枳实去瓤，麸炒。各半两

上六味，捣罗为末，炼蜜丸如梧桐子大。每服三十丸，食后米饮下。

治脾胃虚冷，一切病，**温白丸方**

半夏汤浸，切作片，生姜汁浸，焙。二两　白术一分　丁香一分

---

① 半两：日本抄本同，乾隆本、文瑞楼本作"一分"。明抄本无此方。
② 二：明抄本、乾隆本、文瑞楼本同，日本抄本作"一"。
③ 小麦蘖：日本抄本、文瑞楼本同，明抄本、乾隆本作"大麦蘖"。
④ 陈曲：日本抄本、文瑞楼本剂量同，明抄本、乾隆本作"一两"。

上三味，捣罗为末，生姜汁面糊丸如梧桐子大。每服十丸，浓煎生姜汤下，食前空心服。如腹痛呕逆，食后服。

治脾胃虚冷，食即呕逆，水谷不化，或时泄利，**和胃丸方**

厚朴去粗皮，生姜汁炙透。四两　干姜炮　当归切，焙。各一两半　人参　槟榔①剉。各一两一分　陈橘皮汤去白，焙　白术　半夏汤洗七遍，去滑，焙。各二两　桔梗焙。一两　甘草炙。半两　诃黎勒皮三分

上一十一味，捣罗为末，酒面糊和丸如梧桐子大。每服十五丸至二十丸，温生姜枣汤下，米饮亦得，不拘时候。

治脾胃虚冷，胸膈痞滞，吐逆霍乱，脏腑滑利，水谷不消，胀满肠鸣，**白豆蔻丸方**

白豆蔻去皮　木香　干姜炮　枳实去瓤，麸炒。各一两　半夏汤洗去滑，七遍，焙。一两半　桂去粗皮　白术　细辛去苗叶。各三分　诃黎勒皮一两一分②　当归切，焙。半两

上一十味，捣罗为末，酒煮面糊，丸如梧桐子大。每服二十丸，以米饮盐汤下，空心食前服。

治脾胃虚冷，脐腹疼痛，吐泻不定，里急后重，肠中虚鸣，水谷不消，不下饮食，**七枣汤方**

厚朴去粗皮，生姜汁炙透，焙干。半斤　干姜炮。三两③　甘草炙。三两　乌头炮裂，去皮脐　蘹香子炒　益智去皮　缩砂去皮。各四两

上七味，剉如麻豆。每服二钱匕，水一盏，入枣七枚，擘破，同煎至七分，去滓，空心食前温服。

治脾胃虚冷，水谷不化，腹内疞刺撮痛，脏腑不调，及因冷物伤脾，吐泻不止，**豆蔻汤方**

草豆蔻薄面裹烧香熟，并面用。二④两　桂去粗皮　陈橘皮汤

---

① 槟榔：日本抄本、文瑞楼本剂量同，明抄本、乾隆本作"一两"。
② 一两一分：日本抄本、文瑞楼本同，明抄本、乾隆本作"一两"。
③ 两：明抄本、乾隆本、文瑞楼本同，日本抄本作"分"。
④ 二：文瑞楼本同，明抄本、乾隆本此前有"砂仁"，日本抄本作"一"。

去白，焙。四两　高良姜四两　甘草炙。四两　陈粟米炒焦，研末。

八两

上六味，捣罗五味为末，入粟米末拌匀，再罗过。每服三钱匕，淘米清泔一盏半，生姜三片，枣五枚，擘破，同煎至八分，去滓热服，空心食前。

治脾胃虚冷，饮食不化，呕逆多痰，**半夏汤**方

半夏白矾水煮，焙　白藊豆各一两　人参　枳壳去瓤，麸炒。

各半两

上四味，粗捣筛。每服二钱匕，水一盏，生姜三片，枣一枚，擘破，同煎至七分，去滓温服。

治脾胃虚冷，大肠滑泄，饮食不化，**胡椒丸**方

胡椒一两　乌头炮裂，去皮脐　干姜炮　赤石脂各半两

上四味，捣罗为末，面糊丸如梧桐子大。每服十五丸至二十丸，空心食前米饮下。

治脾胃虚冷，食已胀满，水谷不化，**大厚朴丸**方

厚朴去粗皮，生姜汁炙焦　白术各一两　陈曲炒　陈橘皮汤去白，焙干。各三分　麦蘗炒　人参　沉香剉　木香　丁香　甘草炙。各半两　缩砂仁　草豆蔻去皮　槟榔剉。各一分

上一十三味，捣罗为末，炼蜜丸如樱桃仁。每服一丸，细嚼，橘皮汤下，空心食前服。

治脾胃虚弱，不能饮食，干哕恶心，或水谷不化，**半夏饮**方

半夏为末，生姜汁制作饼，暴干　厚朴去粗皮，生姜汁炙。各二两　陈橘皮汤浸，去白，焙　人参　白术各一两半

上五味，粗捣筛。每服三钱匕，水一盏半，生姜五片，枣二枚，擘，同煎至八分，去滓温服。

脾胃气虚弱呕吐不下食

论曰：脾为仓廪之官，胃为水谷之海，二者气盛，则能运化谷食，荣养血气。若脾胃虚弱，则传化凝滞，膈脘痞满，气道上逆，故令发呕吐而不下食。治法宜调补之。

治脾胃气虚弱，呕吐不下食，**藿香汤方**

藿香叶　厚朴去粗皮，生姜汁炙透。各一两　青橘皮汤浸，去白，焙　甘草炙，剉。各三分　桂去粗皮。半两　干姜炮。一分半① 枇杷叶拭去毛，炙。一分

上七味，粗捣筛。每服三钱匕，水一盏，生姜二片，枣一枚，擘破，同煎至七分，去滓，食前温服。

治脾胃气虚弱，呕吐不下食，止逆进食，**枇杷叶汤方**

枇杷叶拭去毛，微炒　厚朴去粗皮，生姜汁炙透　前胡去芦头　白术　人参　茯神去木　陈橘皮汤浸，去白，焙　半夏汤洗七遍，去滑，炒。各半两

上八味，粗捣筛。每服三钱匕，水一盏，入生姜五片，煎至六分，去滓，食后温服。

治脾胃气虚弱，呕吐不下食，**藿香厚朴汤方**

藿香叶　厚朴去粗皮，用生姜二两，切片，枣十枚，擘破，同煮半日，取出，去姜、枣，剉，焙　半夏浆水浸一宿，切，汤洗七遍，入粟米一合同炒黄，去米　甘草生，剉　人参　白茯苓去黑皮。各一两　陈橘皮汤浸，去白，焙。半②两

上七味，粗捣筛。每服三钱匕，水一盏，入生姜三片，大枣二枚，擘破，同煎至七分，去滓温服，不计时。

治脾胃气虚弱，呕吐不下食，**京三棱丸方**

京三棱灰火内炮，乘热椎碎　益智去皮。各一两③ 麦蘖微炒。半两　陈橘皮汤浸，去白，焙。二两　陈曲捣作粗末，微炒　人参各半两

上六味，捣罗为末，煮白面糊，丸如梧桐子大。每服十五丸，食前生姜枣汤下。

治脾胃气虚弱，呕吐不下食，**参香散方**

人参　丁香

---

① 一分半：明抄本、乾隆本、文瑞楼本同，日本抄本作"一两半"。
② 半：明抄本、乾隆本、文瑞楼本同，日本抄本作"三"。
③ 一两：明抄本、乾隆本、文瑞楼本同，日本抄本作"一两半"。

上二味，等分，捣罗为散。每服二钱，空心热米饮调下。

治脾胃气弱，呕吐不下食，**白术藿香汤**方

白术一两　藿香二两　丁香　人参　赤茯苓去黑皮　半夏汤洗七遍，切，炒　陈橘皮汤浸，去白，焙。各一两　厚朴去粗皮，生姜汁炙，剉。一两　甘草炙，剉。半两　前胡去芦头。一两一分①　槟榔大者五枚。剉

上一十一味，粗捣筛。每服三钱匕，水一盏，入生姜三片，同煎至七分，去滓，空心食前服，日三。

治脾胃气虚弱，呕吐不下食，**白豆蔻汤**②方

白豆蔻去皮　人参　白术各一两　厚朴去粗皮，生姜汁炙透，剉。二两　陈橘皮汤浸，去白，焙。半两　芎䓖　白茯苓去黑皮　干姜炮。各一两　丁香半两　甘草炙，剉。三分　白檀香剉。一分

上一十一味，粗捣筛。每服三钱匕，水一盏，入生姜三片，大枣二枚，擘破，煎至七分，去滓，稍热服。

治脾胃气虚弱，胸膈气滞，呕逆不下食，**白豆蔻丸**方

白豆蔻去皮　干姜炮　枳实麸炒　木香各一两　半夏汤浸七遍，去滑，焙干　诃黎勒煨，去核。各一两半　桂去粗皮　白术　细辛去苗叶。各三分

上九味，捣罗为末，以酒煮面糊和丸如梧桐子大。每服二十丸，不计时候，温米饮下。

治脾胃气虚弱，呕逆不下食，**人参藿香汤**方

人参一两　藿香叶半两　白术　丁香　枇杷叶③拭去毛，微炙　高良姜各一两　甘草炙，剉。一④钱

上七味，粗捣筛。每服三钱匕，水一盏，入干木瓜二片，同煎至七分，去滓热服。

①　一两一分：日本抄本、文瑞楼本同，明抄本、乾隆本作"一两"。
②　白豆蔻汤：日本抄本、文瑞楼本同，明抄本、乾隆本作"白豆蔻人参汤"。
③　枇杷叶：日本抄本、文瑞楼本剂量同，明抄本、乾隆本作"一分"。
④　一：日本抄本、文瑞楼本同，明抄本、乾隆本作"五"。

治脾胃气虚弱，呕吐不下食，进食消痰，**平胃丸**^①方

半夏曲焙。一两　肉豆蔻去皮　槟榔^②剉。各二枚　青橘皮汤浸，去白，焙。半两　沉香一两　木香　丁香各半两　麝香半^③钱。研

上八味，捣研为末，枣肉与糯米粥和丸如梧桐子大，丹砂为衣，阴干。每服生姜汤嚼下三五^④丸。

治脾胃气虚弱，呕吐不下食，**人参丸**^⑤方

人参二两　白术二两半　干姜炮。半两　山芋二两　附子炮裂，去皮脐。一两　甘草炙，剉。一两半

上六味，捣罗为末，炼蜜和丸如弹子大。每服一丸，水一盏，入枣二枚，擘破，同煎至六分，去滓温服。白汤嚼服亦得。

治脾胃气虚弱，呕吐不下食，脐腹胀痛，积聚不消，**建中散**方

白术　枳实麸炒　人参　白芍药　干姜炮　桂去粗皮　高良姜剉　丹参　大腹皮　槟榔剉　吴茱萸汤浸，焙干，炒　陈橘皮^⑥汤浸，去白，焙　厚朴去粗皮，生姜汁炙　桔梗剉，炒　干木瓜　艾枝炙　草豆蔻去皮

上一十七味，各等分，捣罗为散。每服三钱匕，温酒调下。

治脾胃虚冷，气满胸腹，不能饮食，呕逆，腹内雷鸣下气等疾，**桔梗丸**方

桔梗一两一分　吴茱萸汤洗，焙干，炒　白术　人参　茯苓去黑皮　厚朴去粗皮，生姜汁炙　陈橘皮汤浸，去白，焙　枳壳去瓤，麸炒　干姜炮　甘草炙，剉。各一两　桂去粗皮。三分

上一十一味，捣罗为末，炼蜜和丸如梧桐子大。空心温酒下十五丸，加至三十丸。

---

① 平胃丸：日本抄本、文瑞楼本同，明抄本、乾隆本作"平胃半夏曲丸"。
② 槟榔：明抄本、乾隆本、文瑞楼本剂量同，日本抄本作"一两"。
③ 半：日本抄本、文瑞楼本同，明抄本、乾隆本作"五"。
④ 三五：日本抄本、文瑞楼本同，明抄本作"二三十"，乾隆本作"二十"。
⑤ 人参丸：日本抄本、文瑞楼本同，明抄本、乾隆本作"人参山药丸"。
⑥ 陈橘皮：日本抄本、文瑞楼本剂量同，明抄本、乾隆本作"一两"。

治脾胃气弱，留饮停积，饮食不化，呕吐不止，**白术汤**①方

白术炒　附子炮裂，去皮脐　陈橘皮汤浸，去白，焙，炒。各三分②　人参一两　桂去粗皮　芍药　枇杷叶去毛，炙　白茅根　芦根　枳壳去瓤，麸炒。各半两③

上一十味，到如麻豆。每服三钱匕，水一盏，煎至七分，去滓，不拘时温服。

治脾胃虚冷呕逆，心腹常痛，面色青黄，腰胯冷痛，**荜拨丸方**

荜拨　木香　附子炮裂，去皮脐　胡椒　桂去粗皮　干姜炮　诃黎勒煨，取皮。各一两　厚朴去粗皮，生姜汁炙。三两

上八味，捣罗为末，炼蜜和丸如梧桐子大。每日空心粥饮下十五丸④。

治胃气不和，呕逆不下食，**覆盆饮方**

覆盆子根　枣青州者，去核　人参　白茅根　灯心　半夏汤洗七遍，焙　前胡去芦头　白术各等分

上八味，碎如麻豆大。每服五钱匕，水一盏半，煎至八分，去滓温服，日三。

治脾胃气逆，呕吐不止，心下澹澹，**人参汤方**

人参　半夏汤洗去滑，生姜汁制　甘草炙，到　白茅根　白茯苓去黑皮　竹茹　陈橘皮去白，焙　麦门冬去心，焙。各三分

上八味，粗捣筛。每服四钱匕，水一盏半，姜五片，煎至八分，去滓温服。

治脾胃虚冷，呕逆醋心，冷癖翻胃，中酒后不得食，面色萎黄，**人参汤**⑤方

人参　白茯苓去黑皮　白术　陈橘皮汤浸，去白，焙　桂去粗

---

① 白术汤：文瑞楼本同，明抄本、乾隆本作"白术附子汤"。日本抄本无此方。
② 各三分：文瑞楼本同，明抄本、乾隆本作"三两"。
③ 各半两：文瑞楼本同，明抄本、乾隆本作"一两"。
④ 粥饮下十五丸：文瑞楼本同，明抄本、乾隆本作"姜汤下二十丸，日二"。日本抄本无此方。
⑤ 人参汤：日本抄本、文瑞楼本同，明抄本、乾隆本作"人参白茯苓汤"。

皮。各一两　厚朴去粗皮，生姜汁炙。二两　半夏汤洗，去滑，炒。二两半　甘草炙，剉。三分

上八味，粗捣筛。每服三钱匕，水一盏，入生姜五片，煎至七分，去滓，空心温服①。

治脾胃虚冷，气逆呕吐，不能下食，**厚朴汤**②方

厚朴去粗皮，涂生姜汁炙熟。三两　人参　陈橘皮去白，炒。各一两

上三味，粗捣筛。每服五钱匕，水一盏半，同煎至八分，去滓温服。

治脾胃虚弱，呕哕寒痰，饮食不下，**辛香散**方

细辛去苗叶。半两　丁香一分

上二味，捣罗为细散。每服二钱匕，煎柿蒂汤调下，不拘时候服。

治吐逆，粥药不可下者，**五灵脂丸**方

五灵脂不拘多少

上一味，为末，狗胆汁和丸如鸡头实大。每服一丸，煎热生姜酒化下。先煮温粥半升，令病人乘药势，便以粥送下。

脾脏冷气攻心腹疼痛

论曰：足太阴，脾之经也，风冷干之，搏于脾脏，与正气相击，上冲于心则心痛，下攻于腹则腹痛。法宜温以调之。

治脾脏冷气攻心腹疼痛，及女人血气，**丁香丸**方

丁香　木香　肉豆蔻③去壳　青橘皮汤浸，去白，焙　胡椒　荜拨　槟榔剉　麝香别研。各一分　乳香别研。半两　巴豆半两。去皮，微炮，细研，纸裹压油尽成霜

---

① 温服：日本抄本、文瑞楼本同，明抄本、乾隆本此后有"日二，如冷极加附子、干姜一两"。

② 厚朴汤：日本抄本、文瑞楼本同，明抄本、乾隆本作"紫朴人参汤"。

③ 肉豆蔻：日本抄本、文瑞楼本剂量同，明抄本、乾隆本作"二两"。

　　上一十味，将槟榔以上先捣罗为末，次入余三味，拌和令匀，用醋煮面糊和丸如黍米大，用丹砂为衣。每服五丸，茶、酒任下。治元气，用绵灰半钱，酒调下十丸；心痛，煎盐醋汤下七丸；女人血气，当归酒下五丸。

　　治脾胃冷气攻心腹胀痛，宿食不消，**吴茱萸丸方**

　　吴茱萸汤浸七遍，炒　桂去粗皮。各一两　陈橘皮汤浸，去白，焙。三①分　槟榔剉。半两

　　上四味，捣罗为末，醋煮面糊，丸如梧桐子大。每服十五②丸，生姜汤下，不计时。

　　治脾脏冷气攻心腹疼痛，**抵圣丸方**

　　木香半两　丁香二十枚　乳香研　莳萝各一分。炒　阿魏汤化去沙石，干。半分③　槟榔剉。一枚④　桂去粗皮　荜拨　肉豆蔻去壳。各半两　巴豆三枚。去皮、心、膜，出油尽

　　上一十味，捣罗为末，用粳米饮或饭，丸如绿豆大。每服三丸至五丸，食后生姜盐汤下。如痛，服七丸，内嚼三丸，烧生姜盐汤下，温酒下亦得。

　　治脾胃冷气，心腹刺痛，散滞气，消酒食，利胸膈，化痰涎，和脾胃，止冷利，**乳香丸方**

　　乳香研　沉香剉　没药研　木香　丹砂研　枳壳去瓤，麸炒　蓬莪茂炮，剉　乌头炮裂，去皮脐　槟榔剉。各一两　芫花醋炒令赤　狼毒醋炒　干漆炒烟尽。各半两　阿魏一分。研　青橘皮汤浸，去白，焙。三分

　　上一十四味，捣罗为末，以硇砂一两半，水飞去砂石，楝实肉四两，为末，同以好醋熬成膏，入在前末和匀，丸如豌豆大。每服十丸至十五丸，温酒或姜汤下。

　　治脾脏冷气攻冲，心腹满闷，疼痛不可忍，**沉香丸方**

---

① 三：明抄本、乾隆本、文瑞楼本同，日本抄本作“二”。
② 十五：日本抄本、文瑞楼本同，明抄本、乾隆本作“二十”。
③ 分：明抄本、乾隆本、文瑞楼本同，日本抄本作“两”。
④ 一枚：明抄本、乾隆本、文瑞楼本同，日本抄本作“二两”。

沉香剉　诃黎勒去核　缩砂去皮　白茯苓去黑皮　肉豆蔻去壳　草豆蔻去壳　高良姜　巴戟天去心　丁香皮各三两　丁香　木香　附子炮裂，去皮脐　胡椒　红豆蔻去皮　干姜炮　阿魏酒浸　乳香研　当归切，焙　白豆蔻去皮。各一两　芍药炮　芎䓖　荜澄茄　蘹香子炒　益智去皮，炒　五味子　蓬莪荗炮，剉　桃仁去皮尖、双仁，炒　硇砂汤飞过。各一两　桂去粗皮。五两^①

上二十九味，捣罗为末，炼蜜丸鸡头实大，丹砂为衣。温酒嚼下一丸。

治脾脏冷气攻脏腑不调，心腹撮痛，及下元久冷，**盐煎散方**

乌头水浸三日，炮裂，去皮脐　蘹香子炒　附子水浸三日，炮裂，去皮脐。各一两　楝实七枚。炮　青橘皮汤浸，去白，焙。二两　干姜炮。一分^②　木香　硇砂去砂石。各一钱^③　荜澄茄半两

上九味，捣罗为散。每服一钱匕，水八分，入盐，煎至四分，空心食前和滓温服。

治脾胃冷气攻心腹疼痛，痰逆恶心，不思饮食，利心胸，化留饮，**戎盐丸方**

戎盐　槟榔剉　青橘皮汤浸，去白，焙　桂去粗皮　楝实　益智去皮　蓬莪荗炮。各半两　墨　巴豆霜　肉豆蔻去壳　丁香　木香　胡椒各一分

上一十三味，捣罗为末，面糊丸绿豆大。每服二丸至三丸，食后用生姜汤下。更以意加减。

治脾脏冷气攻心腹疼痛，闷乱烦懊，手足厥冷，呕吐痰逆，不下饮食，**正元荜澄茄汤方**

荜澄茄　沉香剉　石斛去根。各一两　人参　赤茯苓去黑皮　五味子微炒　巴戟天去心　桂去粗皮　白术　芎䓖　木香各三分^④　肉豆蔻去壳　附子炮裂，去皮脐　没药各半两　陈曲炒。一两半

---

① 五两：文瑞楼本同，明抄本、乾隆本作"五钱"，日本抄本作"三两"。
② 分：日本抄本、文瑞楼本同，明抄本、乾隆本作"两"。
③ 各一钱：日本抄本、文瑞楼本同，明抄本、乾隆本作"三钱"。
④ 分：明抄本、乾隆本、文瑞楼本同，日本抄本作"两"。

上一十五味，剉如麻豆。每服三钱匕，以水一盏，入生姜三片，枣二枚，擘，同煎至七分，去滓，食前温服。

治脾脏冷气攻心腹撮痛，手足逆冷，霍乱呕吐，脏腑滑利，膈脘痞塞，不思饮食，**麝香荜澄茄丸方**

麝香细研。半两　硫黄细研。三分[1]　硇砂不夹石者，细研。一分　石斛去根　荜澄茄　蘹香子炒　补骨脂炒　木香各一两　何首乌一两半　丁香　肉豆蔻去壳　桂去粗皮　当归切，焙　吴茱萸汤洗七遍，焙干，炒　槟榔剉。各一两[2]

上一十五味，捣罗十二味为末，入研药拌匀，酒煮面糊，丸如梧桐子大。每服二十丸至三十丸，温酒下，米饮亦得，空心食前服。

治脾脏虚冷，心腹有积滞气，发歇疼痛，胸膈不利，两胁胀满，不能饮食，**硇砂煎丸方**

硇砂不夹石者，细研。半两　阿魏研。一分[3]　陈曲[4]为末　诃黎勒去核。各一两　丁香　荜拨　附子炮裂，去皮脐　白芥子　蘹香子炒　槟榔剉　青橘皮[5]汤浸，去白，焙　沉香剉。各半两

上一十二味，自诃黎勒以下，同捣为末，以好酒一升，先煎硇砂，次入阿魏，同煎五七沸后，以绵滤过再熬，后下曲末，搅令匀，慢火熬成膏，和诸药，入臼内，杵数百下，丸如梧桐子大。每服十五丸至二十丸，食前以生姜汤下，温酒亦得。

治脾脏久积冷气攻心腹痛胀，恶心呕逆，脐下撮痛，**鳖甲煎丸方**

鳖甲醋炙，去裙襴　硇砂不夹石者　芫花醋拌炒　狼毒碎，剉，炒　干漆炒烟尽。各一两　京三棱炮，剉。三[6]两　巴豆二[7]钱。去

---

① 三分：日本抄本、文瑞楼本同，明抄本、乾隆本作"一两"。
② 各一两：日本抄本、文瑞楼本同，明抄本、乾隆本作"二两"。
③ 分：明抄本、乾隆本、文瑞楼本同，日本抄本作"两"。
④ 陈曲：日本抄本、文瑞楼本剂量同，明抄本、乾隆本作"一两半"。
⑤ 青橘皮：日本抄本、文瑞楼本剂量同，明抄本、乾隆本作"一两"。
⑥ 三：日本抄本、文瑞楼本同，明抄本、乾隆本作"二"。
⑦ 二：明抄本、乾隆本、文瑞楼本同，日本抄本作"一"。

皮、心，研细，与硇砂用醋一升同熬成膏

上七味，除硇砂、巴豆外，捣罗为末，与巴豆膏同拌匀，水煮面糊和丸如绿豆大。每服一丸，食后生姜汤下。

治久病脾脏虚冷，饮食不下，心腹疼痛，面目浮肿，滑泄自利，两胁胀满，**附子丸方**

附子去皮脐，汤浸透，切作片子，焙。一两　木香　硇砂水飞去砂石，熬令熟。各半两

上三味，捣罗为末，以酒一升煮尽焙干，以炊饼末三两，一处和拌，滴水丸如梧桐子大。每服二十丸，空心米饮下。

治脾脏冷攻心腹切痛，思饮食，定呕逆，治泻痢，**丁香散方**

丁香　人参　白茯苓去黑皮　厚朴去粗皮，生姜汁炙　芍药　木香　京三棱炮，剉　干姜炮。各半两　吴茱萸汤洗，焙干，炒　肉豆蔻去壳　甘草炙，剉。各一分①　苍术刮去皮。三分

上一十二味，捣罗为散。每服二钱匕，空心食前米饮调下。

治脾脏冷气攻心腹多疼，胁肋虚胀，胸膈痞闷，痰逆恶心，呕吐酸水，肠鸣泄泻，可思饮食，虽食迟化，留滞脏腑，面色萎黄，四肢少力，气出多寒，手足逆冷，肌体羸瘦，**厚朴丸方**

厚朴去粗皮，生姜汁炙　肉豆蔻去壳　附子炮裂，去皮脐。各三分　胡椒　高良姜　桂去粗皮　干姜炮　丁香　槟榔剉。各半两　硇砂通明者，研。一分　巴豆去皮、心、膜，出油，取霜。一分。研　大枣三十枚。草乌头二②两实白者，杵碎，生姜自然汁慢火同煮令透软，拣出枣，剥去皮、核，研，乌头不用

上一十二味，除研外，捣罗为末，合研匀，以枣肉膏和剂，如硬，量加蒸枣肉，丸如梧桐子大。每服五丸至七丸，煎陈橘皮木香生姜汤下，空心食前。如饮食消化迟，停滞胸膈，即不计时服。

治脾胃风劳冷气，**青木香丸方**

---

① 各一分：日本抄本、文瑞楼本同，明抄本、乾隆本作"五钱"。
② 二：明抄本、乾隆本、文瑞楼本同，日本抄本作"三"。

木香一两半　厚朴去粗皮，生姜汁炙。二两半　人参　附子炮裂，去皮脐　芎䓖　羌活去芦头　桂去粗皮　白术　枳壳去瓤，麸炒　槟榔剉　甘草炙，剉　陈橘皮汤浸，去白，焙　吴茱萸汤洗，焙干，炒。各一两　黄耆剉　熟干地黄焙。各二两

上一十五味，捣罗为末，炼蜜和丸如梧桐子大。空心温酒下二十丸。

治脾脏气虚，风冷乘之，正气相击，心腹疼痛，**参苓散**方

人参　白茯苓去黑皮　黑豆黄炒　陈橘皮去白，姜汁浸一宿，炒。各三①分　京三棱二②两。以新水浸令软，薄切，湿杵碎，焙干，炒　青橘皮去白，焙　麦蘖炒。各一两　木香　甘草炙，剉。各半两

上九味，捣罗为细散。每服二钱匕，入生姜盐少许，沸汤点服。

治脾脏冷气攻心腹疼痛，不思饮食，**沉香丸**方

沉香剉。一两　芍药炒　益智仁　厚朴去粗皮，生姜汁炙，剉。各三分　桂去粗皮　干姜炮　红豆蔻去皮　白茯苓去黑皮　枳壳去瓤，麸炒　木香　当归切，焙　槟榔剉　附子炮裂，去皮脐。各半两　甘草炙，剉。一分半

上一十四味，捣罗为末，炼蜜和丸如梧桐子大。每服二十丸，炒生姜木瓜盐汤下，不拘时。

治脾胃气不足，风冷乘之，与正气交击，心腹疼痛，**集圣汤**方

附子炮裂，去皮脐　桂去粗皮　干姜炮　甘草炙，剉。各一两　荜澄茄一分

上五味，剉如麻豆。每服三钱匕，水一盏，盐一捻，同煎至七分，去滓服。

治脾脏虚冷，心腹疼痛，**吴茱萸汤**方

吴茱萸汤洗，焙，炒。三两

上一味，每服一分，不捣，以水二盏，入生姜一分，切，葱

---

① 三：明抄本、乾隆本、文瑞楼本同，日本抄本作"一"。
② 二：明抄本、乾隆本、文瑞楼本同，日本抄本作"一"。

白五寸，切，同煎取八分，去滓温服，食前。

治脾胃虚弱，冷物积滞，脐腹撮痛，饮食无味，**肉豆蔻丸方**

肉豆蔻去壳。二枚　人参　天雄炮裂，去皮脐　当归切，焙　大腹剉　地榆　京三棱煨，剉。各一两半　黄连去须　白术　木香各一两　白茯苓去黑皮　桂去粗皮　黄芩去黑心　干姜炮裂，各半两　赤石脂二两　桃仁二十枚。去皮尖、双仁，炒

上一十六味，捣罗为末，烂粟米饭和丸如梧桐子大。每服三十丸，空心米饮下。

脾脏冷气腹内虚鸣

论曰：脾为中州，主腐化水谷，埤诸脏腑。若脾虚，冷气与正气相击，则令腹内虚鸣，甚则腹痛下利，食不能化。《内经》所谓暴气象雷者，以阴阳之气冷热相击故也。

治脾脏虚冷，气攻心腹，疼痛肠鸣，**肉豆蔻丸方**

肉豆蔻去壳　干姜炮　陈橘皮汤浸，去白，焙　半夏汤洗去滑，七遍，焙　桂去粗皮　吴茱萸汤浸，焙干，炒　厚朴去粗皮，生姜汁炙　乌头炮裂，去皮脐　白茯苓去黑皮。各半两

上九味，捣罗为末，枣肉和丸如梧桐子大。食前生姜醋汤下十五丸[①]。

治脾脏冷气不和，腹内雷鸣，膨胀刺痛，及解伤寒，**橘皮煮散方**

陈橘皮汤浸，去白，焙　白术各二两　诃黎勒炮，去核　干姜炮　枳壳去瓤，麸炒　桂去粗皮　木香　人参　甘草炙。各一两　草豆蔻去皮。七枚　槟榔五枚。剉　半夏汤洗二七遍。三[②]分　厚朴去粗皮，生姜汁炙。一两半

上一十三味，捣为粗散。每服三钱匕，水一盏，入生姜三片，枣二枚，擘破，同煎至七分，去滓，食前温服。

① 食前……十五丸：此10字日本抄本、文瑞楼本同，明抄本、乾隆本作"煎陈皮木香生姜汤下五七丸，如饮食化迟，停滞胸膈，不计时服十丸"。

② 三：明抄本、乾隆本、文瑞楼本同，日本抄本作"二"。

治脾脏冷气，心腹痛胀闷，胸膈不利，呕逆，腹内虚鸣，**丁香丸方**

丁香　蘹香子炒　桂去粗皮　陈橘皮汤浸，去白，焙　甘草炙，剉　胡椒等分

上六味，捣罗为末，炼蜜和丸如樱桃大。每服一丸，生姜盐汤嚼下。

治脾脏冷气，肠鸣相逐，饮食无味，补虚，**益知煮散方**

益智去皮　乌药剉　桂去粗皮　天仙藤各一两　莎草根炒，去毛　陈橘皮汤浸，去白，焙　甘草炙。各二两　干姜炮　木香　芎䓖　白术　丁香各半两　人参一分

上一十三味，捣为粗散。每服三钱匕，水一盏，入生姜三片，枣二枚，擘破，同煎至六分，去滓温服，食前。

治脾脏冷气，腹内虚鸣，四肢多冷，心腹疼痛，**乌头丸方**

草乌头去皮尖，取末。一分　芫花一分。醋炒黄，别杵为末，二味用醋一升，熬成稠膏，刮出　桂去粗皮　干姜炮　槟榔剉　青橘皮①汤浸，去白，焙　天雄炮裂，去皮脐　肉豆蔻仁　当归切，焙　乌头炮裂，去皮脐　胡椒炒　藿香叶　红豆蔻　丁香各三钱

上一十四味，除二味熬膏外，捣罗为末，入前膏和剂，如硬更入蜜少许，丸如梧桐子大。每服十五丸，生姜汤或米汤橘皮汤下，病已即止。

治脾脏冷气，腹内虚鸣泄泻，及食气块，憎寒壮热，日渐羸瘦，**补脾散方**

木香半两　草豆蔻白面裹，慢火煨令焦，去皮并面　陈橘皮汤浸，去白，焙　厚朴去粗皮，生姜汁炙　蘹香子炒　干姜炮　京三棱炮。各一两　陈曲炒　大麦蘗炒。各二两

上九味，捣罗为散。食前炒生姜盐汤调下二钱匕。

治脾虚冷气，腹胀满虚鸣，腰腿疼重刺痛，**趁气丸方**

胡椒炒。一百粒　木香三钱　槟榔一枚。剉　蝎梢炒。二

---

① 青橘皮：日本抄本、文瑞楼本同，明抄本无此药，乾隆本作"陈皮"。

钱　阿魏醋化去沙，入药　陈橘皮汤浸，去白，焙。各一钱^①　肉豆蔻去壳。二^②枚　莱菔子炒。一分

上八味，捣罗为末，生姜自然汁煮面糊，和丸如豌豆大。每服二十丸，温酒或陈橘皮汤下，不拘时候。

治脾虚冷，腹中雷鸣，**太白汤方**

附子炮裂，去皮脐。二两　青橘皮汤浸，去白，焙。一两　蘹香子炒　干姜炮　木香炮。各半两

上五味，㕮咀如麻豆。每服三钱匕，水一盏，入生姜二片，枣一枚，擘破，同煎至七分，去滓温服，不拘时候。

治脾脏冷气，腹内虚鸣^③，**温脾丸方**

高良姜一两　附子炮裂，去皮脐　干姜炮　胡椒炒。各半两

上四味，捣罗为末，炼蜜和丸如梧桐子大。每服二十丸，生姜橘皮汤或米饮下，不拘时候。

治脾脏虚冷，邪正气相击搏，腹内虚鸣^④，兼治阴阳二毒伤寒，**陈橘皮汤方**

陈橘皮汤浸，去白，麸炒　桂去粗皮　甘草炙，剉　干姜炮　枳壳去瓤，麸炒　白术　人参　白茯苓去黑皮　厚朴去粗皮，生姜汁涂炙　半夏汤浸七遍，去滑，麸炒。各一两　诃黎勒五枚。煨，去核　槟榔二^⑤枚。剉　草豆蔻二枚。去皮　附子炮裂，去皮脐　沉香剉　木香各一^⑥两

上一十六味，剉如麻豆。每服三钱匕，水一盏，生姜三片，枣三枚，擘，同煎至六分，去滓热服。脾泻气痛，服之神妙，伤寒并二服。

治脾胃久冷，气攻心腹，肠鸣胀满，痰逆恶心，**草豆蔻丸方**

① 各一钱：日本抄本、文瑞楼本同，明抄本、乾隆本作"五钱"。
② 二：明抄本、乾隆本、文瑞楼本同，日本抄本作"一"。
③ 脾脏冷气腹内虚鸣：日本抄本、文瑞楼本同，明抄本、乾隆本作"治脾胃虚弱，冷气上攻，心腹痛，下痢腹鸣"。
④ 腹内虚鸣：日本抄本、文瑞楼本同，明抄本、乾隆本此后有"痰呕恶心"。
⑤ 二：明抄本、乾隆本、文瑞楼本同，日本抄本作"三"。
⑥ 一：明抄本、乾隆本、文瑞楼本同，日本抄本作"二"。

草豆蔻炮，去皮　干姜炮　桂去粗皮。各一两半　诃黎勒煨，取皮　甘草炙，剉　白茯苓去黑皮　人参各一两

上七味，捣罗为末，炼蜜和丸如梧桐子大。温酒下二十丸。

治脾脏虚冷，腹胀肠鸣，疼痛泄泻，饮食不化，**厚朴汤**方

厚朴去粗皮，生姜汁炙　白茯苓去黑皮　人参　草豆蔻去皮　陈橘皮汤浸，去瓤，焙，炒。各三分　半夏汤洗去滑，生姜汁制　桂去粗皮　木香　白术炒　枳壳去瓤，麸炒。各半两

上一十味，粗捣筛。每服四钱匕，水一盏半，生姜三片，枣一枚，擘，煎至七分，去滓，食前温服。

治脾脏冷气，腹胀虚鸣，饮食不化，泄泻不止，**人参散**方

人参　诃黎勒皮各三分[1]　枳壳去瓤，麸炒　槟榔剉。各四钱[2]　陈橘皮汤浸，去白，焙　丁香各半两　木香一分

上七味，捣罗为散。每服二钱匕，用姜米饮调下，空心食前服。

---

① 三分：明抄本、日本抄本、文瑞楼本同，乾隆本作"五钱"。
② 钱：明抄本、乾隆本、文瑞楼本同，日本抄本作"两"。

卷第四十六

脾脏门

脾气虚腹胀满

论曰：脾为仓廪之官，胃为水谷之海。脾气虚弱，宿寒留滞，胃受水谷不能磨化，故令胀满。

治脾气虚弱，心腹胀满，呕吐痰逆，胸膈不利，腹胁刺痛，不思饮食，**大腹木香汤方**

大腹剉　木香各一两　前胡去芦头　肉豆蔻去壳　人参　白茯苓去黑皮。各半两　京三棱炮，剉。一两半　干姜炮　青橘皮汤浸，去白，焙　诃黎勒炮，去核。各半两　陈曲微炒。一两　桂去粗皮　大麦蘗微炒。各半两　厚朴去粗皮，生姜汁炙。一两　半夏汤洗七遍，去滑，焙。半两

上一十五味，粗捣筛。每服三钱匕，水一盏，入生姜三片，枣二枚，去核，同煎至七分，去滓，稍热食前服。

治脾虚吞酸呕逆，腹痛泄泻，不思饮食，腹胁膨胀，**茱萸丸方**

吴茱萸汤洗，焙干，炒。六两　附子炮裂，去皮脐。二两半　桂去粗皮。四两　荜拨　厚朴去粗皮，生姜汁炙　干姜炮　荜澄茄　胡椒炒。各二两^②

上八味，捣罗为末，炼蜜和丸如梧桐子大。每服二十丸至

---

① 弱：原无，明抄本、乾隆本、日本抄本同、文瑞楼本无，据正文补。

② 各二两：文瑞楼本同，明抄本、乾隆本作"一两"，日本抄本作"各一两"。

三十丸，米饮下。

治脾虚冷气，心腹疗痛，胸膈满闷，腹胀肠鸣，**紫桂大丸方**

桂去粗皮　蘹香子炒　白豆蔻仁去皮　青橘皮汤浸，去白，焙　高良姜　附子炮裂，去皮脐。各一两　丁香　木香　甘草炙。各半两　胡椒炒。一分①

上一十味，捣罗为末，炼蜜和丸如弹子大。每服半丸至一丸，嚼破，米饮下，温酒亦得。

治脾气虚弱，吞酸呕哕，胸胁胀满，不思饮食，**增损理中散方**

干姜炮　人参　白术各一两　甘草炙，剉　吴茱萸汤洗，焙干，炒　槟榔剉。各半两　陈橘皮汤浸，去白，焙　厚朴去粗皮，生姜汁炙。各一两　荜拨半两

上九味，捣罗为散。每服一钱匕，入生姜汤点服，食前，日三。

治脾气虚弱，中脘痞闷，胁肋胀满，心腹刺痛，呕逆痰涎，可思饮食，**小沉香丸方**

沉香锉　丁香　木香　枳壳去瓤，麸炒　人参　赤茯苓去黑皮　云蓝根　玄参焙。各一两　诃黎勒去核　白豆蔻去皮　肉豆蔻去壳　丁香皮剉　桂去粗皮　麝香研。各半两　白术四两

上一十五味，捣罗为末，炼蜜和丸如梧桐子大。每服二十丸，煎枣汤下，米饮亦得，空心食前服。

治脾虚，止喘闷，定呕逆，进饮食，除腹胁胀痛，**白术丸方**

白术　诃黎勒去核　厚朴去粗皮，生姜汁炙，焙干　山芋　丁香　木香　甘草炙　白茯苓去黑皮　青橘皮汤浸，去白，焙。各一两

上九味，捣罗为末，煮大枣肉和丸如梧桐子大。每服二十丸至三十丸，煎粟米姜枣汤下，食前早晚各一服。

治脾虚，脏腑秘泄不常，腰重头昏，舌干眼涩，食后多胀，

---

① 分：明抄本、乾隆本、文瑞楼本同，日本抄本作"两"。

肢体疼倦，和顺三焦，消化痰饮，**七气汤**方

人参　白茯苓去黑皮　白术　甘草炙，剉　诃黎勒去核　连皮大腹剉　草豆蔻仁各一两

上七味，粗捣筛。每服三钱匕，水一盏，煎至七分，去滓温服。如寒多者，更加炮裂去皮脐附子一两。

治脾气虚弱，腹胁膨胀，吃食不消，面色萎黄，四肢劣弱，**育神汤**方

厚朴去粗皮，生姜汁炙。二两　丁香半两　附子炮裂，去皮脐白术各一两　木香半两　当归切，焙　人参各一两半　诃黎勒煨，去核。一两　干姜炮。三分　桂去粗皮。一两　甘草炙。半两　白茯苓去黑皮。一两

上一十二味，粗捣筛，入净瓷器中收贮。每服五钱匕，水一盏半，入生姜半分，大枣二枚，擘破，同煎至八分，去滓，食前温服。

治脾气虚弱，饮食不美，心胸膨胀，胁肋痞满，噫气不通，满闷噎塞，积滞不消，结聚癖瘕，**异效散**方

京三棱剉，汤浸一宿，焙干　白术各三两①　甘草炙，剉。二两　麦蘗微炒　陈曲微炒。各一两　高良姜半两　肉豆蔻二枚②。去核　青橘皮汤浸，去白，焙　陈橘皮汤浸，去白，焙。各一两　草豆蔻三枚。去皮

上一十味，捣罗为细散。每服二钱匕，入盐少许，沸汤点服，空心食前。

治脾虚腹胀，止逆思食，**黑散子**方

人参　丁香皮剉　泽泻　附子炮裂，去皮脐。各半两　天仙藤　白豆蔻去皮。各一两　釜墨一分

上七味，都入瓶子内，以泥盖头，候干，用稻糠旋旋烧一日，去火放冷，细研为散。每服三钱匕，水一小盏，入姜、枣少许，

---

① 两：明抄本、乾隆本、日本抄本同，文瑞楼本作"分"。
② 二枚：明抄本、日本抄本、文瑞楼同，乾隆本作"一两"。

煎至六分，温服。

治脾气虚弱，腹内膨胀，不思饮食，**豆蔻散方**

草豆蔻面裹煨熟，去皮取肉　蘹香子炒。各一①两　木香半两
陈曲微炒　麦蘖炒。各二两　厚朴去粗皮，生姜汁炙　干姜炮　陈
橘皮汤浸，去白，焙。各一两

上八味，捣罗为散。每服二钱匕，先嚼煨生姜少许，沸汤调
下，食前服。

治脾脏虚弱，冷气不和，心胸不快，腹肋膨胀，气刺气痛，
不思饮食，面黄口淡，及治中酒，**荜澄茄煮散方**

荜澄茄炒。半两　丁香皮炙，剉。二两　高良姜一两一
分②　厚朴去粗皮，生姜汁炙。一两　京三棱炮，乘热捣　陈橘皮汤
浸，去白，焙　甘草炙，剉　蘹香子炒　桂去粗皮。各二两　香附
子炒。三两　桔梗炒。一两　白盐炒，研。十二两　阿魏皂子大一
块③。面裹煨熟，去面别研

上一十三味，捣研为散，再同和匀。每服二钱匕，入生姜二
片，水一小盏，煎五七沸，热服。一方更入木香半两，阿魏两皂
子大。

治脾胃冷气，腹内雷鸣，冷气入腹，中脘痞闷，胁肋胀满，
饮食不下，**桔梗丸方**

桔梗炒。二两　防风去叉　禹余粮醋淬，研　远志去心　萆
薢　鹿茸去毛，酥炙　橘皮汤浸，去白，焙　芜荑　紫石英研　桂
去粗皮　干姜炮。各一两　吴茱萸汤洗，焙干，炒　甘草炙，剉。
各三分

上一十三味，捣罗为末，炼蜜和丸如梧桐子大。每日空心米
饮下二十丸。

治脾胃久冷，心腹胀满，宿食不消，时作呕逆，日渐羸瘦，
兼癖痕气块等疾，**京三棱鳖甲丸方**

---

① 一：明抄本、乾隆本、文瑞楼本同，日本抄本作"二"。
② 一两一分：日本抄本、文瑞楼本同，明抄本、乾隆本作"一两"。
③ 皂子大一块：日本抄本、文瑞楼本同，明抄本、乾隆本作"五钱"。

京三棱炮，剉　鳖甲去裙襴，醋炙　黄耆剉，焙　白术各一两半　厚朴去粗皮，涂生姜汁炙熟。二两　干姜炮　诃黎勒皮　吴茱萸汤浸，焙，炒　枳壳去瓤，麸炒　橘皮汤去白，焙干　桔梗炒　麦蘖炒　陈曲　干地黄焙　桂去粗皮　槟榔剉　木香　当归切，焙　甘草炙，剉　人参　白茯苓去黑皮。各一两

上二十一味，捣罗为末，炼蜜和丸如梧桐子大。空心米饮下三十丸，加至四十丸，温酒下亦得。

治久患气胀，上壅心胸，食物不化，肠中切痛不止，**人参汤方**

人参　陈橘皮汤浸，去白，焙　半夏汤洗七遍，去滑，焙　枳壳去瓤，麸炒　草豆蔻去皮。各三分　丁香　木香　芍药　甘草炙，剉。各一分　赤茯苓去黑皮。半两①

上一十味，剉如麻豆大。每服五钱匕，水一盏半，入生姜一枣大，切，煎取八分，去滓温服。

治胃冷气胀满闷，四肢急，体重，**白术散方**

白术　诃黎勒煨，去核。各三分　甘草炙，剉　丁香　厚朴去粗皮，生姜汁炙。各一分　木香　桂去粗皮　人参　槟榔半生半熟，剉。各三分　陈橘皮去白，麸炒　草豆蔻②去皮。各一两

上一十一味，捣罗为散。每服二钱匕，生姜木瓜煎汤调下。

治脾气不足，腹胀，食欲呕，口舌干涩，四肢无力，喜怒不常，不欲见人，心烦多忘，咽喉闭塞，面黄，**补脾汤方**

禹余粮煅，醋淬，研入　大麻仁研　干姜炮　白术　甘草炙。各二两　桑根白皮剉　人参各三两

上七味，粗捣筛。每服三钱匕，水一盏，入大枣二枚，擘破，煎至七分，去滓，空心顿服。

治脾气虚弱，宿寒留滞，胃受水谷，不能磨化，心腹胀满，**橘红散方**

---

① 半两：日本抄本、文瑞楼本同，明抄本、乾隆本作"三分"。
② 草豆蔻：日本抄本、文瑞楼本剂量同，明抄本、乾隆本作"二两"。

陈橘皮去白。二①两。以生姜四两，取自然汁拌匀，慢火炒干
陈曲炒　麦蘖②炒　杏仁③汤浸，去皮尖，双仁，麸炒，别研。各二
两　甘草炙。一两半④　人参　草豆蔻去皮，面裹煨熟，去面　山
芋⑤各一两

上八味，捣研为细散。每服二钱匕，入姜钱二片，盐少许，
沸汤点服。

治脾胃气虚，风冷乘之，腹内虚满，有妨饮食，**丁香汤方**

丁香一两　附子炮裂，去皮脐　干姜炮　胡椒　青橘皮去白，
焙　陈橘皮去白，焙　益智去皮　高良姜　红豆　甘草炙。各半两

上一十味，剉如麻豆。每服三钱匕，水一盏，入生姜一枣大，
拍破，同煎至七分，去滓热服。

脾胃气虚弱肌体羸瘦

论曰：水谷精微，化为血气，外荣形体，内充脏腑，脾胃气
和，则能行其津液，而充养肌肉。若脾胃虚弱，不能运化水谷，
则气血减耗，无以灌溉形体，故肌肉不丰而羸瘦也。

治脾胃气虚弱，肌体羸瘦，**沉香丸方**

沉香剉　附子炮裂，去皮脐　厚朴去粗皮，生姜汁炙　白
术　芎藭　肉豆蔻去壳　蘹香子微炒令香　胡椒　陈曲炒　桃仁去
双仁、皮尖，炒。各一两　楝实取皮肉，炒。二两　阿魏　硇砂无
石者佳。各半两。研

上一十三味，除硇砂、阿魏外，捣研为末，将硇砂、阿魏用
好酒三升，银铜石锅内熬成膏，和上件药，丸如梧桐子大。早晨
晚间腹空时，茶、酒、盐汤嚼下二十丸。

治脾胃气虚弱，肌体羸瘦，美饮食，长肌肉，去虚倦，强心

---

① 二：日本抄本、文瑞楼本同，明抄本、乾隆本作"四"。
② 麦蘖：日本抄本、文瑞楼本剂量同，明抄本作"四两"，乾隆本无剂量。
③ 杏仁：日本抄本、文瑞楼本剂量同，明抄本无剂量，乾隆本作"四两"。
④ 一两半：日本抄本、文瑞楼本同，明抄本、乾隆本作"三两"。
⑤ 山芋：日本抄本、文瑞楼本剂量同，明抄本无剂量，乾隆本作"二两"。

力，**黄耆煮散方**

黄耆剉。二两　人参　白茯苓去黑皮　葛根剉　厚朴去粗皮，生姜二两取汁涂，慢火炙尽。各一两　诃黎勒炮，去核。一两半　木香　甘草炙。各半两　半夏三分。水洗七遍，去滑，生姜一两半取汁，浸一宿，炒干　干姜炮。一分

上一十味，杵末。每服二钱匕，水一盏，入生姜三片，枣二枚，擘，煎至七分，不以早晚温服。

治脾胃气虚弱，肌体羸瘦，补不足，进饮食，**山芋丸方**

山芋剉。一两　五味子净拣。三分　黄耆细剉。一两　白术三两　人参一两

上五味，捣罗为细末，炼蜜为丸如梧桐子大。每服二十丸或三十丸，温米饮下，食前服。

治脾胃气虚弱，肌体羸瘦，**调中思食丸方**

陈曲捣碎，炒黄色　陈橘皮汤浸，去白，焙　人参　麦蘖炒黄色　钟乳粉　槟榔大者。剉　白术　半夏曲　枳壳去瓤，麸炒。各半两

上九味，除钟乳别入外，捣罗为细末，拌匀，炼蜜为丸如梧桐子大。每服二十丸，温米饮下，食前服。

治脾胃气虚弱，四肢倦怠，肌体瘦弱，脏腑受湿，大便频数，全不思食，**粟附丸方**

陈粟米一升　附子一两，共得二枚者

上二味，同于锅铫内，入水煮令附子透，取出附子，切作片，焙干，又别取陈粟米半升，水淘令净，控干，文火炒令香熟，同附子碾为末，却取元煮附子者，粟米粥同和丸如梧桐子大。每服三十丸至五十丸，陈橘皮汤下，空心食前。

治脾胃虚弱，肌体羸瘦，**肉豆蔻丸方**

肉豆蔻去壳。一分　诃黎勒一两。面裹火炮，取皮　吴茱萸汤洗，焙干，炒　防风去叉　厚朴去粗皮，生姜汁炙　芎䓖　苍术米泔浸一宿，切，焙　藿香叶　独活去芦头。各一分　石硫黄一两。别研

上一十味，除硫黄外，细捣罗为末，同拌匀，炼蜜丸如梧桐子大。空心米汤下三十丸。

治脾胃虚弱，肌体羸瘦，及冷痢不止，不能食，**厚朴散方**

厚朴去粗皮。四两　附子炮裂，去皮脐。一两　干姜三两。三味同艾浒三两，都杵为粗末，同生姜四两擦碎，拌前三味一处，炒令紫黑色，入后药　肉豆蔻去壳。一两半　诃黎勒煨，去核。一两半　吴茱萸汤洗七遍，去涎，焙干。一两　草豆蔻去皮。一两　缩砂仁一两　陈橘皮汤浸，去白，焙。一两

上一十一味，都杵罗为细散。每服二钱匕，粟米饮调下，食前服。

治脾胃气虚弱，面黄肌瘦，小便频数，脐腹疼痛，不能饮食，**香朴丸方**

沉香剉。二两　蘹香子炒。二两　厚朴去粗皮。五两　附子去皮脐，生用。二两　蜀椒取红。二两

上五味，除椒红、沉香、蘹香子外，二味用浆水六升，青盐三两，生姜三两，切作片子，同于银锅中，煮令水尽，暴干，入椒红、沉香、蘹香子，捣罗为细末，以水浸炊饼和丸如梧桐子大。每服三十丸，空心温酒下。

治脾胃气虚弱，多困羸瘦，面黄口淡，不思饮食，**蜀椒丸方**

蜀椒去目及闭口者。十两　厚朴去粗皮。用十两。以生姜汁炙令香，细剉　盐花十两　附子炮裂，去皮脐，剉碎。二两

上四味，以水一斗，于银石器内，以文武火熬，候水尽为度，焙干，同杵为末，炼蜜并糯米粉同为糊，和丸如梧桐子大。每服二十丸至三十丸，温酒下，空心服。如大肠滑泄，生姜米饮下。

治脾胃气虚弱，肌体羸瘦，**人参汤方**

人参　半夏汤洗，去滑，生姜汁制　草豆蔻去皮　大腹皮剉　前胡去芦头　陈橘皮汤浸，去白，焙　桂去粗皮　芍药　当归切，焙　白茯苓去黑皮

上一十味，各等分，粗捣筛。每服三钱匕，水一盏半，入生姜半分，切，大枣二枚，擘，煎至八分，去滓，稍热服，不计时候。

治脾胃气虚，肌体羸瘦，**团参丸方**

团参　白术　山芋　枣焙干，为末　陈仓米炒黄色。各一两　甘草炙。一分　草豆蔻去皮。半两

上七味，捣罗为细末，炼蜜为丸如樱桃大。米饮嚼下一丸，日三服。

治脾胃虚弱，面黄肌瘦，腰膝疼痛，寒痰呕逆，腹胁痃癖气痛，**陈橘皮煎丸方**

陈橘皮一斤。用水浸，去白，焙干，杵为细末，醋一斗，熬为膏，入后药　沉香剉。二两　干姜炮裂。四两　桂去粗皮。四两　附子炮裂，去皮脐。四两　草薢剉。二两　当归洗，切，焙干。取二两　京三稜炮熟，剉。二①两　厚朴去粗皮，生姜汁炙令黑色。四两

上九味，杵罗八味为细末，用陈橘皮膏和丸如梧桐子大。每服二十丸，温酒下，不嚼，陈米饮下亦得，空心食前服。

治脾胃虚冷，不思饮食，或发虚肿，或日渐羸瘦，四肢衰倦，吐利无节，应脾虚候状，皆可服食，**椒朴丸方**

蜀椒去目并闭口者　厚朴去粗皮，生姜汁炙透　茴香子炒　青盐淘去砂，取净。各二两

上四味，以水二升，煮令干，焙燥，捣罗为末，面糊丸如梧桐子大。每服三四十丸，空心温米饮及盐汤下，病深者日三服。诸方集多载椒朴丸方，有加附子者，有加干姜之类者，皆不快捷。此方精要，与病相当如神，慎勿增他药。

脾胃不和不能饮食

论曰：《内经》言谷气通于脾，盖虚则能受也，脾胃之为仓廪者如此。若其气不和，则腹内虚满，不能饮食。治宜调其饮食，适其寒温，则病可已。

治脾胃不和，不能饮食，心胸痞闷，口淡无味，及解伤寒，

---

① 二：明抄本、乾隆本、文瑞楼本同，日本抄本作"一"。

木香煮散方

木香　人参　白茯苓去黑皮　白术　半夏汤洗七遍，炒　厚朴去粗皮。各一分。将厚朴入生姜一分，同捣，炒干　干姜炮　桂去粗皮　枳实去瓤，麸炒　甘草炙，剉。各半两　陈橘皮汤浸，去白，焙。一两　槟榔剉。一枚　草豆蔻去皮。二枚　诃黎勒煨，去核。五枚

上一十四味，粗捣筛。每服三钱匕，水一盏，煎至七分，去滓热服，不拘时候。

治脾胃不和，不能饮食，**建中丸方**

白术　厚朴去粗皮，生姜汁炙。各二两　木香　诃黎勒去核　肉豆蔻去皮　芎䓖各一两

上六味，捣罗为末，煮枣肉和丸如梧桐子大。空心米饮下三十丸。

治脾胃冷热不和，不能饮食，胸膈满闷，痰唾吐逆，及一切气疾，**和胃丸方**

甘草生，剉　高良姜生。各二两　藿香叶　桂去粗皮　丁香皮炙。各一两

上五味，捣罗为末，炼蜜和杵三二百下，丸如樱桃大。每服一丸，盐汤嚼下，空心服。

治脾胃不和，化癖气，调中脏，及心下急懊，**厚朴汤方**

厚朴去粗皮。四两。生姜二两，同杵，阴一二日，暴干　白术四两　陈橘皮汤浸，去白，焙。三两　乌药汤浸，剉，炒　甘草炙，剉。各二两

上五味，粗捣筛。每服二钱匕，水一盏，入生姜三片，大枣二枚，擘破，同煎至七分，去滓温服。

治脾胃不和，不能饮食，**白豆蔻丸方**

白豆蔻去皮。一两　白术　干姜炮。各三分①

上三味，捣罗为末，炼蜜和丸如梧桐子大。每服二十丸，煎

---

① 各三分：日本抄本、文瑞楼本同，明抄本、乾隆本作“三两”。

姜枣汤下，空心食前。

治脾胃不和，心胸满闷，不能饮食，痰逆吞酸，少力，头目昏眩，**均气丸方**

牡丹皮　当归切，焙　木香　京三棱炮，椎碎。各一分　半夏半两。别捣末，生姜自然汁和为饼，焙干，同杵　青橘皮汤浸，去白，焙　枳实去瓤，麸炒。各半两　槟榔剉。一两

上八味，捣罗为末，炼蜜和丸如梧桐子大。每服十五丸，空心食前生姜盐汤下。

治脾胃不和，痰唾呕逆，脐腹撮痛，心胸痛闷，调脏止泻，**紫苏丸方**

紫苏叶　桂去粗皮　赤茯苓去黑皮　缩砂去皮　甘草炙，剉。各二^①两　沉香剉　人参　桔梗炒　青橘皮汤浸，去白，焙　陈橘皮汤浸，去白，焙。各一两　胡椒半两

上一十一味，捣罗为末，炼蜜和丸如弹丸大。每服一丸，炒生姜盐汤嚼下。

治脾胃不和，腹中刺痛，胃逆气冷，不能饮食，**七宝汤方**

草豆蔻^②五枚。面裹煨熟，去面及皮　白茯苓去黑皮　人参各一两　大腹皮剉。四枚　诃黎勒炮，去核。五枚　半夏一分。汤浸洗五度，生姜汁浸一宿，去姜汁炒黄　甘草炙，剉。半两

上七味，粗捣筛。每服三钱匕，水一盏，入生姜三片，大枣二枚，擘破，同煎至七分，去滓温服。

治脾胃气不和，心腹疠痛，不能饮食，**沉香汤方**

沉香剉　厚朴去粗皮，生姜汁炙　桂去粗皮　益智去皮，炒　白术　青橘皮汤浸，去白，焙　桔梗炒。各一两　五味子一两一分。微焙　附子炮裂，去皮脐　干姜炮　甘草炙，剉。各半两

上一十一味，粗捣筛。每服二钱匕，水一盏，入生姜三片，同煎至六分，去滓，稍热食前服。

---

① 二：明抄本、乾隆本、文瑞楼本同，日本抄本作"一"。
② 草豆蔻：乾隆本、日本抄本、文瑞楼本剂量同，明抄本作"一两"。

治脾胃不和，不能饮食，**大腹汤**方

大腹剉　陈曲炒　厚朴去粗皮，生姜汁炙　木香剉。各一两　肉豆蔻去皮　干姜炮　人参　白茯苓去黑皮　青橘皮汤浸，去白，焙　诃黎勒炮，取皮　桂去粗皮　大麦蘖微炒　半夏汤洗七遍，去滑，焙干。各半两　京三棱炮，剉。一两半

上一十四味，粗捣筛。每服二钱匕，水一盏，入生姜三片，枣二枚，擘破，同煎至六分，去滓，稍热食前服。

治脾胃不和，不能饮食，见食吐逆，**半夏饮**方

半夏生姜汁炒黄　干姜炮。各一两　枣肉焙　附子炮裂，去皮脐　青橘皮汤浸，去白，焙。各半两　陈橘皮汤浸，去白，焙　红豆蔻去皮。各一分①　木香半分　草豆蔻去皮。二枚

上九味，粗捣筛。每服一钱半匕，水一盏，蜜半匙，煎至七分，去滓，稍热服，不拘时候。

温脾胃，和气消食，**木瓜散**方

干木瓜焙。五两　益智去皮　桂去粗皮　草豆蔻去皮　红豆蔻去皮　干姜炮　高良姜　陈橘皮汤浸，去白，焙　厚朴去粗皮，生姜汁炙。各二两　甘草炙，剉　麦蘖炒　陈曲炒。各三分②　生姜一斤。取自然汁　丁香　沉香各一两　盐一升

上一十六味，捣罗十四味为散，研细，入生姜自然汁并盐，拌匀，瓷器盛。每服二钱匕，沸汤点服。

治脾胃不和，饮食减少，腹中虚鸣，**高良姜散**方

高良姜一两半　陈橘皮去白，焙。二③两　陈曲炒。半两　肉豆蔻去壳　干姜炮裂　厚朴去粗皮，生姜汁炙，剉　五味子　甘草炙，剉　白术　吴茱萸汤洗，焙干，炒。各一两

上一十味，捣罗为散，研匀。每服二钱匕，陈米饮调下。

治脾胃不和，不能饮食，**白术丸**方

白术剉　厚朴去粗皮，生姜汁炙，剉　苍术去粗皮，炒。各半

---

① 各一分：日本抄本、文瑞楼本同，明抄本、乾隆本作"一两"。
② 各三分：日本抄本、文瑞楼本同，明抄本、乾隆本作"二两"。
③ 二：日本抄本、文瑞楼本同，明抄本、乾隆本作"一"。

斤　芜荑四两　青橘皮去白，焙　附子炮裂，去皮脐。各三两　甘
草炙，剉　干姜炮裂。各二两

上八味，捣罗为末，炼蜜和丸如鸡头实大。每服一丸，空心
米饮嚼下。

治脾[1]胃不和，不思饮食，**进食汤**方

青橘皮去白，焙。一分　乌头炮裂，去皮脐。三枚　草豆蔻
三[2]枚。去皮　诃黎勒煨，去核。五枚　甘草炙，剉　高良姜剉，
炒　陈橘皮去白，焙　桂去粗皮。各一分

上八味，粗捣筛。每服三钱匕，水一盏，生姜二片，煎取七
分，去滓，食空时服。

治脾胃气虚，不能饮食，**八味煮散**方

厚朴去粗皮，生姜汁炙，剉　麦蘖炒。各二两　吴茱萸汤洗，
焙干，炒　人参　桂去粗皮　芜荑微炒　陈橘皮汤洗，去白，焙。
各一两　荜拨半两

上八味，捣罗为散。每服二钱匕，水一盏，入生姜三片，枣
一枚，擘，同煎至六分，去滓，空心温服。

治脾胃气不和，虚满不能饮食，**沉香汤**方

沉香剉　蘹香子炒　青橘皮去白，焙　胡椒　荜澄茄　楝实
剉，炒　陈橘皮去白，焙。各一两

上七味，粗捣筛。每服三钱匕，葱白三寸，拍破，入酒并童
子小便各半盏，同煎至七分，去滓温服。若气甚虚弱，脉息沉细，
不过数服，气正脉生。

治脾胃气冷热不和，进食和气，**草豆蔻汤**方

草豆蔻去皮　人参　陈橘皮汤浸，去白，焙　厚朴去粗皮，生
姜汁炙。各一两　甘草炙，剉　桂去粗皮。各半两

上六味，粗捣筛。每服三钱匕，水一盏，入生姜三片，同煎
至六分，去滓，食前温服。

---

① 脾：日本抄本、文瑞楼本同，明抄本、乾隆本作“肝”。
② 三：日本抄本、文瑞楼本同，明抄本、乾隆本作“二”。

脾胃气虚弱不能饮食

论曰：水谷入口，而聚于胃，脾则播其气泽，以埤诸脏腑而已。今脾脏不足，胃气内弱，故不能饮食，虽食亦不能化也。

治脾胃气虚弱，不能饮食，食即妨闷，四肢少力，疼痛，**红豆蔻汤**方

红豆蔻去皮　白术　桂去粗皮　诃黎勒煨，去核　黄耆剉　当归切，焙。各三分　厚朴去粗皮，生姜汁炙。二两　陈橘皮汤浸，去白，焙　人参各一两

上九味，粗捣筛。每服三钱匕，水一盏，入生姜半分，切，枣二枚，擘破，煎至六分，去滓，不计时候稍热服。

治脾胃气虚弱，不能饮食，肌肤瘦瘁，面色萎黄，**白术丸**方

白术　陈曲微炒　陈橘皮汤浸，去白，焙。各二两　人参　荜拨各一①两　干姜炮。三分

上六味，捣罗为末，煮枣肉和丸如梧桐子大。不计时候，每服以粥饮下三十丸。

治脾胃虚弱，不能饮食，心腹刺痛，频并泄利，**人参大丸**②方

人参二两　白术二两半③　干姜炮。半两　甘草炙，剉。一两半　山芋二两　附子炮裂，去皮脐。一两

上六味，捣罗为末，炼蜜和丸如鸡子黄大。每服一丸，水一盏，入枣二枚，擘破，同煎至六分，和滓温服，或烂嚼煎枣汤下亦得。

治脾胃虚弱，思进饮食，**山芋丸**方

山芋　白术各一两　人参三分

上三味，捣罗为细末，煮白面糊为丸如小豆大。每服三十丸，空心食前温米饮下。

养脾胃，进饮食，**二橘散**方

---

① 一：明抄本、乾隆本、文瑞楼本同，日本抄本作"二"。
② 人参大丸：日本抄本、文瑞楼本同，明抄本、乾隆本作"参术丸"。
③ 二两半：日本抄本、文瑞楼本同，明抄本、乾隆本作"三两"。

青橘皮汤浸，去白，焙　陈橘皮汤浸，去白，焙。各一两　益智去皮，微炒　蘹香子炒　京三棱煨，椎碎　木香　肉豆蔻仁各三分　缩砂蜜去皮　人参各一两　姜黄　甘草炙，剉。各半两

上一十一味，捣罗为散。每服二钱匕，入盐少许，沸汤点服，空心食前。

治脾胃久弱，三焦不调，胸膈痞闷，肢体倦怠，哕逆恶心，饮食进退，气道不匀，思食，**调中丸方**

陈曲炒　麦蘖炒　半夏曲①各一两　槟榔剉。三分　白术一两半　人参三分　木香半两　陈橘皮汤浸，去白，焙。一两　沉香半两　乌药剉。一两

上一十味，捣罗为末，炼蜜为丸如梧桐子大。每服三十丸，食前温米饮下。

治脾胃气虚，食少无力，**沉香陈曲丸方**

沉香半两　陈曲微炒　木香　槟榔剉　半夏汤洗七遍，焙　陈橘皮汤浸，去白，焙　人参　白豆蔻去皮　麦蘖微炒。各一两　诃黎勒皮　厚朴去粗皮，生姜汁炙　白术各二②两　丁香　荜澄茄各半两

上一十四味，捣罗为末，炼蜜和丸如梧桐子大。每服三十丸，米饮下，空心食前服。

补暖脾胃③，止吐逆，利胸膈，治心腹刺痛，进饮食，**藿香汤方**

藿香叶　白茯苓去黑皮　青橘皮汤浸，去白，焙　细辛去苗叶　益智去皮，微炒　缩砂蜜去皮　甘草炙，剉　陈橘皮汤浸，去白，焙　人参各一两　木香　白芷剉，炒。各半两

上一十一味，粗捣筛。每服三钱，水一盏，入生姜、木瓜各三片，煎至六分，去滓，稍热服，不拘时候。

---

① 半夏曲：日本抄本、文瑞楼本同，明抄本、乾隆本作"半夏"。
② 二：明抄本、乾隆本、文瑞楼本同，日本抄本作"一"。
③ 补暖脾胃：日本抄本、文瑞楼本同，明抄本、乾隆本此前有"治脾胃气弱不能饮食"。

治脾胃气虚弱，可^①进饮食，**人参饮方**

人参　白茯苓去黑皮　山芋　白术各一分　甘草生，剉。半分

上五味，粗捣筛。每服三钱匕，水一盏，入生姜二片，枣二枚，擘，同煎至七分，去滓温服。小儿诸疾未瘥，乳食不进者，用药末一钱匕，水一中盏，入紫苏、木瓜，煎至四分，去滓，放温，并吃二服。

治脾胃气虚弱，进食，**黄耆汤方**

黄耆剉　枳壳去瓤，麸炒　人参　白茯苓去黑皮　白术　陈橘皮汤浸，去白，焙　桔梗炒。各一两　厚朴去粗皮，生姜汁炙。一两半　桂去粗皮。一两

上九味，粗捣筛。每服五钱匕，水一盏半，入生姜三片，枣二枚，擘破，同煎至八分，去滓温服，空心。

治脾胃气虚弱，不能饮食，肌体黄瘦，**姜蜜煎方**

生姜汁。一合　蜜一合　生地黄汁。一升^②

上三味，相和，以慢火煎如稀饧。每服半匙，温酒化服，空心、晚食前各一。

治脾胃虚弱，及久积冷气，饮食减少，腹内诸疾，久服补脾胃，壮气进食，去风，**乌术丸方**

草乌头净洗。一斤　苍术二斤　陈橘皮去白。半斤　甘草生，椎碎。四两　黑豆三^③升

上五味，用水一石，煮干为度，去却橘皮、黑豆、甘草，只取草乌头、苍术二味，日暴干，粗捣筛，焙干，捣罗为末，酒煮面糊为丸如梧桐子大，焙干，收瓷器中。每日空心晚食前，盐汤或温酒下三十丸。

治脾胃气弱，不思饮食，日渐黄瘦，**人参茯苓汤方**

人参　白茯苓去黑皮　益智去皮，微炒　桔梗炒。各三分　前

---

① 可：日本抄本、文瑞楼本同，明抄本、乾隆本作"思"。
② 升：日本抄本、文瑞楼本同，明抄本、乾隆本作"合"。
③ 三：日本抄本、文瑞楼本同，明抄本、乾隆本作"一"。

胡去芦头。一两^①　旋覆花二两　木香半两　甘草炙，剉。一分　枇杷叶炙，去毛　柴胡去苗。各三分　陈橘皮汤浸，去白，焙。一分　大腹剉。五枚

上一十二味，粗捣筛。每服五钱匕，水二盏，入生姜三片，枣二枚，擘破，同煎至一盏，去滓温服，空心、夜卧各一。

治脾胃气虚弱，四肢少力，肌体羸瘦，不欲饮食，**黄耆汤方**

黄耆剉。三分　甘草炙，剉。半两　厚朴去粗皮，生姜汁炙。二两　干姜炮。三分　桂去粗皮　白术　熟干地黄焙　人参　白茯苓去黑皮　当归切，焙　附子炮裂，去皮脐　陈橘皮^②汤浸，去白。各一两

上一十二味，粗捣筛。每服五钱匕，水一盏半，入生姜三片，枣二枚，擘破，同煎至八分，不计时候，去滓温服。

治脾胃气虚，思进饮食，**木香丸方**

木香　蘹香子炒　缩砂蜜去皮　青橘皮汤浸，去白，焙　蓬莪茂煨，椎碎　红豆^③　高良姜　楝实剉，炒　丁香皮剉　陈橘皮汤浸，去白，焙。各半两　桔梗炒。三两　芍药二两　益智去皮。一两半^④　五味子　桂去粗皮。各一两　甘草炙，剉。三分　胡椒半两

上一十七味，捣罗为末，用粟米饭为丸如绿豆大。每服十五丸，加至三十丸，生姜汤下。如伤水，多嚼服亦得。

治脾胃气虚弱，不思饮食，吐逆满闷，胸膈不利，心腹刺痛，**豆蔻散方**

草豆蔻去皮。八两^⑤　生姜和皮，切作片子。一斤　甘草剉碎。四两

上三味，同入银器内，用水过药三指许，慢火熬令水尽，取出，焙干，捣罗为散。每服一钱匕，沸汤点服，夏月作熟水冷服

① 两：日本抄本、文瑞楼本同，明抄本、乾隆本作"分"。
② 陈橘皮：日本抄本、文瑞楼本剂量同，明抄本、乾隆本作"一分"。
③ 红豆：日本抄本、文瑞楼本同，明抄本、乾隆本作"红豆蔻"。
④ 一两半：明抄本、乾隆本、文瑞楼本同，日本抄本作"一两"。
⑤ 两：日本抄本、文瑞楼本同，明抄本、乾隆本作"枚"。

亦佳。

治脾胃气弱，不进饮食，**白豆蔻散方**

白豆蔻仁 厚朴去粗皮，生姜汁炙，剉 白术 沉香剉 陈橘皮汤浸，去白，焙 甘草炙

上六味，等分，捣罗为散。每服二钱匕，入盐少许，沸汤点服，食前。

治脾胃虚弱，并妇人脾血久冷，**桂香散方**

桂去粗皮。一分 高良姜剉，炒香熟 草豆蔻剉，炒 甘草炙，剉 白术 缩砂肉 厚朴去粗皮，剉 生姜切 枣肉各一两①。同厚朴、生姜三味捣成团，焙干 青橘皮去白，炒黄 诃黎勒肉各半两

上一十一味，捣罗为散。每服二钱匕，入盐少许，沸汤点，空心服。此药兼疗腹痛及冷泻，尤妙。

治脾气虚弱，不思饮食，**必胜散方**

白术 甘草炙 五味子微炒。各四两 干姜炮。三两半

上四味，捣罗为散。每服二钱匕，入盐少许，沸汤点服，不拘时候。

治脾胃虚冷，水谷迟化，不能饮食，**建脾散方**

人参 白茯苓去黑皮 黄耆剉 麦蘖炒黄。各一两 甘草炙，剉 面曲炒令黄。各半两②

上六味，捣罗为散。每服二钱匕，入盐沸汤点服，不拘时候。

治脾胃气虚弱，不能饮食，**白豆蔻散方**

白豆蔻仁 桂去粗皮 木香 人参各半两 曲炒 京三棱炮，剉 陈橘皮去白，切，焙 大麦蘖炒。各三分 干姜③炮裂 甘草炙。各一分

上一十味，捣罗为细散。每服二钱匕，入生姜三片，盐少许，沸汤点服，食前。

---

① 各一两：日本抄本、文瑞楼本同，明抄本、乾隆本作“二两”。
② 各半两：日本抄本、文瑞楼本同，明抄本、乾隆本作“二两”。
③ 干姜：日本抄本、文瑞楼本剂量同，明抄本、乾隆本作“三分”。

卷第四十七

胃病门

胃虚冷　胃实热　食亦　胃反　哕　噫醋　胃寒肠热
胃热肠寒

胃病门

胃虚冷

论曰：足阳明胃之经，与足太阴为表里，其气喜温而恶寒，得温则能变化水谷。若其气不足，寒冷之气乘之，则令胫寒不得卧，恶风洒洒，目急，腹中常痛，两胁虚胀善鸣，时寒时热，唇口干，面目浮肿，食饮不下，皆胃虚冷故也。

治胃气虚冷，不思饮食，**硇砂丸方**

硇砂研。二两　陈橘皮汤浸，去白，焙　桂去粗皮　干姜炮　当归切，焙　厚朴去粗皮，生姜汁炙　芎藭　胡椒　缩砂去皮　甘草炙，剉　附子炮裂，去皮脐。各四两　白术三两　五味子一两半　阿魏研。半两　青盐研。二①两

上一十五味，除别研外，捣罗为末，用银石锅，入好酒一升，白蜜一十两，先下硇砂、阿魏、青盐三味，并好面一两，同煎煮稀稠成糊，入药末和成剂，熟杵丸如梧桐子大。每服二十丸，生姜盐汤下，不拘时。

治胃气虚冷，腹胀食减，四肢少力，**丁香丸方**

丁香半两　厚朴去粗皮，生姜汁炙。一两　干姜炮。半两　吴茱萸汤洗，焙干，炒。半两　青橘皮汤浸，去白，焙。一分　桃仁去皮尖、双仁，炒。一两　五味子　诃黎勒去核　槟榔剉。各半两　木香一分

---

① 二：明抄本、日本抄本、文瑞楼本同，乾隆本作"三"。

上一十味，捣罗为细末，煮枣肉丸如绿豆大。每服十丸，橘皮汤下，不拘时服。

治胃气虚冷，不思饮食，及冷气攻腹胁疼痛，四肢少力，口吐酸水，吃食无味，**沉香汤**方

沉香一两。剉 白豆蔻去皮。一两 青橘皮汤浸，去白，焙。一两半 高良姜半两 桂去粗皮。一两 槟榔剉 吴茱萸汤洗，焙干，炒 厚朴去粗皮，生姜汁炙。各三分

上八味，粗捣筛。每服三钱匕，水一盏，煎至七分，去滓温服，不计时候。

治胃气虚冷，肌瘦少力，不思饮食，**厚朴丸**方

厚朴去粗皮，生姜汁炙 陈橘皮汤浸，去白，焙 诃黎勒去核 桂去粗皮 附子炮裂，去皮脐 干姜炮 白茯苓去黑皮 甘草炙。各一两

上八味，捣罗为细末，炼蜜和丸如梧桐子大。每服二十丸，温米饮下。

治胃气虚冷，不思饮食，胁肋胀满，胸膈不快，脏腑不利[①]，**乌头汤**方

乌头炮裂，去皮脐。三两 益智去皮，炒。三两 青橘皮汤浸，去白，焙。一两半 木香 诃黎勒去核。各半两 山芋二两 粟米五两 白盐炒。一两

上八味，粗捣筛。每服三钱匕，水一盏，煎至七分，去滓温服，食前。

治胃气虚冷，脐腹疼痛，或滑泄下利，不思饮食，**厚朴丸**方

厚朴去粗皮，姜汁炙。一两 干姜炮。二两 附子炮裂，去皮脐。一两 诃黎勒煨，去核。三分 白术剉。一两

上五味，捣罗为细末，醋煮面糊和丸如梧桐子大。每服二十丸，加至三十丸，空心食前米饮下，日三。

---

① 脏腑不利：日本抄本、文瑞楼本同，明抄本、乾隆本此后有"暖胃气进饮食"。

治胃气虚冷，腹胁胀满，痰逆不思饮食，**顺气汤方**

厚朴去粗皮，姜汁炙　陈橘皮汤浸，去白，焙　白术剉。各一两　半夏为末，姜汁制作饼，炙。半两　干姜炮。半两　甘草炙。一两

上六味，粗捣筛。每服三钱匕，水一中盏，入生姜三片，枣一枚，擘，煎至七分，去滓温服，不计时候。

治胃气虚冷，腹胀减食，**诃黎勒汤方**

诃黎勒五枚。炮，去核　大腹剉。五枚　草豆蔻去皮。一十四枚　甘草炙　白术　人参各半两

上六味，粗捣筛。每服三钱匕，水一盏，入生姜三片，枣一枚，擘，同煎至七分，去滓，食前温服。

治胃气虚冷，大便滑泄，脐腹多痛，**荜拨丸方**

荜拨　高良姜　肉豆蔻去壳　桂去粗皮　缩砂去皮　附子炮裂，去皮脐　白术剉　胡椒　诃黎勒炮，去核。各一两

上九味，捣罗为细末，炼蜜丸如梧桐子大。每服二十丸，粟米饮下，空心食前。

治胃中虚冷，恶寒洒洒，卧而不寐，**补胃煮散方**

细辛去苗叶。一两半　柏子仁　人参　芎藭剉。各一两　防风去叉　桂去粗皮　陈橘皮汤浸，去白，焙。各半两　甘草炮　吴茱萸浆水浸一宿，新水淘，焙干，炒。各三分

上九味，捣罗为细散。每服二钱匕，水七分，煎沸，通口服。

治胃中虚冷，霍乱吐泻，烦热发渴，或下利赤白，**丁香汤方**

丁香皮剉。二两　白术剉。四两　甘草炙。一两　干姜炮。半两　枇杷叶拭去毛。二七片　草豆蔻去皮。五枚

上六味，粗捣筛。每服三钱匕，水一盏，生姜三片，同煎至七分，去滓，食前温服。

治胃冷呕逆，**厚朴汤方**

厚朴去粗皮，涂生姜汁炙。一两　白术　桂去粗皮。各三分　桃仁去皮尖、双仁，麸炒　丁香各半两

上五味，粗捣筛。每服三钱匕，水一盏，煎至七分，入醋数

滴，去滓，热呷。

治胃寒胸膈虚满，面目浮肿，饮食不化，**丁香汤**方

丁香　藿香叶　附子炮裂，去皮脐。各一分　干姜炮。半分

上四味，剉碎，用水一升，煎取五合，去滓，徐徐呷尽。

治五饮酒癖，怔悸动气，心下否满，呕逆吞酸，背寒中冷，身体寒战，心腹注痛，可思饮食，腹内虚鸣，便往滑利，胃虚气弱，心下有冷痰者，最宜服饵，**新法半夏散**方旧名汤

生姜切作片子，盐淹一宿，焙干，秤。十二两　甘草八两。炙，剉　陈曲二十四两。炒　草豆蔻去皮。三两　陈橘皮汤浸，去白。三两　丁香二两　半夏曲一两半

上七味，捣罗为散。每服三钱匕，入盐少许，沸汤点服，不计时候。

治胃虚冷，中脘气满，不能传化，善饥不能食，**温胃煮散**方

人参末二钱①　生附子末半钱　生姜一分。切碎

上三味，和匀，用水七合，煎至二合，以鸡子一枚，取清打转，空心顿服。

治胃气冷，不思食，**人参附子汤**方

人参一两　附子炮裂，去皮脐。一两　桂去粗皮。一两　干姜炮。三分　甘草炙。一分②半　半夏汤洗七遍，焙。一两　枳壳去瓤，麸炒　丁香　陈橘皮去白，炒　白术　草豆蔻去皮。各一两

上一十一味，剉如麻豆。每服三钱匕，生姜如钱大二片，水一盏，煎至七分，去滓温服。

治胃冷不思食，痰逆多吐，**茯苓汤**方

白茯苓去黑皮。一两　半夏汤洗七遍，焙。一两　人参一两　陈橘皮汤去白，焙。一两半　丁香半两　木香半两　白术一两　草豆蔻去皮。二两　槟榔剉。半两　桂去粗皮。三钱③　厚朴去粗皮，生姜汁炙。一两半　枳壳去瓤，麸炒。半两

---

① 钱：明抄本、乾隆本、文瑞楼本同，日本抄本作"两"。

② 分：明抄本、乾隆本、文瑞楼本同，日本抄本作"两"。

③ 钱：日本抄本、文瑞楼本同，明抄本、乾隆本作"两"。

上一十二味，剉如麻豆大。每服三钱匕，水一盏，煎至七分，不拘时，去滓温服。

治胃虚冷呕逆，**豆蔻汤方**

草豆蔻去皮。一两半　桂去粗皮　生姜去皮，切　附子炮裂，去脐皮。各三分　甘草炙，剉　丁香各半两

上六味，细剉。每服五钱匕，水一盏半，枣一枚，擘破，同煎至八分，去滓温服。

治胃冷呕逆，气厥不通方

丁香母三粒。椎碎　陈橘皮一枚，全者。汤浸，去白，焙

上二味，用水一盏，煎取半盏，去滓，热呷。

胃实热

论曰：胃气盛实则壅涩不宣，蕴积生热，令人口干烦渴，面目悉黄，谵妄狂越，身热多汗，腹胁坚满，大便秘难，皆其证也。

治胃气实热，唇焦口干，引饮不止，**赤芍药汤方**

赤芍药　生干地黄焙。各一两　大黄剉，炒　甘草炙。各半两

上四味，粗捣筛。每服三钱匕，水一盏，煎至七分，去滓温服，日再。

治胃气实热，口舌干燥，头痛烦渴，**黄芩汤方**

黄芩去黑心　柴胡去苗。各一两　葛根剉　赤芍药各三分　甘草炙。半两　石膏碎。二两[①]

上六味，粗捣筛。每服三钱匕，水一盏，煎至七分，去滓温服，不拘时。

治胃气实热，烦躁多渴，**黄连丸方**

黄连去须　赤茯苓去黑皮。各三分[②]　麦门冬去心，焙。一两　苦参半两

上四味，捣罗为末，炼蜜丸如梧桐子大。每服二十丸，食后

---

① 二两：日本抄本、文瑞楼本同，明抄本、乾隆本此后有"竹叶二十片"。
② 各三分：日本抄本、文瑞楼本同，明抄本、乾隆本作"三两"。

临卧煎竹叶汤下。

治胃气实热，头痛寒热，状如温疟，唇口干燥，**黄芩栀子汤**方

黄芩去黑心　栀子仁　犀角镑　赤茯苓去黑皮　射干各一两　大黄剉，炒。半两

上六味，粗捣筛。每服五钱匕，水二盏，煎至一盏，次入生地黄汁半合，蜜一匙，搅匀，更煎数沸，去滓，食后温服。

治胃气实热，唇口干燥，头昏体倦，五心烦热，**地骨皮汤**方

地骨皮二两　防风去叉　甘草炙。各一两

上三味，粗捣筛。每服三钱匕，水一盏半，煎至一盏，去滓，食后温服。

治胃实热呕哕，吐逆不食，头痛烦渴，**犀角饮**方

犀角镑　枇杷叶炙，去毛　葛根剉　麦门冬去心，焙。各一两

上四味，粗捣筛。每服三钱匕，水一盏，煎至七分，去滓温服，不拘时。

治胃实热气盛，消谷善饥，头目昏痛，衄血烦渴，**黄连丸**方

黄连去须　栝楼根　麦门冬去心，焙　知母焙　茯神去木。各一两

上五味，捣罗为末，炼蜜丸如梧桐子大。每服三十丸，温熟水下，不拘时。

治胃实热，烦渴，咽干吐逆，**葛根汤**方

葛根剉。十两　甘草炙。三两　半夏二两。生姜汁半盏，浆水半升，同煮软，切，焙干　黄连去须。一两

上四味，粗捣筛。每服三钱匕，水一盏，生姜二片，竹茹少许，同煎至七分，去滓温服，不拘时。

治胃实热，干呕烦闷，目黄躁渴，**前胡汤**方

前胡去芦头。一两半　茅根剉。二两　麦门冬去心，焙　甘草炙。各一两　黄芩去黑心。半两

上五味，粗捣筛。每服二钱匕，水一盏，煎至七分，去滓温服，不拘时。

治胃实热，**升麻栀子汤**方

升麻剉 栀子仁 射干 赤茯苓去黑皮。各三两 白术五两 芍药四①两

上六味，㕮咀如麻豆大。每服五钱匕，水一盏，煎至八分，入地黄汁一合，赤蜜一匙，更煎一二沸，去滓温服。

治胃中实热，吐逆心烦，不下食饮，**姜蜜饮方**

生姜半两。取自然汁 白蜜一合 糯米半合。淘净，细研

上三味，和匀。入新汲水一盏调开，分二服，不拘时。

治胃气盛实，壅涩不宣，蕴积为热，口干烦渴，**地黄饮方**

生地黄汁 生姜汁 藕节汁 生蜜各二合

上四味，调和令匀，分作三服，不拘时候。

治胃腑实热发渴，饮水浆不止，**茯神饮方**

茯神去木。一②两 栝楼根③ 麦门冬去心，焙。各二两半 萎蕤 知母焙。各二两

上五味，粗捣筛。每服先以水三盏，煮小麦一合，淡竹叶一合，十余沸，去滓，然后下药末五钱匕，生地黄半分，切，枣三枚，擘破，同煎至一盏，去滓，温呷。

治胃气实热，苦头痛汗不出，口中干燥，**通热汤方**

人参二两 白茯苓去黑皮。一两 甘草炙。一分 柴胡去苗。一两 葛根剉。一两 麻黄去根节。一两 黄芩去黑心。半两 石膏碎。三两 五加皮剉。半两

上九味，粗捣筛。每服三钱匕，水一盏，生姜三片，煎取七分，去滓温服。

食亦

论曰:《内经》曰:大肠移热于胃，善食而瘦人，谓之食亦。胃移热于胆，亦曰食亦。夫胃为水谷之海，所以化气味而为荣卫者也。胃气和则食饮有节，气血盛而肤革充盈。若乃胃受邪热，

---

① 四:日本抄本、文瑞楼本同，明抄本、乾隆本作"一"。
② 一:明抄本、乾隆本、文瑞楼本同，日本抄本作"二"。
③ 栝楼根:日本抄本、文瑞楼本剂量同，明抄本、乾隆本作"三两"。

消烁谷气，不能变精血，故善食而瘦人也。病名食亦，言虽能食，亦若饥也。胃移热于胆，亦曰食亦，以胆为阳木，热气乘之，则烁土而消谷也。

治胃中结热，消谷善食，不生肌肉，**参苓丸**方

人参　赤茯苓去黑皮　菖蒲　远志去心　地骨皮　牛膝酒浸，切，焙。各一两

上六味，为细末，炼蜜和丸如梧桐子大。每服二十丸，温米饮下，日三，不拘时。

治胃热善食而瘦，**龙胆汤**方

龙胆　黄连去须　木通剉　柴胡去苗　麦门冬去心，焙　人参各一两　陈橘皮去白，焙　黄芩去黑心。各半两

上八味，粗捣筛。每服三钱匕，以水一盏，煎取七分，去滓温服，食后日二。

治胃热善食，不生肌，**甘露饮**方

生干地黄焙　熟干地黄焙　天门冬去心，焙　麦门冬去心，焙　枇杷叶去毛　黄芩去黑心　石斛去根　甘草炙，剉　枳壳去瓤，麸炒　山茵陈各一两

上一十味，粗捣筛。每服三钱匕，水一盏，煎取七分，去滓，食后温服，日二。

治胃热消谷善饥，不为肌肤，**沉香汤**方

沉香　人参　麦门冬去心　地骨皮　生干地黄焙　小草　甘草炙。各一两

上七味，粗捣筛。每服五钱匕，水一盏半，同煎至八分，去滓温服，日三，不拘时。

治胃热消谷善饥，不生肌肉，病名食亦，**升麻汤**方

升麻　栀子仁　射干　赤茯苓去黑皮。各三两　芍药四两　白术五两　生地黄汁　蜜各一升

上八味，㕮咀六味如麻豆大。每服五钱匕，以水一盏半，煎取一盏，去滓，下地黄汁半合，再煎两沸，次下蜜半匙，共煎取一盏，温服，老小以意加减。

治胃热善食而瘦，病名食亦，**干地黄汤方**

生干地黄　麦门冬去心，焙　栝楼根各三两　甘草炙，剉　枳壳去瓤，麸炒　黄芩去黑心。各一两

上六味，粗捣筛。每服五钱匕，水一盏半，煎取七分，去滓温服，日二三。

胃　反

论曰：脾与胃合，主腐熟水谷，今脾胃气虚，水谷不化，与停饮相击，胃中虚胀，其气逆上，食久反出，故名胃反也。其候朝食暮吐，暮食朝吐，寒热时作，心下否结，状如覆杯。

治胃反吐逆不止，心膈不利，饮食减少，**生姜散方**

生姜切，炒。三两　蓬莪茂剉，炒。一①两　陈橘皮汤浸，去白，炒　甘草剉，炒。各二两

上四味，捣罗为散。每服一钱匕，入盐少许，沸汤点服。

治胃反食下便吐，**人参汤方**

人参　泽泻　甘草炙　桂去粗皮。各二两　陈橘皮汤浸，去白，切，炒　干姜炮。各一两　赤茯苓去黑皮。四两　青竹茹三两　大黄剉，炒。二两

上九味，粗捣筛。每服五钱匕，水二盏，煎至一盏，去滓温服，日三夜一②。

治反胃吐逆，虚气上攻，心疼腹痛，多吐酸水，**藿香丸方**

藿香叶　木香各一两半　半夏汤洗，去滑。二两　丁香　槟榔剉。各三分　白术一两　荜澄茄　红豆蔻去皮。各半两

上八味，捣罗为末，酒煮面糊和丸梧桐子大。每服二十丸，橘皮汤下，不拘时候。

治胃反恶心，粥药不下，**镇脾散方**

京三棱炮。一两半　丁香三分③

---

① 一：日本抄本、文瑞楼本同，明抄本、乾隆本作"二"。
② 日三夜一：日本抄本、文瑞楼本同，明抄本、乾隆本作"日二"。
③ 分：文瑞楼本同，明抄本、乾隆本、日本抄本作"两"。

上二味，捣罗为散。每服一钱匕，沸汤点，不拘时候。

治反胃吐食，日久不止，大肠结燥，**丹砂丸方**

丹砂研　铅丹研　陈橘皮去白，炒。各半两　半夏汤洗七遍，去滑，焙　厚朴去粗皮，生姜汁炙　麦蘗炒　陈曲焙　代赭煅。各一两　皂荚去皮子，炙。取半两

上九味，捣研为末，和匀，稀糊为丸如梧桐子大。每服二十丸，空心日午卧时用温酒下，米饮亦得。

治胃反呕吐哕逆，**铅丹丸方**

黑铅铅汁入纸灰，以柳木椎同研成粉，罗过。一两

上二味，同研极细，用米醋一升，同入砂石器内熬为膏，入干蒸饼少许，捣令熟，丸如赤小豆大。每服十丸，生姜汤或米饮下，不拘时候。

治胃反不纳饮食，开胃和气，**木香汤**方

木香一分。剉　胡椒二十一粒　糯米一撮

上三味，同炒至米熟，粗捣筛，分作五服。每服用水一盏，煎至六分，去滓温服。

治胃反及膈气不下食方

苍米或白米，遇日西时，于日下水微拌湿，自心中想日气如在米中，便只日中晒干，纸袋盛，挂通风处

上一味，每有患者，水煎一撮，和汁饮之，即时便下。

治胃反不下食，**木香汤**方

木香剉。半两　胡椒一分　高良姜剉，炒。一分　甘草炙。一两　蓬莪茂炮。二两

上五味，粗捣筛。每服三钱匕，水一盏，煎至七分，去滓，食前温服。

治胃反吐酸水，心胸壅闷，**荜拨丸方**

荜拨　木香　干姜炮　枳壳去瓤，麸炒　大黄剉，炒　槟榔煨，剉。各半两　缩砂仁　诃黎勒煨，去核　白茯苓去黑皮　人参各三分

上一十味，捣罗为末，炼蜜和丸如梧桐子大。每服二十丸，

生姜汤下。

治多年胃反不止，**石亭脂丸方**

石亭脂　紫贝铅各二两　盐卤五两

上三味，旋烧铅煎卤中汁淬尽，将铅与石亭脂搅匀炒之，或焰起，即将铫子水上焰止，俟匀熟，水浸炊饼，丸如梧桐子大。每服二十丸，煎石莲、干枣、干柿、干姜汤下。

治胃虚气逆，食已反出，**矾丹丸方**

白矾　铅丹二两　石亭脂半两。生，为末，在后入

上三味，先将前二味和研，入甘锅内，以炭半秤，渐煅令通赤为度，驻少火，更养一夜，取出细研，出毒两日，乃入石亭脂，同研细，以粟米饭和丸如绿豆大。每日米饮下十五丸。

治胃虚胀，其气上逆，食已反出，**矾石丸方**

白矾三两。烧令汁尽

上一味，细研如面，以研饭为丸如梧桐子大。每日空心米饮下十五丸。

治久患翻胃，及小儿惊吐诸吐，**田季散丸**

硫黄细研。半两　水银①一分。与硫黄再研无星

上二味，同研如黑煤色。每服三钱匕，生姜四两，取汁，酒一盏，同姜汁煎熟调药，空心服，衣被盖覆。当自足指间汗出，迤逦遍身，汗彻即差。常有人病反胃，经三年不差，消羸殆尽，服药一服，汗出，皆如胶，腥秽不可近，当日更不复吐，遂差。又小儿诸吐，用此药量儿长少，服一钱匕至一字匕，冷水调下，吐立定。此散极浮难调，须先滴少水，以指缓缓研杀，稍稍增汤，使令调和。若倾入汤酒，尽浮泛不可服。又乌头煮散、茱萸散，皆治反胃，惟田季散有阴阳理，胜于二方，今载二方于后，但性差热，更量腑脏寒温用之。

治胃气虚冷，不能饮食，食已即吐酸水，**茱萸散方**

---

① 水银：日本抄本、文瑞楼本剂量同，明抄本无剂量，乾隆本作"一钱五分"。

吴茱萸汤洗七遍，炒干　干姜炮裂

上二味，等分，捣罗为散。空心热酒调下三钱匕。

治胃反，**乌头煮散方**

乌头炮裂，去皮脐。三两　楝实一两半　槟榔剉　木香各一两

上四味，捣罗为散。每服二钱匕，水一盏，煎至七分，入盐一捻，温服。

治阴阳气不升降，否气膈气，心痛腹痛，咽喉噎闷，气道不匀，呕吐痰沫，饮食不下，大便秘利不定，或里急后重，大腹痛不可忍。此药养气消痰，温中散滞，**缓气丸方**

木香半两　桂①去粗皮。二两　人参二两　白术二两　吴茱萸炒。二两　厚朴去粗皮，生姜汁涂炙令香燋。二两　诃黎勒皮二两　附子炮裂，去皮脐。一两半　阿魏研。半两

上九味，捣研为末，炼蜜为丸如梧桐子大。每服三十丸，温熟水下，不计时候。大便结涩，加大黄、黑牵牛各一两。

治反胃胸胁妨胀，不下食，**橘皮饮方**

陈橘皮汤去白，焙。一两　诃黎勒煨，去核　木香　薏苡仁　干木瓜去瓤，切，焙。各一两半

上五味，粗捣筛。每服三钱匕，水一盏半，入生姜五片，煎至一盏，去滓，空腹温服，如人行五里再服。

治反胃不食，食即吐逆，羸瘦少力，**半夏饮方**

半夏汤洗七遍，去滑尽，焙。二两　厚朴去粗皮，生姜汁炙。一两半　糯米两合　陈橘皮汤去白，焙。一两　生姜切，焙。一两半

上五味，粗捣筛。每服三钱匕，枣二枚，擘破，水一盏半，煎至一盏，去滓，空腹温服，如人行五里再服。

治胃反呕吐不止，饮食不下，**雌黄丸方**

雌黄一分。研　甘草半分。生

上二味，为末，烂饭和丸梧桐子大。用五叶草、糯米同煎汤下四丸。

① 桂：文瑞楼本剂量同，明抄本、乾隆本无剂量，日本抄本作"半两"。

治胃反，呕逆不下食，**半夏丸方**

半夏汤洗七遍，焙　伏龙肝各一两　白矾煅令汁枯　铅丹研。各三分

上四味，捣研为末，生姜汁煮面糊和丸如梧桐子大。每服二十九至三十丸，生姜橘皮汤下。

治年深膈气翻胃，饮食之物，至晚皆吐出，悉皆生存不化。膈上常有痰涎，时时呕血，胸中多酸水，吐清水无时，夜吐辄至晓，日渐羸瘦，腹中痛楚，时复冷滑，或即闭结，**吴茱萸丸方**

吴茱萸瓦上炒。三分　胡椒　人参　当归剉，焙。各半两　甘草半两。一半生用，一半纸裹五七重，醋浸令透，火内慢煨干，又浸，如此七遍　半夏一两。用生姜四两，研汁，入沙罐子内，姜汁并水煮，候擘破，看存二分白心，取半夏细研为膏　白矾烧存性。半两

上七味，捣罗为细末，以半夏膏和丸，如稍硬添姜汁，丸如梧桐子大。每服七丸，桑柳枝各二十一茎，银器内煎汤吞下，日三服。忌诸毒物，惟可食油煎猪胭脾软饭。

治胃反吐逆，发渴饮水，**茯苓饮方**

赤茯苓去黑皮。二两　泽泻　干姜炮。各一两　白术　桂去粗皮　甘草炙。各半两

上六味，粗捣筛。每服五钱匕，水一盏半，煎至一盏，去滓，空腹频呷，日三。

治反胃吐食方

人参　虎掌各三分　附子炮裂，去皮脐　枳壳去瓤，麸炒　厚朴去粗皮，生姜汁炙　枇杷叶炙，去毛。各半两

上六味，剉如麻豆，令匀。每服五钱匕，水一盏半，入生姜半分，切，煎取七分，去滓温服。

治反胃，饮食入口即吐，**肉豆蔻饮方**

肉豆蔻炮，去壳。四①枚　高良姜　白芷　人参　赤茯苓去黑

---

① 四：明抄本、乾隆本、文瑞楼本同，日本抄本作“一”。

皮　槟榔剉。各一两半

上六味，粗捣筛。每服三钱匕，水一盏半，薤白三寸，切，煎至一盏，去滓，空腹温服，如人行五里再服。

治反胃两胁妨胀，食不消化，**厚朴饮方**

厚朴去粗皮，生姜汁炙　生姜切，焙。各一两半　槟榔剉。三枚　肉豆蔻去壳，炮。一两　吴茱萸洗，焙，微炒。三分　陈橘皮汤去白，焙。一两

上六味，粗捣筛。每服三钱匕，水一盏半，煎至一盏，去滓，空腹温服，如人行五里再服。

治脾虚胃反，食下即吐，**橘皮汤方**

陈橘皮汤浸，去白，焙　人参　泽泻　甘草炙，剉。各一两　桂去粗皮　干姜炮裂　赤茯苓去黑皮。各一两半　青竹茹二两半

上八味，粗捣筛。每服四钱匕，水一盏半，煎至七分，去滓温服，不拘时。

治胃反不下食，**通膈汤方**

昆布洗去咸，焙　白术各一两　丁香　槟榔煨，剉　诃黎勒皮　木香　半夏汤洗七遍，炒。各三分　大黄剉，炒。半两

上八味，粗捣筛。每服三钱匕，水一盏，入生姜三片，同煎六分，去滓温服。

治胃气虚弱，停饮相击，发为虚胀，其气逆上，食已反出，**人参厚朴汤方**

人参　厚朴去粗皮，涂生姜汁炙透熟　桂去粗皮　半夏汤洗去滑，姜汁制，炒干。各二两　陈橘皮去白，炒　甘草炙，剉　白术各一两

上七味，粗捣筛。分作十贴，每贴以水二盏，生姜半分，拍破，同煎取一盏，去滓，空心顿服。

治久积痰壅，胃反呕逆不下食，**铅丹丸方**

铅丹　半夏汤洗去滑，七遍。各一两　山芋①　人参各三

---

① 山芋：日本抄本、文瑞楼本剂量同，明抄本、乾隆本作"三两"。

分 干姜炮 陈橘皮汤浸，去白，焙。各半两 甘草炙。一分

上七味，捣罗为末，研匀，汤浸蒸饼和丸梧桐子大。每服二十丸，煎人参汤下。

治胃反呕吐不止，妨碍饮食，**参桂汤方**

人参 桂去粗皮 泽泻 甘草炙，剉。各三分^① 陈橘皮汤去白，炒 麦门冬去心，焙。各二两 半夏汤洗，去滑，生姜汁制，炒。一两

上七味，粗捣筛。每服五钱匕，生姜一枣大，拍破，水一盏半，煎至八分，去滓温服，不拘时，日三五服。

哕

论曰：食入于口，而聚于胃，脾胃散精气以养四旁，腑脏气和，乃能埤助于中。若脾胃气虚，不能传化水谷之精，与新谷相干，脾胃气逆否满，复遇冷折之，故令哕逆也。

治脾胃俱虚，胀满哕逆，**两顺煮散方**

高良姜 木香

上二味，等分，各捣罗为末。每服高良姜末一钱，木香末半钱，水一盏，同煎至七分，放温和滓徐呷服，不计时。勿用铁器煎。

治哕逆不止，**人参汤方**

人参 白术 白茯苓去黑皮 藿香各半两 甘草一分。炙，剉

上五味，粗捣筛。每服三钱匕，水一盏，煎至七分，去滓温服。

治风冷乘脾胃，致哕逆不止，**羌活汤方**

羌活去芦头 附子炮裂，去皮脐 蘹香子微炒。各半两 木香 干姜炮。各一分

上五味，㕮咀如麻豆。每服三钱，水一盏，盐一捻，同煎至八分，去滓，稍热服，不计时候。

---

① 各三分：日本抄本、文瑞楼本同，明抄本、乾隆本作“三两”。

治哕逆不止，不思饮食，**沉香乌药丸方**

沉香　乌药剉　青橘皮去白，焙　白术剉，炒　白芷　白茯苓去黑皮　五味子　甘草炙，剉　人参各等分

上九味，捣罗为末，炼蜜和丸鸡头大。每服一丸至二丸，粥前生姜紫苏汤嚼下。

治哕逆不止，饮食不入，**小丁沉丸方**

丁香　沉香　木香　槟榔剉　白豆蔻去皮。各半两　麝香一钱。别研　人参二两　桂去粗皮。一分　白茯苓去黑皮。二两　甘草半两。炙，剉　干姜一分。炮　诃黎勒皮一两　白术四两　青橘皮去白，焙。半两

上一十四味，捣研为末，令匀，炼蜜丸如小弹子大。每服一丸，炒生姜盐汤嚼下，不计时候。

治诸般哕逆，**水银膏方**

水银不结沙子　硫黄细研　太阴玄精石各一两。细研

上三味，用酽醋五升，文武火熬成稠膏，瓷合内盛，旋丸如梧桐子大。每服艾汤下七丸，不拘时。

治脾胃俱虚，哕逆上气，**豆蔻汤方**

草豆蔻去皮　木香　甘草炙，剉　干姜炮　高良姜　陈橘皮汤浸，去白　缩砂去皮　益智去皮

上八味，等分，粗捣筛。每服三钱匕，水一盏，生姜三片，同煎八分，去滓温服，不计时候。

治胃中风冷，腹胀哕逆，不思饮食，**理中散方**

干姜炮　人参　白术　厚朴去皮，姜汁炙，剉　陈橘皮去白，焙。各一两　甘草炙，剉　吴茱萸炒　槟榔剉　荜拨各半两

上九味，捣罗为散。每服二钱匕，入生姜三片，沸汤调，食前服。

治脾胃俱虚，内挟风冷，哕逆上气，**干姜丸方**

干姜炮裂。一两半　附子炮裂，去皮脐　胡椒　桂①去粗皮。各

---

① 桂：日本抄本、文瑞楼本剂量同，明抄本、乾隆本作"五钱"。

一两

上四味，捣罗为末，炼蜜和丸梧桐子大。每服十五丸至二十丸，食前浓米饮下。如呕哕冷沫，浓煎烧生姜橘皮汤下。

治哕逆不止，饮食不入，**枇杷叶汤方**

枇杷叶炙，拭去毛。四两　陈橘皮汤浸，去白，焙。五两　甘草三①两。炙，剉

上三味，粗捣筛。每服三钱匕，水一盏，入生姜一枣大，切，同煎至七分，去滓，稍热服，不计时候。

治胃气受冷，气逆奔冲，呕哕不定，**白术汤方**

白术剉　甘草炙，剉　莎草根炒，去毛。各一两　草豆蔻五枚，大者。去皮，炒　干姜炮　陈曲炒　麦蘖炒。各半两

上七味，粗捣筛。每服三钱匕，水一盏，生姜三片，大枣二枚，擘破，同煎至七分，去滓热服，不拘时候。

治哕逆不止，**三圣散方**

丁香四十九枚　胡椒十四枚　半夏七枚，大者。先以锥子钻透心，左搓麻线穿过，井华水浸七日，一日一度换水后焙干

上三味，捣罗为散。大人生姜汤调一字，小儿箸头蘸生姜汁后，点药少许口中立愈，至甚不过三服。

治胃中有寒，气逆呕哕，**生姜散方**

草豆蔻去皮。二两。白面裹煨令熟，去面　甘草四两。炙，剉

上二味，捣为粗末，以生姜去皮半斤，细切，与药末同入木臼内，捣成饼子，焙干，再捣罗为散。每服一钱匕，入盐点服，不拘时候。

治胃寒气逆，呕哕不止，**草豆蔻散方**

草豆蔻去皮，剉。八两　生姜和皮，切作片子用。一斤　甘草四两。炙，剉　陈橘皮去白，焙。一两

上四味，匀和，入银器内，用水过药三指许，慢火熬令水尽，取出，焙干，捣罗为散。每服一钱匕，沸汤点之，夏月煎作冷熟

---

① 三：日本抄本、文瑞楼本同，明抄本、乾隆本作“二”。

水服亦妙。

治哕逆不止，**附子煮散方**

附子一枚重一两者　诃黎勒三七枚

上二味，同用蛤粉炒，令附子裂，去皮脐尖，诃黎勒去核，为细散。每服二钱匕，水一盏，煎至八分，和滓温服。

治哕逆恶心，气不下降，**厚朴煮散方**

厚朴去粗皮　藿香叶　半夏三味用生姜八两同作末，淹一宿，焙　陈橘皮去白，焙　甘草生。各一两

上五味，捣罗为散。每服二钱匕，水一盏，生姜三片，同煎至七分，去滓温服。

治胃口冷，哕逆不已，**神效方**

大枣一枚，青州者。去核

上一味，入胡椒七粒，合定湿纸裹，煨熟，地上纸衬出火毒，去纸。空心细嚼，温酒送下。粥投之，以效为度。

降阳气于下，使阴气上升，升降无碍，阴阳调适，饮食运化，诸疾不生，**降气丸方**

牵牛子二十两。炒熟，取面，十两　补骨脂十两　荜澄茄十两　槟榔剉。二两　木香四两　赤茯苓去黑皮。二两

上六味，同捣罗为末，水煮面糊为丸如梧桐子大。每服五十丸，温熟水下，不计时候。

治胃冷哕逆，不思饮食，**丁香汤方**

丁香　甘草炙，剉　陈曲炒。各半两　草豆蔻去皮　陈橘皮去白，焙。各一两　木香炮。三分

上六味，粗捣筛。每服三钱匕，水一盏，入生姜五片，煎至七分，去滓温服，不拘时。

治胃寒哕逆，**石莲丸方**

石莲肉去心　附子炮裂，去皮脐　干姜炮。各一两

上三味，捣罗为末，粟米粥丸如绿豆大。蜀椒汤下十丸，止，勿再服。

噫醋

论曰：上焦有留饮，脾胃挟宿寒，致饮食滞于膈脘，不能传化，令人胀满气逆，所以噫醋也。

治上焦冷气，噫醋吞酸，吐沫呕逆，不思饮食，**半夏丸方**

半夏汤浸，去滑，焙干。二两　丁香半两　干姜炮裂。一分

上三味，捣罗为末，生姜自然汁煮面糊为丸如梧桐子大。每服十五丸，煎木瓜盐汤下，不拘时。

治心胸有痰，噫醋吞酸，**木香平气丸方**

木香　沉香　丁香　肉豆蔻仁　丹砂别研　麝香别研。各半两　槟榔湿裹，慢火内煨熟，去面不用　桂去粗皮　厚朴去粗皮，生姜汁炙　乳香拣通明者，生姜汁内煮软，别研如膏。各一两　半夏二两。汤浸七遍，切作片子，焙干，杵为末，以生姜汁和作饼子，焙干，再杵为细末

上一十一味，除丹砂、乳香、半夏、麝香四味别研外，将木香等七味，一处捣罗为细末，次入丹砂、麝香再拌，研匀细后，将乳香、半夏末入生姜汁，煮作薄糊，拌和前药。如拌和未就，更以生姜汁煮薄糊，取和拌硬软得所为度，丸如梧桐子大。每服十五丸至二十丸，食后温米饮下。

治上膈痰滞，吞醋吐沫，涕唾稠黏，胸膈不利，**半夏丸方**

半夏用生姜同捣烂作饼子，阴干。二两　山芋一两　矾石飞过。二两

上三味，捣罗为末，用面糊为丸梧桐子大。每服十丸至二十丸，食后临卧生姜汤下。

治噫醋息臭，胸中有痰，**丁香丸方**

丁香炒　荜拨二味同为末。各一两　硇砂半两。研细，用百沸汤量多少化破，以净纸滤过，入瓷碗内，慢火熬干

上三味，同研令匀，将好新黄蜡二两，瓷器内熔化，入上三味，搅匀候温，通手丸如梧桐子大。如硬难丸，复近火温之，以丹砂一分研为衣。每用煨生姜煎汤下，空心夜卧各一服，初服三

丸，逐日加一丸至五丸，后三日加一丸，至七丸止。

治胸膈有痰，脾胃积冷，噫醋吞酸，不思饮食，**藿香半夏丸**方

藿香叶一分　半夏五两。生姜汁浸一宿，焙干　丁香半两

上三味，捣罗为末，面糊和丸如梧桐子大。每服十五丸，不拘时候，温生姜汤下。

治噫酸恶心，痰饮呕逆，不思饮食，**和胃丸**方

诃黎勒炮，去核。四两　厚朴去粗皮，生姜汁炙。二两　陈橘皮汤浸，去白，焙。四两　青橘皮汤浸，去白，焙　京三棱炮，剉。各三两　芍药一两　麦蘖炒。二两　槟榔剉。一两半　干姜炮裂。三分①　鳖甲九肋大者，一枚。黄泥外固，硇砂一两，米醋一碗，化硇砂，入鳖甲内，慢火熬干，取鳖甲二两，杵末　甘草炙。一两　赤茯苓去黑皮。三分　枳壳去瓤，麸炒　人参各三两　陈曲二两　半夏二两半。洗去滑　白术　桂去粗皮。各二两　当归切，焙。一两半

上一十九味，捣为末，炼蜜丸如小豆大。不拘时候，温水②微嚼下二十丸，渐加三十丸，老幼皆可服。

治噫醋吞酸，不欲饮食，**丁香煮散**方

丁香半两　赤茯苓去黑皮　桔梗　白术　白芷　桂去粗皮　半夏汤洗七遍，生姜作曲，焙　甘草炙，剉　人参各一两　干姜炮裂。半两　槟榔剉　高良姜　肉豆蔻去壳。各一分

上一十三味，捣罗为散。每服三钱匕，水一盏，入生姜三片，枣二枚，擘，煎至六分，去滓，食前温服。

治胃寒痰饮，噫醋吞酸，胸膈妨闷，**丁香丸**方

丁香　母丁香　丹砂研　麝香研　硫黄研　干姜炮裂　矾石飞过　附子炮裂，去皮脐　吴茱萸汤洗，焙干　杏仁汤去皮尖、双仁，麸炒。各一分

---

① 三分：文瑞楼本同，明抄本、乾隆本作"三两"，日本抄本作"一两"。
② 温水：日本抄本、文瑞楼本同，明抄本、乾隆本作"沸汤"。

上一十味，捣研为末，拌匀，别用肥好巴豆三十枚，去皮心膜净，别研为膏，出八分油了，与前末同研拌匀，用蒸枣肉和剂丸如豌豆大，放干。每服三五丸，不拘时候，温生姜汤下。

治噫醋吞酸，或时恶心，消积进饮食，**京三棱丸方**

京三棱湿纸裹，煨熟，别捣末。二两　槟榔剉。一两　白术二两　丁香半两　半夏汤洗，去滑。四两　麝香研。一分　丹砂研。半两

上七味，除研者外，捣罗为细末，入研者药再研令匀，以生姜自然汁煮面糊，和丸如梧桐子大。每服二十丸至三十丸，以木香生姜汤下，不拘时候。

治胃寒痰逆，噫醋吞酸，胸膈不利，不思饮食，**姜枣丸方**

生姜去皮，片切，焙干。四两　丁香　附子炮裂，去皮脐。各一两

上三味，捣罗为末，用蒸枣肉和丸如梧桐子大。每服十五至二十丸，米饮下，不拘时候。

破停饮，温胃腑，消宿谷，去陈寒，升降气脉，分别清浊，气虚津液枯干，大便虚秘者，最宜服之，**磨滞丸方**

木香一两　青橘皮去白。一两　桂去粗皮。一两　吴茱萸二两。炒　硇砂醋熬成霜。取一钱　巴豆取霜。半钱

上六味，同为末，醋煮面糊为丸如绿豆大。每服七丸或十丸，温熟水下，食后临寝服。

治食饮不化，噫气吞酸，**丁香丸方**

丁香　五味子　半夏汤洗去滑，七遍　人参各半两　甘草炙，剉　琥珀研　干姜炮裂。各一分　枳壳去瓤，麸炒　昆布洗去咸水　诃黎勒皮　桂去粗皮。各三分

上一十一味，捣罗为末，炼蜜和丸如梧桐子大。每服二十丸，煎生姜橘皮汤下。

治脾胃虚弱，噫气吞酸，食饮迟化，**丁香散方**

丁香　缩砂去皮　白术炒　干姜炮裂　陈橘皮去白，焙　人参　附子炮裂，去脐皮。各三分　高良姜　桂去粗皮　槟榔剉　白

豆蔻去皮　陈曲炒。各半两　甘草炙，剉。一分　木香一分半

上一十四味，捣罗为散。每服二钱匕，炒生姜盐汤调下，不拘时。

治胃冷常吐清水及醋心方

干姜炮　矾石烧过，别研。各一两

上二味，捣研为末，以饭丸如梧桐子大。葱茶下二十丸，食后服。

调养脾胃，温暖中焦，滋助和气，思美饮食，升降阴阳，蠲去寒湿，内消停饮，补益诸虚，动气癖结，久而不去，牵连腹胁，蕴蕴而痛，饮食多伤者，最宜常服，**助气丸方**

京三棱炮　蓬莪茂炮。各二斤　白术　青橘皮去白　陈橘皮去白。各一十五两　槟榔　木香　枳壳麸炒，去瓤。各十两

上八味，同捣罗为末，煮面糊为丸如梧桐子大。每服五十丸，温熟水下，不计时候。

胃寒肠热

论曰：病有腹胀而泄者，为胃寒肠热，胃受寒则气收不行而为胀满，肠客热则水谷不聚而为泄注，病本浊寒之气在上，清热之气在下，故胀而且泄。

治胃寒肠热，腹胀满闷，泄泻不止，**诃黎勒汤方**

诃黎勒去核。一两半　大黄剉，炒。半两　青橘皮汤浸，去白，焙。半两　干姜炮。一分①　厚朴去粗皮，姜汁炙。半两　陈橘皮汤浸，去白，焙。半两　高良姜半两　甘草炮。一分　防风去叉。一分　枳壳去瓤，麸炒。半两

上一十味，粗捣筛。每服三钱匕，水一盏，入生姜、枣，煎至七分，去滓温服，不计时候。

治胃寒肠热，腹胀泄利，**香橘丸方**

丁香皮六钱　青橘皮去白，焙。半两　硇砂研细，水飞。一

---

① 分：日本抄本、文瑞楼本同，明抄本、乾隆本作"两"。

分 木香 京三稜炮，剉 蓬莪茂炮，剉 缩砂仁 桂去粗皮 陈橘皮去白，焙。各半两 巴豆二十二枚。和皮同乌梅一处捣令匀烂 乌梅和核用。二两

上一十一味，捣罗为末，面糊和丸如绿豆大。每服十五丸，温生姜橘皮汤下，食后服。

治胃寒肠热，腹胀泄利，**当归黄连丸**方

当归剉，焙 黄连去须。各二两 木香 吴茱萸汤洗，焙干，炒 赤茯苓去黑皮 厚朴去粗皮，生姜汁炙 诃黎勒炮，去核。各一两

上七味，捣罗为末，炼蜜和丸如梧桐子大。每服三十丸，食前米饮下，日三。

治胃寒肠热，腹胀泄利，**大腹木香汤**方

大腹剉 木香剉 半夏汤洗七遍，焙。各二①两 枳壳去瓤，麸炒 白术剉 前胡去芦头 白芷剉 桂去粗皮 陈橘皮汤浸，去白，焙。各一两 延胡索 当归切，焙 甘草炙，剉 旋覆花 柴胡去苗 芍药各半两 干姜②炮 人参各三分

上一十七味，粗捣筛。每服三钱匕，水一盏，入生姜三片，枣三枚，擘破，同煎至六分，去滓，稍热食前服。

治胃寒肠热，腹胀泄利，**和胃丸**方

半夏汤洗十遍，切作片子 牵牛子炒。各半分③ 生姜一两。切作片子 人参 矾蝴蝶 藿香叶各半两 丁香一钱

上七味，先将半夏、牵牛、生姜于银石器内，慢火煮，候水尽焙干，与人参等药同杵为末，用生姜汁煮面糊和丸如梧桐子大。每服二十丸，生姜米饮下，空心食前。

治胃寒肠热，腹胀泄利，**调气温胃丸**方

半夏二④两。汤洗七遍，焙干 肉豆蔻去壳 桂去粗皮 人参

---

① 二：明抄本、乾隆本、文瑞楼本同，日本抄本作"一"。
② 干姜：日本抄本、文瑞楼本剂量同，明抄本、乾隆本作"二两"。
③ 各半分：日本抄本、文瑞楼本同，明抄本、乾隆本作"五钱"。
④ 二：日本抄本、文瑞楼本同，明抄本、乾隆本作"三"。

各半两　诃黎勒皮　高良姜各一分　木香　陈橘皮汤浸，去白，焙　蜜　枣肉各一两　生姜自然汁。一盏。入蜜枣熬为膏

上一十一味，将八味捣罗为末，用姜蜜枣膏和丸如梧桐子大。每服十丸，米饮下，生姜汤亦得。

治胃寒肠热，腹胀泄利，**厚朴丸方**

厚朴去粗皮，姜汁炙。一两半　龙骨　诃黎勒去核　干姜炮　附子炮裂，去皮脐　黄连去须　白石脂　吴茱萸汤洗，焙干，炒。各一两

上八味，捣罗为末，醋浸炊饼和丸如梧桐子大。每服三十丸，空心煎茱萸汤下，米饮亦得，日三。

治胃寒肠热，腹胀泄利，**妙应丸方**

乌头去皮脐，生用①。半两　栀子去皮。一分　干姜生用。一分

上三味，捣罗为末，用生姜自然汁和丸如梧桐子大。每服七丸，温酒下，食前，日二。

胃热肠寒

论曰：肠胃相通，疾病相连。人因饮食不节，寒温失宜，致肠胃受邪，有冷有热，疾证俱见者，则善饥小腹痛胀，为胃热肠寒之病。胃热则消谷，故善饥；肠寒则血凝脉急，故小腹痛；又寒则气聚，故痛而且胀。

治胃热肠寒，善饥，小腹痛胀，**芍药丸方**

芍药　人参　赤茯苓去黑皮　厚朴去粗皮，姜汁炙。各二两　陈橘皮汤浸，去白，焙　木香　桂去粗皮　桔梗各一两。炒

上八味，为细末，炼蜜和丸如梧桐子大。每服二十丸，食前米饮下，日二。

治胃热肠寒，善食数饥，小腹胀痛，**立通丸方**

京三棱炮，剉　黄连去须　青橘皮汤浸，去白，焙　蓬莪茂炮。各一两　巴豆霜一分

---

①　生用：日本抄本、文瑞楼本同，明抄本、乾隆本作"炮"。

上五味，为细末，面糊和丸如绿豆大。每服五丸，食后茶、酒任下。

治胃热肠寒，食已善饥，小腹痛胀，**沉香散**方

沉香剉　白檀香剉　乌药剉　山芋　甘草炙，剉　白茯苓去黑皮　京三棱炮，剉　前胡去芦头　桔梗炒。各一^①两　人参二两

上一十味，捣罗为细散。每服一钱匕，入盐少许，沸汤点服，不拘时。

治胃热肠寒，善食数饥，少腹痛胀，**干地黄汤**方

熟干地黄　人参　白茯苓去黑皮　麦门冬去心，焙　枇杷叶拭去毛　地骨皮　甘草炙，剉　石斛去根　黄耆细剉

上九味，各等分，粗捣筛。每服一钱匕，水一盏半，煎至七分，去滓，一服，不拘时。

治胃热肠寒，食已辄饥，小腹痛胀，**调中汤**方

人参　白茯苓去黑皮。各十两　紫河车　甘草^②各二两。生

上四味，粗捣筛。每服三钱匕，水一盏，煎七分，去滓，空心食前温服。

治胃热肠寒，食已复饥，小腹痛胀，**京三棱煎丸**方

京三棱三两。杵末，取二两　硇砂一两。飞过，以三棱同用米醋三升煎成膏　当归酒浸，切，焙　大黄剉，炒　鳖甲去裙襕，醋炙　五灵脂炒　木香　沉香剉。各半两　槟榔剉　桂去粗皮　干漆炒令烟尽。各三分　没药　马蔺花各一分　蓬莪茂炮。一两

上一十四味，捣罗十二味为末，入三棱煎，搜和丸如绿豆大。每服七丸，空心临卧温酒或盐汤下。

治胃热肠寒，食已复饥，小腹胀痛，**分气黄耆汤**方

黄耆细剉。半两　人参　白术　白茯苓去黑皮　京三棱剉。各一两　芎藭　陈橘皮汤去白，焙　麦门冬去心，焙　诃黎勒皮　前胡去芦头　桔梗炒　柴胡去苗。各半两　牡丹皮　甘草炙，剉　芍

---

① 一：明抄本、乾隆本、文瑞楼本同，日本抄本作"二"。
② 甘草：明抄本、乾隆本、文瑞楼本剂量同，日本抄本作"一两"。

药各三^①分

上一十五味，粗捣筛。每服三钱匕，水一盏，生姜二片，煎至七分，去滓温服，不拘时。

治胃热肠寒，食已复饥，小腹胀痛，**前胡木香汤**方

前胡去芦头　木香　柴胡去苗　秦艽去苗、土　桂去粗皮　藿香子炒。各一两　槟榔三枚。面裹煨熟　肉豆蔻去壳。三枚　芎藭　甘草炙，剉　青橘皮汤浸，去白，焙　甜葶苈隔纸炒。各半两

上一十二味，粗捣筛。每服四钱匕，水一盏半，生姜三片^②，煎至一盏，去滓温服。

治胃热肠寒，善食数饥，少腹胀痛，**麦门冬汤**方

麦门冬去心，焙　甘草炙，剉。各二两　白茯苓去黑皮　羌活去芦头　旋覆花　玄参　白术　芍药　柴胡去苗　人参　升麻　当归切，焙　桑根白皮剉。各一两　胡黄连一分　熟干地黄焙。一两半　木香半^③两

上一十六味，粗捣筛。每服三钱匕，水一盏，入甘草一寸，同煎至八分，去滓温服，不拘时。

治胃热肠寒，冷热不匀，善食数饥，少腹胀痛，**半夏汤**方

半夏汤洗七遍，焙　麦门冬去心，焙　人参　白茯苓去黑皮　桔梗炒　青橘皮汤浸，去白，焙　柴胡去苗　防风去叉　前胡去芦头　细辛去苗叶　白芷　紫菀去土　款冬花各一两　厚朴去粗皮，生姜汁炙　枳壳去瓤，麸炒。各一两半

上一十五味，粗捣筛。每服三钱匕，水一盏半，生姜三片，煎至一盏，去滓，稍热服。

---

① 三：明抄本、乾隆本、文瑞楼本同，日本抄本作"二"。
② 三片：日本抄本、文瑞楼本同，明抄本、乾隆本此后有"枣少许"。
③ 半：明抄本、乾隆本、文瑞楼本同，日本抄本作"一"。

卷第四十八

肺脏门

肺脏统论　肺虚　肺实　肺胀　肺消　肺中寒　肺气喘急

肺脏门

肺脏统论

论曰：五脏设位，肺独居上，故《内经》曰：天气通于肺，又曰：肺主皮毛，为五脏之华盖。在五物为魄，魄则并精而出入者也。在五性为义，义则胜物而断制者也。开窍于鼻，故其液为涕，涕者继泣而先泗也。在声为哭，故其志为忧，忧者阴肃而情惨也。其色白者，入二故也。其味辛者，物成故也。以至在天为燥，在地为金，在音为商，在臭为腥，无非时数气类之所系然也。尝以经脉表里论之，手太阴肺之经也，手阳明大肠之经也，二者之经，为脏腑表里之合。手太阴之经，起于中焦，下络大肠，环循胃口，上膈属肺，从肺系横出腋下，下循臑内，行少阴心主之前，下肘中，循臂内上骨下廉，入寸口，上循鱼际，出大指之端；其支者，从腕后直出次指内廉出其端。阴阳适平，经络和顺，盈虚消息，莫睹偏胜，一失其平，病所由生。过为有余，有余病也；不及为不足，不足亦病也。有余之病，是谓肺实；不足病，是谓肺虚。肺实之证，喘嗽上气，肩背痛，汗出，阴股膝胫皆痛是也；肺虚之证，肩背痛寒，少气不能太息，胸满嗌干是也。病之所生，凡以其经络流行之处而见证焉。治法之施，实者宜泻，虚者宜补；有余则损之，不足则益之，此其大略也。至于论脉，则手太阴脉之来，浮涩而短为平脉，若见他脉，皆失其平。故肺与脾肾子母也，与心肝夫妇也。脉得洪大而缓，则为母所克；得沉濡而滑，则为子所克；得弦而长，则为妇所克；得浮大而洪，则为夫所克。若母克子者为虚邪，虽病易治；子克母者为实邪，虽病自愈；妇克夫者为微邪，虽病即差；夫克妇者为贼邪，大逆不治。当察其虚实，以补以泻。审治之法，此其大概也。

肺 虚

论曰：肺为华盖，覆于诸脏，若肺虚则生寒，寒则阴气盛，阴气盛则声嘶，语言用力，颤掉缓弱，少气不足，咽中干无津液，虚寒乏气，恐怖不乐，咳嗽及喘，鼻有清涕，皮毛焦枯，诊其脉沉缓。此是肺虚之候，虚则宜补也。

治肺气不足，咳逆短气，寒从背起，口中含霜雪，语无音声而渴，舌本干燥，甚者咳唾脓血，**补肺汤**[①]方

五味子一两　白石英　钟乳各三两　竹叶　橘皮　桑白皮各二两　杏仁去皮尖、双仁，炒，研。各一两半　白茯苓去黑皮　紫菀去土、苗　桂去粗皮　款冬花各一两　紫苏子炒　麦门冬去心，焙。各二两

上一十三味，将十味粗捣筛。与杏仁、白石英、钟乳通研令匀。每服三钱匕，水二盏，竹茹弹子大，粳米半匙，生姜一枣大，拍碎，枣二枚，擘破，同煎至一盏，去滓温服，日再夜一。

治肺虚短气，咳嗽唾脓血，不得卧，**人参汤方**

人参　桂去粗皮。各二两　阿胶炙令燥　紫菀去苗、土。各一两　桑根白皮剉，炒。八两　熟干地黄切，炒。四两

上六味，粗捣筛。每服五钱匕，水一盏半，生姜一枣大，拍碎，饴糖一枣大，煎至八分，去滓温服，日三夜一。

治肺虚喘咳少气，**补肺丸方**

钟乳粉　人参　白石英各半两　阿胶炙令燥　五味子各一两　甘草炙，剉。三钱　细辛去苗叶。二钱

上七味，捣研为末，面糊丸如梧桐子大。每服十五丸至二十丸，甘草汤下。

治肺气不足，胸中痛牵背，上气失声，**桑白皮汤**方

---

① 补肺汤：日本抄本、文瑞楼本同，明抄本、乾隆本作"补血汤"。

桑根白皮剉，炒　款冬花　麦门冬去心，焙　甘草炙，剉　干姜炮。各一两　桂去粗皮。二两　五味子①　白石英研。各一两一分

上八味，将七味粗捣筛，与白石英同拌令匀。每服三钱匕，水一盏，枣五枚，擘破，煎至六分，去滓温服，日三，不拘时。

治肺虚失声，胸中痛，上气息鸣，**钟乳丸方**

钟乳研。一两一分②　五味子一两半　白石英研　款冬花　麦门冬去心，焙　干姜炮　桂去粗皮　桑根白皮剉，炒。各二两

上八味，将六味捣罗为末，与钟乳、白石英通研令匀，以枣肉研膏，丸如梧桐子大。每服十五丸，粥饮下，日三，不拘时。

治肺虚寒，咳嗽下利少气，**补虚汤方**

半夏汤洗七遍，焙　干姜炮。各三③两　白茯苓去黑皮　甘草炙，剉　厚朴去粗皮，生姜汁炙　五味子各二两　黄耆二两半　陈橘皮汤浸，去白，焙。一两半

上八味，剉如麻豆大。每服五钱匕，水一盏半，煎至八分，去滓温服。

治肺脏气虚④，胸中短气，咳嗽声微，四肢无力，**补肺阿胶散方**

阿胶炙令燥　山芋　人参　白术　五味子　麦门冬去心，焙。各一两　干姜炮。半两　杏仁⑤汤浸，去皮尖、双仁，炒　桂去粗皮。各三分

上九味，捣罗为散。每服三钱匕，粥饮调下，不拘时，日三。

治肺气虚寒，咳逆下利少气，**人参茯苓丸方**

人参　白茯苓去黑皮　白术各二两半⑥　桂去粗皮　干姜炮　当归切，炒　甘草炙，剉　芎藭　黄耆剉。各二两　陈橘皮汤

① 五味子：日本抄本、文瑞楼本剂量同，明抄本、乾隆本作"两半"。
② 一两一分：日本抄本、文瑞楼本同，明抄本、乾隆本作"一两"。
③ 三：明抄本、乾隆本、文瑞楼本同，日本抄本作"二"，旁注"一作三"。
④ 气虚：日本抄本、文瑞楼本同，明抄本、乾隆本作"寒"。
⑤ 杏仁：日本抄本、文瑞楼本剂量同，明抄本、乾隆本作"二两"。
⑥ 各二两半：文瑞楼本同，明抄本、乾隆本作"三两"，日本抄本作"各一两半"，旁注"一作二"。

浸，去白，焙。一两半

上一十味，**捣罗为末，炼蜜丸如梧桐子大**。每服三十丸，空心酒下，生姜汤亦得，稍加至五十丸，日二。若利甚，加厚朴去粗皮二两半。

治脾气亏乏，不能生肺，而肺气不足，多感风邪，益脾补肺，**厚朴汤**方

厚朴去粗皮，生姜汁炙。一两　人参　草豆蔻去皮。各半两　干姜炮。一钱半　甘草炙，剉。一分

上五味，粗捣筛。每服三钱匕，水一盏，煎至八分，去滓，空心温服。

治肺气虚冷，胸中气微，不能太息，形体怯寒，鼻多清涕，**九味汤**方

厚朴去粗皮，生姜汁炙　陈橘皮汤浸，去白，焙　白术　诃黎勒皮　防风去叉　甘草炙，剉　桂去粗皮　黄耆剉　细辛去苗叶。各一分

上九味，粗捣筛。每服三钱匕，水一盏，生姜三片，煎至九分，去滓，空心温服。

治肺脏气虚，触冒风冷，呼吸邪气，喘促痞闷，眠睡不得，**定喘款气丸**方

苦葶苈纸上炒。二两　马兜铃根一两　麻黄去根节　桑根白皮剉。各一分[1]

上四味，捣罗为末，用蒸枣肉和丸如梧桐子大。每服三十丸，食后煎阿胶皂子汤下。

治肺气虚乏，胸喉中干，**橘皮汤**方

陈橘皮汤浸，去白，炒　麻黄去根节。各一两

上二味，粗捣筛。每服五钱匕，水一盏半，小麦半匙，煎至小麦熟，去滓温服，日三，不拘时。

治肺气不足，咳唾脓血，气短不得卧，**麻子汤**方

---

① 各一分：日本抄本、文瑞楼本同，明抄本、乾隆本作"一两"。

麻子一升　桂①去粗皮　人参各二两　阿胶炙令燥　紫菀去苗、土。各一两　熟干地黄四两　桑根白皮剉。一斤

上七味，㕮咀如麻豆大。每服五钱匕，酒一盏，水一盏，生姜一枣大，拍碎，煎至一盏，去滓，入饴糖少许，再煎令沸，温服。

治肺虚声嘶气乏，**地黄煎方**

生地黄汁五两　蜜②　生姜汁各三合③　砂糖一两半　升麻细剉，绵裹同煎　杏仁去皮尖、双仁，研成膏。各二两　人参为末。三两

上七味，先将六味于铜器中，微火煎频搅，以地黄等汁尽为度，乃去升麻，下人参末搅匀，候冷收置瓷合中密盖。每服一枣大含化，日夜各三服。

治肺虚寒损，腰背苦痛，难以俯仰，短气唾稠如脓，温中下气，**杜仲汤方**

杜仲去粗皮，酥炙，剉　白术各一两一分　草薢④　桂去粗皮。各一分　甘草炙，剉　附子炮裂，去皮脐。各三分

上六味，粗捣筛。每服五钱匕，水一盏半，枣二枚，擘破，生姜一枣大，拍碎，煎至八分，去滓温服，食前后各一。

治肺虚声音不出，**三味丸方**

桔梗一⑤两。切，用蜜拌于饭上蒸三日　诃黎勒去核。四个。二个生用，二个炮，趁热捣　甘草半两。半生半炙

上三味，捣罗为末。每服二钱匕，用马勃同砂糖少许，拌和为丸，含化咽津。

治肺虚通身汗出不止，**补正汤方**

白药二两　甘草炙，剉　芍药各一两

上三味，粗捣筛。每服三钱匕，水一盏，煎至七分，去滓

---

① 桂：日本抄本、文瑞楼本剂量同，明抄本、乾隆本作"一两"。
② 蜜：日本抄本、文瑞楼本剂量同，明抄本作"三两"，乾隆本作"二两"。
③ 各三合：文瑞楼本同，明抄本、乾隆本无，日本抄本作"各三分"。
④ 草薢：日本抄本、文瑞楼本剂量同，明抄本、乾隆本作"一两"。
⑤ 一：日本抄本、文瑞楼本同，明抄本、乾隆本作"二"。

温服。

治肺脏虚寒，喘嗽气短，**五味子汤方**

五味子　马兜铃　麻黄去根节　甘草炙，剉。各一两

上四味，粗捣筛。每服三钱匕，水一盏，砂糖少许，同煎至七分，去滓，食后临卧温服。

治肺脏虚寒，痰逆咳嗽，胸满多涕，**紫菀汤方**

紫菀去苗、土　五味子各一两　贝母去心，炒。三分　升麻　天门冬去心，焙。各半两

上五味，粗捣筛。每服三钱匕，水一盏，生姜三片，枣一枚，擘，煎至七分，去滓温服，不拘时。

治肺气不足，烦满喘嗽，冲逆上气，唾中有血，心自惊恐，皮肤粟起，呕逆歌笑，心烦不定，耳中虚鸣，面色常白，宜此**补肺汤方**

白石英研　钟乳研。各一两　天门冬去心，焙　款冬花炒　桂去粗皮　桑根白皮剉，炒　五味子炒　紫菀去苗、土　人参各二两

上九味，粗捣筛。每服五钱匕，以水一盏半，入大枣二枚，擘，糯米百粒，生姜一分，切，同煎取七分，去滓，食后顿服。

治肺虚咳嗽气喘，**麦门冬丸方**

麦门冬去心，焙。二两半　蜀椒去目并合口者，炒出汗。一两　远志去心　附子炮裂，去皮脐　干姜①煨。各一两半　人参　细辛去苗叶。各一两三分　桂去粗皮。三两②　百部　黄耆剉，炒。各一两一分　杏仁三十枚。去双仁、皮尖，炒

上一十一味，捣罗为末，炼蜜丸如弹子大。每服含化一丸，咽津。

肺　实

论曰：右手关前、寸口阴实者，肺实也。苦上气，胸中满膨

---

① 干姜：日本抄本、文瑞楼本剂量同，明抄本、乾隆本作"一两"。
② 两：明抄本、乾隆本、文瑞楼本同，日本抄本作"分"。

膨，与肩相引。扁鹊曰：肺实热则喘逆，胸凭仰息，手太阴经为热气所加，故为肺实之病，甚则口赤张，引饮无度，体背生疮，以至股膝踹胫皆痛，法宜泻之①。

治肺气盛实，其气上蒸②，发嗽多痰，心胸烦躁，往往咯血，**黄耆煮散方**

黄耆剉　桑根白皮剉　杏仁去皮尖、双仁，炒　紫菀去苗、土　黄芩去黑心　麻黄去根节　麦门冬去心，焙　升麻　贝母去心　羌活去芦头　蛤蚧酥炙。各一分　胡黄连一钱

上一十二味，捣罗为散。每服三钱匕，水一盏，生姜一枣大，拍碎，煎至九分，去姜，食后临卧温服。

治肺实热，喘逆胸满，仰息气急，**麻黄汤方**

麻黄去根节，煎掠去沫，焙　半夏汤洗七遍，焙　桑根白皮剉。各二两半　杏仁去皮尖、双仁，炒。三③两　石膏碎。五④两　赤茯苓去黑皮。二两　紫菀去土。一两半

上七味，剉如麻豆大。每服五钱匕，水一盏半，入生姜半分，切，竹叶二七片，煎至八分，去滓温服。

治肺实热，喘逆胸满，仰息气急，**地骨皮汤方**

地骨皮五两　白前二两　石膏研。六两　杏仁去皮尖，双仁，炒。三两　桑根白皮剉。四两

上五味，剉如麻豆大。每服六钱匕，水二盏，入竹叶十片，煎至一盏，去滓温服。

治肺脏实热，喘促上气，胸膈不利，烦躁鼻干，**地骨皮汤方**

地骨皮二两　桑根白皮剉。一两半　甘草炙，剉　紫苏茎叶各一两

上四味，粗捣筛。每服三钱匕，水一盏，煎至七分，去滓，食后临卧温服。

---

① 之：日本抄本、文瑞楼本同，明抄本、乾隆本作"肺火"。
② 上蒸：日本抄本、文瑞楼本同，明抄本、乾隆本此后有"口赤引饮"。
③ 三：日本抄本、文瑞楼本同，明抄本、乾隆本作"二"。
④ 五：日本抄本、文瑞楼本同，明抄本、乾隆本作"二"。

治肺脏热实喘嗽，**葶苈丸方**

甜葶苈子纸上炒　大黄蒸熟，剉。各一分　杏仁二七枚。去皮尖、双仁，灯上燎熟

上三味，捣研为末，用枣肉丸如梧桐子大。每服五丸至七丸，食后临卧生姜乌梅汤下。

治肺气盛实，上焦不通，面目浮肿，大便燥，**桔梗汤方**

桔梗炒　大黄剉，炒　麻黄去节根　枳壳去瓤，麸炒　大腹皮剉　柴胡去苗　杏仁去皮尖、双仁，炒　羌活去芦头　木香各一分

上九味，粗捣筛。每服三钱匕，水一盏，生姜一枣大，拍碎，煎至七分，去滓，食后临卧温服。

治肺热实，凡右手寸口气口以前脉阴实者，苦肺胀汗出气喘逆，咽中塞如欲呕状，名肺实，肺实则胸满仰息，泄气除热，**枸杞汤方**

枸杞根皮剉，炒　石膏碎。各四两　陈橘皮汤浸，去白，焙　白术各二两半　白前　杏仁去皮尖、双仁，炒。各一两半

上六味，粗捣筛。每服三钱匕，水一盏，煎至七分，去滓，入蜜半匙，再煎令沸，食后温服，日三。

治肺热实咳嗽，涕唾稠黏，气促急，不思食，**天门冬煎方**

生天门冬二两。去心，以水一升煮烂，候水尽研细　紫菀去土。一两　贝母去心。三两　桔梗　白茯苓[①]去黑皮　桑根白皮剉　木通剉。各一两半　生地黄汁四合　白蜜二两　藕汁　生麦门冬汁各三合　土酥一合

上一十二味，捣罗六味为末，先下地黄、麦门冬、藕汁，煎五六沸，次下天门冬并白蜜，煎五六沸，次下紫菀等末，搅匀，次下酥，慢火煎搅如饧，倾于合中，待凝。每服一匙，食后夜卧细细咽之，日三五服。

治肺热实嗽，卒气促急妨闷，喘息不稳，**马兜铃汤方**

马兜铃七颗　桑根白皮剉。三两　升麻一两　甘草炙，剉。

---

① 白茯苓：日本抄本、文瑞楼本剂量同，明抄本、乾隆本作"五钱"。

二两

上四味，剉如麻豆大。每服五钱匕，水二盏，煎至一盏，去滓温服。

治肺脏热实，涕唾稠黏，喉咽不利，**黄芩汤方**

黄芩去黑心　黄耆剉　柴胡去苗　秦艽去土　赤茯苓去黑皮　人参　栀子仁各一两　甘草炙，剉　升麻　地骨皮各半两

上一十味，粗捣筛。每服三钱匕，水一盏，煎至六分，去滓，食后温服。

治肺脏实热，喘嗽鼻塞，口干咽痛，**百部汤方**

百部　款冬花　杏仁去皮尖、双仁，炒　甘草炙，剉。各一两

上四味，粗捣筛。每服三钱匕，水一盏，入糯米少许①，煎至七分，去滓温服，不拘时。

肺　胀

论曰：肺胀者，手太阴经是动病也。邪客于肺脉，气先受之，其证气胀满膨膨而喘咳，缺盆中痛，甚则交两手而瞀，是为肺胀也。《脉经》谓肺胀者，虚而满，喘咳逆倚息，目如脱，其脉浮是也。

治肺胀咳逆倚息，喘目如脱，脉浮大，**越婢加半夏汤方**

半夏半升②。汤洗七遍，去滑　麻黄去根节，汤煮掠去沫。六两　石膏碎。半斤　甘草炙。二两

上四味，㕮咀如麻豆。每服五钱匕，水二盏，入生姜五片，枣二枚，擘破，同煎至一盏，去滓温服，日三。

治肺胀咳而上气，咽燥而喘，脉浮者，心下有水，**麻黄汤方**

麻黄去根节，汤煮掠去沫，焙　细辛去苗叶　芍药　桂去粗皮。各三两　半夏汤洗七遍，去滑　五味子各半升③　石膏四两。碎

上七味，㕮咀如麻豆。每服五钱匕，水二盏，入生姜五片，同

---

① 少许：日本抄本、文瑞楼本同，明抄本、乾隆本此后有"竹叶二十一片"。

② 升：明抄本、乾隆本、文瑞楼本同，日本抄本作"斤"。

③ 各半升：文瑞楼本同，明抄本、乾隆本作"半斤"，日本抄本作"半两"。

煎取一盏，去滓温服。

治肺胀咳而上气，烦躁而喘，脉浮者心下有水，**小青龙加石膏汤**方

石膏碎。二两　麻黄去根节，汤煮掠去沫　芍药　桂去粗皮　细辛去苗叶　甘草①炙，剉　干姜炮。各三两　五味子　半夏汤洗去滑，七遍。各半升②

上九味，㕮咀如麻豆。每服五钱匕，水二盏，煎至一盏，去滓温服，日三，小儿量减。

治肺气胀满，咳嗽痰壅，四肢痿弱，积渐虚羸，**半夏饮**方

半夏生姜汤洗七遍，去滑　麦门冬去心，焙。各一两半　升麻　前胡去芦头。各一两　槟榔剉。二枚③　陈橘皮汤浸，去白，焙　大黄蒸三度，炒。各半两　箽竹叶三十斤。水洗　生地黄三两

上九味，㕮咀如麻豆大。每服五钱匕，水二盏，入生姜二枣大，拍碎，同煎至一盏，去滓温服，日再。

治肺气胀，心腹满闷，**槟榔汤**方

槟榔两枚。剉　诃黎勒两枚。去核　陈橘皮汤浸，去白，焙。三分　甘草炙。半两　桑根白皮一两三分　豉去皮。半合

上六味，㕮咀如麻豆大。每服五钱匕，水二盏，入生姜一枣大，拍碎，葱白五寸，切，同浸一宿，次日煎至一盏半，去滓温服。

治嗽喘肺胀，不得眠卧，气急欲绝，**紫菀汤**方

紫菀去苗、土，焙干。一两半　甘草炙，剉。二两　槟榔七枚。剉　赤茯苓去黑皮。二④两　葶苈子炒。一两

上五味，粗捣筛。每服三钱匕，水一盏，煎至七分，去滓温服，日三，以快利为度。

---

① 甘草：日本抄本、文瑞楼本剂量同，明抄本、乾隆本作"二两"。
② 各半升：文瑞楼本同，明抄本、乾隆本作"二两"，日本抄本作"各半斤"。
③ 二枚：文瑞楼本同，明抄本、乾隆本作"二两"，日本抄本作"一两"。
④ 二：日本抄本、文瑞楼本同，明抄本、乾隆本作"三"。

治肺胀[1]，**石膏汤方**

石膏　麻黄去根节，汤煮掠去沫　桑根白皮剉，炒　甘草炙，剉　款冬花去梗，焙　熟干地黄炒。各一两　麦门冬去心，焙　桔梗炒。各半两[2]

上八味，粗捣筛。每服三钱匕，入竹叶少许，水一盏，煎至七分，去滓温服，日三夜一。

治肺胀，**皱肺丸方**

五灵脂研。二两　柏子仁半两　胡桃八[3]枚。去壳，研

上三味，研成膏，滴水为丸如小豆大。煎木香甘草汤下十五丸。

治肺乘风邪，气胀不利，上气逆喘，**杏仁丸方**

杏仁汤浸，去皮尖、双仁，炒　马兜铃　蝉蜕各半两　砒霜研。一分

上四味，捣研为末，煮枣二十枚，去皮、核，烂研，和丸如梧桐子大[4]。每服一丸至二丸，空心薄荷汤下。

肺 消

论曰：《内经》谓心移寒于肺，为肺消。肺消者，饮一溲二，死不治。夫病必有传，传有顺逆，传其所生者顺，顺则易治，传其所胜者逆，逆则难治。心受邪，传之于肺是为逆。盖寒随心火，内烁金精，肺脏消烁，气无所持，故其证饮少而溲多也。当始病之时，宜去其寒邪，使不得乘心火而移害于肺。至于肺消，则当补肺金平心火，而疾可愈。

治肺消饮少溲多，**黄耆汤方**

黄耆三两　五味子　人参　麦门冬去心，焙　桑根白皮各二

---

① 肺胀：日本抄本、文瑞楼本同，明抄本、乾隆本此后有"喘逆咳嗽"。

② 各半两：日本抄本、文瑞楼本同，明抄本、乾隆本作"一两"。

③ 八：日本抄本、文瑞楼本同，明抄本、乾隆本作"一"。

④ 如梧桐子大：日本抄本、文瑞楼本同，明抄本、乾隆本此后有"金箔为衣"。

两　枸杞　熟干地黄焙。各一两一分①

上七味，㕮咀如麻豆大。每服五钱匕，以水两盏，煎取一盏，去滓温服，日三。

治肺消饮少溲多，**菟丝子散方**

菟丝子酒浸一宿，捣烂，焙干。一两　蒲黄　黄连去须。各一两半　消石研。半两　肉苁蓉酒浸，去粗皮，切，焙。一两　五味子　鸡膍胵黄皮炙。各一两半

上七味，为细散。每服三钱匕，空腹暖酒调下，日二。

治肺消饮少溲多，**黄耆汤方**

黄耆　土瓜根各二两半　菝葜　地骨皮　五味子各二两　人参　石膏碎　牡蛎煅。各一两半②

上八味，㕮咀如麻豆大。每服五钱匕，水二盏，煎至一盏，去滓温服，空心日午各一。

治肺消③，**干姜甘草汤方**

干姜炮。四两　生干地黄焙　麦门冬去心，焙　蒺藜子炒　桂去粗皮　续断各二两　甘草炙。一两

上七味，㕮咀如麻豆大。每服五钱匕，水二盏，煎至一盏，去滓温服，空心食前，日三。

肺中寒

论曰：《内经》曰：肺恶寒，形寒饮冷则伤肺。盖肺之脉循环胃口，苟为寒邪所中，则有咳而鼻塞，唾浊涕，语声嘶破，洒淅恶寒之证。

治肺感寒气，咳唾稠浊，**华盖汤方**

紫苏子炒　麻黄去根节，先煮掠去沫，焙　杏仁汤浸，去皮尖、双仁，炒　陈橘皮汤浸，去白，焙　桑根白皮细剉　赤茯苓去黑皮。各一两　甘草半两。炙

---

① 一两一分：日本抄本、文瑞楼本同，明抄本、乾隆本作"两半"。
② 各一两半：日本抄本、文瑞楼本同，明抄本、乾隆本作"一两"。
③ 肺消：日本抄本、文瑞楼本同，明抄本、乾隆本此后有"饮少溲多"。

上七味，捣为粗末。每服三钱匕，水一盏，煎至七分，去滓温服，食后。

治肺感寒气，补肺，**白石英丸方**

白石英研　磁石煅，醋淬，研　阳起石研　肉苁蓉酒浸，切，焙　菟丝子酒浸软，捣烂，焙　熟干地黄各一两半　石斛去根　白术　五味子　栝楼根各二两　巴戟天去心。一两一分　桂去粗皮　人参各一两　蛇床子半两　防风去叉。一两一分

上一十五味，捣研为末，炼蜜和丸梧桐子大。每服十五丸，空心温酒下，米饮亦得。

治肺感寒气，咳唾浊沫，语声不出，有妨饮食[①]，神思倦怠，**紫苏子汤方**

紫苏子　麻黄去根节，煮掠去沫，焙　杏仁去皮尖、双仁，麸炒　陈橘皮去白，焙　桑根白皮剉　赤茯苓去黑皮　陈曲炒　桔梗炒　百合各一两　甘草炙。半两

上一十味，粗捣筛。每服三钱匕，水一盏，煎至七分，绵滤至清，通口热细呷，临卧再服。

治肺气感寒，先觉发嚏，次加喘急，**麻黄汤方**

麻黄去根节，先煮掠去沫，焙，炒　陈橘皮去白，焙。各半两　桔梗炒　防风去叉　芎䓖　紫菀去苗、土　羌活去芦头　杏仁汤浸，去皮尖、双仁，麸炒　甘草炙　细辛去苗叶。各一分

上一十味，粗捣筛。每服三钱匕，水一盏，生姜二片，同煎取七分，去滓，稍热徐徐服，不拘时候。

治肺中寒，涕唾稠浊，**五味子汤方**

五味子　紫菀去苗、土　桂去粗皮　麻黄[②]去根节　甘草炙。各一两　细辛去苗叶　干姜炮。各半两

上七味，粗捣筛。每服四钱匕，以水一盏，入大枣二枚，擘破，煎取七分，去滓温服，食后，日二。

---

① 有妨饮食：日本抄本、文瑞楼本同，明抄本、乾隆本此前有"胸膈满闷"。
② 麻黄：日本抄本、文瑞楼本剂量同，明抄本、乾隆本作"二两"。

治肺中寒，咳呕浊唾不止，**款冬花汤**方

款冬花　桑根白皮剉　人参　前胡去芦头　杏仁去皮尖、双仁，麸炒　甘草炙　桔梗炒　半夏汤浸七遍，去滑　细辛去苗叶。各半两　陈橘皮汤浸，去白。三分

上一十味，粗捣筛。每服四钱匕，以水一盏，入生姜五片，煎取七分，去滓温服。

治肺中寒，咳唾浊沫，**温肺散**方

细辛去苗叶。二两　甘草炙　干姜炮　五味子　白茯苓四两

上五味，捣罗为细散。每服一钱匕，沸汤调下，食后临卧服。

治肺脏本热，因伤于风，寒壅相交，痰唾稠浊，发而成嗽，服凉药其嗽愈加，**橘皮汤**方

陈橘皮汤浸，去白，焙。半两　麻黄去根节，先煮掠去沫　羌活去芦头　防风去叉　芎䓖　紫菀①去苗、土　桔梗各一分　细辛去苗叶。一钱半　甘草二钱。炙

上九味，粗捣筛。每服三钱匕，水一盏，生姜二片，同煎取七分，去滓温服，不拘时候。

治肺气虚弱，中风寒咳唾不止，**参附散**方

人参一两半　附子炮裂，去皮脐　麻黄去节，先煮掠去沫，焙　干姜炮　细辛去苗叶　防己　甘草炙。各一两　五味子　独活去芦头。各一两半

上九味，捣罗为散。每服一钱匕，温酒调下。

治肺中寒，咳唾喘息，**桂心汤**方

桂去粗皮。二两半②　麻黄去节，煮掠去沫，焙。半两　甘草炙　款冬花焙　杏仁汤退去皮尖、双仁，麸炒。各一两

上五味，粗捣筛。每服三钱匕，水一盏，煎至七分，去滓温服，日三。

治肺中寒气，头痛咳逆，涕唾稠浊，鼻塞短气，**麻黄饮**方

---

① 紫菀：日本抄本、文瑞楼本剂量同，明抄本、乾隆本作"一两"。
② 二两半：日本抄本、文瑞楼本同，明抄本、乾隆本作"两半"。

麻黄去根节，汤煮去浮沫　前胡去芦头　白前　桑根白皮
剉　杏仁去皮尖、双仁，炒。各一两半

上五味，粗捣筛。每服三钱匕，水一盏，葱白三寸，切，煎
至七分，去滓温服。

肺气喘急

论曰：肺气喘急者，肺肾气虚，寒湿至阴之气所为也。肺为
五脏之盖，肾之脉入肺中，故下虚上实，则气道奔迫，肺叶高举，
上焦不通，喘急不得安卧。又《内经》谓水病下为胕肿大腹，上
为喘呼不得卧者，标本俱病也。

治肺气喘急，坐卧不得，**鸡膍胵丸方**

鸡膍胵二七枚。洗，焙　半夏一分。汤洗去滑，七遍　牵牛子
半两。瓦上煿令焦　甜葶苈半两。炒　砒霜半分①。细研，每夜露至
七宿，收于床下　铅丹治如砒霜法。半两

上六味，细捣研为末，用炊枣肉和丸如绿豆大，丹砂为衣。
食后临卧葱与腊茶汤下七丸，甚者加至十丸。

治肺气喘急烦闷，或时咳嗽，**通膈汤方**

射干　桑根白皮炙，剉。一两　麻黄去根节，汤煮掠去沫，
焙　甘草炙。各一分　槟榔剉　草豆蔻仁各半两　郁李仁麸炒，去
皮。一两

上七味，粗捣筛。每服三钱匕，水一盏，入生姜一枣大，拍
碎，同煎至七分，去滓，食后温服。

治肺气喘急，坐卧不得，**泽漆汤方**

泽漆一两　桑根白皮剉　赤茯苓去黑皮。各一两半　木通②
剉　陈橘皮汤浸，去白，焙。各三分　紫菀去土。一两半　紫苏叶
一两一分③　甘草炙。半两　大腹并子三④颗

---

① 分：明抄本、乾隆本、文瑞楼本同，日本抄本作"合"。
② 木通：日本抄本、文瑞楼本剂量同，明抄本、乾隆本作"三两"。
③ 一两一分：日本抄本、文瑞楼本同，明抄本、乾隆本作"一两"。
④ 三：明抄本、乾隆本、文瑞楼本同，日本抄本作"六"。

上九味，剉如麻豆大。分六贴，每贴水三盏，入生姜一分，煎取二盏，去滓，分三服，一日尽。

治肺气喘急咳嗽，胸中塞满，**紫菀汤**方

紫菀去苗、土　桑根白皮剉。各一两半　款冬花一两　萎蕤一两一分　柴胡去苗。一两半　桔梗炒。一两一分　甘草炙。半两　升麻一两一分　射干一分

上九味，剉如麻豆大。分六贴，每贴水三盏，入生姜一分，煎取二盏，去滓，分三服，一日尽。

治肺气喘急，坐卧不得，**蜀椒丸**方

蜀椒去目并闭口，炒出汗。一两　干姜炮。半两　猪牙皂荚去皮，涂酥炙。一两　葶苈子隔纸炒。三分①

上四味，捣罗为末，以枣肉和丸如梧桐子大。每服三丸，煎桑根白皮汤下，不拘时候。

治肺气喘急，四肢乏力，饮食无味，**润肺汤**方

杏仁汤浸，去皮尖、双仁，炒。一两　麻黄去根节，汤煮掠去沫，焙干。二两　甘草炙。一两　紫苏子炒。一分　贝母炒，去心。一两

上五味，粗捣筛。每服三钱匕，水一盏，入干柿一枚，切，煎至六分，去滓温服，空心日午临卧各一。

治肺气上喘，不以久新，**如圣饮**方

麻黄去根不去节，寸截，沸汤掠去沫，暴干。六两　甘草炙。一两　桂去粗皮。半两　杏仁汤浸，去皮尖、双仁。四十九枚

上四味，剉如麻豆，以水五盏，银石器内慢火煎取三盏，澄清放温。每服半盏，服罢去枕仰卧，其喘立止，余药以净瓶盛，外以温汤养之，旋旋服。

治肺气喘急，不得卧，并十种水病，**朴消丸**方

朴消　芒消炼熟。各二两　消石一两。与前二味同研细　犀角镑　椒目微炒，同捣为末。各一两　莨菪子淘去浮者，煮令芽出，候

---

① 分：日本抄本、文瑞楼本同，明抄本、乾隆本作"两"。

干，炒令黑　甜葶苈隔纸炒紫色。各半两　杏仁汤浸，去皮尖、双仁，麸炒。二两。与前二味同捣如膏

上八味，各研匀，枣肉和捣三五百杵，丸如梧桐子大。每服枣汤下十五丸，不拘时候。

治肺气喘急，坐卧不安，**泻肺汤方**

桑根白皮剉　甜葶苈隔纸炒

上二味，等分，粗捣筛。每服三钱匕，水一盏，煎至六分，去滓，食后温服，微利为度。

治肺气喘急，**麻黄生姜汤**^①方

麻黄去根节，煎掠去沫，焙。一两　五味子　甘草炙。各二两杏仁去皮尖、双仁。八十枚　淡竹叶切。一升　石膏研。六两

上六味，㕮咀如麻豆。每服六钱匕，以水二盏，煎取一盏，去滓温服，日三。

治肺气喘促不定，喉中有脓，**甘草桔梗汤方**

甘草炙。半分　桔梗炒。三分

上二味，剉如麻豆。以水二盏，煎至一盏，分二服，空心早食前各一。

治久患肺气喘急，喉中作声，上焦壅热，**黄芩汤方**

黄芩去黑心　杏仁去皮尖、双仁，炒　麻黄去根节，汤煮掠去沫，焙　羌活去芦头　人参　升麻　桔梗炒。各三分　黄连去须。一钱半　蛤蚧酥炙。半两

上九味，粗捣筛。每服三钱匕，水一盏，煎三五沸，去滓，食后临卧服。未愈更服后葶苈丸。

葶苈丸方

葶苈子隔纸炒。半两　铅丹细研　砒霜夜间露七夜收，研细　半夏汤洗七遍，去滑，焙　羌活去芦头　杏仁去皮尖、双仁，炒　马兜铃各一分

---

① 麻黄生姜汤：日本抄本、文瑞楼本同，但方中无生姜，明抄本作"麻黄石膏汤"，乾隆本作"麻黄汤"。

上七味，除砒霜、铅丹外，捣罗为末，研令极细，枣肉丸如绿豆大，丹砂为衣。食后葱茶汤下三丸，气实者加至五七丸。

治肺气咳嗽喘促，坐卧不得，**防己丸方**

防己一两　陈橘皮汤浸，去白，焙。半两　甜葶苈隔纸微炒。三分　猪牙皂荚去黑皮，酥炙。一两

上四味，捣罗为末，煮枣肉和捣三百杵，丸如梧桐子大。每服十丸至十五丸，煎桑根白皮汤下，食后临卧。

治肺喘，**四神汤方**

麻黄去根节，汤浸，去沫。一两　杏仁去皮尖、双仁，麸炒。二十五枚　甘草炙。半两　五味子一两

上四味，㕮咀如麻豆。每服五钱匕，水二盏，煎至一盏，去滓，温服讫，仰卧少许。

治久患肺气，喘急坐卧不得，涎唾稠黏，**水蓼散方**

水蓼　覆盆子　五味子　京三棱炮　薆香子炒　皂荚子①炮　桑斜各一两　甘草炙。二钱

上八味，捣筛为散。每服四钱匕，水一大盏，煎七分，去滓温服。

治肺气壅滞，咳嗽，发即气喘妨闷，**紫苏散方**

紫苏茎叶　猪苓去黑皮　陈橘皮各一两。汤浸，去白瓤，焙　马兜铃七颗。细剉和皮子　桑根白皮剉碎，拣去粗皮　麦门冬　大腹皮剉　赤茯苓去皮　枳壳各一两。麸炒，微黄，去瓤

上九味，捣筛为散。每服四钱匕，水一中盏，入生姜半分，煎至六分，去滓，不计时候服。

治肺气喘急，腹胁疼痛，**麻黄散方**

麻黄二两。去根节　赤茯苓　桂心各一两　桔梗一两半②。去芦头　杏仁四十九枚。汤浸，去皮尖、双仁，麸炒，微黄　甘草半两。炙微黄，剉

---

① 皂荚子：日本抄本、文瑞楼本剂量同，明抄本、乾隆本作“二两”。
② 一两半：日本抄本、文瑞楼本同，明抄本、乾隆本作“一两”。

上六味，捣筛为散。每服四钱匕，以水一中盏，煎至六分，去滓，不计时候温服。

治肺脏喘急，胸膈壅滞，大肠不利，**桂皮散方**

桂去粗皮　陈橘皮汤浸，去白，焙。各一两　白槟榔剉。一两半①　牵牛子半生半熟。二两

上四味，捣罗为散。每服三钱匕，温酒调下，空心食前服，日二。

治肺气远年不差，**猪胞散方**

猪胞一具去脂，细切　腻粉一两

上二味，入瓷瓶内固济，上留小窍，煅烟尽，细研。每服二钱匕，空心浆水调下。

治肺喘气短，**清肺散方**

蒲颓叶蒲颓叶微似棠叶，尤柔厚，背白似熟羊皮，经冬不凋；花正如丁香，蒂极细，如丝倒垂之，风吹则摇摇然。冬末生花，至春乃敷实，一如山茱萸，味酸可啖，与麦齐熟。其木甚大，吴人名半舍，江南名曰棠，京师名曰纸钱棠球，襄汉名黄婆奶

上一味，捣罗为细末。每服二钱匕，温水调下，发时服。有人患喘三十年者，服之皆愈。疾甚者服药后，胸上生小瘾疹痒者，其疾则差。一方用人参等分。

---

① 一两半：日本抄本、文瑞楼本同，明抄本、乾隆本作"五钱"。

卷第四十九

肺脏门

鬲消

论曰：心移热于肺，传为鬲消。夫心肺二脏，皆居鬲上，心火既炽，移以烁金，二脏俱热，熏蒸鬲间，而血气消烁也。心主血，肺主气，俱受邪热，宜不息而消，故久则引饮为消渴之疾。

治鬲消，胸中烦满，津液燥少，短气多渴，**麦门冬饮方**

麦门冬去心。二两　栝楼根　知母焙　甘草炙　五味子　生干地黄焙　人参　葛根　茯神去木。各一两

上九味，㕮咀如麻豆。每服五钱匕，水二盏，入竹叶数片，煎至一盏，去滓温服，日二夜一。

治鬲消多渴，**栝楼汤方**

栝楼根五两　麦门冬去心，焙　茅根　芦根各一两半①　小麦半升　石膏研。九两

上六味，㕮咀如麻豆。每服五钱匕，水二盏，煎至一盏，去滓，食后温服。

治鬲消烦渴，津液燥少，**竹叶汤方**

竹叶一握　麦门冬去心，焙　白茯苓去黑皮　栝楼实炒　地骨皮　生姜各二两　甘草炙。三两　大枣五两　小麦淘。六合

上九味，㕮咀如麻豆。每服五钱匕，水二盏，煎至一盏，去

---

① 各一两半：日本抄本、文瑞楼本同，明抄本、乾隆本作"二两"。

滓，食后温服。

治鬲消胸中烦渴，**黄耆饮**方

黄耆　茯神去木　栝楼根　麦门冬去心，焙　甘草炙。各三两　生干地黄切，焙。四两

上六味，㕮咀如麻豆。每服五钱匕，水二盏，煎至一盏，去滓，食后温服。

治鬲消①，**鸡内金丸**方

鸡内金洗，暴干　栝楼根炒。各五两

上二味，捣罗为末，炼蜜为丸如梧桐子大。每服二十丸，食后温水下，稍加至三十丸，日三。

治鬲消，**栝楼散**方

栝楼根三两　墨一两　铅丹半两

上三味，捣研为细散，和匀。每服一钱匕，新汲水调下，日三，不计时。

治鬲消，除热，**地黄煎**方

生地黄汁　生栝楼汁各二升半②　牛脂③三升　蜜半升　黄连去须。一斤。为细末

上五味，合煎取五升，不津器收贮。每服二大匙，热汤化，通口服，日三。

治鬲消，胸中烦渴，**知母汤**方

知母焙　泽泻　白茯苓去黑皮　黄芩去黑心　生姜切。各二两　小麦八合。洗净　大枣十五枚。去核　甘竹叶切。一升半　甘草炙。二两

上九味，㕮咀如麻豆。每服五钱匕，水二盏，煎一盏，去滓，食后温服。

---

① 鬲消：日本抄本、文瑞楼本同，明抄本、乾隆本此后有"烦渴津液燥少"。
② 各二升半：文瑞楼本同，明抄本、乾隆本作"二升"，日本抄本作"各一升半"。
③ 牛脂：日本抄本、文瑞楼本同，明抄本、乾隆本作"牛乳"。

肺脏伤风冷多涕

论曰：肺脏虚弱，为风邪所伤，则清冷之气上攻，而鼻流清涕。盖肺开窍于鼻，在液为涕故也。

治肺感风冷多涕，**麻黄汤方**

麻黄去根节，先煮掠去沫，焙。一①两　前胡去芦头　白前去苗。各三分　桑根白皮剉，炒。一两　甘草炙。半两　紫菀去土。一两　杏仁汤浸，去皮尖、双仁，炒。三分②

上七味，粗捣筛。每服三钱匕，水一盏，入葱白三茎，煎至七分，去滓，食后温服，日三。

治肺伤风冷，鼻中多涕，四肢疼倦，不思饮食，**当归人参汤方**

当归　人参　干姜炮　白术　白茯苓去黑皮　甘草炙，剉　芎藭　陈橘皮汤浸，去白，焙　细辛去苗叶　白芍药各半两　桂去粗皮。七钱半

上一十一味，粗捣筛。每服三钱匕，水一盏，入生姜一枣大，拍碎，枣三枚，擘，煎至七分，去滓，不计时候，稍热服。

治肺冷多涕③，**杏仁麻黄汤方**

杏仁汤浸，去皮尖、双仁，炒。一两　麻黄去根节，先煮掠去沫。半两　甘草炙，剉　五味子炒。各一两

上四味，粗捣筛。每服三钱匕，水一盏，入生姜一枣大，拍碎，煎至七分，去滓温服。

治肺寒，内外合邪，清涕多，语声不出，**桂辛丸方**

桂去粗皮　细辛去苗叶　白芷　防风去叉　干姜炮　甘草炙　芎藭各一两

上七味，捣罗为末，炼蜜和丸如梧桐子大。每服三十丸，温

---

① 一：明抄本、日本抄本、文瑞楼本同，乾隆本作"十"。
② 分：乾隆本、日本抄本、文瑞楼本同，明抄本作"两"。
③ 多涕：日本抄本、文瑞楼本同，明抄本、乾隆本此后有"四肢冷倦，不思食"。

米饮下，食后服。

治肺寒痰逆，鼻多清涕，**紫菀汤方**

紫菀去土　升麻　天门冬去心，焙　贝母麸炒黄。各一两

上四味，粗捣筛。每服三钱匕，水一盏，入生姜三片，大枣二枚，同煎至七分，去滓温服，不计时候。

肺 痿

论曰：《脉经》谓热在上焦，因咳为肺痿。其病之所得，或因汗出，或因呕吐，或因消渴，小便利数，或因便难，数被快药下利，重亡津液，故得之。诊其寸口脉数而虚，其人胸烦多唾，唇燥，小便难，或欲咳不得咳，咳则出干沫，胸中隐隐痛者是也。

治肺痿，经年咳嗽不止，唾成五色，喘息促急，食少羸瘦，**天门冬丸方**

天门冬去心，焙。半两　大麻仁　紫苏子炒，别研入　大黄剉，炒　厚朴去粗皮，生姜汁炙　款冬花去梗　贝母煨，去心。各半两　升麻剉　麻黄去根节　甘草炙，剉　桔梗剉，炒　五味子炒　陈橘皮汤浸，去白，焙。各一分　杏仁四十九枚。去皮尖、双仁，炒，研　紫菀洗，去苗、土。三分

上一十五味，捣研为末，炼蜜为丸如梧桐子大。食后蜜汤下二十五丸，日再，如利，即减丸数。

治肺痿，四肢烦热，涕唾稠黏，**杏子汤方**

杏仁去皮尖、双仁，炒　升麻各一分　桔梗剉，炒　紫苏茎叶三分　马兜铃一钱半[①]　五味子炒　麻黄去根节　芍药各半两

上八味，细剉。每服五钱匕，水二盏，煎至一盏，去滓温服，日再。

治虚寒肺痿喘气，**干地黄汤方**

熟干地黄焙　芎劳各五两　桂去粗皮　人参各三两　大麻仁一

---

① 一钱半：明抄本、乾隆本、文瑞楼本同，日本抄本作"一分半"。

升①。炒，研为脂　桑根白皮剉，炒。二升

上六味，除麻仁外，并细剉。每服五钱匕，水二盏，煎至一盏，去滓，入麻仁少许，更煎数沸，温服，日三。

治肺痿咳嗽，唾如稠涎，羸瘦，喘急盗汗，**旋覆花汤方**

旋覆花　甘草炙　牡蛎末。各一分②　葽蕤　紫菀洗去土　桔梗剉，炒。半两　生地黄汁　生姜汁各二合

上八味，除地黄、生姜汁外，并细剉。每服五钱匕，水二盏，煎至一盏，去滓，次下地黄、生姜汁少许，再煎取八分，食后温服。

治肺痿嗽，唾如牛涎，日夜不已，坐卧不安，肋痛，**款冬花汤方**

款冬花　赤茯苓去黑皮　紫菀去苗、土　獭肝炙，碾末　甘草炙　桔梗剉，炒　贝母煨，去心。各一分　芍药一钱半　桑枝③剉，炒。一两半　蛤蚧炙，碾末。三分

上一十味，除獭肝、蛤蚧外，细剉。每服五钱匕，水二盏，煎至一盏，去滓，下蛤蚧、獭肝末各少许，食后温服。

治肺痿咳嗽，涕唾稠黏，小便不利，**紫菀汤方**

紫菀去苗、土　桔梗剉，炒　木通剉　白蒺藜炒，去角　桑根白皮剉　赤茯苓去黑皮。各三分　甘草炙微赤，剉　茅根剉　旋覆花各半两

上九味，粗捣筛。每服四钱匕，水一盏，煎至七分，去滓，不计时候温服。

治肺痿唾脓血，多咳嗽，日渐羸劣④，**紫菀汤方**

紫菀去苗、土　天门冬去心，焙　桔梗炒。各半两　白茯苓去黑皮　知母焙。各一分　生百合三枚⑤　生地黄汁不拘多少

① 升：明抄本、乾隆本、文瑞楼本同，日本抄本作"斤"。
② 各一分：日本抄本、文瑞楼本同，明抄本、乾隆本作"一两"。
③ 桑枝：乾隆本、日本抄本、文瑞楼本同，明抄本作"桑白皮"。
④ 唾脓血……羸劣：此10字日本抄本、文瑞楼本同，明抄本、乾隆本作"咳嗽，涕唾稠黏，小便不利"。
⑤ 三枚：日本抄本、文瑞楼本同，明抄本作"二两"，乾隆本作"二枚"。

上七味，除地黄外，并细剉。每服五钱匕，水二盏，煎至一盏，去滓，入地黄汁少许，食后温服。要利，加朴消少许，汤成下。此疾利多，为肺与大肠合，故秘涩者少。

治肺痿咳嗽气喘，喉中有血，**犀角饮方**

犀角镑　竹茹各一两　桔梗炒　柴胡去苗　黄芩去黑心。一两半　朴消　生天门冬去心。各二两

上七味，吹咀。每服五钱匕，水二盏，煎至一盏，去滓，下朴消少许，温服。

治肺痿咳嗽日久，喘急，仰卧不安，**白前汤方**

白前　木通剉。各二两　防己　麻黄去根节。各一两半　白茯苓去黑皮　厚朴去粗皮，生姜汁炙紫色　桑根白皮剉，炒。各三两①　紫菀头五十枚

上八味，细剉。每服五钱匕，水二盏，煎至一盏，去滓，食后良久温服，日三。胸中有脓者，当得吐出。

治肺痿久嗽，**杏仁煎方**

杏仁②去皮尖、双仁，炒黄，研　阿胶炙燥。各半两　栝楼二两。剉　人参一两　贝母去心，焙　丹砂研。各一分

上六味，捣研为末，入瓷器中，同白饧三两熬成煎。每服皂子大，食后夜卧时含化。

治伤中脉绝筋急，肺痿咳嗽，**鹿髓煎方**

鹿髓半升③　蜜　酥各一两④　生地黄取汁。五合　杏仁　桃仁各三两。汤浸，去皮尖、双仁，炒，捣碎，酒一升，研，滤取汁

上六味，先煎桃仁、杏仁、地黄汁减半，次下鹿髓、酥、蜜，煎如稀饧。每服一匙头许，徐徐咽服，空心食前，日三。

治肺痿劳伤吐血，**补肺散方**

黄明胶炙燥。二两　花桑叶阴干。二两

---

① 各三两：明抄本、日本抄本、文瑞楼本同，乾隆本作"三分"。
② 杏仁：日本抄本、文瑞楼本剂量同，明抄本、乾隆本作"六两"。
③ 升：日本抄本、文瑞楼本同，明抄本、乾隆本作"斤"。
④ 各一两：乾隆本、日本抄本、文瑞楼本同，明抄本作"二两"。

上二味，捣罗为细散。每服三钱匕，用生地黄汁调下，糯米饮亦得。

肺痿咽燥

论曰：热在上焦，因咳为肺痿，其脉则寸口数，其证则咳而口中有浊唾涎沫，甚者咽中干燥，盖以邪热熏肺使然，或因快药下利，重亡津液所致也。

治肺痿咳唾涎沫不止，咽燥而渴，**生姜甘草汤**方

生姜切。五两　人参三两　甘草炙，剉。四两　大枣十五枚

上四味，㕮咀如麻豆大。每服六钱匕，水二盏，煎至一盏，去滓温服，日三。

治肺痿咽干烦躁，痰壅咳嗽，小便赤涩，眠睡不安，喉咽肿痛，**天门冬丸**方

天门冬去心，焙。二两　甘草炙，剉　杏仁汤浸，去皮尖、双仁，炒。各一两　人参三分①　贝母去心，炒　五味子　阿胶炙令燥　桑根白皮炙，剉。各半两

上八味，捣研为末，炼蜜和丸如鸡头大。每服一丸，食后临卧温人参汤嚼下，含化咽津亦得。

治肺痿咳嗽吐涎沫，咽燥而渴者，**天门冬煎**方

生天门冬去心，捣取汁　醇酒各一升　饴糖一斤　紫菀去土，为末。四合②

上四味，同入银石器中，重汤煎，候可丸，即丸如杏仁大。每服一丸，含化咽津，日三五服。

治肺痿久嗽不已，四肢烦热，颊赤咽燥，**柴胡汤**方

柴胡去苗　竹茹　桔梗炒　紫菀去土　知母炒　贝母去心，炒。各二③两　诃黎勒皮一④两

---

① 三分：日本抄本、文瑞楼本同，明抄本、乾隆本作"二两"。
② 合：日本抄本、文瑞楼本同，明抄本、乾隆本作"两"。
③ 二：明抄本、乾隆本、文瑞楼本同，日本抄本作"三"。
④ 一：明抄本、乾隆本、文瑞楼本同，日本抄本作"二"。

上七味，㕮咀如麻豆大。每服五钱匕，水一盏，生地黄汁半盏，乌梅一个，拍碎，煎至八分，去滓温服，日再夜一。

治肺痿咳嗽及肺壅咽燥，**蛤蚧散方**

蛤蚧一对，好者。汤洗十遍，慢火酥炙　人参　白茯苓去黑皮　知母炒　贝母去心，炒　桑根白皮剉。各二两　杏仁汤浸，去皮尖、双仁，炒，研。六两　甘草炙，剉。五两

上八味，捣罗七味为细末，入杏仁拌匀。每服一钱匕，生姜二片，酥少许，沸汤点服，日三夜一。

治肺痿喘嗽，涕唾稠黏，咽膈不利，**地黄紫苏煎**[①]**方**

生地黄三两　生姜二两。与地黄和研绞取汁　生玄参一斤　生天门冬去心。半斤　生麦门冬去心。一斤　紫苏子炒，研。二两　生牛蒡四两。细切，与玄参至紫苏子四味烂研，以水少许拌匀，布绞取汁　杏仁去皮尖、双仁。三两。研别入

上八味，将两等药汁并杏仁和匀，于银石器中慢火煎令稍稠，停火入白蜜五两，真酥二两和匀，于饭甑上蒸少时，候冷以净器盛。每服一小匙，含化，不拘时，日三。

治肺痿咽燥，**地黄汤方**

生干地黄切，焙　赤茯苓去黑皮　柴胡去苗。各一两　射干　甘草炙，剉　麦门冬去心，焙。各半两　半夏汤洗七遍　麻黄去根节　紫菀去苗、土　五味子　黄芩去黑心　桑根白皮剉。各三分

上一十二味，粗捣筛。每服三钱匕，水一盏，生姜一枣大，拍碎，枣二枚，擘破，煎至七分，去滓温服，不拘时。

肺痿小便数

论曰：《内经》曰：脏真[②]高于肺。又曰：真气夺则虚。今肺中冷，则肺之真气不足，而其人上虚矣。虚则无以制下，故上为肺

---

① 地黄紫苏煎：日本抄本、文瑞楼本同，明抄本、乾隆本作"生地煎"。
② 脏真：指五脏之真气。

痿，下为小便数，以至吐涎沫而欲咳不能者，皆其证也。治法当以温药和之。

治肺痿小便数，甚者吐涎沫，欲咳不能，**白茯苓汤**方

白茯苓去黑皮　桂去粗皮　附子炮裂，去皮脐　白芍药各三分①　补骨脂炒　黄耆剉。各一两　蜀椒去目及闭口者，炒。四十粒　肉苁蓉酒浸，切，焙。一两半

上八味，咬咀如麻豆。每服三钱匕，水一盏，煎至七分，去滓温服，食前临卧，日三。

治肺痿吐涎沫，欲咳不能，小便数，**甘草干姜汤**方

甘草炙。四两　干姜炮。二两

上二味，咬咀如麻豆大。每服三钱匕，水一盏，煎至七分，去滓温服，服已小温覆之。若渴者，属消渴。

治肺痿多涎唾，小便数，**三味汤**方

甘草炙。四两　干姜炮　白芍药各二两

上三味，咬咀如麻豆大。每服五钱匕，水一盏半，煎至一盏，去滓温服。

治肺痿小便数，无力，不进食，**黄耆汤**方

黄耆剉　熟干地黄焙。各二两　桂去粗皮　白芍药　当归切，焙。各一两　麦门冬去心，焙。一两半　白龙骨　甘草炙，剉。各半两

上八味，粗捣筛。每服五钱匕，水一盏半，入生姜五片，大枣二枚，擘破，煎至八分，去滓温服，空心食前，日三。

治肺痿小便数，**熟干地黄汤**方

熟干地黄焙　芎藭各五两　桂去粗皮　人参各三两　桑根白皮二两

上五味，咬咀如麻豆大。每服五钱匕，水一盏半，煎至八分，去滓温服。

治肺痿小便数，渐觉气弱，**龙骨汤**方

---

① 各三分：日本抄本、文瑞楼本同，明抄本、乾隆本作"三两"。

龙骨　黄耆剉　肉苁蓉酒浸，切，焙。各一两　白薇　牡蛎煅　附子炮裂，去皮脐。各三分　甘草炙，剉。半两

上七味，咬咀如麻豆大。每服三钱匕，水一盏，入生姜三片，大枣二枚，擘破，煎至七分，去滓温服，空心食前，日三。

治肺痿小便数，**五味子汤方**

五味子　款冬花去梗　桂去粗皮　人参各二两　麦门冬去心，焙　桑根白皮各三两

上六味，咬咀如麻豆大。每服六钱匕，水二盏，入生姜和皮五片，大枣二枚，擘破，粳米三十粒，同煎至一盏，去滓温服，空心食前，日三。

肺脏壅热

论曰：肺居膈上，为四脏之盖，若将养过温，或多嗜五辛，热气内搏，肺经壅热，则令人咽干舌燥，胸膈烦热，咳嗽壅闷，鼻内生疮，是为肺壅热之候。

治肺壅热，咳嗽痰涎，心胸烦闷，咽膈不利，**调肺丸方**

天门冬去心，焙　麦门冬去心，焙　人参　赤茯苓去黑皮　百合　桑根白皮剉　紫菀洗　贝母炒　杏仁汤浸，去皮尖、双仁，麸炒。各一两　前胡去苗　五味子各三分　甘草炙。半两

上一十二味，捣罗为末，炼蜜和丸如龙眼大。每服一丸，温水嚼下，食后。

治肺壅热，吐血不止，朝夕寒热，呕吐，渐成劳劣，**顺中散方**

槟榔一①枚　大黄剉，炒　甘遂　木香　白牵牛子　蘹香子炒　青橘皮汤浸，去瓤，焙。各半两

上七味，捣罗为散。每服半钱匕，木香汤调下。如曾中药毒呕黑血者，亦能解之。

治肺热壅盛，痰嗽喘急，**蔓荆实散方**

---

① 一：日本抄本、文瑞楼本同，明抄本作"二"，乾隆本作"四"。

蔓荆实去白皮　大黄剉　威灵仙去土　天麻各一两

上四味，捣罗为散。每服二钱匕，蜜酒调下。

治肺脏壅热，**地黄煎方**

生地黄汁　生杏仁取油　生紫苏汁。各一盏　生麦门冬汁　生天门冬汁。各二盏　莱菔子炒。半两　五味子　桔梗　桑根白皮炙，剉　旋覆花　贝母炒。各二两

上一十一味，将后六味为末，用前汁和丸如弹子大。食后临卧，含化一丸。

治肺气壅热，胸膈痞闷，痰唾咳嗽，**华盖散方**

黄耆剉　人参　桑根白皮炙，剉　防风去叉　白茯苓去黑皮。各一两　甘草炙。三分

上六味，捣罗为散。每服二钱匕，生姜蜜汤调下。常服入生姜二片，如茶点，不拘时候。

治肺脏壅热，烦躁喘粗，不思饮食，**防己汤方**

防己　赤茯苓去黑皮　白前　桔梗炒　大黄剉，炒　陈橘皮汤浸，去白，焙　木通剉　紫菀去苗　紫苏叶　天门冬去心，焙　枳壳去瓤，麸炒　甘草炙，剉。各一两

上一十二味，粗捣筛。每服三钱匕，水一盏，煎至六分，去滓，不拘时候温服。

治肺热上气息贲，**杏仁汤方**

杏仁汤浸，去皮尖、双仁，炒。四两　石膏碎。八两　淡竹叶切　陈橘皮汤浸，去白，焙　干蓝叶各一两　柴胡去苗　麻黄去根节，汤煮掠去沫。各三两

上七味，咬咀如麻豆大。每服五钱匕，水一盏半，煎至八分，去滓温服。

治肺壅热，止喘嗽，化痰涎，利胸膈，定烦渴，**白矾丸方**

白矾枯　熟干地黄焙　玄参　知母焙　贝母炒　诃黎勒皮各一两

上六味，捣罗为末，面糊和丸如梧桐子大。每服十五丸至二十丸，煎生姜枣汤下，食后临卧时服。

治肺壅热，喘息短气，唾脓血，**干地黄汤方**

生干地黄炒。二两　芒消　羚羊角镑。各一两半　石膏三两　麻黄去根节，汤煮掠去沫。二两半　杏仁去皮尖、双仁，焙。二两

上六味，粗捣筛。每服三钱匕，水一盏，入竹茹少许，同煎至七分，去滓，内蜜半匙，再煎两沸，食后温服。

治肺壅热，头面及鼻内生疮，精神不爽，胸中烦渴，**柴胡汤**方

柴胡去苗　射干　防风去叉　牡丹皮　大黄皂荚水二碗煮干　杏仁汤浸，去皮尖、双仁　紫菀去土　紫苏子　葶苈子隔纸炒。各二两

上九味，粗捣筛。每服二钱匕，水一盏，生姜二片，同煎至八分，食后临卧，去滓温服。若小便多，减射干。

治肺壅胸背疼痛，四肢乏力，咳嗽，**百部饮方**

百部根　百合　木通剉　赤芍药各一两半　枳壳去瓤，麸炒。二片　白茯苓去黑皮　柴胡去苗。各二两

上七味，粗捣筛。每服五钱匕，水一盏半，煎至八分，入郁李仁七粒，去皮，打碎，入药再煎至七分，食后温服。

治肺气壅热，久嗽涕唾多，**葱白汤**方

甘草炙　大黄炙　桑根白皮剉。各一两

上三味，粗捣筛。每服五钱匕，以童子小便一盏半，入葱白五寸，切，同煎至八分，去滓温服。

治肺气壅热，**前胡汤**方

前胡去苗　紫菀去苗、土，焙　柴胡去苗　赤茯苓去黑皮　桔梗炒　桑根白皮剉，炒。各半两　百部①焙　杏仁汤浸，去皮尖、双仁，炒。各一分　白前去苗。三分　栝楼剉，炒。一枚

上一十味，粗捣筛。每服三钱匕，水一盏，煎至七分，去滓，食后温服，日三。

---

①　百部：日本抄本、文瑞楼本剂量同，明抄本、乾隆本作“一两”。

治肺热，上热下冷，背膊疼痛，痰涕多，**地黄丸**方

生地黄一①斤　生姜二两　蜜三两。以上二味同捣取汁，和蜜银石器内煎成膏　柴胡去苗　前胡去芦头　山栀子仁　百合　天门冬去心，焙　百部　桔梗炒　木通②剉　甘草炙，剉　恶实炒　紫苏子各半两　人参　桂去粗皮　木香　芎䓖　当归切，焙　射干各一分

上二十味，捣罗十七味为末，与前膏拌匀酥涂，手丸如梧桐子大。每服三十丸，临卧生姜汤下。

治肺热，**桑白皮散**方

桑根白皮剉　防风去叉　麦门冬去心，焙。各半两　防己　紫苏叶　槟榔面裹，炮。各一分　甘草炙，剉。半两

上七味，捣罗为散。食后沸汤调下二钱匕。

治肺脏壅热，喘促咳嗽，心神烦闷，**天门冬丸**方

天门冬去心，焙　麦门冬去心，焙　人参　百合　桑根白皮炙，剉　赤茯苓去黑皮　紫菀去苗　贝母煨，去心　杏仁汤浸，去皮尖、双仁，麸炒，别研。各一两　前胡③去芦头　五味子各三分　甘草炙。半两

上一十二味，捣罗为末，炼蜜和捣三五百杵，丸如弹子大。每服食后绵裹一丸，含化咽津。

治肺暴热，大便不通，时咳嗽喘急，**柴胡饮**方

柴胡去苗　桑根白皮剉　桔梗炒　鳖甲去裙襕，醋炙　槟榔剉。各一两　旋覆花　甘草炙。各半两　大黄剉，炒。二两

上八味，粗捣筛。每服三钱匕，水一大盏，入生姜一枣大，拍碎，煎及五分，去滓温服，不计时候。

治肺热气满，**麦门冬汤**方

麦门冬去心，焙。二两　赤茯苓去黑皮。一两半　人参　桑根白皮剉，炒。各一两　陈橘皮汤浸，去白。半两

---

① 一：明抄本、乾隆本、文瑞楼本同，日本抄本作"二"。
② 木通：日本抄本、文瑞楼本剂量同，明抄本、乾隆本作"一两"。
③ 前胡：日本抄本、文瑞楼本剂量同，明抄本、乾隆本作"一两"。

上五味，粗捣筛。每服三钱匕，水一盏，入生姜一枣大，拍碎，煎至六分，去滓温服，日三，不拘时候。

治肺壅热，解五劳，益肌肉，**白金汤**方

桑根白皮炙，剉　桔梗炒。各半两　甘草炙　紫苏叶各一分

上四味，粗捣筛。每服三钱匕，水一盏，煎至八分，食后，去滓温服。

治肺热烦喘，**款冬花汤**方

款冬花　山栀子仁各三分　甘草炙。半两　灯心一小束

上四味，细剉。每服五钱匕，水一盏半，入蜜①一匙，同煎至八分，去滓温服，食后。

治肺热喘嗽，**紫菀饮**方

紫菀　贝母去心　五味子各一两半　木通剉　大黄蒸三度。各二两　白前一两　淡竹茹三分　杏仁汤浸，去皮尖、双仁，熬。二十一枚

上八味，粗捣筛。每服五钱匕，水一盏半，煎至八分，去滓温服，日再。

治肺热咳嗽，气急喘促，**马兜铃饮**方

马兜铃七枚　桑根白皮剉。三两　甘草炙。二两　升麻一两　灯心一小束

上五味，㕮咀如麻豆大。每服五钱匕，水一盏半，煎至八分，去滓温服，日三。

治肺热久咳嗽，涕唾多，**大黄汤**方

大黄剉，炒。一钱半　甘草炙，剉。一分　桑根白皮炙，剉。三分　葱白并根三茎

上四味，剉如麻豆大。童子小便一盏半，同煎至七分，去滓，空腹温服。

治肺脏壅热，咳嗽多痰，面赤口干，气急烦满②，大肠不利，

---

① 蜜：明抄本、日本抄本、文瑞楼本同，乾隆本作“生姜”。
② 烦满：明抄本、日本抄本、文瑞楼本同，乾隆本作“烦渴”。

款肺汤方

知母焙　百合　百部　白前　芍药　黄耆剉　款冬花　马兜铃　贝母去心　五味子　前胡去芦头　枳实麸炒　甘草炙　葛根　防己　青橘皮汤浸，去白，焙　防葵　大黄生，剉　麻黄去根节　桃仁去皮尖、双仁，炒黄　白术剉，炒　升麻　紫菀去苗、土　大枣去核，焙。各一两

上二十四味，粗捣筛。每服三钱匕，水一大盏，煎至七分，去滓温服，不拘时。

治心肺客热，头疼气痛，干呕吐食，腹中结块，四肢烦闷，**知母饮方**

知母焙　麦门冬去心，焙　赤芍药　鳖甲去裙襕，醋炙　桃仁去皮尖、双仁，炒。各一两半　槟榔一枚。剉　升麻一两

上七味，粗捣筛。每服三钱匕，水一盏，煎至七分，去滓，食后温服，日三。

治肺气壅热，喘息咳嗽，不得安卧，咽嗌干燥，**桑白皮饮方**

桑根白皮剉　木通剉　紫苏茎叶　桔梗炒　大腹皮各一两半　款冬花　紫菀　槟榔　旋覆花各一两　前胡去芦头　杏仁各半两。汤浸，去皮尖、双仁，麸炒微黄

上一十一味，捣筛为散。每服三钱匕，水一中盏，生姜半分，煎至六分，去滓温服，日三。

治肺气实，心胸壅闷，喘促咳嗽，面目浮肿，**泻肺丸方**

马兜铃一两　款冬花半两　甜葶苈三分。隔纸炒微紫色　赤茯苓一两　杏仁一两。汤浸，去皮尖、双仁，麸炒微黄　汉防己三分　甘草半两。炙微赤，剉　陈皮汤浸，去白瓤，焙干。三分　桑根白皮一两[①]。剉　皂荚四梃，不蚛者。去黑皮，涂酥炙微黄燋，去子

上一十味，捣罗为末，炼蜜和捣三百杵，丸如梧桐子大。每服三十丸，食后温水下。

治肺虚壅喘急，连绵不息，**钟乳丸方**

---

① 一两：明抄本、乾隆本、文瑞楼本同，日本抄本作"一两半"。

生钟乳五两。取长半寸以来明净有光润者用之，细研如粉　黄蜡三两。剉

上二味，先取黄蜡盛于细瓷器，用慢火化开，投入钟乳粉末，搅和令匀，取出，用物封盖定，于饭甑内蒸熟，研如膏，旋丸如梧桐子大。每服一两丸，温水下。

治肺胀胸膈膨膨，喘嗽，缺盆中痛，**木通饮**方

木通剉　桔梗炒　桑根白皮剉　升麻　黄芩去黑心。各一两半　恶实炒。一两

上六味，粗捣筛。每服五钱匕，水一盏半，入生地黄半分，切，煎至八分，去滓温服。

治肺脏风热，鼻内生疮，**栀子膏涂**方

山栀子仁　苦参　木通各三两　酥四两

上四味，将前三味为细末，用酥煎成稠膏，涂鼻内。

卷第五十

肺脏门

肺痈　肺痈喘急胠满　肺气面目四肢浮肿　肺脏痰毒壅滞
肺脏风毒生疮

大肠门

大肠虚　大肠实　肠垢　虑瘕

肺脏门

肺　痈

论曰：肺痈之病，脉数而实。盖以风中于卫，呼气不入，热过于荣，吸而不出，风热凝滞，蓄结为痈。其证恶寒口干，胸中隐隐痛，咳而胸满，时出腥唾者是也。宜速治之，久则吐脓如米粥，始萌可救，脓成难治。

治肺痈，**苇叶汤方**

苇叶细切。二升　桃仁五十枚。去皮尖、双仁，炒，研　瓜子①　薏苡仁各半升

上四味，以水一斗，先煮苇得五升，去滓，内诸药，煮取二升，再去滓，分温三服，当吐如脓。

治肺痈，**甜葶苈丸方**

甜葶苈隔纸炒，别研，细罗过　杏仁去皮尖、双仁，麸炒，别研如膏。各一两　贝母煨令黄色，去心，别捣再研。半两

上三味，先使不蚛皂荚肥者二两，生，椎碎，入在无灰酒半升内，熟挼滤去滓，入净铫子中，慢火熬成膏，次将前三味药拌匀，旋入皂荚膏，和丸如梧桐子大。每服二十丸，温水下。如肺气喘急，浓煎桑白皮汤下，不拘时候。

---

① 瓜子：日本抄本、文瑞楼本同，明抄本、乾隆本作"瓜蒌仁"。

治肺痈，**防己葶苈丸方**

防己一两　葶苈隔纸炒。三分　杏仁去皮尖、双仁，炒，研如脂。一分

上三味，先捣前二味，细罗为末，与杏仁同研令匀，取枣肉和丸如梧桐子大。每日空腹，煎桑白皮汤下二十丸，日三服。

治肺痈咳嗽，**防己丸方**

防己　杏仁去皮尖、双仁，麸炒　贝母去心　甘草炙，剉。各二两　甜葶苈四两。隔纸炒香

上五味，捣研为末，面糊和丸如绿豆大。每服三十丸，不拘时候，温水下。

治肺痈，**生地黄汤方**

生地黄汁一升　当归切，焙　甘草炙　白石英碎，绵裹　人参各一两　附子炮裂，去皮脐。一两　白豆小者，二十粒　白鸡一只。男用雌，女用雄，治如食法。一作雄

上八味，除地黄汁、鸡外，剉如麻豆，以水一斗五升，先煮鸡取七升汁，去鸡，内地黄汁诸药等，煮取三升，去滓。每服一盏，日三夜二。

治肺痈，**薏苡仁汤方**

薏苡仁一升　苦酒三升

上二味，同煮取一升，去滓，微温顿服。有脓血吐出，验。

治肺痈，吐脓如粳米粥，**桔梗汤方**

桔梗剉，炒。一两半　甘草炙，剉。半两

上二味，粗捣筛。每服六钱匕，水二盏，煎至一盏，去滓，空腹温服，须臾吐脓数合，差。

治肺痈涕唾涎沫，吐脓如粥，**麦门冬汤方**

麦门冬去心，焙。二两　桔梗去芦头。五两　甘草炙，剉。三分①

上三味，粗捣筛。每服三钱匕，水一盏，青蒿心叶十片，同

---

① 分：明抄本、乾隆本、文瑞楼本同，日本抄本作"两"。

煎至七分，去滓温服。稍轻者，粥饮调下亦得，不计时候。

治肺痈吐脓，五心烦热，壅闷咳嗽，**四顺汤方**

贝母去心　桔梗炒　紫菀去苗、土。各一两　甘草炙，剉。半两

上四味，粗捣筛。每服三钱匕，水一盏，煎五七沸，去滓，不拘时候稍冷服。如咳嗽甚，入去皮尖杏仁三枚，同煎，小儿量减。

治肺痈吐脓，经时不差，**桔梗白术汤方**

桔梗剉。三①升　白术　生干地黄焙　薏苡仁　甘草炙　败酱各二两　当归切，焙。一两　桑根白皮剉。一升

上八味，剉如麻豆，以水一斗五升，煮大豆四升，取七升，去豆，内清酒三升，合诸药煮之，去滓，取三升。每服一盏，日三夜二。

肺痈喘急胠满

论曰：《内经》谓肺之痈，喘而两胠满。盖肺主气而合于息，其脉支别者，从肺经横出腋下，故邪气蕴积于肺，则上为喘急，下连两胠满。治宜泻其肺脏之邪毒也。

治肺痈气逆喘咳，**平肺汤方**

黄耆一两。剉　沉香半两　紫菀去土　人参　紫苏去梗。各二②两　杏仁去皮尖、双仁，麸炒　橘皮汤去白，焙。各一两

上七味，㕮咀如麻豆。每服五钱匕，水一盏半，煎至八分，去滓温服，日三。

治肺痈喘不得卧，**葶苈大枣泻肺汤方**

葶苈五两。熬，捣末，取五钱匕

上一味，先以水三盏，入大枣一十枚，煮取二盏，去枣，入葶苈末五钱匕服之，间日一服。

治肺痈喘急，坐卧不得，**泻肺汤方**

桑根白皮剉　甜葶苈隔纸炒。各一两

---

① 三：明抄本、乾隆本、文瑞楼本同，日本抄本作"二"。
② 二：明抄本、乾隆本、文瑞楼本同，日本抄本作"一"。

上二味，粗捣筛。每服三钱，水一盏，煎至六分，去滓，食后温服，微利为度。

治肺痈喘急，**杏仁丸方**

杏仁去皮尖、双仁，麸炒，研入　甜葶苈隔纸炒　皂荚刮去黑皮，蜜炙。各一两

上三味，捣罗为末，炼蜜和丸如梧桐子大。生姜蜜汤下十丸至二十丸，食后临卧服。

治肺痈咳嗽上喘，气急不得卧，涕唾稠黏，胸膈不利方

葶苈隔纸后炒紫色，别研如膏　桑根白皮微炙，细剉　大枣拣，洗，去核

上三味，用水三盏，先煎桑白皮一两，枣十二枚，取一盏半，去滓，入葶苈膏一弹子大搅化，煎取八分，温服，良久当吐恶物，或微利三两行。其疾减后，宜服补肺药。七日外病未退，量人加减，更一服。

治肺痈咳喘，体有微热烦满，胸前皮甲错者，**夜合汤方**

夜合白皮一两。剉①

上一味，以水三盏，取一盏半，分温二服。

治肺痈上喘咳嗽，胸膈满闷，口干烦热及吐血，**华盖散方**

赤茯苓去黑皮　甜葶苈隔纸炒　桑根白皮剉。各一两　大黄半两。湿纸裹煨熟

上四味，捣罗为散。每服二钱匕，生姜汤调下，食后临卧服。

肺气面目四肢浮肿

论曰：肺气面目四肢浮肿者，其候咳嗽胀满，状如水气。盖肺主气，气为阳，阳体轻虚，为寒所折，攻发于外，散于皮肤，气逆浮肿，《内经》论久嗽不已，则三焦受之。三焦咳状，咳而腹满，不欲饮食。此皆寒气聚于胃，关于肺，使人多涕唾而面目浮

---

① 剉：日本抄本、文瑞楼本同，明抄本、乾隆本此后有"即合欢皮，肺痈妙药"。

肿气逆也。

治肺气咳嗽，面目虚肿，大便秘涩，**葶苈丸方**

甜葶苈隔纸炒。二两　防己半两　桑根白皮剉，炒。三分　郁李仁汤浸，去皮，炒。二两

上四味，捣罗为末，煮枣肉和丸如梧桐子大。每服二十丸，生姜汤下，不拘时候。

治肺盛上气，胸胁胀满，身面浮肿，**泻肺汤方**

葶苈子隔纸炒，捣如泥。半两　大枣擘，取肉。二十枚　桑根白皮剉。一两

上三味，先将枣并桑白皮，用水二升，煮取一升，去滓，次内葶苈子，同煎取八合，温分三五服，以利为效。

治肺气面目浮肿，咳嗽烦热，心腹壅滞，胸膈气促，**郁李仁汤方**

郁李仁汤浸，去皮尖，炒。二两　赤茯苓去黑皮　贝母炒　防己　商陆　杏仁汤浸，去皮尖、双仁，麸炒　紫苏茎叶　桑根白皮剉　陈橘皮汤浸，去白，焙　木香　槟榔剉。各一两

上一十一味，粗捣筛。每服四钱匕，以水一大盏，入生姜一枣大，拍碎，枣三枚，擘，煎至七分，去滓，不拘时候温服。

治肺气喘息，面目浮肿，**葶苈丸方**

葶苈子隔纸炒　陈橘皮汤浸，去白，焙　柴胡去苗　枣肉研。各一两

上四味，先捣前三味，细罗为末，炼蜜与枣肉为丸如梧桐子大。每服空腹煎杏仁汤下二十丸，日二。

治肺气咳嗽，面目浮肿，涕唾稠黏，不可喘息，**葶苈饮方**

葶苈子隔纸炒，研如泥。一两　桑根白皮剉　紫菀去土。各一两半　槟榔剉。三枚　木通剉。一两半　郁李仁炒，研。一两

上六味，除研者外，粗捣筛，再和匀。每服五钱匕，水一盏半，煎至一盏，去滓，食后温服，日二。

治肺脏虚实不调，痰滞喘嗽，面目浮肿，颊赤虚烦，**马兜铃汤方**

马兜铃　麻黄去节　五味子炒　甘草炙。各一两

上四味，粗捣筛。每服三钱匕，水一盏，入砂糖少许，同煎至六分，食后临卧，去滓温服。

治肺嗽面肿四肢浮，**独圣饼方**

蛤蚧一对。雌雄头尾全者，净洗，用法酒和蜜涂炙熟　人参紫团参，一株，如人形良

上二味，捣罗为末，熔蜡四两，滤去滓，和药末，作六饼子。每服空心用糯米作薄粥一盏，投药一饼，趁热细细呷之。

治肺气胸胁通身肿胀方①

葶苈子隔纸炒令紫色。三两

上一味，捣碎，先以水三升，煮大枣三十枚，取汁一升，次内药一枣大许，同煎至七合，顿服。

治肺脏积壅，气滞不通，面目浮肿，两鼻②生疮，**杏仁散方**

杏仁　葶苈隔纸炒　马兜铃　柴胡去苗　麻黄去根节，煎去沫　射干　贝母去心。各一分　皂荚半两。烧存性　甘草炙。一钱半

上九味，捣罗为末。每服二钱匕，食后以绵裹含化咽津。

肺脏痰毒壅滞

论曰：肺脏痰毒壅滞之病，其证目眩头旋，胸膈痞满，常多痰唾，不思饮食，鼻闻腥臭。盖肺主气，居于膈上，为四脏之盖，邪热壅滞，熏散胸膈，与津液相搏，故郁结成痰也。

治肺脏壅热，咽喉肿痛，头目昏重，烦满引饮，客热痰毒，大小便秘涩，**人参防己汤方**

人参半两　防己一分　羌活去芦头　芎䓖　槟榔剉　连翘　天麻　玄参　防风去叉　犀角镑　木香各半两　恶实微炒　甘草炙。各一两

---

① 治肺气……肿胀方：此10字日本抄本、文瑞楼本同，明抄本、乾隆本作"葶苈煎治肺气胸胁通身肿胀"。
② 两鼻：日本抄本、文瑞楼本同，明抄本、乾隆本作"鼻内"。

上一十三味，粗捣筛。每服三钱匕，水一盏，入生姜三片，葱白一寸，煨熟，同煎至六分，不拘时候，去滓温服。

治肺脏痰毒壅滞，**六神散方**

人参　百合　白术　山芋　白茯苓去黑皮。各一两　甘草炙。半两

上六味，捣罗为散。每服二钱匕，白汤点服，日三。

治肺热胸中痰实，咽喉不利，化痰，**消石半夏丸方**

消石　半夏汤洗七遍，去滑，焙。各半两

上二味，先捣半夏为末，次入消石，同研令细，再入白面一两，三味拌匀，更罗过，滴水丸如绿豆大。生姜汤下二十丸。

润肺化痰，利咽①膈，**栝楼汤方**

大栝楼五枚。去壳取瓤并子，点剁令极匀细，以白面同和作饼子，焙干，捣罗为末，秤三两　杏仁去皮尖、双仁，麸炒令黄，砂盆内研令极细　山芋各三②两　甘草炙，取末。一两

上四味，将山芋与栝楼同于银石器中，慢火炒令香熟，取出，与甘草、杏仁末和拌匀，更用盐花三分，细研同和匀。每服一钱，沸汤点服。

治肺热咳嗽痰壅，气喘不安，**前胡饮方**

前胡去芦头。一两半　贝母去心　白前各一两　麦门冬去心，焙。一两半③　枳壳去瓤，麸炒。一两　芍药赤者　麻黄去根节。各一两半　大黄蒸。一两

上八味，㕮咀如麻豆。每服三钱匕，以水一盏，煎取七分，去滓，食后温服，日二。

治肺脏多热，面上生疮，胸中积滞，或痰唾稠黏，或睡中口内有涎，**紫苏散方**

紫苏叶　桔梗炒　麻黄去根节，煮去浮沫　羌活去芦头　牡丹皮　连翘各一两

---

① 咽：日本抄本、文瑞楼本同，明抄本、乾隆本作"胸"。

② 三：明抄本、乾隆本、文瑞楼本同，日本抄本作"二"。

③ 一两半：明抄本、乾隆本、文瑞楼本同，日本抄本作"一两"。

上六味，粗捣筛。每服三钱匕，水一盏半，煎一盏，去滓温服，日三。

治肺脏壅盛，心胸满闷，咳嗽烦喘，咽膈痰滞，不欲饮食，大便多秘，**润肠丸方**

桑根白皮锉　甜葶苈隔纸微炒　防己　天门冬去心，焙　枳壳去瓤，麸炒。各半两　槟榔锉。一分　牵牛子白者，炒香，捣罗，取细末。一两

上七味，捣罗为末，炼蜜和丸如梧桐子大。每服二十丸，煎人参汤温下，不拘时。

治肺脏壅实，痰嗽秘滞，**黑神丸方**

皂荚不蛀者，一斤。切长一寸，于铛子内炒令烟尽后，依次序下杏仁以下四味，炒　杏仁去尖　半夏　知母　贝母各一两

上五味，同炒令黑色，便入酥一两，搅匀后，入巴豆霜半两，掺在药上，更不得搅动，急着器物盖，令不得烟出，四缝以湿纸固济，候冷出于地上，以纸衬摊匀盖覆，出火毒一宿，杵罗为末，以醋面糊为丸如绿豆大。每服三丸至五丸，生姜汤或茶酒任下，临睡服。

治肺气不调，上膈痰滞，喘满气促，语声不出，**款冬花丸方**

款冬花半两。焙　马兜铃①　杏仁去皮尖、双仁，炒。各一分　苦葶苈隔纸微炒。半两　桂去粗皮。一钱

上五味，捣罗为细末，煮枣肉和丸如梧桐子大。每服二十丸，食后临卧以温水下。

治肺脏热，咽喉及口干，咳嗽气促痰壅，**贝母饮方**

贝母去心　百合各一两半　紫菀去苗　桑根白皮　桔梗炒。各一两　麦门冬去心，焙。一两半　大黄蒸。七钱半　甘草炙。半两

上八味，吹咀如麻豆。每服三钱匕，以水一盏，煎取七分，去滓，食后温服，日二。

治久嗽肺热，咳唾稠浊，胸满痛闷，**木通汤方**

---

① 马兜铃：日本抄本、文瑞楼本剂量同，明抄本、乾隆本作"一钱"。

木通锉　桔梗①炒　桑根白皮　升麻　黄芩去黑心。各一两半　牵牛子炒。一合　生地黄切。三两

上七味，叹咀如麻豆。每服五钱匕，以水一盏半，煎取八分，去滓温服，日二。

治肺脏积热，才食辛酸热毒之物，即喉中痰壅，**射干散方**

射干　杏仁去皮尖、双仁，炒　麻黄去根节，煮去浮沫　紫苏子炒　羌活去芦头　甘草　桔梗　牡丹皮　柴胡去苗　枇杷叶去毛

上一十味，等分，粗捣筛。每服二钱匕，水一盏，生姜两片，同煎取八分，食后临卧服。

治肺壅痰毒，头眩呕逆，**柴胡汤**方

柴胡去苗　甘草炙。各一两　芎藭　独活去芦头　羌活去芦头　贝母去心　款冬花各半两　麻黄去根节　桑根白皮锉。各一两半

上九味，粗捣筛。每服三钱匕，水一盏，煎至七分，去滓温服，不计时。

肺脏风毒生疮

论曰：皮肤者，肺之所合也。肺脏有热，风邪乘之，风热相搏，毒气熏发皮肤之间，微则生瘾疹，甚则痒痛，搔之成疮。

治肺脏风气，化痰涎，除喘急，皮肤生疮，骨痛筋急，口面㖞斜，**牛黄散方**

牛黄　苦参　丹砂研，水飞　麝香研。各一分　羌活去芦头　当归切，焙　人参　独活②去芦头　秦艽去苗、土　前胡去芦头　枳壳去瓤，麸炒。各三分　桂去粗皮　茯苓去黑皮　白术　白附子　玄参　丹参　防风去叉　蔓荆实　干姜炮　沙参　防己　白芷　半夏汤洗七遍，姜制　干蝎酒浸一宿，炒　天南星炮。各半两　牛膝酒浸一宿，切，焙　附子炮裂，去皮脐　麻黄去根节，汤

----

① 桔梗：日本抄本、文瑞楼本剂量同，明抄本、乾隆本作"一两"。
② 独活：日本抄本、文瑞楼本剂量同，明抄本、乾隆本作"三两"。

煮掠去沫，焙。各一两 芎䓖 仙灵脾 黄耆剉。各一分 乌蛇一
条。酒浸，去骨，炙

上三十三味，捣研为散。每服一钱匕，温酒调下，不拘时候。
如欲作丸，即炼蜜和丸如弹丸大，每丸分作六服，豆淋酒或薄荷
酒嚼下。

治积年肺脏风毒，遍身生疮，大肠壅滞，心神烦躁，**皂荚
煎方**

不蛀皂荚二斤。一斤生捣，水浸一宿授汁，一斤去黑皮，涂酥
炙 大鹅梨一十枚 生薄荷叶 生荆芥穗各一斤。皂荚水内揉洗极
烂，生绢绞取汁 防风去叉 威灵仙去土 独活去芦头 羌活去芦
头 甘菊花各二两

上九味，除取汁外，捣罗为末，一半入前汁内，银石器中慢
火熬，稀稠得所，入余药一半，同搜和丸如梧桐子大。不拘时候，
温浆水下二十丸。

治肺风毒，遍身疮疥瘙痒，及皮肤生赤疮，面上风刺，**桦皮
散方**

桦皮烧灰 枳壳去瓤，烧存性，于湿纸上令冷。各四两 荆芥
穗① 杏仁汤浸，去皮尖，以水一碗，银石器内熬去水，一半取出令
干。各二两 甘草炙。半两

上五味，除杏仁别研外，捣罗为散，与杏仁同研匀。每服一
钱匕，温酒调下，日三。

治肺风面上生疮，**枇杷叶丸方**

枇杷叶去毛，炙 杏仁浆水浸一宿，去皮尖、双仁，炒 半夏
浆水浸一宿，炒。各一两半 丁香大者 木香各一分 皂荚肥长一
尺者，一梃。去皮，酥炙

上六味，捣罗为末，炼蜜和丸如梧桐子大，别用杏仁半升，
去皮尖，麸炒，研膏。食后取杏仁膏一匙，水一盏，同煎一二沸，
下七丸或十丸。

---

① 荆芥穗：日本抄本、文瑞楼本剂量同，明抄本、乾隆本作"四两"。

治肺脏风热毒气攻皮肤瘙痒，胸膈不利，时发烦躁，**白鲜皮散方**

白鲜皮　防风去叉　人参　知母焙　沙参各一两　黄芩去黑心。三①分

上六味，捣罗为散。每服二钱匕，水一盏，煎至六分，温服，食后临卧。

治肺脏风毒，遍身生疮，皮肤瘙痒，**荠苨散方**

荠苨一两半　白花蛇酒浸，去骨、皮，炙。二两　天麻　槐子炒　独活去苗　防风去叉　晚蚕砂炒　蔓荆子去萼　人参　威灵仙　枳壳去瓤，麸炒　甘草炙　赤箭各一两　牡荆子半两　白鲜皮二两　沙参三分

上一十六味，捣罗为散。每服二钱匕，温酒或浆水调下，不拘时候。

治肺脏风毒，皮肤生疮瘙痒，**人参枫香丸方**

人参　天南星炮　枫香　羚羊角镑。各一两　赤箭三分　黄耆剉　白茯苓去黑皮　防风去叉　零陵香叶　天麻　白鲜皮　木香②　马牙消　龙脑研　麝香研　秦艽各半两

上一十六味，除研外，捣罗为末，入研药和令匀，炼蜜和丸如鸡头大。每服一丸，薄荷汤嚼下，不拘时候。

治肺风攻皮肤疮癣瘙痒，化痰涎，解壅热，**鹅梨煎丸方**

鹅梨大者，十个。去皮、核　薄荷叶一斤　不蚛皂荚肥大者，十梃。与上二味浆水内同揉取自然汁，滤去滓　杏仁去皮尖、双仁。四两。烂研，于银石器内同前汁慢火熬成膏后，入别药　蒺藜子炒，去角　防风去叉　天麻炙令黄。各二两　甘草③炙　威灵仙去土。各一两

上九味，捣罗五味为末，入前膏搜和丸梧桐子大。每服温浆水，下十五丸至二十丸，食后临卧。

---

① 三：明抄本、乾隆本、文瑞楼本同，日本抄本作"二"。
② 木香：日本抄本、文瑞楼本同，明抄本、乾隆本作"沉香"。
③ 甘草：日本抄本、文瑞楼本剂量同，明抄本、乾隆本作"三两"。

治肺风成面疮，鼻头赤烂，**皂荚丸方**

皂荚十[①]梃。去皮并子，酥炙黄　苦参　晚蚕砂　干薄荷叶各一两

上四味，捣罗为末，别用皂荚五梃，椎碎，以汤二升浸，揉滤取汁，银石器内熬减半，杏仁四两，汤去皮尖、双仁，研烂，入水滤取汁一盏，与皂荚汁同药末熬，和丸如梧桐子大。每服二十丸，食后温浆水下，日三。仍用后硫黄膏涂疮。

涂疮[②]，**硫黄膏方**

硫黄研。一钱

上一味，以葱白三寸，拍碎，童子小便二合，浸一宿，研，绞取涎，和作膏。临卧浆水洗面拭干，涂之便卧，不得出风。

治肺风，皮肤搔痒生痦瘟，**仙灵脾散方**

仙灵脾　防风去叉　蔓荆子　枳壳去瓤，麸炒　何首乌去黑皮。各一两　苦参半两　荆芥穗二两

上七味，捣罗为散。每服二钱匕，温酒或腊茶清调下。

治肺脏风毒，皮肤生疮，心烦热，**羚羊角散方**

羚羊角镑　赤茯苓去黑皮　防风去叉　麦门冬去心，焙　犀角镑　蒺藜子微炒，去角　苦参剉　秦艽去苗、土　黄芩去黑心　升麻剉　地骨皮　恶实微炒　桑根白皮剉　枳壳去瓤，麸炒　黄耆剉　柴胡去苗　大黄剉，炒　玄参　栀子仁　甘草炙。各半两

上二十味，捣罗为散。每服二钱匕，温浆水或酒调下，不拘时候。

治肺脏风毒[③]，**木乳散方**

木乳皂荚根皮是，秋冬间采取皮如罗纹者，阴干，酥炙黄　蒺藜子炒，去角　黄耆剉　人参　枳壳去瓤，麸炒　甘草炮。等分

上六味，捣罗为散。每服一钱匕，沸汤点服，不拘时候。

---

①　十：日本抄本、文瑞楼本同，明抄本、乾隆本作"五"。

②　涂疮：日本抄本、文瑞楼本同，明抄本、乾隆本作"治面疮鼻头赤烂"。

③　肺脏风毒：日本抄本、文瑞楼本同，明抄本、乾隆本作"肺脏风热毒上攻头面皮肤搔痒"。

治肺脏风热，头目昏眩，皮肤瘙痒，夜卧身体如虫行，**麻黄汤**方

麻黄去根节，汤煮掠去沫　羌活去芦头　芎䓖　射干　荆芥穗　山栀子仁　紫苏叶　杏仁汤浸，去皮尖、双仁，炒　牡丹皮　细辛去苗叶　白僵蚕炒，去丝　牵牛子炒。各半两

上一十二味，粗捣筛。每服三钱匕，水一盏，入生姜二片，煎取七分，去滓温服，食后临卧服。

治肺风热，鼻内生疮，烦闷胁满，**玄参汤**方

玄参　紫苏叶　木通剉。各三分　枳壳去瓤，麸炒　防风去叉。各半两　麦门冬去心，炒。一两一分[①]　羚羊角镑。一分半　生干地黄三两

上八味，粗捣筛。每服三钱匕，水一盏，煎至七分，去滓，食后温服，日再。

大肠门

大肠虚

论曰：大肠虚冷之病，胸中喘，肠鸣，虚渴唇干，目急善惊，滑泄，骨节疼痛，不能久立。盖大肠者传导之官，变化出焉。寒邪客于其间，则令气虚弱，不能自固而成诸疾。诊其脉，右手气口以前阳虚者是也。

治大肠虚冷，腰痛羸瘦，**附子汤**方

附子炮裂，去皮脐。一两半　人参　干姜炮裂　赤芍药　桂去粗皮　甘草炙。各一两

上六味，㕮咀如麻豆。每服三钱匕，水一盏，入枣三枚，煎至六分，去滓，食前温服。

治大肠虚冷，饮食减少，非时飧泄，**茱萸丸**方

吴茱萸汤洗，焙干，炒　诃黎勒皮　丁香　草豆蔻去皮　芎

[①]　一两一分：日本抄本、文瑞楼本同，明抄本、乾隆本作"一两"。

劳　防风去叉。各一分　石硫黄研。一两①

上七味，捣罗为末，炼蜜丸如梧桐子大。空心陈米汤下三十丸。

治大肠虚冷，便利滑泄，不思饮食，肠鸣腹痛，**朴附丸方**

厚朴去粗皮，生姜汁炙。一两　附子炮裂，去皮脐。半两　甘草炙。一两　干姜炮裂。一两

上四味，捣罗为末，酒煮面糊丸如梧桐子大。每服五十丸，食前温米饮下。

治大肠气虚，又因伤风冒雨，大肠中下血，**防风丸方**

防风去叉　芎劳各一分②　黄耆剉　术各半两　五味子　续断　陈橘皮汤浸，去白。各一分　石硫黄研。一两

上八味，捣罗为末，炼蜜丸如梧桐子大。空心盐米汤下三十丸。

治大肠虚寒，痢下白脓，肠内虚鸣相逐，**黄连汤方**

黄连去须　酸石榴皮③焙　赤石脂各三两　白茯苓去黑皮　干姜炮裂。各二两半　桔梗炒。二两

上六味，㕮咀如麻豆大。每服五钱匕，水一盏半，煎至八分，去滓温服，日三。

治大肠虚冷，痢下青白，肠中虚鸣相逐，**黄连汤**方

黄连去须。四两　白茯苓去黑皮　芎劳各三两④　酸石榴皮二两。焙　地榆五两　伏龙肝鸡子大。研为末

上六味，将前五味㕮咀如麻豆大。每服五钱匕，水一盏半，煎至八分，下伏龙肝末半钱匕，再煮一二沸，去滓温服，日再。

治大肠虚腹痛，不能久立，或腰中虚鸣，**柴胡丸方**

柴胡去苗、土　枳壳麸炒，去瓤。各一两半　白术三分　白茯苓去黑皮。一两　丹参去根，炙　黄耆剉。各二两

---

① 一两：日本抄本同，明抄本、乾隆本作"五钱"，文瑞楼本作"一钱"。
② 各一分：日本抄本、文瑞楼本同，明抄本、乾隆本作"一两"。
③ 酸石榴皮：日本抄本、文瑞楼本剂量同，明抄本、乾隆本作"二两"。
④ 两：明抄本、乾隆本、文瑞楼本同，日本抄本作"分"。

上六味，捣罗为末，炼蜜丸如梧桐子大。空腹粥饮下三十丸，日三服。

治大肠虚，**大建中汤**方

干姜炮裂。一两半　芍药　甘草炙，剉　桂去粗皮。各一两

上四味，粗捣筛。每服二钱匕，入枣三枚，去核，饧一块，水一盏，煎至七分，去滓，空腹温服，日三。

大肠实

论曰：大肠者，传泻行导之腑也。其气盛实，燥热生焉，传泻不利，肠中痛如锥刀所刺，或生鼠乳，肿胀疼闷，大便不通，腹胁胀满，腰背重痛，上气喘满，皆大肠气实之证也。

治大肠实热，大便不通，腹胁胀满，腰背重痛，上气喘满，**生姜泄肠汤**方

生姜切，焙　陈橘皮去白，焙　青竹茹　白术　黄芩去黑心　栀子仁各一两半　桂去粗皮。半两　生地黄五两　赤茯苓去黑皮。二两

上九味，剉如麻豆大。每服五钱匕，水一盏半，枣一枚，擘破，煎至一盏，去滓，入芒消末一钱匕，再煎一沸，温服。

治大肠实热，大便不通，上气喘咳，心神烦闷，**杏仁汤**方

杏仁汤浸，去皮尖、双仁，炒　甘草炙，剉。各一两　赤芍药　麦门冬去心，焙　黄芩去黑心　细辛去苗叶　五味子各三分　大黄剉，炒。一两半　石膏碎。二两

上九味，粗捣筛。每服三钱匕，水一盏，煎至六分，去滓，食前温服。

治大肠热满，肠中切痛，或生鼠乳，大便不通，**大青汤**方

大青剉。三分　麻黄去根节　石膏碎　芒消　黄檗去粗皮　生干地黄焙。各一两半　枳壳麸炒，去瓤　赤茯苓去黑皮。各一两

上八味，粗捣筛。每服三钱匕，水一盏半，苦竹叶十片，煎至八分，去滓温服，日三。

治气壅大肠风热，大便不通，**神功丸**方

大黄三两　人参半两　麻子仁①研。五两　诃黎勒皮炮。二两

上四味，捣研为细末，炼蜜丸如梧桐子大。每服二十丸，温水下，日三，以通为度。

治大肠实热，令人气凭满，**茯苓麻黄汤方**

白茯苓去黑皮　麻黄去根节。各一两半　黄耆②剉　大青剉　桂去粗皮。各三分　细辛去苗叶　杏仁汤浸，去皮尖、双仁，炒。各一两一分　石膏二两。碎　丹参半两　五味子　甘草炙，剉　贝母　陈橘皮去白，焙干　芎䓖各一两　枳实麸炒。三枚

上一十五味，粗捣筛，帛裹三钱匕，井华水一盏半，煎至八分，去滓温服，日再。

治大肠风热壅实，便秘不通，腹胁胀闷，**威灵仙丸方**

威灵仙去土　枳壳去瓤，麸炒　青橘皮去白，焙。各一两　防风去叉　牵牛子炒　郁李仁汤浸，去皮尖　大腹皮剉。各半两　芍药三分

上八味，捣罗为末，炼蜜丸如梧桐子大。每服二十丸，温水下，加至三十丸，以知为度。

治大肠秘热，心胸烦躁，头痛便难，腹胁胀满，口舌干燥，**大黄丸方**

大黄炮，剉。半两　桔梗炒　枳壳麸炒，去瓤　芎䓖　羌活去芦头　木香　柴胡去苗　独活去芦头。各一分　牵牛子一两③。半炒熟，半生用

上九味，捣罗为末，熟煮莱菔，入药末，同于木臼内捣，令丸得为度，丸如梧桐子大。每服三十丸，食后临卧熟汤下，加至四十丸。

治大肠热咳，胁满，掌中热④，**橘皮汤方**

---

① 麻子仁：日本抄本、文瑞楼本同，明抄本、乾隆本作"麻黄"。
② 黄耆：日本抄本、文瑞楼本剂量同，明抄本、乾隆本作"一两"。
③ 一两：日本抄本、文瑞楼本同，明抄本、乾隆本作"两半"。
④ 掌中热：日本抄本、文瑞楼本同，明抄本、乾隆本作"手足心热"。

陈橘皮[①]去白，炒　芒消　紫苏叶各一两半　白术一两　甘草炙，剉　桂去粗皮。各半两　石膏莹净者，三两。碎　杏仁去皮尖、双仁，炒。一分[②]

上八味，粗捣筛。每服三钱匕，水一盏半，淡竹叶十片，葱白四寸，拍破，煎至八分，去滓温服，日三。

治大肠实热，腹胀不通，上冲口内生疮，**大腹汤**方

大腹二两　木香一两　诃黎勒皮三分[③]　枳壳去瓢，麸炒。一两半　大黄生，剉。二两　芎䓖三分

上六味，粗捣筛。每服三钱匕，更入朴消一钱匕，水一盏半，煎至八分，去滓温服。

肠　垢

论曰：《脉经》谓大肠有热便肠垢。巢氏曰：肠垢者，肠间津汁垢腻也。盖传化之腑，热气积而为痢，痢久不已，肠间虚滑，津垢乃出，是邪热气实，真脏气虚，故有此证。

治久痢下肠垢，**陟厘丸**方

陟厘　绿矾　石灰各三两　铅丹　赤石脂　白石脂　胡粉各一两半

上七味，捣罗为末，入瓶子内，烧一复时，取出研极细，面糊和丸如梧桐子大。每服二十丸，空心食前粥饮下。

治久痢不差成肠垢，**乌梅汤**方

乌梅二十枚。椎碎

上一味，以水一升，煎至四合，去滓，空心服。未愈，日晚再煎服。

治久痢不差，肠垢出，**石榴汁**方

醋石榴一枚，大者

上一味，捣研绞取汁，空心服之。

---

① 陈橘皮：日本抄本、文瑞楼本剂量同，明抄本、乾隆本作"二两"。
② 分：日本抄本、文瑞楼本同，明抄本、乾隆本作"两"。
③ 三分：日本抄本、文瑞楼本同，明抄本、乾隆本作"一两"。

治久患冷痢及休息痢，脾胃虚极，大肠滑泄，肠垢不绝，**麝香丸方**

麝香细研。半两　鹿茸去毛，涂酥炙。二两

上二味，捣罗为末，煮枣肉和丸如梧桐子大。每服三十丸，粥饮下，不拘时，日三。

治久痢肠滑，下垢不止，羸困，**莨菪丸方**

莨菪子淘去浮者，煮令芽出，暴干，炒　干姜炮，剉　白矾熬令汁枯。各二两

上三味，捣罗为末，醋煮面糊和丸如梧桐子大。每服三十丸，粥饮下，不拘时，日三。

治久痢不差，肠垢出，**附子丸方**

附子炮裂，去皮脐　赤石脂　桂去粗皮　干姜炮。各半两

上四味，捣罗为末，炼蜜丸如梧桐子大。每服二十丸，米饮下，空心食前，日三。

虑瘕

论曰：《内经》谓小肠移热于大肠为虑瘕。夫小肠者，受盛之官，化物出焉，大肠者，传道之官，变化出焉，二者皆以传化为事。今也小肠受热，移于大肠，则阴气虚而津液耗，津液既耗，不能滑利，故糟粕内结，沉伏而为瘕聚，肠间菀结，大便秘涩是也。

治肠胃受热，气不宣通，瘕聚沉虑，腹胁胀满，大便秘涩，**槟榔丸方**

槟榔剉　大黄剉，炒　枳壳去瓤，麸炒。各二两　桃仁去皮尖、双仁，麸炒，研　大麻仁研　青橘皮汤浸，去白，焙　木香各一两

上七味，除桃仁、麻子仁研外，捣罗为末，再同研匀炼蜜，丸如梧桐子大。每服二十丸，温水下，日二服，以知为度。

治大肠虑瘕，秘涩不通，及一切热壅，**厚朴丸方**

厚朴去粗皮，涂生姜汁炙透　大麻仁研　大黄剉，炒　枳壳去瓤，麸炒。各二两

上四味，除麻仁外，捣罗为末，再与麻仁同研匀，炼蜜和于臼内，涂酥杵令匀熟，丸如梧桐子大。每服二十丸，空心温酒下，溏利为度。

治小肠移热于大肠，腹胁胀满，瘕聚秘涩，**大黄饮**方

大黄剉，绢裹蒸三度，焙干，微炒　泽泻　黄芩去黑心，剉碎　甘草炙，剉。各一两半　石膏研。四两　山栀子仁　桂去粗皮，剉。各一两半

上七味，粗捣筛。每服三钱匕，水一盏半，煎至八分，去滓，空心温服，晚再服。

治大肠虚瘕，秘涩躁闷，**秦艽汤**方

秦艽去苗、土。一两半　防风去叉。一两一分　枳壳去瓤，麸炒。一两　独活去芦头。一两　桂去粗皮。三分　槟榔炮，剉。一两一分　牵牛子生，捣末。一分①　朴消细研。一两半。汤成旋下

上八味，除朴消外，粗捣筛。每服三钱匕，水一盏，煎至七分，去滓，下朴消末半钱匕，更煎两沸，食前温服，日二。

治肠胃受热，瘕聚沉虚，大便秘涩，**葶苈丸**方

葶苈隔纸炒。一两一分②　大黄剉，炒　芒消研细。各一两半　杏仁去皮尖、双仁，炒，研。一两一分③

上四味，除杏仁、芒消外，捣罗为末，入杏仁、芒消同研匀，炼蜜和丸如弹子大。每服一丸，以水一盏，煎取六分，温服。

治虚瘕大便秘，**二黄汤**方

大黄剉，炒。一两半④　芒消研细　黄芩⑤去黑心。各一两　栀子仁七枚　甘草炙，剉。半两

上五味，除芒消外，粗捣筛。每服三钱匕，水一盏，煎至七分，去滓，入芒消半钱匕，煎一二沸，温服，食后临卧。

---

① 分：日本抄本、文瑞楼本同，明抄本、乾隆本作"两"。
② 一两一分：日本抄本、文瑞楼本同，明抄本、乾隆本作"一两"。
③ 一两一分：文瑞楼本同，明抄本、乾隆本作"一两"，日本抄本作"二两一分"。
④ 一两半：日本抄本、文瑞楼本同，明抄本、乾隆本作"二两"。
⑤ 黄芩：日本抄本、文瑞楼本同，明抄本、乾隆本作"川连"。

治大肠受热，瘕聚沉虑，秘涩不通，**槟榔丸方**

槟榔炮，剉。一两　大黄剉，炒。二两　木香半两　陈橘皮汤浸，去白，焙。一两　牵牛子二两。内一两生捣为末，一两炒令熟，别捣为末

上五味，内四味捣罗为末，入牵牛子末，和匀，炼蜜和，更于臼内涂酥，杵令匀熟，丸如梧桐子大。每服三十丸，空心温酒下。

卷第五十一

肾脏门

肾脏统论

论曰：肾足少阴经，膀胱足太阳经，相为表里，其王冬，其象水，其脉沉，其养骨髓，其神精与志，其候耳，其声呻，其臭腐，其味咸，其液唾，其色黑，其气闭藏，是故早卧晚起，必待日光，去寒就温，无扰乎阳，为养藏之道。逆冬气，则少阴不藏，肾气独沉，其证少腹胀满，小便黄赤，末有余沥，数而痛者，此肾实也。若关格塞，腰背强直，饮食减少，气力疲乏者，此肾虚也。虚则补之，实则泻之，以平为期，此治之大略也。

肾　虚

论曰：肾主水，受五脏六腑之精而藏之。若肾气虚弱，则足少阴之经不利，故其证腰背痠疼，小便滑利，脐腹痛，耳鸣，四肢逆冷，骨枯髓寒，足胫力劣，不能久立。故曰诊左手足中神门以后阴脉虚者，为少阴经病，令心闷下重，足肿不可按，盖足少阴肾之经也。

治肾经虚惫，四肢无力，面体少色，恶风寒，手足冷，骨节痛，耳内蝉鸣，**磁石丸方**

磁石火煅，醋淬，研　附子炮裂，去皮脐　补骨脂炒　肉苁蓉酒浸，去皴皮，焙　桂去粗皮。各一两　续断　柴胡去苗　巴戟天去心　桃仁汤浸，去皮尖、双仁，麸炒　白苓去黑皮　人参　山芋　木香　厚朴去粗皮，生姜汁炙　远志去心　当归切，焙　牛膝酒浸一宿，切，焙　黄耆剉。各三分　羊肾一对。去筋膜，盐水煮熟，切，焙　白蒺藜炒，去角　蜀椒^①去目并闭口者，炒出汗　枳壳去瓤，麸炒。各半两　槟榔一枚。剉

上二十三味，捣罗为末，炼蜜和丸如梧桐子大。每服二十丸，温酒下，空心午前各一服。

治男子肾脏虚损，腰脚弱，气不足，体烦倦，面色黑，小便数，**鹿茸丸方**

鹿茸一对。酒浸，去毛，炙　肉苁蓉酒浸一宿，去皴皮，焙　附子炮裂，去皮脐　牛膝酒浸一宿，焙　天雄炮裂，去皮脐　五味子　巴戟天去心　胡芦巴　山芋　菟丝子酒浸，别捣　熟干地黄焙　桂去粗皮　桑螵蛸炙　楮实　木香　肉豆蔻去壳　红豆^②　蜀椒去目并闭口者，炒出汗　没药　沉香　人参　白茯苓去黑皮　羌活去芦头　白蒺藜炒，去角。各一两

上二十四味，捣罗为末，炼蜜和丸如梧桐子大。每服二十丸，温酒下，空心午前临卧各一服。

治肾虚冷，补益元脏，**漏芦丸方**

漏芦去芦头，生　荜拨生　木香　干蝎头、尾、足全者，炒。各半两　阿魏一分。同醋麸和作饼子，慢火炙　硇砂一分。别研

上六味，捣研罗为末，炼蜜和丸如鸡头大。每服一丸，煨葱酒嚼下，不拘时候。

治肾脏虚，攻注四肢，烦热多汗，肢节痛，耳内鸣，**补肾丸^③**方

羊肾一对。去筋膜　黄耆蜜炙，剉　麻黄根　当归切，焙　蜀椒去目并闭口，炒出汗　杏仁汤浸，去皮尖、双仁，炒。各一两

上六味，除羊肾外，捣研为末，煮羊肾烂细研，酒煮面糊和丸如梧桐子大。每服二十丸，盐酒下，空心午前各一服。

治男子肾脏虚惫，遗泄不时，黑瘦，**鹿茸丸方**

鹿茸去毛，酥炙。三两　菟丝子酒浸，别捣　紫菀去苗、

---

① 蜀椒：日本抄本、文瑞楼本剂量同，明抄本、乾隆本作"一两"。
② 红豆：日本抄本、文瑞楼本同，明抄本、乾隆本作"红豆蔻"。
③ 补肾丸：日本抄本、文瑞楼本同，明抄本、乾隆本作"羊肾丸"。

土　蛇床子　黄耆蜜炙，剉　桂去粗皮　白蒺藜炒，去角　白茯苓去黑皮　肉苁蓉酒浸，去皴皮，切，焙　阳起石研　桑螵蛸烧灰存性　附子炮裂，去皮脐。各一两

上一十二味，捣罗为末，炼蜜和丸如梧桐子大。每服二十丸，温酒或盐汤下，空心午前各一服。

治肾脏虚损，精气衰竭，阳道痿弱，腰膝无力，五心烦热，**肉苁蓉散**方

肉苁蓉汤浸，去皴皮，切，焙　钟乳粉　鹿茸去毛，酥炙。各二两　菟丝子酒浸三宿，别捣。一两半　蛇床子　远志去心　续断　天雄炮裂，去皮脐　石龙芮各一两

上九味，除钟乳粉外，捣罗为细末，入钟乳粉合研匀。空心食前温酒调下二钱匕。

治肾脏虚惫，阳气亏乏，真源失禁，精自流出，**五味子丸**方

五味子　龙骨　牡蛎火煅　牛膝酒浸，切，焙　桂去粗皮　山茱萸　萆薢　白茯苓去黑皮　巴戟天去心　山芋　续断　石斛去根，剉　附子炮裂，去皮脐。各半两　吴茱萸汤洗，焙干，炒。一分①

上一十四味，捣罗为末，炼蜜和丸如梧桐子大。空心日午夜卧盐汤下四十丸。

治肾脏虚冷，阳气萎弱，呕逆多唾，体瘦，精神不爽，不思饮食，腰脚沉重，脐腹急痛，小便频数，**菟丝子丸**方

菟丝子酒浸，别捣　萆薢各半两　补骨脂炒　防风去叉　硫黄各一分　续断　巴戟天去心。各一两　细辛去苗叶　蜀椒去目并闭口，炒出汗。各二铢

上九味，捣罗为末，炼蜜和丸如梧桐子大。空心盐汤下三十丸。

治肾虚寒耳鸣多唾，**羊骨饮**方

羊脊骨一具。椎碎　磁石二两半。碎　白术一两半　黄耆　干姜炮　白茯苓去黑皮　桂去粗皮。各半两

---

① 分：日本抄本、文瑞楼本同，明抄本、乾隆本作"两"。

上七味，除羊骨外，剉如麻豆大。先以水五升，煮骨取二升，去骨，内药煎，去滓，取一升，空腹分温三服。

治肾虚厥寒，面黑耳枯，脐腹冷痛倦怠，**补肾汤方**

磁石绵裹。二两半　五味子　防风去叉　白茯苓去黑皮　黄耆　生姜　桂去粗皮　甘草炙　人参　当归切，焙　玄参各半两　羊肾一具。去脂

上一十二味，细剉如麻豆。分作五剂，每剂以水五盏，煎取二盏，去滓，分温三服。

治肾虚寒耳鸣好睡，日渐痿损，**羊骨补肾汤**方

羊胫骨五两。炙黄，剉　磁石火煅，醋淬二七遍　白术各二两　黄耆剉　干姜炮　白茯苓去黑皮。各一两　桂去粗皮。三分

上七味，粗捣筛。每五钱匕，水一盏半，煎至一盏，去滓，分温二服，空腹、夜卧各一。

治肾虚寒关格塞，烦热，腰背强直，饮食减少，气力渐羸，**人参补肾汤方**

人参　甘草炙，剉　桂去粗皮　陈橘皮[1]汤浸，去白，焙　白茯苓去黑皮。各半两　杜仲去粗皮，酥炙，剉　白术各二两

上七味，粗捣筛。每五钱匕，水三盏，入猪羊肾各半两，生姜半分，拍碎，薤白一茎，煎至一盏半，去滓，分二服，空腹日晚各一。

治肾脏虚损劳伤诸病，**黄耆汤**[2]方

黄耆剉。一两　干姜炮。半两　当归切，焙　甘草炙，剉　黄芩去黑心　远志去心　五味子　芍药　人参　白茯苓去黑皮　麦门冬去心，焙　防风去叉　泽泻　熟干地黄焙　桂去粗皮。各一两

上一十五味，粗捣筛。每以水一盏半，先煮羊肾一只，取一盏，去肾，入药三钱匕，枣二枚，擘破，煎至七分，去滓，空腹温服，日午夜卧再服。

---

① 陈橘皮：日本抄本、文瑞楼本剂量同，明抄本、乾隆本作"二两"。
② 黄耆汤：日本抄本、文瑞楼本同，明抄本、乾隆本作"黄芪补肾汤"。

治肾脏久虚，体热疼倦，遗精，形瘦色昏，脐腹疼痛，耳常闻钟磬风雨声，**补肾磁石丸方**

磁石火煅，酒淬五遍　鹿茸去毛，酥炙。各一两　五味子　枳实①去瓤，麸炒。各半两　楮实炒。一两半　附子炮裂，去皮脐　牡蛎煅　肉苁蓉酒浸，去皱皮，切，焙　山芋　巴戟天去心。各三分

上一十味，捣罗为末，炼蜜和丸如梧桐子大。空腹浸牛膝酒下二十丸，渐加三十丸。

治肾脏虚冷劳瘦，**苁蓉丸方**

肉苁蓉酒浸，去皱皮，切，焙　木香　羌活去芦头　芎䓖　桂去粗皮　青橘皮汤浸，去白，焙　白茯苓去黑皮　当归切，焙　黄耆剉　防风去叉　白芷各半两　五味子　蘹香子微炒　腽肭脐酒浸，炙，切。各三分　槟榔剉　人参　附子炮裂，去皮脐。各一两

上一十七味，捣罗为末，炼蜜和丸如梧桐子大。空心温酒下二十丸。

治肾气虚损，目视䀮䀮，耳无所闻，及五劳七伤，诸虚不足，**黄耆丸方**

黄耆剉　干姜炮　当归酒浸，切，焙　羌活去芦头　芎䓖　甘草炙，剉　白茯苓去黑皮　细辛去苗叶　防风去叉　桂去粗皮　乌头炮裂，去皮脐　附子炮裂，去皮脐　人参　芍药　石斛去根，剉　熟干地黄焙　肉苁蓉酒浸，切，焙。各二两　羊肾一具。煨熟，切，研膏　大枣煮，去皮、核，研膏。五合

上一十九味，除羊肾枣膏外，捣罗为末，入二膏和匀，更入少炼蜜和捣，丸如梧桐子大。每服二十丸，加至三十丸，温酒下。

治肾虚寒阴痿，腰脊痛，身重缓弱，言语混浊，阳气顿绝，**干地黄散方**

生干地黄一斤。焙　肉苁蓉酒浸，切，焙　白术　巴戟天去心　麦门冬去心，焙　白茯苓去黑皮　甘草炙，剉　牛膝酒浸，切，焙　五味子　杜仲去粗皮，炙。各八两　车前子　干姜炮。各五两

---

① 枳实：日本抄本、文瑞楼本剂量同，明抄本、乾隆本作"一两"。

上一十二味，捣罗为散。每服二钱匕，温酒调下，日进三服。

治肾气不足，胸胁时痛，骨节痠疼，目常茫茫，耳不审听，背脊拘急，体重嗜卧，宜服**熟干地黄散方**

熟干地黄一两　天门冬一两。去心　五味子一两　附子一两。炮裂，去皮脐　当归三分。剉，微炒　芎䓖三分　黄耆三分。剉　桂心三分　山茱萸三分　石斛三分。去苗　沉香一[①]两　磁石一两。捣碎，水淘，去赤汁

上一十二味，捣筛为散。每服四钱匕，水一中盏，入生姜半分，煎至六分，去滓，空心食前温服，日三。

治肾劳，虚冷干枯，忧恚内伤，久坐湿地则损，**秦艽酒方**

秦艽　牛膝　芎䓖　防风　桂　独活　茯苓各一两　杜仲　丹参各八两　侧子炮裂，去皮脐　石斛去梢。黑者　干姜炮　麦门冬去心　地骨皮各一两半　五加皮五两　薏苡仁一两　大麻仁一合。炒

上一十七味，细剉，以生绢袋盛，酒一斗浸，春秋七日，夏三日，冬十日成。每日空腹温服半盏，日再。

治肾虚忪悸恍惚，眼花耳聋，肢节疼痛，皮肤瘙痒，小腹拘急，面色常黑，黄疸消渴，**补肾汤方**

磁石煅，醋淬七遍，研。一两　五味子炒　附子炮裂，去皮脐　防风去叉　黄耆剉，炒　牡丹皮　桂去粗皮　甘草炙，剉　桃仁去皮尖、双仁，炒令黄。各二两

上九味，㕮咀如麻豆。每服五钱匕，以水一盏半，入生姜半分，切，煎取八分，去滓，空心顿服。

治肾虚小便无度，阴囊痒湿，**五石丸方**

钟乳研　紫石英研　石膏脂研　白矾烧，研　白石英研。各半两　肉苁蓉酒浸，去皱皮，切，焙　甘草炙，剉　天雄炮裂，去皮脐　熟干地黄焙。各一两　龙骨碎，研。三分

上一十味，捣罗为末，炼蜜和丸如梧桐子大。空心酒下一十丸，日再服。

---

① 一：日本抄本、文瑞楼本同，明抄本、乾隆本作"二"。

治肾脏劳伤，**磁石汤**方

磁石醋淬　肉苁蓉酒浸，焙干。各二两　沉香一两半　五味子　附子炮裂，去皮脐　覆盆子　狗脊去毛　白茯苓去黑皮。各一两　猪肾一只　槟榔三分

上一十味，除肾外，咬咀如麻豆大。每服五钱匕，以水二盏，先煮猪肾取一盏半，去肾，入药，再煎取八分，去滓温服，食前。

治肾气虚损，阳气痿弱，**胡芦巴丸**方

胡芦巴微炒　巴戟天紫者。去心，炒　肉苁蓉酒浸，切，焙。各二两　楝实去皮，醋浸一宿，焙　桂去粗皮　补骨脂炒　蛇床子酒浸一宿，焙　牛膝酒浸一宿，切，焙。各一两①　蓬莪茂醋浸一宿，煨，剉。三分②　附子③炮裂，去皮脐　蘹香子④炒。各一两半

上一十一味，捣罗为末，炼蜜和丸如小豆大。常服二十丸，空心炒盐生姜汤下，酒下亦得。

治肾虚小腹急满，骨肉干枯，阴囊湿痒，**沉香饮**方

沉香半两　大腹炮，剉。三分　木香半两　羌活去芦头。半两　草薢三分　牛膝去苗，酒浸。三分　黄耆细剉。半两　泽泻半两　熟干地黄焙。半两　桑螵蛸炒。半两　当归焙。一分　芍药炒。一分　磁石醋淬。一两　天雄炮裂，去皮脐。一两　续断一两

上一十五味，咬咀如麻豆。每服五钱匕，水一盏半，入生姜半分，切，煎至八分，去滓，食前温服，日二。

治肾脏虚冷遗泄，**韭子散**方

韭子醋煮，炒香。二两　附子炮裂，去皮脐　桑螵蛸剉，炒　泽泻各三分　蜀椒去目及合口者，炒出汗。各三分　赤石脂研　龙骨椎碎。各一两　甘草炙，剉。一寸

上八味，捣罗为散。每服三钱匕，空心温酒调下，日再服。

---

① 一两：明抄本、乾隆本、文瑞楼本同，日本抄本作"一两半"。
② 三分：日本抄本、文瑞楼本同，明抄本作"三两"，乾隆本作"二两"。
③ 附子：明抄本、文瑞楼本剂量同，乾隆本作"二两"，日本抄本作"一两"。
④ 蘹香子：明抄本、乾隆本、文瑞楼本剂量同，日本抄本作"一两"。

治肾脏虚冷，腰胯膀胱间忽冷如人吹，及手足膝盖冷如水，或茎中痛，小便无节，宜服**苁蓉独活散方**

肉苁蓉酒浸，去皱皮，切，焙。二两　独活去芦头　附子炮裂，去皮脐　蜀椒去目并闭口者，炒出汗。各一两半　泽泻　黄耆细剉。各二两　五味子　蒺藜炒，去角　防风去叉　杏仁汤浸，去皮尖、双仁，炒黄　木香　干姜炮　牡蛎熬　赤石脂　黄芩去黑心　甘草炙，剉　桂去粗皮　桃仁①汤浸，去皮尖、双仁，炒黄　细辛去苗叶　续断各一两

上二十味，捣罗为细散。每服三钱匕，空心酒调下，日再服。

治肾虚耳聋胀满，腰脊强直，小便黄赤，**螵蛸丸方**

桑螵蛸炒。半两　菖蒲三分　山茱萸微炒。半两　磁石煅，醋淬，研。半两　附子炮裂，去皮脐。三枚　续断三分　五味子　肉苁蓉酒浸，去皱皮，炙　山芋　当归切，焙　沉香各半两　藦香子炒。一分

上一十二味，捣罗为末，炼蜜和丸如梧桐子大。每服二十丸，温酒下，荆芥盐汤亦得。

治丈夫阳气不足，肾虚精乏，不能施化，**庆云散方**

菟丝子酒浸，别捣。五两　天门冬去心，焙。九两　桑上寄生　天雄炮裂，去皮脐。各一两　石斛去根　白术剉，炒。各三两②　紫石英研。二两　覆盆子十两　五味子七③两

上九味，捣研为散。每服三钱匕，温酒调下，食前服。气寒者，去寄生，用细辛去苗叶四两。

肾　实

论曰：足少阴肾之经，其气实为有余，有余则舌燥咽肿，上气嗌干，咳喘汗出，腰背强急，体重内热，小便黄赤，腰脊引痛，足胫肿满。此由足少阴经实，或为邪湿所加，故有是证。治宜

① 桃仁：乾隆本、日本抄本、文瑞楼本剂量同，明抄本作"二两"。
② 两：明抄本、乾隆本、日本抄本同，文瑞楼本作"分"。
③ 七：乾隆本、日本抄本、文瑞楼本同，明抄本作"六"。

泻之。

治肾脏实热，心胸烦满，腹胁胀急，腰重不利，**地黄汤**方

生干地黄焙。一两半①　麦门冬去心，焙　羚羊角镑　槟榔
剉　牛膝切，焙　黄芩去黑心　甘草炙，剉　丹参　枳壳去瓤，麸
炒　赤茯苓去黑皮。各一两

上一十味，粗捣筛。每服三钱匕，水一盏，煎至七分，去滓，
不拘时候温服。

治肾脏实热，小腹䐜胀，足下热痛，耳聋腰解，梦伏水中，
泻肾大黄汤方

大黄二两。剉，蜜水半盏浸一宿，焙　赤茯苓去黑皮　黄芩去
黑心　泽泻　菖蒲　甘草剉　玄参　五加皮剉　羚羊角镑。各一
两　磁石火煅，醋淬三七遍　生干地黄切，焙。各二两

上一十一味，粗捣筛。每服三钱匕，水一盏，煎至七分，去
滓，不拘时候温服。

治肾脏实热，传入膀胱，小便黄赤，结涩不通，**泽泻汤**方

泽泻剉　葵根剉　木通剉　车前子　井泉石碎　赤茯苓去黑
皮　甘草炙，剉。各一两

上七味，粗捣筛。每服二钱匕，水一盏，煎至七分，不拘时
候，去滓温服，以小便利为度。

治肾脏实热，多怒好忘，肢体烦满，腰腹急重，**羚羊角汤**方

羚羊角镑　赤茯苓去黑皮　升麻　槟榔剉　泽泻剉　甘草炙，
剉　芍药　木通剉　黄芩去黑心　杏仁汤浸，去皮尖、双仁，炒。
各一两

上一十味，粗捣筛。每服三钱匕，水一盏，入淡竹叶十四片，
同煎至七分，去滓温服，不拘时候。

治肾实热，少腹胀满，气急，耳聋多梦，腰脊离解及伏水中，
泻肾汤方

芒消研　大黄剉　赤茯苓去黑皮　黄芩去黑心。各二两　生干

---

①　一两半：日本抄本、文瑞楼本同，明抄本、乾隆本作"二两"。

地黄焙　菖蒲各三两　磁石火煅，醋淬二七遍。五两　玄参　细辛去苗叶。各一两半　甘草炙，剉。一两

上一十味，粗捣筛。每服三钱匕，水一盏半，煎至一盏，去滓温服，微利为度。

治肾脏实热，多怒善忘[1]，耳听不聪，四肢满急，腰背强直，**大泽泻汤方**

泽泻剉　柴胡去苗　茯神去木　黄芩去黑心　升麻　芒消研　杏仁汤浸，去皮尖、双仁，炒。各三两　磁石碎。四两　羚羊角镑。一两　生干地黄焙。五两　大青　淡竹叶切。各二两

上一十二味，粗捣筛。每服五钱匕，水二盏，煎至一盏，去滓温服，不拘时候。

治肾脏实热，小便赤黄，结涩不利，痛楚，**榆白皮饮方**

榆白皮剉。半升　滑石碎。四两　黄芩去黑心　木通剉　瞿麦各三两　石韦去毛。二两　冬葵子半升　车前草剉。一升

上八味，粗捣筛。每服五钱匕，水二盏，煎至一盏，去滓温服，不拘时候。

治肾脏实热，腰胯强急，面色焦黑，小便赤涩，心胸满闷，两胁胀满，**茯苓汤方**

赤茯苓去黑皮　当归切，焙　牛膝酒浸，切，焙　羌活去芦头　枳壳去瓤，麸炒　荆芥穗　槟榔剉。各一分　木香三铢[2]

上八味，粗捣筛。每服三钱匕，水一盏，煎至八分，空心，去滓温服。

治肾气盛实，腰脚不能屈伸，**导气丸方**

槟榔生，剉　牵牛子炒。各半两　赤茯苓去黑皮　半夏汤洗七遍，焙。各一两

上四味，捣罗为末，生姜自然汁和丸如梧桐子大。每服三十丸，温酒下，食后，日三。

---

① 多怒善忘：日本抄本、文瑞楼本同，明抄本、乾隆本此后有"舌燥咽肿喘急"。

② 铢：日本抄本、文瑞楼本同，明抄本、乾隆本作"钱"。

治肾脏壅盛上攻，头目胸膈咽嗌痰实不利，**仙灵脾丸方**

仙灵脾　威灵仙去土　赤茯苓去黑皮　茯神去木　天麻　蔓荆实　香白芷　山栀子仁　大黄剉，炒　益智去皮。各一两　乌头炮裂，去皮脐。四枚　麝香研。半两

上一十二味，捣罗为末，炼蜜和捣千下，丸如梧桐子大。空心温酒下三丸至五丸。

肾　寒

论曰：肾寒者足胫微弱，腰重，少腹胀满，气上抢心，痛引胁下是也。此由肾脏虚弱，阳气不足，为寒气所中，元脏不和而成，故名肾寒。

治肾中寒气，脐腹冷疼，腰脚痠痛，筋脉拘急，**温经木香丸方**

木香　胡芦巴炒　补骨脂炒　巴戟天去心　蘹香子炒　桂去粗皮　艾叶炒　附子炮裂，去皮脐　青橘皮去白，焙。各一两

上九味，捣罗为末，炼蜜和丸如梧桐子大。每服二十丸，空心日午临卧，温酒或盐汤下，加至三十丸。

治肾脏虚冷中寒，脐腹急痛，小便频数，面色昏浊，**巴戟丸方**

巴戟天去心。一两　熟干地黄焙　五味子各二两半　黄耆剉。一两三分①　牛膝酒浸，切，焙。一两半　牡蛎煅。半②两　菟丝子酒浸，别捣，焙　干姜炮。各一两　附子炮裂，去皮脐。一两半　桂去粗皮。一两　白术二两　肉苁蓉酒浸，切，焙。二两半

上一十二味，捣罗为末，炼蜜和丸如梧桐子大。每服空心食前，温酒下三十丸。

治肾中寒，脐腹冷疼，腰胁拘急，**当归丸方**
当归切，焙。一两　白术二两　楝实煨，取肉。一两　干姜

---

① 一两三分：日本抄本、文瑞楼本同，明抄本、乾隆本作“三两”。
② 半：日本抄本、文瑞楼本同，明抄本、乾隆本作“一”。

炮　桂去粗皮。各半两　附子炮裂，去皮脐。一两　木香半两

上七味，捣罗为末，醋煮面糊为丸如梧桐子大。每服二十丸，艾汤下，空心食前，日三服。

治肾中寒邪，气海虚冷，腰脚重痛，小便频数，**煨肾散方**

蘹香子炒　荜澄茄　巴戟天去心。各一两　干姜炮。半两　桂去粗皮。三分　附子炮裂，去皮脐。半两　蜀椒去目并闭口，炒出汗。三分

上七味，捣罗为散。每服二钱匕，用羊肾一对，批破糁药在内，入盐、葱、椒各少许，湿纸裹煨熟，空心细嚼温酒下。

治肾脏虚惫，为寒邪所中，腰背拘急，脐腹冷痛，**温肾散方**

桂去粗皮　附子炮裂，去皮脐。各一^①两　青橘皮汤浸，去白，焙　干姜炮。各半两　木香一分

上五味，捣罗为散。每服二钱匕，用羊肾一对，去筋膜，切开，入药湿纸裹，慢火煨熟，细嚼温酒下，空心食前服。

治肾脏虚弱中寒，攻腰腹满痛，手足微冷，**蘹香子丸方**

蘹香子炒　木香各三分　莱菔子炒。半两　厚朴去粗皮，半生剉，半用姜汁炙。一两　桂去粗皮　干姜炮　蓬莪茂煨，剉。各三分　青橘皮汤浸，去白，焙。半^②两　桃仁去皮尖、双仁。三分。研膏

上九味，除桃仁外，捣罗为末，入桃仁膏研匀，酒煮面糊为丸如梧桐子大。每服二十丸，温酒下，空心服。

治肾虚中寒气，补下元，**巴戟丸方**

巴戟天去心　干姜炮　沉香锉　附子炮裂，去皮脐　木香　桂去粗皮　肉苁蓉酒浸，切，焙　蘹香子炒　牛膝酒浸，切，焙。各半两　硇砂一分。浆水飞过，别研

上一十味，捣研为末，猪肾一对，湿纸裹煨熟，薄切作片，入盐一分，无灰酒少许，同研烂，和药末为丸如梧桐子大。每日

---

① 一：明抄本、乾隆本、文瑞楼本同，日本抄本作“二”。
② 半：日本抄本、文瑞楼本同，明抄本、乾隆本作“一”。

空心日午临卧，盐汤或温酒下三十丸。

肾　胀

论曰：肾胀之病，腹满引背央央然，腰髀痛者是也。盖肾主腰脚，其经属足少阴，与足太阳为表里，肾经所过，抵少腹膀胱经支内，过髀枢循髀外，是动则病髀不可以曲。今寒气积于肾经，不得宣通，故气留而为胀。

治肾虚胀，寒气不宣利，攻腹内及背腰脊髀痛，**温经汤方**

附子炮裂，去皮脐　杜仲去粗皮，切，炒　牛膝酒浸，别焙。各一两　干姜炮　桂去粗皮　续断　补骨脂炒。各三分

上七味，㕮咀如麻豆。每服三钱匕，水一盏，生姜三片，煎七分，临熟入盐一捻，去滓，空心食前温服。

治肾虚胀，气攻腰腹髀痛，**萆薢丸方**

萆薢剉　熟干地黄焙　天雄炮裂，去皮脐。各一两　蜀椒去目并闭口，炒出汗　桂去粗皮　细辛去苗叶　续断剉。各三分

上七味，捣罗为末，炼蜜和丸如梧桐子大。每服三十丸，温酒或盐汤下，空心日午夜卧各一。

治肾胀，气攻腰腹痛，**蘹香子散方**

蘹香子炒　桃仁炒，去皮尖、双仁　干姜炮　甘草炙，剉　桂去粗皮　熟干地黄焙　石斛去根，剉　杜仲去粗皮，切，焙

上八味，等分，捣罗为散。每服二钱匕，温酒调下，空心食前。

治肾胀虚寒，痛引脐腹腰髀，**鹿茸丸方**

鹿茸去毛，酥炙。半两　桂去粗皮。三分　黄耆剉　泽泻　芍药　桑寄生　补骨脂炒。各一两

上七味，捣罗为末，炼蜜和丸梧桐子大。每服三十丸，空心温酒或盐汤下。

治肾虚冷气攻腰腹痛，温肾经，消胀满，**八味丸方**

附子炮裂，去皮脐。二两　泽泻三①两　山茱萸四两　山芋四两　白茯苓去黑皮。三两②　牡丹皮三两③　桂去粗皮。二两　熟干地黄两八。焙

上八味，捣罗为末，炼蜜和丸梧桐子大。每服三十丸，空心食前温或酒盐汤下。

肾　著

论曰：肾著之病，形如水状，其人不渴，小便自利，饮食如故，惟身体及腹重如带数千钱，腰以下冷，如坐水中。盖肾经虚弱，外受风冷，内有水湿，风水搏相，内著于肾，故成此病。或有作劳汗出，衣里冷湿，久久得之者，以湿气著而不去，故名肾著也。

治肾著，腹重痛，腰④冷痹，**丹参丸方**

丹参洗　杜仲去粗皮，切，炒　牛膝去苗，酒浸，切，焙　续断各三两　桂去粗皮　干姜炮。各二两

上六味，捣罗为细末，炼蜜丸如梧桐子大。每服三十丸，温酒下，不拘时。

治肾著，腰中疼痹，沉重，兼治五种腰疼，**杜仲酒方**

杜仲去粗皮，炙　干姜炮　熟干地黄焙　草薢　羌活去芦头　天雄炮裂，去皮脐　蜀椒去目并闭口者，炒出汗　桂去粗皮　芎劳　秦艽去苗、土　乌头炮裂，去皮脐　细辛去苗叶。各三两　五加皮　石斛去根。各五两　续断　栝楼根　地骨皮去土　桔梗炒　甘草炙　防风去叉。各一两

上二十味，㕮咀如麻豆大，用酒二斗，浸四宿。每服一盏，不拘时饮，常令酒力相续为效。

治肾著，**桑寄生散方**

---

① 三：日本抄本、文瑞楼本同，明抄本、乾隆本作"二"。
② 两：明抄本、乾隆本、文瑞楼本同，日本抄本作"分"。
③ 两：明抄本、乾隆本、文瑞楼本同，日本抄本作"分"。
④ 腰：日本抄本、文瑞楼本同，明抄本、乾隆本此后有"以下"。

桑寄生洗，切　牡丹皮洗，切　鹿茸去毛，酥炙　桂去粗皮。各一两

上四味，捣罗为细散。每服二钱匕，温酒调下。

治肾著，腰冷如冰，腹重如物所堕，**大肾著汤**方

桂去粗皮。三两　白术四两　赤茯苓去粗皮。四两　泽泻　牛膝去苗，酒浸，焙　甘草炙，剉　干姜炮。各二两　杜仲去粗皮，剉，炒。三两

上八味，粗捣筛。每服三钱匕，用酒二盏，煎一盏，去滓，不拘时服。

治肾著，身体重，腰中①冷痛，**肾著汤**方

甘草炙。二两　干姜炮。三两　赤茯苓去黑皮　白术各四两

上四味，咬咀如麻豆大。每服半两，用水一盏半，煎取一盏，去滓温服，不拘时，腰腹温暖为度。

治肾著，腰冷痹，腹急痛，脚膝疼不可行，脚气等疾，**七胜丸**方

威灵仙去土　当归酒浸，切，焙　附子炮裂，去皮脐　天麻各一斤　桂去粗皮　牛膝去苗，酒浸，焙　干姜炮。各半斤

上七味，捣罗为细末，酒煮面糊丸梧桐子大。每服二十丸，温酒下，日二夜一。

治肾著，腰冷，腹重痛，脚膝无力，**麻黄汤**方

麻黄去根节　附子炮裂，去皮脐　木香　芎䓖　羌活去芦头　当归剉，米炒　槟榔剉　防风去叉　牛膝去苗，酒浸，焙，炒　天麻生　人参　赤茯苓去黑皮。各一两

上一十二味，咬咀如麻豆大。每服三钱匕，水一盏，生姜三片，枣二枚，擘，同煎七分，去滓温服。

治腰背疼重，少腹拘急，小便不利，耳聋脚冷，**肾著散**方

羊肾一对。作脯令燥，炙之　磁石醋淬。一两半　人参二两　桑根白皮炙，剉　防风去叉　天雄炮裂，去皮脐　玄参　赤茯

①　中：日本抄本、文瑞楼本同，明抄本、乾隆本作“腹”。

苓去黑皮。各三两　续断一两三分^①　熟干地黄焙。一两　阿胶炒

燥　肉苁蓉酒浸，切，焙　干漆炒烟出　龙骨　天门冬去心，焙。

各半两

上一十五味，捣罗为散。每服三钱匕，煎大麦汤调下，食

前服。

解㑊

论曰：《内经》谓冬脉太过，则令人解㑊，脊脉痛而少气不欲

言。夫肾为作强之官，精为身之本，所以运动形体者也，一或受

邪，则肾实而精不运，故有脊脉痛，少气不欲言之证。名曰解㑊

者，解有解缓之义；㑊则疑于寒，亦疑于热，疑于壮，亦疑于弱，

不可必之辞。诊其尺脉缓而涩者，解㑊也。

治解㑊，脊脉痛，气乏不欲言，此为肾气有余，**利肾汤**方

泽泻　生干地黄焙　赤茯苓去黑皮。各一两半　槟榔剉　麦门

冬去心，焙　柴胡去苗　枳壳去瓤，麸炒　黄芩去黑心　牛膝酒浸，

切，焙。各一两

上九味，粗捣筛。每服三钱匕，水一盏，煎七分，去滓温服。

治肾气有余，足少阴脉太过，令人脊脉痛，少气不欲言，病

名解㑊，**匀气汤**方

枳壳去瓤，麸炒　泽泻　赤茯苓去黑皮　牡丹皮　木通剉　槟

榔剉　玄参各一两

上七味，粗捣筛。每服三钱匕，水一盏，煎七分，去滓温服。

治解㑊，少气不欲言，脊脉急痛，腰背强直，足下热疼，小

便癃闭，心烦嗌干，**通肾汤**方

菖蒲剉　羚羊角镑　生干地黄焙　赤芍药各二两　五加皮

剉　甘草炙，剉　猪苓去黑皮　泽泻各一两

上八味，粗捣筛。每服三钱匕，水一盏，煎七分，去滓温服。

① 　一两三分：日本抄本、文瑞楼本同，明抄本作"三两"，乾隆本作"一两"。

喑 俳

论曰：《内经》谓内夺而厥，则为喑俳，此肾虚也。喑俳之状，舌喑不能语，足废不为用。盖肾脉侠舌本，肾气内夺，气厥不至舌本，故不能语而为喑；肾脉循阴股循腨骨内踝，入足下，肾气不顺，故足废而为俳。

治肾气虚厥，语声不出，足废不用，**地黄饮方**

熟干地黄焙　巴戟天去心　山茱萸炒　肉苁蓉酒浸，切，焙　附子炮裂，去皮脐　石斛去根　五味子炒　桂去粗皮　白茯苓去黑皮。各一两　麦门冬去心，焙　远志去心　菖蒲各半两

上一十二味，剉如麻豆。每服三钱匕，水一盏，生姜三片，枣二枚，擘破，同煎七分，去滓，食前温服。

治肾气内夺，舌喑足废，**补肾八味丸方**

熟干地黄焙。八两　山芋　山茱萸各四两　泽泻　牡丹皮　白茯苓去黑皮。各三两　桂去粗皮　附子炮裂，去皮脐。各二两

上八味，捣罗为末，炼蜜为丸梧桐子大。每服二十丸，加至三十丸，空心食前温酒下。

益肾气，治喑俳①，**补骨脂丸方**

补骨脂炒　肉苁蓉酒浸，切，焙。各一两　麦门冬去心，焙　菖蒲　远志去心　钟乳粉各半两

上六味，捣罗为末，炼蜜为丸梧桐子大。每服三十丸，煎木通汤下，空心日午临卧服。

治肾气内夺，舌喑足废，**菟丝子丸方**

菟丝子酒浸，别捣　白茯苓去黑皮　附子炮裂，去皮脐。各一两　桂去粗皮　菖蒲　远志去心。各半两

上六味，捣罗为末，炼蜜丸梧桐子大。每服三十丸，温酒或盐汤下，空心日午临卧服。

---

① 益肾气治喑俳：日本抄本、文瑞楼本同，明抄本、乾隆本作"治喑俳，肾气内夺，舌喑足废"。

治肾气内夺，厥逆喑俳，**补肾石斛丸方**

石斛去根　赤小豆　薇香子炒　羌活去芦头　楝实炒，去核　乌头炮裂，去皮脐　马蔺子醋炒。各四两　胡芦巴炒　巴戟天去心　蜀椒去目并合口者，炒出汗　地龙去土，炒。各二两　乌药剉　苍术剉，炒。各半斤　青盐一两

上一十四味，捣罗为末，酒煮面糊丸如梧桐子大。每服三十丸，空心温酒或盐汤下。

厥逆头痛

论曰：厥逆头痛者，头痛齿亦痛，数岁不已是也。盖脑为髓海，系于头，齿为骨余，属于肾。因犯大寒，寒气内著骨髓，髓以脑为主，脑逆，故令头痛，齿亦痛也。

治厥逆头痛，及齿痛骨寒，**山芋丸方**

山芋　天雄炮裂，去皮脐　硫黄研　白茯苓去黑皮　五味子　磁石煅，醋淬二七遍　熟干地黄焙。各一两

上七味，捣研为末，酒煮面糊，丸如梧桐子大。每服二十至三十丸，食前温酒下。

治风寒内著骨髓，上连于脑，头痛齿痛，**附子汤方**

附子炮裂，去皮脐　桂去粗皮　五味子　白茯苓去黑皮　石膏煅　人参　补骨脂炒。各一两

上七味，剉如麻豆大。每服三钱匕，水一盏，煎至七分，去滓温服。

治厥逆头痛，齿痛骨寒，**椒附丸方**

蜀椒去目并闭口，炒出汗。一分　附子炮裂，去皮脐。一两　木香炮　细辛去苗叶。各半两

上四味，捣罗为末，酒煮面糊，丸如梧桐子大。每服二十丸，空心日午临睡温酒下。

治头痛齿亦痛，**二胜散方**

伏龙肝　附子炮裂，去皮脐。各一两

上二味，捣罗为散。每服一钱匕，温酒调下。

治肾脉厥逆头痛不可忍，**天南星丸方**

天南星炮　硫黄研　石膏研，水飞　消石研

上四味，等分，捣研为细末，面糊丸如梧桐子大。每服二十丸，温酒下，日二服，渐加至三十丸。

治厥逆头痛齿痛，**乌头丸方**

乌头炮裂，去皮脐　石硫黄研。各一两

上二味，捣研为末，酒煮面糊，丸如梧桐子大。每服二十丸，温酒下。

治厥逆头[1]痛，**三五七散方**

天雄炮裂，去皮脐　细辛去苗叶。各三分　山茱萸　干姜炮。各五两　山芋　防风去叉。各七两

上六味，捣罗为散。每服一钱匕，清酒调下，日再。

治厥逆头痛，连齿疼痛，**入顶散方**

山茱萸　芎䓖　防风去叉　独活去芦头。各一两半　细辛去苗叶　莽草　白术　山芋　牛膝酒浸，切，焙　石南　甘草炙，剉。各一两　乌头炮裂，去皮脐　木通剉　菖蒲　附子炮裂，去皮脐　麻黄去根节　天雄炮裂，去皮脐　蜀椒去目并闭口，炒出汗　桔梗炒。各一两一分[2]

上一十九味，捣罗为散。每服一钱匕，清酒调下，日三。

肾脏风冷气

论曰：肾脏风冷气者，脐腹胀满疼痛是也。由肾气不足，内生阴寒，风邪冷气，客于肾经，攻于下焦，蕴积脐腹之间，故连少腹胀满而疼痛也。

治肾脏风冷气，久积，脐腹虚胀不消，攻击疼痛，腰背相引拘急，**牛膝丸方**

牛膝去苗，酒浸，焙　五加皮剉　巴戟天去心　羌活去芦头。

---

① 头：日本抄本、文瑞楼本同，明抄本、乾隆本此后有"齿"。
② 各一两一分：日本抄本、文瑞楼本同，明抄本、乾隆本作"一两"。

各一两　附子炮裂，去皮脐　菖蒲　桂去粗皮　木香各半两

上八味，捣罗为细末，酒煮面糊为丸如梧桐子大。每服三十丸，空心温酒下。

治肾脏虚损，风冷相搏，在脐腹不散，胀满疼痛不已，**黄耆汤**[①]方

黄耆细剉　青橘皮汤浸，去白，焙　五加皮剉　桔梗炒　羌活去芦头　甘草炙，剉　白术剉。各一两　桂去粗皮　附子炮裂，去皮脐　干姜炮。各半两[②]

上一十味，剉如麻豆。每服三钱匕，水一盏，盐一捻，同煎七分，去滓温服，食前。

治肾脏风冷气，攻脐腹胀满疼痛，**木香汤**方

木香　桃仁汤去皮尖及双仁，炒，研。各半两　蘹香子炒　羌活去芦头　青橘皮汤浸，去白，焙　当归切，焙　芎䓖　乌头炮裂，去皮脐。各一两

上八味，剉如麻豆。每服三钱匕，水一盏，生姜三片，枣二枚，擘破，同煎七分，去滓温服，不拘时候。

治肾脏风冷气，脐腹胀满，攻腰背相引疼痛，**沉香汤**方

沉香剉　五味子　细辛去苗叶　防风去叉　黄耆细剉　石斛去根　萆薢　桂去粗皮。各一两

上八味，粗捣筛。每服三钱匕，水一盏，生姜三片，枣二枚，擘破，同煎七分，去滓温服，不拘时候。

治肾脏风冷气攻，腹胀痛，腰胁拘急，及膀胱冷气痛，**干蝎丸**方

干蝎去土，炒　肉豆蔻炮，去皮　青橘皮汤浸，去白，焙　磁石煅，醋淬二七遍。各一两　木香三分[③]　阿魏醋化开面，调作饼子，炙干。一分　附子炮裂，去皮脐　桃仁去皮尖、双仁，别研，作

---

① 黄耆汤：日本抄本、文瑞楼本同，明抄本、乾隆本作“黄芪白术汤”。
② 各半两：日本抄本、文瑞楼本同，明抄本、乾隆本作“一两”。
③ 三分：日本抄本、文瑞楼本同，明抄本、乾隆本作“五钱”。

膏。各半两　安息香一分①

上九味，除别研外，捣罗为细末，入研药拌匀，酒浸炊饼和丸如梧桐子大。每服二十丸，温酒下。

治肾脏虚损，久积风冷，脐腹胀满，疼痛不止，**豆蔻丸方**

肉豆蔻去皮，炮　附子炮裂，去皮脐　蓬莪茂炮　天麻酒浸，炙。各一两　木香　槟榔剉　干蝎去土，炒。各半两　硇砂别研。一分

上八味，内七味，捣罗为细末，入研药拌匀，酒煮面糊为丸如梧桐子大。每服二十丸，温酒下。

治肾脏风冷气，腿膝无力，小便数利，**山茱萸丸方**

山茱萸　山芋　巴戟天去心　菟丝子酒浸，别捣，焙　人参　天雄炮裂，去皮脐　楮实　覆盆子　五味子各一两半　萆薢　牛膝酒浸，切，焙　桂去粗皮。各一两　熟干地黄焙。二两半

上一十三味，捣罗为末，炼蜜和丸如梧桐子大。每服四十丸，暖酒下，空心食前服。

治肾风虚冷，小便多，腿细脚弱，渐渐羸瘦，**黄耆丸方**

黄耆炙，剉　熟干地黄焙　龙骨去土，碎。各一两半②　枳壳去瓤，麸炒　肉苁蓉③酒浸，切，焙　泽泻各一两一分　菟丝子酒浸一宿，别捣　鹿茸去毛，酥炙　麦门冬去心，焙。各二两　牡丹皮　石斛去根　五味子炒。各一两　桑螵蛸二十一枚。炙

上一十三味，捣罗为末，炼蜜丸如梧桐子。每空腹煎黄耆汤下三十丸。

治肾脏风冷气，胸中聚痰，夜梦泄精，腰膝无力，小便频数，**山芋丸方**

山芋　车前子　韭子炒令熟　菟丝子酒浸一宿，别捣，焙　附子炮裂，去皮脐　白龙骨　山茱萸　五味子　牡丹皮　白茯苓去黑皮　石斛去根。各一两半　牛膝酒浸，切，焙　桂去粗皮。各一

---

① 分：日本抄本、文瑞楼本同，明抄本、乾隆本作"两"。
② 一两半：明抄本、乾隆本、文瑞楼本同，日本抄本作"一两一分"。
③ 肉苁蓉：日本抄本、文瑞楼本剂量同，明抄本、乾隆本作"一两"。

两　熟干地黄焙。五两　肉苁蓉去皴皮，酒浸，切，焙。二两

上一十五味，捣罗为末，炼蜜和丸如梧桐子大。每服四十丸，暖酒下，空心服。

治肾脏风冷气，腰膝疼痛，**狗脊丸方**

狗脊去毛　附子炮裂，去皮脐。各二两　五味子　覆盆子　山芋　白槟榔①剉　白茯苓去黑皮　蛇床子炒。各两半　木香　桂②去粗皮　羌活③去芦头　牛膝酒浸，切，焙　独活去芦头　熟干地黄焙。各三两

上一十四味，捣罗为末，炼蜜和丸如梧桐子大。每服四十丸，温酒下，空心食前服。

---

①　白槟榔：明抄本、日本抄本、文瑞楼本剂量同，乾隆本作"一两"。
②　桂：日本抄本、文瑞楼本剂量同，明抄本、乾隆本作"两半"。
③　羌活：日本抄本、文瑞楼本剂量同，明抄本、乾隆本作"一两"。

卷第五十二

肾脏门

肾脏风毒流注腰脚

论曰：肾脏风毒流注腰脚者，其状腰脚沉重，筋脉拘急，或
作寒热，或为疼痛，或发疮疡是也。盖肾主腰脚，风邪客于肾经，
久而不去，风毒流注，发于下部，故变脚弱之证。

治肾脏风毒气流注，腰脚虚肿疼痛，或上攻头目昏眩，耳聋
生疮，及脚气上冲，心头迷闷，腹肚坚硬，冷汗出者，**羌活散方**

羌活去芦头。一两　干蝎炒。三①两　楝实剉，炒。一两半　硇
砂飞炼成霜。一分②　桃仁去皮尖、双仁，炒，研。二两　附子炮裂，
去皮脐　天麻　白附子炮　桂去粗皮　槟榔剉　芎䓖　地龙去土，
炒　木香　沉香各一两　阿魏用醋化面，拌作饼子，炙。半两

上一十五味，捣罗为散。每服二钱匕，温酒调下。

治肾脏风毒，脚弱少力，脚重疼痹，脚肿生疮，脚下隐痛，
不能蹋地，脚膝筋挛，不能屈伸，腰膝拘急，风毒流注等疾，**石
南丸方**

石南叶　薏苡仁　杏仁去皮尖、双仁，炒　牵牛子炒　大腹连
皮剉　芎䓖　芍药　赤小豆　陈橘皮去白，焙　当归切，焙　麻黄
去根节。各二两　五加皮剉　牛膝酒浸，切，焙。各三两　木瓜去
瓤，切，焙　独活去芦头　杜仲去粗皮，剉，炒　萆薢各四两

---

① 三：明抄本、日本抄本、文瑞楼本同，乾隆本作"二"。
② 分：日本抄本、文瑞楼本同，明抄本、乾隆本作"两"。

上一十七味，捣罗为末，酒浸蒸饼，丸如梧桐子大。每服十丸至十五丸，木瓜汤下，早晨、日午、夜卧服。

治肾脏风毒注脚膝①，筋脉拘急，行步艰难，骨肉痠痛，**木瓜煎丸方**

木瓜去皮瓤，切作片。秤一斤半②　牛膝去苗，酒浸润，切，焙　天麻剉　干蝎去土，炒。各一③斤

上四味，除木瓜外，捣罗为末，先将木瓜以瓷器盛，甑内蒸令烂，并留蒸下汁一处候冷，旋入汁沙盆内，夹木瓜研细为膏，次将三味药末入膏中同和匀，更入炼蜜，杵千百下，丸如梧桐子大。每服三十丸，空心食前盐酒或盐汤下，加至五十丸。

治肾脏风毒攻四肢头面，腰脚生疮，口苦舌干，形容黑瘦，痰涎涕唾，不时心下满闷，肢节怠惰，状如劳疾，**木香人参汤方**

木香　人参　黄耆剉　防风去叉　牛膝酒浸，切，焙　甘草炙，剉　当归切，焙　荆芥穗　巴戟天去心　半夏用姜汁制　鳖甲去裙襕，醋炙　桂去粗皮　白茯苓去黑皮　秦艽去苗、土　柴胡去苗。各半两　附子炮裂，去皮脐　羌活去芦头　枳壳去瓤，麸炒　干蝎全者。炒　肉豆蔻去壳　熟干地黄焙。各三分

上二十一味，㕮咀如麻豆大。每服三钱匕，水一盏，葱白三寸，切，生姜三片，同煎至七分，临熟入酒少许，不吃酒即入童子小便少许，去滓，不拘时候温服。

治肾脏风气冲注，脚④膝生疮，**蘹香子丸方**

蘹香子炒　肉苁蓉酒浸，切，焙　附子炮裂，去皮脐。各二两　五味子一两

上四味，细剉，用好酒一升，并猪肾一对，细切，和药都一处浸一宿，取出焙干，捣罗为末，酒煮面糊，丸如梧桐子大。每服二十丸至三十丸，好茶或豆淋酒下。

---

① 脚膝：日本抄本、文瑞楼本同，明抄本、乾隆本作"腰脚"。
② 一斤半：明抄本、乾隆本、文瑞楼本同，日本抄本作"一斤"。
③ 一：明抄本、乾隆本、文瑞楼本同，日本抄本作"二"。
④ 脚：日本抄本、文瑞楼本同，明抄本、乾隆本作"腰脚"。

治肾脏风虚耳鸣，腰脊强直，小便滑数，**桑螵蛸丸**方

桑螵蛸　菖蒲　山茱萸　续断　五味子各三分　磁石煅，醋淬七遍，杵细，飞研。二两　山芋一分　肉苁蓉酒浸一宿，切，焙　萆薢　沉香剉　蘹香子炒　附子炮裂，去皮脐。各一两

上一十二味，捣罗为末，炼蜜和丸如梧桐子大。每服空心及晚食前，温酒下三十丸。

治肾脏风毒气攻注，四肢疼痛，及疮肿烦热，**木瓜丸**方

木瓜切，暴干。取二两　附子炮裂，去皮脐。一两　磁石煅，醋淬二七遍。研　甘遂麸炒　白牵牛炒　羌活去芦头　陈橘皮汤浸，去白，炒　防己　巴戟天去心　蘹香子炒　木香　地龙炒　干姜炮　干蝎炒　防风去叉。各半两

上一十五味，捣罗为末，酒煮面糊，丸如梧桐子大。空心温酒下十五丸，微利为效。

治肾脏风气攻注，腰脚肿痛，**八斤丸**方

附子炮裂，去皮脐　牛膝酒浸，切，焙　天麻酒浸，焙　当归切，焙　乌头炮裂，去皮脐　白附子炮　乌药　五灵脂各一斤

上八味，捣罗为末，蒸木瓜与酒入药一处，杵一二千下，丸如梧桐子大。每服温酒下二十丸至三十丸，不拘时。

治肾脏风毒攻注，腰脚生疮，**四生丸**方

乌头生，去皮脐　木鳖子去壳，研　狗脊去毛。各半两　苦参一两

上四味，捣罗为末，烂研猪肾，入少许面糊，和丸如梧桐子大。每服二十丸，温酒下，不拘时。

治肾脏风上攻头面，下注脚膝，**黄耆散**方

黄耆薄切　羌活去芦头　白附子炮　蒺藜子炒，去角　蘹香子炒。各一两

上五味，捣罗为散。每服二钱匕，用羊肾一只[1]，批破入药在内，湿纸裹，煻火煨令熟，空心用温酒嚼下。

---

[1]　只：明抄本、乾隆本、文瑞楼本同，日本抄本作"双"。

治肾脏风毒攻注腰脚，或疮，或肿，或痛，**威灵仙散方**

威灵仙去苗、土　防风去叉　芎劳　何首乌去黑皮　黄耆剉　白附子炮　白花蛇去皮、骨，酒炙　蒺藜子炒，去角　白僵蚕炒　晚蚕砂炒。各半两

上一十味，捣罗为散。每服一钱匕，温酒调下，早晨、日午、临卧服。

治肾脏风毒，上攻下注，行步艰难，**四灵散方**

白附子炮　牛膝酒浸一宿，切，焙　巴戟天去心　黄耆剉。各一两

上四味，捣罗为散。每服用䐗猪肾一只，批破去筋膜，糁药一钱匕，并椒、盐、茴萝各少许在内，用湿纸裹，煨熟为度，早晨空心细嚼温酒下。

治肾脏风攻注腰脚生疮，或虚肿热痛，行步不得，**黄耆丸方**

黄耆剉　藿香子炒　乌头炮裂，去皮脐　楝实剉，炒　乌药　防风去叉　蒺藜子炒，去角　赤小豆　地龙去土，炒。各一两

上九味，捣罗为末，酒煮面糊，丸如梧桐子大。每服二十丸，盐汤或盐酒下。

治肾脏风毒攻注，四肢头面生疮，遍身瘙痒，**四白散方**

白花蛇酒浸一宿，去皮、骨，炙　白附子炮　白僵蚕炒　白蒺藜子炒，去角。各一两

上四味，捣罗为散。每服二钱匕，早晚食前温酒调下。

治肾脏风上攻下注，头面肿痒，脚膝生疮，**防风散方**

防风去叉　黄耆剉　旋覆花　枳壳去瓤，麸炒　羌活去芦头　独活去芦头　枇杷叶炙，去毛　蒺藜子炒，去角。各一两

上八味，捣罗为散。每服二钱匕，空心晚食前温酒调下。

治肾脏风毒气攻注腰脚，或疮或肿，脐腹冷痛，**猪肚丸方**

䐗猪肚一个。净洗　茴萝炒　硫黄研　附子炮裂，去皮脐。各一两　硇砂半两

上五味，除猪肚外，捣研为末，入尽药末于猪肚内，用线密缝，酒煮令烂，候酒尽，将猪肚切开，入木臼中，熟捣一二千下，

候可丸，即丸如梧桐子大。空心温酒下三十丸。

治肾脏风毒流注，腰脚疼痛，筋脉拘急，起动艰难，**萆薢散方**

萆薢　杜仲去粗皮，炙微黄，剉　牛膝去苗　五加皮　槟榔　当归去芦头，洗，剉，焙　酸枣仁　防风去芦头　肉桂去皴皮　附子炮裂，去皮脐　独活　海桐皮　羚羊角屑　木香　枳壳各一两。麸炒黄，去瓤

上一十五味，捣筛为散。每服四钱匕，以水一中盏，入生姜半分，煎至六分，去滓温服，日三夜一。

治肾经不足，风冷乘之，腰痛如折，或引背膂，俯仰不利，转侧艰难，或因役用力过多，劳伤于肾，或因寝卧冷湿，地气伤于腰，或因坠堕伤损，或因风寒客搏，背冷腰痛，**威灵仙丸方**

威灵仙去土。一两　桂去粗皮　当归去土并芦头，洗净，剉，焙干　白附子炮　地龙去土，炒　赤小豆　羌活去芦头。各半两

上七味，捣罗为末，酒煮面糊，丸如梧桐子大。每服二十丸，空心盐酒或盐汤下。

治肾脏风毒，上攻壅闷，下注沉重，**乳香丸方**

乳香研。一两　乌头炮裂，去脐皮。二两　威灵仙去土。一两

上三味，捣研为末，酒煮面糊，丸如梧桐子大。每服二十丸，温酒下，早晚服。

治肾脏风攻注，腰脚热痛，或生疮，**七圣丸方**

威灵仙去土　乌头炮裂，去皮脐　乌药剉　蘹香子炒　蜀椒去子并合口者，炒　地龙去土，炒　赤小豆各一两

上七味，捣罗为末，酒煮面糊，丸如梧桐子大。每服二十丸，空心盐汤或盐酒下，日晚再服。

治肾脏风攻注，遍体生疮，皮肤瘙痒，**白花蛇散方**

白花蛇去皮、骨，酒炙　独活去芦头　丹参　蔓荆实　蒺藜子炒，去角　玄参　苦参　秦艽去苗、土　山芋　甘草炙，剉　防风去叉　菊花　附子炮裂，去皮脐　天麻　牛膝酒浸，切，焙。各半两

上一十五味，捣罗为散。每服二钱匕，温酒调下。

治肾脏风下注，多生热疮，或头目虚肿，日渐瘦劣，**补元散方**

牛膝酒浸，切，焙　地龙去土，炒　海桐皮细锉　羌活去芦头　当归切，焙　白芷　芎䓖　白附子炮　附子炮裂，去皮脐　巴戟天去心。各一两

上一十味，捣罗为散。每服一钱匕，用豭猪肾批开入药末外，更入盐、椒少许，煨熟，空心细嚼，用酒咽下。

治肾脏虚风上攻，头面耳内生疮，及腰脚重痛，**烧肾散方**

磁石煅，醋淬七遍，细研，水飞过　附子炮裂，去皮脐　巴戟天去心　蜀椒去目及闭口者，炒出汗。各一两

上四味，捣罗为散。每服用豭猪肾一只[1]，去筋膜薄切，入葱白、薤白、盐花各少许，药末二钱匕，湿纸裹，煻灰火内煨熟，空心细嚼，温酒咽下。

治肾脏风虚，脏气不足，腰疼耳鸣，肢体不随，烦倦无力，**羚羊角汤方**

羚羊角镑　鹿茸去毛，酒浸，炙。各三两　五加皮锉　茯神去木。各二两　酸枣仁炒　枳实去瓤，麸炒　熟干地黄焙。各一两半

上七味，粗捣筛。每服三钱匕，先以水三盏，煮羊肾一只，取汁至一盏半，去肾下药，再煎至一盏，去滓，空心温服。

治肾脏风毒下注，及五劳七伤，遍身疼痛[2]，兼女人血风劳缓弱，**四圣丸方**

乌头去皮脐　地龙去皮　赤小豆　乌药各一两

上四味，并生捣罗为末，醋煮面糊，丸如小豆大。每服二十丸，盐汤下。

治肾脏风攻注生疮，兼疗诸般恶疮，止痛生肉，**槟榔散方**

槟榔锉。一枚　甘草生，锉　黄连去须　密陀僧烧。各半

---

① 只：明抄本、乾隆本、文瑞楼本同，日本抄本作"双"。
② 疼痛：日本抄本、文瑞楼本同，明抄本、乾隆本此后有"烦倦"。

两　木香一分

上五味，捣罗为末。先以温盐浆水洗疮揾干，以津唾调傅。

治肾脏风虚，元气衰惫，膀胱冷痹，腰胯注痛，脚膝无力，**内补丸方**

狼毒湿纸裹煨。二两　天麻酒浸，炙。一①两半　附子炮裂，去皮脐。二两　巴戟天去心。一两半　鹿茸酥涂炙，去毛。二两　补骨脂微炒。一两半　石斛去根。一两半　干蝎全者，炒。一②两　萆薢一两半　肉苁蓉酒浸，去皮，炙。一两半　蒺藜子炒，去角。一两　天雄炮裂，去皮脐。一两　独活去芦头。一两　干漆熬烟出。一两　没药一两半。研　桂去粗皮。一两半　腽肭脐细剉，捣筛为末。四两。用酒五升③煎成煎

上一十七味，除腽肭脐外，捣罗为细末，研令匀，用腽肭脐煎，搜和为丸，或入少炼蜜，丸如梧桐子大。每服三十丸，空心温酒或盐汤下。

治肾脏风虚，腰膝疼痛，阴痿缓弱，言语混浊，呼吸短气，**安息香丸方**

安息香四两。剉细，入胡桃瓤四枚，酒五升半，同浸一宿，来日漉出，入沙盆研如糊，用前酒调搅，滤去滓，入铫子内煎成煎　磁石醋淬。一两　沉香三分。剉　肉苁蓉酒浸，去皴皮，炙。一两　巴戟天去心。一两　桂去粗皮。三分　萆薢三分　附子炮裂，去皮脐。一两　酸枣仁三分　蒺藜子炒，去角　补骨脂微炒。各一两　鹿茸酥炙，去毛。三分　桃仁汤去皮尖、双仁，炒　天麻酒炙。各一两

上一十四味，以十二味捣罗为末，研桃仁，同和匀，入安息香煎，搜为丸如梧桐子大。每服三十丸，盐汤下。

治肾脏风毒流注，腰脚疼痛，**威灵仙丸方**

威灵仙去苗、土。四两　牛膝去苗，剉。一斤　天麻剉。半斤　巴戟天去心。四两。以上四味用好酒二斗浸两宿，焙　肉苁蓉

---

① 一：明抄本、乾隆本、文瑞楼本同，日本抄本作“六”。

② 一：明抄本、乾隆本、文瑞楼本同，日本抄本作“二”。

③ 升：明抄本、乾隆本、文瑞楼本同，日本抄本作“斤”。

二斤。洗，切，以前浸药酒银石器慢火熬成膏　何首乌一斤。米泔浸软，片切，于黑豆中蒸烂为度，焙干　石斛去根。四两　海桐皮剉。半斤

上八味，除苁蓉外，焙干，捣罗为末，用苁蓉膏和捣千杵，丸如梧桐子大。每服二十丸至三十丸，空腹温酒下，不嚼，日三。性温无毒，久服大治风，调荣卫，顺三焦，乌髭鬓。

治肝肾气虚，风邪攻注，筋骨缓弱，机关不利，**威灵仙丸方**

威灵仙去土　藿香叶　自然铜煅赤，醋淬　附子炮裂，去皮脐　狗脊去毛　萆薢　漏芦去芦头　肉苁蓉酒浸，去皱皮，焙　骨碎补去毛　牛膝去苗，酒浸一宿，焙　木鳖子去壳　防风去叉　地龙去土，炒

上一十三味，等分，捣罗为细末，酒煮面糊和丸如梧桐子大。每服十五丸，加至二十丸，荆芥汤下，木瓜酒亦得。

治肾气发动，攻腰腿，四肢疼痛，**暖肾散方**

荜澄茄　蜀椒去目及合口者，炒出汗　干姜炮。各半两　附子炮裂，去皮脐　桃仁去皮尖、双仁，炒黄　蘹香子炒　桂去粗皮　蒺藜子炒　枳壳去瓤，麸炒　泽泻　槟榔剉。各三分

上一十一味，捣罗为散。空心温酒调下三钱匕，日再服。

治肾气发动，上攻下注，**木香散方**

青木香　蘹香子炒　桃仁去皮尖、双仁，炒令黄。各半两　丁香　蜀椒去目及合口者，炒出汗。各一分　蒺藜子　陈橘皮去白，焙　槟榔剉。各三分

上八味，捣罗为散。空心温酒调下四钱匕。

肾脏积冷气攻心腹疼痛

论曰：肾脏积冷气攻心腹疼痛者，肾虚，寒冷之气久积于内，阳气不足，其经厥逆，上干心络，与正气交击，故令心腹疼痛也。

治肾脏虚积冷气攻心腹疼痛，及膀胱气痛，**鹿茸丸方**

鹿茸酒浸，炙，去毛　肉苁蓉酒浸，切，焙。各二两　人

参　补骨脂炒　石斛去根　木香　白术炒　厚朴去粗皮，生姜汁炙　牛膝去苗，切，酒浸，焙　续断　蘹香子炒　当归切，炒　芎䓖　附子炮裂，去皮脐　熟干地黄焙　桂去粗皮　泽泻　荜澄茄　槟榔剉　陈橘皮去白，焙　桃仁去皮尖、双仁，炒　巴戟天去心　五味子各一两　赤石脂研　龙骨研　蜀椒去目及合口者，炒出汗。各半两

上二十六味，捣罗为末，炼蜜丸如梧桐子大。每服二十丸，加至三十丸，温酒或盐汤下。

治肾脏虚冷气攻心腹疼痛，及腰膝冷痹，眼花耳鸣，四肢沉重，食减色昏，**牛膝丸方**

牛膝去苗，切，酒浸，焙　附子炮裂，去皮脐　补骨脂炒　桂去粗皮　萆薢　当归切，焙　芎䓖　山茱萸　石斛去根　续断　细辛去苗叶　木香炮。各半两

上一十二味，捣罗为末，炼蜜为丸如梧桐子大。空心盐酒下三十丸。

治肾脏积冷气攻心腹疼痛不止，**硇砂丸方**

硇砂研　木香各半两　楝实剉　蓬莪茂炮　乌头炮裂，去皮脐。各一两　桃仁三十枚。汤浸，去皮尖、双仁，研如膏

上六味，捣罗五味为末，入桃仁同研令匀，酒煮面糊和丸如绿豆大。每服三十丸，生姜盐汤下，温酒亦得。

治肾脏虚冷，心腹疼痛，小便滑数，耳鸣目暗，**附子丸方**

附子炮裂，去皮脐。二两　巴戟天去心　龙骨研　蘹香子炒。各一两　干姜炮。三分　木香半两

上六味，捣罗为末，酒煮面糊为丸如梧桐子大。每服二十丸，盐汤或盐酒任下，空心食前服。

治肾脏虚冷气攻心腹疼痛，脐下疞刺，腰膝沉重，行步无力，可思饮食，**补骨脂丸方**

补骨脂炒。二两　胡芦巴炒　青橘皮去白，炒　蘹香子炒。各一两　沉香半两　槟榔剉。三分

上六味，捣罗为末，炼蜜为丸如梧桐子大。每服二十丸，温

酒或盐汤下，空心食前服。

治肾脏久虚，心腹冷痛，饮食无味，腰膝痠疼，烦倦少力，时多梦泄，耳内虚鸣，**巴戟天丸方**

巴戟天去心　补骨脂炒　薆香子舶上者，炒　木香各半两　桂去粗皮　附子炮裂，去皮脐，盐炒。各一两

上六味，捣罗为末，用酒煮面糊为丸如梧桐子大。每服二十丸，空心食前盐汤或盐酒任下。

治肾脏虚积冷气攻腹疼痛，少力行步难，不思饮食，**天雄丸方**

天雄炮裂，去皮脐。二两　薆香子炒　山芋　蜀椒去目及口合者，炒出汗。各一两

上四味，捣罗为末，用羊肾一对，切，去皮膜，细研，酒面同煮成膏，候冷拌前药为丸如梧桐子大。每服二十丸至三十丸，温酒盐汤任下，空心食前服。

治肾脏积冷气攻心腹痛，四肢逆冷，不思饮食，或吐冷沫，面青不乐，**沉香饮方**

沉香　芍药洗，焙　槟榔剉　青橘皮浸，去白，切，焙　附子炮裂，去皮脐　薆香子炒。各一两　桂去粗皮　吴茱萸汤洗，焙干，炒。各半两

上八味，咬咀如麻豆。每服三钱匕，水一盏，煎七分，去滓，不拘时候温服。

治肾脏虚冷气攻心腹疼痛，腰背急强，少思饮食，身热足冷[1]，**六味沉香饮方**

沉香　胡芦巴炒　楝实去核，炒　薆香子炒。各一两　木香　附子炮裂，去皮脐，切。各半两

上六味，咬咀如麻豆大。每服三钱匕，水一盏，酒三分，同煎七分，去滓，空腹温服。

治肾脏虚积冷气攻心腹疼痛，冷汗出，四肢少力，面色黧黑，

---

① 足冷：日本抄本、文瑞楼本同，明抄本、乾隆本作"气冷，亦治疝"。

胡芦巴丸方

胡芦巴炒　山芋　泽泻各一两　吴茱萸汤洗，焙干　干姜炮　牡蛎粉　当归切，焙　附子炮裂，去皮脐。各半两①

上八味，同捣罗为末，酒煮面糊和丸如梧桐子大。每服三十丸，空心食前温酒下。

治肾脏风虚劳气，奔冲闷乱，**沉香阿魏丸方**

沉香剉　阿魏研　桃仁汤浸，去皮尖、双仁，炒，研　槟榔剉　蓬莪茂炮，剉。各半两　青橘皮去白，米醋炙　吴茱萸醋炒　青木香　蘹香子炒。各一分　硇砂三②两。细研，汤泡，纸滤取清，入银石器内煎成霜，研入药

上一十味，捣研为末，炼蜜和丸如梧桐子大。每服二十丸，炒生姜盐汤下。

治脾肾虚冷，脐腹冷痛，大便时泄，腹胀羸瘦，**附子煎方**

附子炮裂，去皮脐　诃黎勒皮　甘草剉　牛膝切。各一两　硫黄舶上者。碎　蘹香子炒　干姜各半两

上七味，先将硫黄、甘草内绢袋扎头，次将诸药粗捣，银石器内，以水一斗，慢火同煎，不得入生水，频看，候煎至一大碗汁，取出，滤去滓，分作四盏。每日空心一盏，温米饮调下，即用饭压之。如欲丸，除甘草不用，将诸药为末，炼蜜丸如梧桐子大。生姜盐汤下十丸，至十五丸亦得。

肾脏虚冷气攻腹胁疼痛胀满

论曰：肾脏虚者，阳气不足也。阳气不足，则阴气多，阴气多则荣卫不得和流，气脉不能通畅，故使水谷不化，胃气虚弱，令人腹胁胀满，甚则疼痛也。

治肾脏虚，冷气攻腹胁胀满疼痛，心气喘闷，手足厥冷，**蘹香子丸方**

---

① 各半两：日本抄本、文瑞楼本同，明抄本、乾隆本作“一两”。

② 三：明抄本、乾隆本、文瑞楼本同，日本抄本作“五”。

蘹香子炒　木香　桂去粗皮　槟榔剉　桃仁去皮尖、双仁，炒，研成膏　蓬莪茂煨，剉。各三分　青橘皮汤浸，去白，焙　莱菔子炒　附子炮裂，去皮脐。各半两　厚朴去粗皮，生姜汁炙。一两半

上一十味，捣罗九味为末，入桃仁膏研匀，以酒煮面糊，丸如梧桐子大。每服三十丸，空心食前温酒下。

治肾脏气冷，腹痛呕逆，腹胁胀满，四肢少力，不思饮食，**胡芦巴饮方**

胡芦巴　白茯苓去黑皮　舶上蘹香各一两　肉豆蔻去壳　木香　附子炮裂，去皮脐。各半两　沉香三分

上七味，㕮咀如麻豆大。每服三钱匕，水一盏，盐一捻，煎至七分，去滓温服，空心食前。

治肾脏虚，冷气攻腹中疼痛，两胁胀满，**木香汤方**

木香　沉香各半两　青橘皮汤浸，去白，炒　京三棱煨，剉。各一两　桂去粗皮　当归切，炒　槟榔剉　厚朴去粗皮，生姜汁炙。各三分

上八味，粗捣筛。每服三钱匕，水一盏，生姜三片，枣二枚，擘破，煎至七分，去滓温服。

治肾脏虚，冷气攻腹胁胀满疼痛，**槟榔汤方**

槟榔生，剉　木香各半两　菴䕡子　桔梗炒。各二①两　桂去粗皮　附子炮裂，去皮脐。各一两

上六味，㕮咀如麻豆。每服三钱匕，水一盏，煎至七分，去滓温服。

治肾脏虚，冷气攻腹胁疼痛，胀满，烦倦，**荜澄茄煮散方**

荜澄茄　甘草炙，剉　人参　芍药各一两　蘹香子炒　槟榔剉。各三分　干姜炮　诃黎勒皮　桂去粗皮。各半两

上九味，捣罗为散。每服三钱匕，水一盏，煎至七分，温服，不拘时。

---

① 二：明抄本、乾隆本、文瑞楼本同，日本抄本作“一”。

治肾脏冷气攻腹胁疼痛胀满[1]，蘹香子丸方

蘹香子炒　蓬莪荗煨，剉　楝实煨，去核　白术　诃黎勒皮各一两　丁香一分　吴茱萸汤洗，焙干，炒。半两　桃仁三分。去皮尖、双仁，研如膏

上八味，捣罗七味，入桃仁膏研匀，炼蜜丸如银杏大。每服一丸，温酒或盐汤嚼下，不拘时。

治男子肾气虚，攻腹胁疼痛胀满，**乌头蘹香丸方**

乌头炮裂，去皮脐　槟榔剉　蘹香子炒　楝实剉，炒　当归切，炒。各一两　木香半两　硇砂研。一钱

上七味，捣研为末，和匀，醋煮面糊，丸如梧桐子大，丹砂为衣。每服二十丸，温酒下，不拘时。

治肾脏虚冷，腹胁疼痛胀满，非时足冷阴痿，行步无力，**五味子丸方**

五味子　续断　牛膝酒浸，切，焙　杜仲去粗皮，炙，剉　附子炮裂，去皮脐　桂去粗皮　蘹香子炒　白茯苓去黑皮　芎䓖　山芋　当归切，焙　槟榔剉　吴茱萸汤洗，焙，炒　细辛去苗叶　青橘皮汤浸，去白，焙。各一两

上一十五味，捣罗为末，酒煮面糊，丸如梧桐子大。每服二十至三十丸，空心盐汤下。

治肾脏虚冷，腹胁疼痛胀满，**沉香汤方**

沉香　细辛去苗叶　续断　木香　芎䓖　当归切，焙　甘草炙，剉　槟榔剉　石斛去根　牛膝酒浸，切，焙　枳壳去瓤，麸炒。各半两

上一十一味，粗捣筛。每服三钱匕，水一盏，煎至七分，空心，去滓温服。

治肾脏虚冷，腹胁胀满，**巴附丸方**

胡芦巴一两半[2]　附子炮裂，去皮脐　硫黄研。各一两　蘹香

---

① 胀满：日本抄本、文瑞楼本同，明抄本、乾隆本此后有"亦治疝气"。
② 一两半：日本抄本、文瑞楼本同，明抄本无，乾隆本作"二两"。

子炒。三分　槟榔剉　桂去粗皮。各半①两

上六味，捣研为末，和匀，酒煮面糊，丸如梧桐子大。每服二十丸至三十丸，温酒或盐汤下，空心日午临卧服。

治肾脏虚冷，腹胁胀满②，**胡芦巴丸**方

胡芦巴二两　附子炮裂，去皮脐　硫黄研。各三分

上三味，捣研为末，酒煮面糊，丸如梧桐子大。每服二十丸至三十丸，盐汤下。

治肾脏虚冷，腹胁胀满，**豆蔻饮**方

肉豆蔻去壳　胡芦巴　蘹香子炒　丁香各一两　沉香三分

上五味，粗捣筛。每服三钱匕，水一盏，入盐少许，煎至七分，空心食前，去滓温服。

治肾脏虚，冷气攻两胁下胀，小腹急痛，胸中短气，**补肾汤**方

磁石水飞，研，淘去赤汁　附子炮裂，去皮脐。各二两　黄耆剉　五味子　当归切，焙　白茯苓去黑皮　石斛去根　芍药　人参　沉香各一两　桂去粗皮。一两半　陈橘皮汤浸，去白，焙。三分　枳壳去瓤，麸炒　蜀椒去目并闭口，炒出汗。各半两

上一十四味，咬咀如麻豆。每服三钱匕，水一盏，入生姜一枣大，拍碎，枣三枚，擘破，煎至六分，去滓，食前温服。

治肾脏虚，冷气攻腹胁胀满疼痛，**艾茸丸**方

木瓜二十③枚。去皮、核，作瓮子　甘菊花为末　青盐研。各一斤

上三味，将甘菊花并青盐填满木瓜瓮子内，置笼床内蒸，以木瓜烂为度，研成膏，再入新艾茸二斤搜和作剂，丸如梧桐子大，暴干。每服三十丸，空心食前米饮下。

肾脏虚损阳气痿弱

论曰：肾脏虚损阳气痿弱者，由嗜欲不节，劳伤肾气，精血

---

① 半：明抄本、乾隆本、文瑞楼本同，日本抄本作"一"。
② 胀满：日本抄本、文瑞楼本同，明抄本、乾隆本此后有"疼痛"。
③ 二十：文瑞楼本同，明抄本、乾隆本、日本抄本作"三十"。

耗竭，腑脏虚损，血气不能充养故也①。

治肾脏虚损，阳气痿弱，少腹拘急，四肢疲疼，面色黧黑，唇口干燥，目暗耳鸣，气短力乏，精神倦怠，小便滑数，**菟丝子丸方**

菟丝子酒浸透，别捣　桂去粗皮　鹿茸去毛，酥炙　附子炮裂，去皮脐　泽泻　石龙芮去土。以上各一两　肉苁蓉酒浸，切，焙　杜仲去粗皮，剉，炒　白茯苓去皮　熟干地黄　巴戟去心　荜澄茄　沉香剉　藿香炒　石斛去苗　牛膝②酒浸一宿　续断各三分　桑螵蛸酒浸，炒　芎藭　覆盆子去枝叶并萼　五味子各半两

上二十一味，捣为细末，以酒煮糊为丸如梧桐子大。每服二十丸，温酒或盐汤下，空心服。如脚膝无力，木瓜汤下，晚食前再服。

治肾脏虚寒，客气卒暴攻注，脐腹疼痛，胀满壅闷，全不思饮食，面色痿黄，急堕无力，**木香散方**

木香　干姜炮裂，剉　藿香子　桃仁汤浸，去皮尖、双仁，炒黄，秤　桂心　槟榔　青橘皮汤浸，去白瓤，焙，秤　鸡舌香　荜澄茄　白术各三分

上一十味，捣罗为散。每服二钱匕，温酒调下，食前，日再。

治肾脏虚损，精气衰竭，阳道痿弱，腰膝无力，**五味子丸方**

五味子　菟丝子酒浸，别捣　鹿茸去毛，酥炙　巴戟天去心　肉苁蓉酒浸，去皴皮，切，焙　杜仲去粗皮，炙，剉。各一两

上六味，捣罗为末，炼蜜和丸如梧桐子大。每服二十丸，温酒或盐汤下，空心服。

治肾脏虚损，腰重不举，阳气痿弱，肢体瘦瘁，**干地黄丸方**

熟干地黄三两半③　白茯苓去黑皮　肉苁蓉酒浸，去皴皮，切，

---

① 也：日本抄本、文瑞楼本同，明抄本、乾隆本此后有“治宜补虚损，兴阳道，益精气”。

② 牛膝：日本抄本、文瑞楼本剂量同，明抄本、乾隆本作“五钱”。

③ 三两半：日本抄本、文瑞楼本同，明抄本、乾隆本作“四两”。

焙。一①两　远志去心　牛膝酒浸，切，焙　山芋　山茱萸　蛇床子微炒　续断　黄耆炙，剉　覆盆子去萼　石斛去根　巴戟天去心　泽泻　附子炮裂，去皮脐。各一两半　菟丝子酒浸，别捣　桂去粗皮　牡丹皮　杜仲②去皴皮，剉，炒　人参　鹿茸去毛，酥炙。各一两一分

上二十一味，捣罗为末，炼蜜和丸如梧桐子大。空腹温酒下三十丸，加至四十丸，日再。

治肾脏虚损，阳气痿弱，肢体无力，志意不爽，小便滑数，**助阳丸方**

鹿茸去毛，酥炙　菟丝子酒浸，别捣　原蚕蛾炒　钟乳粉　附子炮裂，去皮脐　肉苁蓉酒浸，去皴皮，切，焙　黄耆剉，炒　人参各一两

上八味，捣罗为末，炼蜜和丸如梧桐子大。每服二十丸，温酒或盐汤下，空心服。

治肾脏虚损，阳气痿弱，脐腹疼痛，夜多便溺，脚膝缓弱，面色黧黑，**八味丸方**

熟干地黄焙。八两　山芋　山茱萸各四两　泽泻　牡丹皮　白茯苓去黑皮。各三两　附子炮裂，去皮脐　桂去粗皮。各二两

上八味，捣罗为末，炼蜜和丸如梧桐子大。每服二十丸至三十丸，温酒下，空心服。

治肾脏虚损，骨髓枯竭，小便滑数，腰背拘急，耳鸣色黯，阳气痿弱，**磁石汤方**

磁石火煅，醋淬二七遍。二两　附子炮裂，去皮脐。一两　黄耆剉，炒　五味子　白术　地骨皮　桂去粗皮　牡蛎火煅　泽泻　白茯苓去黑皮　人参　熟干地黄焙。各三分

上一十二味，㕮咀如麻豆。每服三钱匕，先以水二盏，羊肾一具，去筋膜切开，煮取一盏，去羊肾入药，并生姜三片，大枣二

---

① 一：明抄本、乾隆本、文瑞楼本同，日本抄本作"二"。
② 杜仲：日本抄本、文瑞楼本剂量同，明抄本、乾隆本作"一两"。

枚，擘破，再煎至七分，去滓，通口服，食前。

补元脏，益阳气，轻身驻颜，壮气血，**山芋丸方**

干山芋剉碎。二两　肉苁蓉酒浸三宿，去皴皮，焙。四两　五味子六两　菟丝子酒浸，别捣　杜仲去粗皮，炙，剉。各三两　牛膝酒浸一宿，焙　泽泻剉　熟干地黄焙　山茱萸焙　白茯苓去黑皮　巴戟天去心　赤石脂火煅。各一两

上一十二味，捣罗为末，炼蜜和丸如梧桐子大。每服三十丸，温酒或米饮下，早晚食前服。

肾脏虚损骨痿羸瘦

论曰：肾脏虚损，骨痿羸瘦者，盖骨属于肾，肾若虚损，则髓竭骨枯，阳气既衰，身体无以滋养，所以骨痿、肌肤损削而形羸瘦也。经曰：骨者髓之府，不能久立，行则振掉，骨将惫矣。此之谓也。

治肾气虚损，骨痿羸瘦，心烦腹急，腰重耳鸣，行坐无力，**鹿茸丸方**

鹿茸酒浸一宿，涂酥，炙　石斛去根　桂去粗皮　附子炮裂，去皮脐　牛膝酒浸，切，焙　肉苁蓉酒浸一宿，切，焙　熟干地黄焙　萆薢炒　人参　五味子炒　蛇床子炒　白茯苓去黑皮　覆盆子去茎　黄耆剉　木香　车前子　天门冬去心，焙　山芋各一两

上一十八味，捣罗为末，炼蜜为丸如梧桐子大。每日空心温酒下十五丸，渐加至三十丸。

治肾气虚损，骨痿肉瘦，耳鸣心烦，小腹里急，气引膀胱连腰膝痛①，**补骨脂丸方**

补骨脂微炒　五味子炒　石斛去根　肉苁蓉酒浸一宿，切，焙。各二两　白茯苓去黑皮　熟干地黄　人参　杜仲剉，炒尽丝　天雄炮裂，去皮脐　菟丝子酒浸一宿，别捣为末。各一两

上一十味，捣罗为末，炼蜜为丸梧桐子大。空心日午夜卧，

① 腰膝痛：日本抄本、文瑞楼本同，明抄本、乾隆本作"腰胁疼痛"。

温酒下二十九至三十丸。

治肾气虚损羸瘦，饮食不为肌肤，骨萎无力，腰脚酸痛，**肉苁蓉丸方**

肉苁蓉酒浸一宿，切，焙　石斛去根　磁石火煅，醋淬二七遍　鹿茸酥炙　桂去粗皮　巴戟天去心　杜仲剉，炒尽丝　木香　覆盆子去茎。各一两

上九味，捣罗为末，炼蜜为丸梧桐子大。每服二十丸至三十丸，温酒下，盐汤亦得，空心日午临卧各一。

治肾脏久虚，体瘦骨萎，腰脚痠疼，脐腹冷痛，饮食无味，行坐少力，夜多梦泄，耳内蝉鸣，**巴戟天丸方**

巴戟天去心　补骨脂炒　蘹香子炒。各半两　附子去皮脐，剉，盐炒。一两

上四味，捣罗为末，用酒熬一半成膏，留一半拌和丸如梧桐子大。每服二十丸，空心食前盐汤下。

治肾脏虚损，骨痿羸瘦，行坐无力，短气不足，腰背相引疼痛，**石钟乳丸方**

石钟乳依法别研为粉　菟丝子酒浸，别捣为末　五味子炒　蛇床子洗，焙　黄耆剉　续断　萆薢　乌蛇炮裂，去皮脐。各一两

上八味，捣罗为末，酒煮面糊为丸如梧桐子大。每服二十丸，温酒下，空心日午夜卧服。

治肾脏虚损，精髓枯竭，形体瘦瘁，百骨痿弱，昼夜掣痛，腰膝冷痹，耳内虚声，强直不任转侧，**菟丝子丸方**

菟丝子酒浸三日，湿捣，焙干　肉苁蓉净洗，酒浸一宿，切，焙　天雄炮裂，水浸少时，去皮脐。各二两　骨碎补去毛。一两。剉，以盐半两同炒令黄，去盐不用　薏苡仁炒　地龙去土，焙干。各一两　石硫黄研。半两

上七味，捣罗为末，酒煮面糊，丸如梧桐子大。空心温酒或盐汤下二十丸，加至三十丸。

治肾脏虚损，肌体羸瘦，骨痿无力，腰脚痠疼，小便浓浊，**熟干地黄丸方**

熟干地黄焙。二[①]两　山茱萸　山芋　白茯苓去黑皮　石斛去根　桂去粗皮　附子炮裂，去皮脐　牛膝去苗，酒浸，焙　巴戟天去心　五味子炒　泽泻　黄耆剉　天门冬去心，焙　柏子仁别研为膏　鹿角胶炒　菟丝子酒浸，别捣为末。各一两　肉苁蓉酒浸，切，焙。二两

上一十七味，捣研为末，炼蜜为丸如梧桐子大。每服三十丸，温酒下。

治肾脏伤惫，腰膝无力，形瘦骨痿，头目昏沉，时忽旋运，项背疼痛，不得俯仰，**鹿茸丸方**

鹿茸去毛，涂酥炙脆　天雄炮裂，冷水浸，去皮脐　白附子大者。炮　鹿髓去膜，别研如膏，后入。各一两　腽肭脐一对。薄切，涂盐炙香

上五味，捣罗四味为末，与鹿髓同研和令匀，入炼蜜和丸如梧桐子大。温酒下三十丸，日三两服。

治肾气虚损，骨萎体瘦无力，两耳瓅瓅鸣，甚即成聋，短气不足，**石斛饮方**

石斛去根　当归切，焙　人参　肉苁蓉[②]酒浸一宿，切，焙　附子炮裂，去皮脐　芎䓖　桂去粗皮。各半两　白茯苓去黑皮　熟干地黄焙　白术米泔浸一宿，剉，炒令黄　桑螵蛸切破，炙黄　磁石火煅，醋淬二七遍。各一两　羊肾一对。批去筋膜，炙令黄

上一十三味，㕮咀如麻豆。每服三钱匕，水一盏，煎至七分，去滓温服，不拘时候。

治肾脏积冷，虚损气乏羸劣，**补肾丸**[③]方

肉苁蓉酒浸，焙。三两　黄耆炙，剉　附子炮裂，去皮脐　泽泻　巴戟天去心。各二两　枳壳去瓤，麸炒　桃仁去皮尖、双仁，炒黄　蒺藜子炒，去角　白术　牡蛎煅过，研细　牛膝酒浸，

---

① 二：明抄本、日本抄本、文瑞楼本同，乾隆本作"三"。
② 肉苁蓉：日本抄本、文瑞楼本剂量同，明抄本、乾隆本作"一两"。
③ 补肾丸：日本抄本、文瑞楼本同，明抄本作"苁蓉补肾丸"，乾隆本作"肉苁蓉补肾丸"。

切，焙　菟丝子酒浸，捣，焙　干姜炮　蜀椒去目及合口者，炒出汗　槟榔剉　桂去粗皮　陈橘皮去白，焙。各一两　五味子炒。一两半

上一十八味，捣罗为末，炼蜜和丸如梧桐子大。空心温酒下三十丸。

治肾脏虚损，耳作蝉鸣，腹痛腰疼，**补肾汤方**

黄耆炙，剉。一两半　人参　白茯苓去黑皮　独活去芦头　芎䓖　当归切，焙　芍药　白术剉，炒　蒺藜子炒，去角　附子炮裂，去皮脐　泽泻各一两　蜀椒去目及合口者，炒出汗。二两

上一十二味，剉如麻豆。每服五钱匕，以水二盏，先煎羊肾一只，至一盏半，入药，煎取八分，去滓，空心顿服。

治肾脏虚损，小便多，腿胫无力，日渐羸瘦，名曰消肾，**肉苁蓉丸方**

肉苁蓉去皱皮，酒炙　附子炮裂，去脐皮　白蒺藜炒，去角　桑螵蛸炒。各二两　五味子炒　龙骨研。各一两　黄耆剉，炒　菟丝粉①　石斛去根。各一两半

上九味，捣罗为末，炼蜜和丸如梧桐子大。每服二十丸，空心盐汤下。

---

① 菟丝粉：日本抄本、文瑞楼本剂量同，明抄本、乾隆本作"一两"。

卷第五十三

肾脏门

肾虚多唾　骨虚实　髓虚实

膀胱门

膀胱虚冷　膀胱实热　胞痹　胞转

肾脏门

肾虚多唾

论曰：水饮非升降不能传导，非阳气不能消烁。肾虚多唾者，缘肾脏不足，阳气虚微，而又阴寒凝结，停滞于胸膈之间，不能消烁水饮，上溢于齿牙，故喜唾也。

治肾虚使人痰唾不休，**五味子丸方**

五味子　白茯苓去黑皮　前胡去芦头。各一两　半夏汤浸七遍，去滑，焙　麦门冬汤浸，去心，焙　山茱萸各半两　贝母三分

上七味，捣罗为末，炼蜜丸如梧桐子大。每服三十丸，食前生姜汤下，日二服。

治肾虚多唾，**干地黄汤方**

熟干地黄焙　鹿茸去毛，酥炙　巴戟天去心　枸杞子　丹参　五加皮各二两　车前子一两　桂去粗皮。三分　防风去叉。一两

上九味，㕮咀如麻豆。每服四钱匕，水二盏，煎取一盏，去滓，通口服。

治肾脏壅塞，唾液不休，心胸痞闷，**半夏丸方**

半夏汤洗七遍，去滑，捣罗为末，用生姜自然汁和作饼，焙干。三两　前胡去芦头。一两　赤茯苓去黑皮　槟榔剉碎　陈橘皮汤浸，去白，焙　诃黎勒皮　枳壳去瓤，麸炒　人参　桔梗炒　五味子各半两　附子炮裂，去皮脐。一两

上一十一味，捣罗为末，水煮面糊丸梧桐子大。每服二十丸至三十丸，食后温生姜汤下。

治肾脏虚壅多唾①，头目昏眩，顺三焦气，利胸膈，进饮食，**前胡汤方**

前胡去芦头。一两　白茯苓去黑皮。三分②　木香半两　大腹一两　附子炮裂，去皮脐。三分　桔梗半两。炒　枳壳去瓤，麸炒。半两　五味子一两　甘草炙，剉。半两　半夏半③两。生姜自然汁四两，浆水一升，于银器内慢火煮令水尽，切，焙

上一十味，剉如麻豆。每服五钱匕，水二盏，入生姜三片，同煎至一盏，去滓，稍热食前服。

治肾脏虚损，冷气所攻，下焦虚寒，上焦壅滞，唾液稠黏，**人参汤方**

人参一两　五味子　白术剉，炒　附子炮裂，去皮脐　细辛去苗叶　半夏汤浸七遍，切，焙　前胡去芦头　黄耆　桂去粗皮。各三分　枳实去瓤，麸炒　甘草炙，剉。各半两

上一十一味，㕮咀如麻豆。每服三钱匕，水一盏，生姜三片，煎至七分，去滓温服。

治肾虚多唾，**诃黎勒丸方**

诃黎勒炮，去核　半夏汤洗七遍，去滑，焙　杏仁去皮尖、双仁，炒，别研，取膏入　陈橘皮汤浸，去白，焙　桔梗炒　泽泻剉　五味子　槟榔生，剉。各一两

上八味，捣罗七味为末，入杏仁和匀，生姜汁煮面糊，丸如梧桐子大。每服二十丸，淡生姜汤下。

治虚损短气，咽喉凝唾不出，如胶塞喉，**茯苓汤方**

白茯苓去黑皮　人参各二两　前胡去芦头。三两　甘草炙。一两　麦门冬去心。五两　生干地黄　桂去粗皮　芍药各一两

上八味，㕮咀如麻豆大。每服五钱匕，以水二盏，入大枣二

① 唾：日本抄本、文瑞楼本同，明抄本、乾隆本作"吐"。
② 分：明抄本、乾隆本、文瑞楼本同，日本抄本作"两"。
③ 半：日本抄本、文瑞楼本同，明抄本、乾隆本作"一"。

枚，擘破，煎取八分，去滓温服，日二。

骨虚实

论曰：肾生骨髓，骨髓者，肾气之余。其气虚，则骨弱痠疼，倦而无力；其气实，则骨热苦烦，津液内燥。当随证以治之。

治骨虚痠疼多倦①，**补骨脂汤方**

补骨脂炒　附子炮裂，去皮脐　人参　肉苁蓉酒浸，切，焙　五味子去梗。各一两

上五味，㕮咀如麻豆。每服三钱匕，水一盏，煎至七分，临熟入酒二分，搅匀，去滓温服，食前。

治骨髓虚冷痠疼，**苁蓉汤方**

肉苁蓉酒浸，切，焙　菟丝子酒浸一宿，焙干，别捣　人参　黄耆剉　木香　附子炮裂，去皮脐　补骨脂炒。各一分

上七味，㕮咀如麻豆。每服三钱匕，水一盏，煎至七分，去滓温服，食前。

治骨髓虚冷，疼痛无力，**地黄散方**

生地黄八斤。洗，剉　豉二斤②

上二味，同于甑上炊两次，暴干，为散。每服二钱匕，温酒调下，不拘时。

治骨髓虚冷，疼痛倦怠，**芍药虎骨散方**

芍药一斤　生地黄五斤。洗　虎骨四两

上三味，㕮咀，以清酒一斗，渍三宿，暴干，复入酒中渍一宿，暴干，再渍再暴，酒尽即止，暴干，捣罗为散。每服二钱匕，温酒调下，不拘时。

治骨髓虚冷痛，**地黄酒方**

生地黄一石。洗，切

上一味，木臼中捣取自然汁，绞去滓，用酒二斗和匀，同于

---

① 多倦：日本抄本、文瑞楼本同，明抄本、乾隆本此后有"不能久立"。
② 斤：明抄本、乾隆本、文瑞楼本同，日本抄本作"升"。

瓷石器中，煎熟为度，瓷器盛贮。每服温饮一盏，不拘时候。

治骨实苦疼烦热，**四物汤方**

葛根取汁　生地黄取汁　麦门冬取汁　蜜

上四味，各半盏，和匀，分三服。每服用水半盏，同煎至六分，温服，食前。

治骨实热烦痛[1]，**地骨皮汤方**

地骨皮　柴胡[2]去苗　甘草炙，剉。各一两　胡黄连一分

上四味，粗捣筛。每服三钱匕，水一盏，煎至七分，去滓温服。

治骨实烦热，**秦艽汤方**

秦艽去苗、土。半两[3]　甘草炙，剉　前胡去芦头　柴胡去苗。各一两

上四味，粗捣筛。每服三钱匕，水一盏，煎至七分，去滓温服，食前。

治骨极虚寒，面肿垢黑，腰脊痛，不能久立屈伸，梦寐惊悸，上气小腹急痛，腰背四肢常冷，小便白浊，**人参饮方**

人参　五味子　熟干地黄焙　赤芍药　麦门冬去心，焙　甘草炙，剉　当归切，焙。各一两半　干姜炮　芎藭　黄芩去黑心　远志去心　白茯苓去黑皮　桂去粗皮。各一两

上一十三味，粗捣筛。每服五钱匕，水一盏半，羊肾一只，去筋膜，切，同煎至八分，去滓，不拘时温服。

髓虚实

论曰：骨髓之病，应肝胆。若其腑脏有病从髓生，热则应脏，寒则应腑。故髓虚者，脑痛不安，身常清栗；髓实者，身体烦躁，勇悍惊热。当随证以治之。

---

① 烦痛：日本抄本、文瑞楼本同，明抄本、乾隆本作"苦烦津液内燥"。
② 柴胡：日本抄本、文瑞楼本剂量同，明抄本、乾隆本作"二两"。
③ 半两：日本抄本、文瑞楼本同，明抄本、乾隆本作"两半"。

治髓虚寒脑痛不安①，补髓②**羌活丸**方

羌活去芦头　芎劳③　当归切，炒。各一两半　桂去粗皮。一两　人参二两　大枣三十枚。取肉，研　大麻仁研　羊髓　酥　牛髓各一合

上一十味，捣罗五味为末，与枣肉、麻仁、酥、髓相和，入银瓷器中，重汤煮之，候稠可丸，即丸如梧桐子大。每服三十丸，空腹温酒下，加至四十丸。

治髓虚寒④，**地黄煎**方

生地黄五斤。洗，焙　补骨脂⑤　人参各五两

上三味，捣罗为末，每用酒二升，药末二两，羊髓一具，去筋膜，一处细研，慢火熬稠，瓷器盛之。每服一小匙，温酒化下，空心日午卧时各一。

治髓虚骨寒，**温髓汤**方

附子炮裂，去皮脐　人参　黄耆　细辛去苗叶　桂去粗皮。各一两

上五味，到如麻豆。每服三钱匕，水一盏，煎至七分，去滓，空心食前温服。

治髓实勇悍，髓热生烦，**柴胡汤**方

柴胡去苗　升麻　黄芩去黑心　细辛去苗叶　枳实去瓤，麸炒　栀子仁各三分　泽泻　淡竹叶细到　生地黄切，焙。各一两

上九味，粗捣筛。每服五钱匕，水一盏半，煎至一盏，下芒消半钱，再煎一沸，去滓，分二服，早食后日中服。

治髓实气勇悍烦热，**枳实汤**方

枳实去瓤，麸炒　柴胡去苗　当归切，焙　芎劳　甘草微炙，到。各一两

---

① 脑痛不安：日本抄本、文瑞楼本同，明抄本、乾隆本此后有"身常清栗"。
② 髓：日本抄本、文瑞楼本同，明抄本、乾隆本作"虚"。
③ 芎劳：日本抄本、文瑞楼本剂量同，明抄本、乾隆本作"二两"。
④ 虚寒：日本抄本、文瑞楼本同，明抄本、乾隆本此后有"脑痛不安"。
⑤ 补骨脂：日本抄本、文瑞楼本剂量同，明抄本、乾隆本作"十两"。

上五味，粗捣筛。每服三钱匕，水一盏，煎至七分，去滓温服，食后夜卧。

治髓实使人强悍惊热，**地骨皮汤**方

地骨皮洗。二两　胡黄连　柴胡去苗　当归切，焙　泽泻　黄芩去黑心　甘草炙，剉　枳实去瓤，麸炒。各一两

上八味，粗捣筛。每服三钱匕，水一盏，煎至七分，去滓温服，日二夜一。

膀胱门

膀胱虚冷

论曰：膀胱者津液之府也，气化则能出矣。其气不足则虚，虚则寒气乘之，致津液滑利，不能制约。故其证小便利多，小腹痛甚，项背腰尻腘腨痛，《内经》曰膀胱不约为遗溺者以此。

治膀胱虚冷，小便频数，**五味子丸**方

五味子　磁石[①]煅，醋淬七遍　杜仲去粗皮，炙，剉　附子炮裂，去皮脐。各一两　木香半两　青橘皮汤浸，去白，炒　蘹香子炒。各一两　龙骨煅。半两

上八味，捣罗为末，酒煮面糊，丸如梧桐子大。每服三十丸，温酒下。

治膀胱经虚，小便不禁，少腹冷痛，**荜澄茄散**方

荜澄茄　木香　沉香　桂去粗皮。各半两　蘹香子炒。三分　菟丝子酒浸一宿，别捣　白茯苓去黑皮。各一两

上七味，捣罗为散。每服二钱匕，温酒或盐汤调下。

治膀胱虚，小便冷滑，少腹虚胀，腰背相引疼痛，遗精，**鹿茸丸**方

鹿茸去毛，酥炙　肉苁蓉酒浸，切，焙　石斛去根　蘹香子炒。

---

① 磁石：日本抄本、文瑞楼本剂量同，明抄本、乾隆本作"二两"。

各一两　龙骨煅　钟乳粉各半①两

上六味，捣研为末，酒煮面糊，丸如梧桐子大。每服三十丸，温酒下，空心食前。

治膀胱久虚，便溲不禁，腹胁虚满，少腹疼痛，**补骨脂散方**

补骨脂炒　蘹香子炒　胡芦巴炒。各一两　槟榔剉。半两　青橘皮去白，炒。三分②　沉香剉。半两

上六味，捣罗为散。每服二钱匕，盐酒或盐汤调下。

治膀胱虚寒，小便频数，腰背及腹痛，**石斛汤方**

石斛去根　附子炮裂，去皮脐　五味子　泽泻　肉苁蓉酒浸，切，焙　黄耆　白茯苓去黑皮　人参各一两　槟榔半两

上九味，剉如麻豆大。每服五钱匕，水一盏半，煎至八分，去滓温服，食前。

治膀胱虚冷，小便利多，少腹冷痛，脚筋拘急，**钟乳丸方**

钟乳粉　沉香剉　桑螵蛸炙　龙骨煅。各半两　白茯苓去黑皮。一两

上五味，捣罗为末，炼蜜丸如梧桐子大。每服三十丸，温酒下，空心食前服。

治膀胱虚冷，小便数，**干地黄散方**

熟干地黄焙。三分③　赤雄鸡肠两具　鸡胜胵两具　桑螵蛸炒　牡蛎煅　龙骨煅　黄连去须。各一两　白石脂　肉苁蓉④酒浸，切　赤石脂各五分

上一十味，粗捣筛八味，入鸡胜胵并鸡肠中密缝，于甑内蒸令熟，剉碎，焙干，捣罗为末。每服二钱匕，温酒调下。

膀胱实热

论曰：膀胱者，州都之官，津液藏焉，气化则能出矣。其气

---

① 半：明抄本、乾隆本、文瑞楼本同，日本抄本作"三"。
② 三分：日本抄本、文瑞楼本同，明抄本、乾隆本作"五钱"。
③ 分：日本抄本、文瑞楼本同，明抄本、乾隆本作"两"。
④ 肉苁蓉：日本抄本、文瑞楼本剂量同，明抄本、乾隆本作"三分"。

有余则实，实则热气留之，故壅阏而不通，其内证胞闭不得小便，烦满而躁，其外证体热，腰中痛，头眩是也，《内经》曰膀胱不利为癃者以此。

治膀胱实热，小便癃闭，舌燥引饮，烦闷，**石膏汤**[①]方

石膏碎　山栀子去皮　赤茯苓去黑皮　甘草炙，剉　木通剉。各一两

上五味，粗捣筛。每服三钱匕，水一盏，煎至七分，去滓温服。

治膀胱实热，小便不通，壅闷烦躁，**瞿麦饮**方

瞿麦穗　黄芩去黑心　甘草生，剉　木通剉。各一两　葵根洗，剉　车前子各半两

上六味，粗捣筛。每服四钱匕，水一盏半，煎至一盏，去滓温服。

顺膀胱，利小便，解烦热，**车前子散**方

车前子　海金沙　井泉石　滑石碎。各一两　葶苈纸上炒。一分

上五味，捣罗为散。每服二钱匕，蜜熟水调下，未利再服。

治胞囊实热，溲便癃闭，日夜不通，**槟榔饮**方

槟榔生，剉　羚羊角镑　大黄剉。各半两　甘草炙，剉　赤茯苓去黑皮　防己剉。各一两

上六味，粗捣筛。每服五钱匕，水一盏半，煎至一盏，去滓温服。

治膀胱实热，小便不通，腰腹重痛，烦躁，**猪苓散**方

木猪苓去黑皮　防己剉　栀子仁各一两　滑石碎　车前子　槟榔生，剉　大黄生，剉。各二两

上七味，捣罗为散。每服二钱匕，温熟水调下，水一盏，煎至七分，温服亦得。

治膀胱热结不通，**芒消散**方

---

①　石膏汤：日本抄本、文瑞楼本同，明抄本、乾隆本作"石膏山栀汤"。

芒消别研。半两　赤茯苓去黑皮，为末。一两

上二味，捣研和匀。每服二钱匕，蜜熟水调下。心烦热躁者，以冷蜜水下。

治膀胱热，小便不通，舌干咽肿，**升麻饮**方

升麻　大青各三两　射干　玄参　黄檗去粗皮　蔷薇根白皮各四两

上六味，㕮咀如麻豆大。每服五钱匕，水一盏半，煎至一盏，临熟入蜜一匙，打匀，去滓服。

治膀胱实热，小便不通，烦闷不解①，**栀子仁汤**方

栀子仁二两　石膏四两　赤茯苓去黑皮　知母焙。各二②两　生地黄　淡竹叶各切。半升　芒消一两

上七味，㕮咀如麻豆大。每服四钱匕，水二盏，煎至一盏，去滓温服。

胞痹

论曰：《内经》谓胞痹者，少腹膀胱按之内痛，若沃以汤，涩于小便，上为清涕。夫膀胱为州都之官，津液藏焉，气化则能出矣。今风寒湿邪气，客于胞中，则气闭不能化出，故胞满而水道不通，其证少腹膀胱按之内痛，若沃以汤，涩于小便，以足太阳经气阏，故热而痛也；上为清涕，以足太阳经，其直行者，从巅入络脑，脑气下灌，出于鼻窍，则为清涕矣。

治胞痹，小便不利，**肾着汤**方

赤茯苓去黑皮　白术各四两　干姜炮。二两　甘草炙。三两

上四味，㕮咀。每服五钱匕，水二盏，煎至一盏，去滓温服，空心食前各一。

治胞痹，小便不利，腰脊疼痛，腹背拘急绞痛，**温肾汤**方

赤茯苓去黑皮　白术　泽泻　干姜炮。各四两

---

① 不通烦闷不解：日本抄本、文瑞楼本同，明抄本、乾隆本作"癃闭舌干咽肿"。

② 二：明抄本、乾隆本、文瑞楼本同，日本抄本作"一"。

上四味，㕮咀。每服四钱匕，水二盏，煎至一盏，去滓温服，空心食前各一。

治胞痹，少腹内痛，**茯苓丸方**

赤茯苓去黑皮　防风去叉　细辛去苗叶　白术　附子炮裂，去皮脐　桂去粗皮。各半两　紫菀去苗、土　栝楼根各三分　泽泻半两　山茱萸①　生干地黄焙。各一分　芍药　牛膝去苗，酒浸，切，焙。各三分　山芋一分　黄耆剉。三两　甘草炙。三分　半夏汤洗，去滑，炒　独活去芦头。各一分

上一十八味，捣罗为末，炼蜜和丸如梧桐子大。每日空心温酒下十丸，日再，未差稍加丸数。

治胞痹，脐腹疼痛，小水不利，**巴戟丸方**

巴戟天去心。一两半　桑螵蛸切破，以麸炒令麸黑色为度。一两　远志去心。三分　肉苁蓉酒浸，去皱皮，切，焙。一两　杜仲去粗皮，涂酥，剉，炒　石斛去根。各三分　山芋　附子炮裂，去皮脐　续断各一两　鹿茸涂酥炙，去毛　龙骨　菟丝子酒浸一宿，别捣。各三分　生干地黄焙，别于木白内捣。一两　五味子　山茱萸　桂去粗皮。各三分

上一十六味，除别捣二味外，捣罗为末，然后入别捣者相和，再罗，炼蜜和丸如梧桐子大。每日空腹用温酒下三十丸，日再。

治胞痹，少腹膀胱按之内痛②，**黄耆汤方**

黄耆剉　当归切，焙　甘草炙　黄芩去黑心　远志去心　五味子　芍药　人参　赤茯苓去黑皮　麦门冬③去心，焙　泽泻　生干地黄焙　桂去粗皮　防风去叉。各一两　干姜炮。半两

上一十五味，粗捣筛。每服五钱匕，水二盏，入羊肾一只，细切，大枣二枚，擘破，同煎至一盏，去滓，空心温服，日再。

治胞痹，小便不利，**人参汤方**

人参　芍药　麦门冬去心，焙　生干地黄酒浸，去土，焙　当

---

① 山茱萸：日本抄本、文瑞楼本剂量同，明抄本、乾隆本作“一两”。
② 按之内痛：日本抄本、文瑞楼本同，明抄本、乾隆本此后有“小便不利”。
③ 麦门冬：日本抄本、文瑞楼本剂量同，明抄本、乾隆本作“五钱”。

归切，焙　甘草炙　芎䓖　远志去心　赤茯苓去黑皮　五味子各一两　黄芩去黑心。半两　桂去粗皮。三^①两　干姜炮。一两

上一十三味，粗捣筛。每服五钱匕，先用水二盏，煮羊肾一只，至一盏半，除肾下药末，大枣三枚，擘破，同煎至一盏，去滓，空心温服，日三。

治胞痹，少腹急痛，小便赤涩，**肾沥汤方**

桑螵蛸一十枚。切破，炙令黄色　犀角屑　麦门冬去心，焙　五加皮各一两半。剉　杜仲去粗皮，涂酥炙，剉　木通剉　桔梗剉，炒。各一两　赤芍药三分

上八味，粗捣筛。每服五钱匕，水一盏半，入羊肾一只，去脂膜，切，竹沥少许，同煎至一盏，去滓，空腹顿服，日再。

治胞痹^②，**秦艽酒方**

秦艽去苗、土　牛膝酒浸，切，焙　芎䓖　防风去叉　桂去粗皮　独活去芦头　丹参　赤茯苓去黑皮。各二两　杜仲去粗皮，剉，炒，炮　侧子炮裂，去皮脐　石斛去根　干姜　麦门冬去心，焙　地骨皮各一两半　五加皮五两　薏苡仁一两　大麻子仁一合。炒

上一十七味，细剉如麻豆，以生绢夹囊盛之，用酒一斗，浸七日。每日空腹温服半盏，日再。

治胞痹，补益，**百合饮方**

生百合三^③两　赤茯苓去黑皮。二两　麋角屑。三两　麦门冬^④去心，焙　肉苁蓉酒浸，切，焙。各一两半　黄耆剉。一两　薏苡仁二合^⑤

上七味，细剉如麻豆。每服五钱匕，用水一盏半，煎至八分，去滓温服，空心，日再。

---

① 三：日本抄本、文瑞楼本同，明抄本、乾隆本作"二"。
② 胞痹：日本抄本、文瑞楼本同，明抄本、乾隆本此后有"小便赤涩，小腹急痛"。
③ 三：明抄本、乾隆本、文瑞楼本同，日本抄本作"一"。
④ 麦门冬：日本抄本、文瑞楼本剂量同，明抄本、乾隆本作"二两"。
⑤ 二合：文瑞楼本同，明抄本、乾隆本作"一合"，日本抄本作"一分"。

胞 转

论曰：胞受水液，气未传行，则少腹满胀，或饱食用力，或因合阴阳，令胞屈辟，小便不下，遂致胞转。其候水道不通，少腹急痛，烦闷汗出，气道奔迫，甚者乃至于死，宜速治之。

治胞转脐下急满，或因霍乱而得，**琥珀汤**方

琥珀研。一两　阿胶炙燥。半两。别捣　葱白切。二七茎　车前子①剉。三②两

上四味，先用水五盏，煎葱并车前草至三盏许，滤去滓，次下胶末，候消，次又下琥珀末，微煎过。分作三服，不计时候温服。

治胞转不得小便，**蒲黄散**方

蒲黄　滑石各一两

上二味，捣罗为散。每服二钱匕，鸡子清调下。

治胞转小便不通，**石韦汤**方

石韦去毛。一两　榆白皮剉。一升③　鬼箭羽三两　滑石碎。四两　葵子　木通剉　甘草炙，剉。各三两

上七味，粗捣筛。每服五钱匕，水一盏半，煎至一盏，去滓温服。

治胞转不得小便，**秦艽汤**方

秦艽不拘多少。去苗、土

上一味，粗捣筛。每服五钱匕，水一盏半，煎至一盏，去滓温服，并服，以差为度。

治胞转小便不利，**芍药汤**方

赤芍药　车前子叶　木通各一两

上三味，并细剉。每服五钱匕，水一盏半，煎至一盏，去滓温服。

---

① 车前子：日本抄本、文瑞楼本同，明抄本、乾隆本作"车前草"。
② 三：明抄本、乾隆本、文瑞楼本同，日本抄本作"二"。
③ 升：明抄本、乾隆本、文瑞楼本同，日本抄本作"斤"。

治胞转小便不通，**滑石汤**方

滑石碎。一两　乱发烧灰　鲤鱼齿　雀粪各一分　琥珀半两　芒消一分

上六味，粗捣筛。每服三钱匕，水一盏，煎至七分，去滓，不计时温服。

治胞转小便不利，烦闷，**琥珀汤**方

琥珀　大黄剉，炒　滑石碎　车前子　车前叶各一两

上五味，粗捣筛。每服二钱匕，水一盏，葱白半分，拍碎，煎至七分，去滓温服，不拘时。

治胞转不得小便，**车前草饮**方

车前草一握。去根，洗，剉

上一味，以水三盏，煎至二盏，去滓，分三服，连并服，不拘时。

治转胞小便不通八九日，**滑石汤**方

滑石碎。一两半　寒水石碎。一两　冬葵子半合①

上三味，粗捣筛。每服五钱匕，水一盏半，煎至八分，去滓，食前温服。

---

① 半合：文瑞楼本同，明抄本、乾隆本作"一合"，日本抄本作"半两"。

卷第五十四

三焦门

三焦统论

论曰：三焦有名无形，主持诸气，以象三才之用，故呼吸升降，
水谷往来，皆待此以通达。是以上焦在心下，主内而不出；中焦在胃
脘，主腐熟水谷；下焦在脐下，主分别清浊，出而不内。统而论之，
三者之用，又本于中焦。中焦者，胃脘也，天五之冲气，阴阳清浊，
自此而分，十二经络所自始。或不得其平，则有寒热偏胜虚实不同，
荣卫滞涩，清浊不分，而生诸病矣。故曰气会三焦，手少阳脉通于
膻中，膻中臣使之官，为气之海，审此则知三焦者，冲和之本。

三焦病

论曰：《黄帝针经》谓三焦病者，腹胀气满，不得小便窘急，
溢则为水，水则为胀。夫三焦者，决渎之官，水道出焉。上焦其
治在膻中，膻中为气海，中焦主腐熟水谷，下焦当膀胱上口，主
分别清浊。今三焦俱病，故腹胀气满，不得小便，溢而为水为胀
也。治宜升降气道，则腹满自消，水道自利矣。

治三焦病气不升降，水道不利，渐成水胀，**三和汤方**

大腹皮炙黄　紫苏茎叶　沉香剉　木瓜切，焙　羌活去芦头。
各一两　白术　芎䓖　木香①　甘草炙，剉　陈橘皮汤浸，去白，

---

① 木香：日本抄本、文瑞楼本剂量同，明抄本、乾隆本作"五钱"。

焙　槟榔面裹煨熟，去面，剉。各三分

上一十一味，粗捣筛。每服三钱匕，水一盏，煎至七分，去
滓温服，不计时候。

治三焦荣卫不通，气满水胀，**槟榔饮方**

槟榔五枚。剉　木香一两　生姜切，焙　青橘皮①汤浸，去白，
焙　芎劳各半两　前胡去芦头。一分　丁香　山芋各半两

上八味，粗捣筛。每服三钱匕，水一盏，煎至七分，空心温
服。脚肿，加牵牛子半两；面目浮肿，加郁李仁半两。

治三焦病，胀满为水，小便不利，**牵牛子丸方**

牵牛子微炒。二两　乌臼木根皮五两　木香三两　蜚蠊　大
黄剉，炒。各二两　防己　枳实去瓤，麸炒　陈橘皮汤浸，去白，
焙　羌活去芦头。各一两

上九味，捣罗为末，炼蜜和丸如绿豆大。日中及鸡鸣后，各
用温甘草汤下十丸，稍增至二十丸，以知为度。

治三焦病久欲成水，腹胀不消，小水不利，**徒都子补气丸方**

海蛤　牵牛子　赤茯苓去黑皮　防己　犀角镑　诃黎勒去
核　苦葶苈纸上炒　芎劳　木通剉　大戟炒　防风去叉　木香
各一两　大黄炒。二两半②　生干地黄焙。一两半　桑根白皮炙，
剉　陈橘皮汤浸，去白，焙　郁李仁去皮，细研。各一两

上一十七味，捣罗为末，炼蜜和丸如梧桐子大。空心米饮下
十丸。觉壅不快，加至十五丸；觉通利，即减三五丸；大小便不
通，服三十丸。

治三焦不调，小便秘涩，和荣卫，利脏腑，**淮南五柔丸方**

大黄剉，炒。一斤③　前胡去芦头。二④两　赤茯苓去黑皮　细
辛去苗叶　半夏汤洗，切，焙　肉苁蓉酒浸，去皱皮，切，焙　葶
苈隔纸炒　当归切，焙　芍药各一两

---

① 青橘皮：日本抄本、文瑞楼本同，明抄本、乾隆本作"陈皮"。
② 二两半：明抄本、乾隆本、文瑞楼本同，日本抄本作"二两"。
③ 斤：明抄本、乾隆本、文瑞楼本同，日本抄本作"分"。
④ 二：日本抄本、文瑞楼本同，明抄本、乾隆本作"五"。

上九味，捣罗为末，炼蜜和搜，再捣千杵，丸如梧桐子大。每服五丸，食后温水下，日三，稍增之。

治阴阳不和，三焦气滞，胸膈虚痞，腹胁满胀，小便不利，饮食不消，**人参香术散**[①]方

人参 甘草炙，剉。各一两 木香半[②]两 白术五两 五味子微炒。三两

上五味，捣罗为散。每服二钱匕，入摩姜及盐各少许，白汤点服，不计时候。

治三焦病胀满，水道不利，**木香枳壳散方**

木香 枳壳去瓤，麸炒 白芷 蓬莪茂剉，炒 白术 甘草炙，剉 桂去粗皮。各二两 益智子炒 青橘皮汤浸，去白，焙。各三[③]两 陈曲炒 京三稜炮，剉。各四两

上一十一味，捣罗为散。每服二钱匕，生姜盐汤点服，不计时候。

治三焦病腹胀气满，小便不利，**木香丸方**

木香二两 荜澄茄四两 牵牛子二十四两。炒香，别捣，取末，一十二两 槟榔四两。酸粟米饭裹，湿纸包，灰火中煨令纸焦，去饭 补骨脂炒香。四两

上五味，先捣罗四味为末，入牵牛末令匀，清水和令得所，丸如绿豆大。每服二十丸，茶汤或熟水下，食后服。如酒食过伤，可服五七丸；小儿一岁，可服一丸；妊妇不可服。

三焦约

论曰：《黄帝三部针灸经》言：少腹肿痛，不得小便，邪在三焦，病名曰三焦约，内闭，发不得大小便。夫三焦者，水谷之道路，气之所终始也。上焦如雾，中焦如沤，下焦如渎，三焦乃流行之道，荣卫致养，则腐熟水谷，分别清浊，以时而下，无复滞

---

① 人参香术散：日本抄本、文瑞楼本同，明抄本、乾隆本作"人参木香散"。
② 半：日本抄本、文瑞楼本同，明抄本、乾隆本作"三"。
③ 三：日本抄本、文瑞楼本同，明抄本、乾隆本作"二"。

留。若荣卫不调，风邪入客，则决渎之官，约而不通，所以不得大小便也。刺法取足少阴太阳之经，辅以汤剂，则三焦疏导，清浊判矣。

调顺三焦，平匀气脉，消痰滞，利胸膈，祛风，利大小肠，**枳壳丸方**

枳壳去瓤，麸炒。二两　牵牛子拣择。四[①]两。一半炒，一半生，捣罗取粉一两半，余者不用　陈橘皮汤浸，去白，焙。半两　槟榔半两。剉　木香一分

上五味，捣罗四味为末，与牵牛粉拌匀，再罗过，炼蜜和丸如梧桐子大。每服十五丸至二十丸，食后生姜汤下，欲利加丸数。

治三焦约，大小便不通，**枳壳散方**

枳壳汤浸，去瓤，切作片子，焙干。五两　厚朴去粗皮，涂生姜汁炙。二两　滑石研细。一两　桂去粗皮。二两

上四味，捣研拌和，每一两药末，更入腻粉半钱，和匀。每服一钱匕，用冷米饮调下，腹空时服，更量老少虚实加减。

治三焦约，通导大小便，**顺气丸方**

木香二两　青橘皮汤浸，去白，焙　人参　赤茯苓去黑皮　大戟用河水煮，去皮，焙。各一两　郁李仁半两　麻仁半两。与大戟、郁李仁同别捣细，入药内　甘遂麸炒微烟生，覆于地上候冷开出火毒。一两　大黄剉，炒。二两　诃黎勒皮半两

上一十味，除别捣三味外，捣罗为末，即入三味拌和再罗，炼蜜和丸如豌豆大。每服十丸，煎车前子汤下，不拘时候。

治三焦约，少腹肿痛，不得大小便，**郁李仁丸方**

郁李仁汤去皮，研　大黄剉，炒。各一两　赤茯苓去黑皮　泽泻剉　葶苈隔纸上炒。各二两　大麻仁一两半。研　槟榔三两。剉　杏仁去皮尖，双仁，麸炒。半两。研

上八味，捣研了，和拌匀，再研极细，炼蜜和丸梧桐子大。每服空心用甘草汤下三十丸，日三，炒盐酒下亦得。

---

① 四：日本抄本、文瑞楼本同，明抄本、乾隆本作"一"。

治三焦气约，大小便不通，**疏风散方**

牵牛子微炒。一两　大黄剉，炒。一两　槟榔半两。剉　陈橘皮汤浸，去白，焙。一两

上四味，捣罗为散。每服二钱匕，生姜蜜水调下，食后良久服。

治三焦约，大小便不通，**皂荚散方**

猪牙皂荚酥炙，去皮子　白蒺藜各等分

上二味，捣罗为末。如大肠不通，用盐茶调下一钱匕；小便不通，温酒调一钱匕。

三焦咳

论曰：《内经》谓久咳不已，则三焦受之。三焦咳状，咳嗽腹满，不欲食饮。此皆聚于胃，关于肺，使人多涕唾而面浮气逆也。盖三焦之气，以胃气为本，水谷之道路，气之所终始也。今咳而久者，以寒气蕴结，关播胃中，故腹满不食，气逆上行，涕唾多而面目虚浮也。

治三焦咳，腹满，心胸不利，不思食，**干姜汤方**

干姜炮裂　桂去粗皮　款冬花各半两　细辛去苗叶　白术　甘草炙，剉　五味子炒　木香各三分　附子炮裂，去皮脐。一两

上九味，剉如麻豆。每服三钱匕，水一盏，入枣二枚，擘破，煎至七分，去滓温服，日三。

治三焦咳，肺胃虚寒，咳逆呕吐，腹胁胀满，不能饮食，**胡椒理中丸方**

胡椒　荜拨　干姜炮裂　款冬花　甘草炙，剉　陈橘皮汤浸，去白，焙　高良姜　细辛去苗叶。各二两　白术二两半①

上九味，捣罗为末，炼蜜丸如梧桐子大。每服十五丸，温水下，日再服，不拘时候。

治三焦咳，腹满不欲食，**半夏汤方**

---

① 二两半：日本抄本、文瑞楼本同，明抄本、乾隆本作"三两"。

半夏汤洗去滑，七遍，焙。二两半^①　干姜炮。二两　麻黄去根节，煮去沫，焙　枳实去瓤，麸炒　前胡去芦头　泽泻剉　杏仁去皮尖、双仁，炒。各一两半　细辛去苗叶。一两

上八味，粗捣筛。每服三钱匕，入竹叶少许，水一盏半，煎至八分，去滓温服，日三，不拘时候。

调脾肺养气，治三焦咳嗽，减食息高，**黄耆汤**方

黄耆剉　人参　白术　当归切，焙。各三分　赤茯苓去黑皮　百合　糯米　桔梗剉，炒　桑根白皮剉。各一两　枳壳去瓤，麸炒。一两半

上一十味，粗捣筛。每服三钱匕，水一盏，紫苏五叶，同煎至七分，去滓，食后稍热服。

治三焦咳，心胸滞闷，四肢不和，**人参汤**方

人参一两　杏仁汤浸，去皮尖、双仁，麸炒　干姜炮　麻黄去根节，煮去沫，焙干　桂去粗皮　甘草炙，剉　五味子炒　紫菀去苗、土　陈橘皮汤浸，去白，焙。各三分

上九味，粗捣筛。每服四钱匕，水一盏半，枣二枚，擘破，煎至七分，去滓温服，日三。

治三焦咳，腹满不欲饮食，**半夏汤**方

半夏汤洗去滑，七遍，焙　木通剉。各四两　前胡去芦头　白术　赤茯苓去黑皮　陈橘皮汤浸，去白，焙　槟榔剉。各一两半　桂去粗皮　枳壳去瓤，麸炒　旋覆花去萼。各一两一分^②

上一十味，粗捣筛。每服三钱匕，水一大盏，生姜三片，煎至八分，去滓温服，不拘时候。

治三焦咳，心胸不利，不思饮食，**紫苏子汤**方

紫苏微炒　陈橘皮汤浸，去白，焙。各一两　甘草炙。半两　干姜炮　桔梗剉，炒　杏仁汤浸，去皮尖、双仁，炒。各三分

上六味，粗捣筛。每服四钱匕，水一盏半，入枣二枚，擘破，

----

① 二两半：日本抄本、文瑞楼本同，明抄本、乾隆本作"三两"。
② 各一两一分：日本抄本、文瑞楼本同，明抄本、乾隆本作"一两"。

煎至七分，去滓温服，日三。

治三焦咳，腹满不欲食，**顺气五味子丸方**

五味子炒　覆盆子去蒂　仙灵脾①各一两

上三味，捣罗为末，炼蜜丸如梧桐子大。每服二十丸，生姜腊茶下，加至三十丸，空心食前服。

治久咳传三焦，腹满不欲饮食，**藿香汤方**

藿香叶　人参　赤茯苓去黑皮　青橘皮汤浸，去白，焙　细辛去苗叶　益智子去皮，微炒　缩砂仁　陈橘皮汤浸，去白，焙　甘草炙。各一两　木香　白芷微炒。各半两

上一十一味，粗捣筛。每服三钱匕，水一盏，入生姜、木瓜各三片，同煎至七分，去滓，稍热服，不拘时候。

治久咳传三焦，腹满不思饮食，及胃虚有痰，**玉液散方**

半夏汤浸去滑，七遍，焙。一两　生姜去皮，切，焙　陈粟米拣净。各二两

上三味，捣研同罗为散。每服一钱匕，水一盏，煎至六分，温服。

三焦胀

论曰：三焦胀者，经所谓气满于皮肤，壳壳然而坚不痛是也。盖胀有痛否，以别虚实，若鼓胀之类，内挟宿食，按之坚痛，是谓邪实。今三焦皮肤壳壳然而坚不痛，特以气满为虚胀而已，治宜升降其气则愈。

治三焦气满，皮肤坚胀，**顺气白术橘香汤方**

白术四两　陈橘皮去白，焙　赤茯苓去黑皮　甘草炙，剉。各二两　附子炮裂，去皮脐。一两　干姜炮。半②两

上六味，剉如麻豆。每服三钱匕，水一盏，姜二片，枣一枚，同煎至七分，去滓温服。如觉感寒，入荆芥煎，凡稍觉三焦不和，

---

① 仙灵脾：日本抄本、文瑞楼本同，明抄本、乾隆本作"威灵仙"。
② 半：日本抄本、文瑞楼本同，明抄本、乾隆本作"一"。

并服即效。

治三焦虚胀，心腹满闷，**五香丸方**

沉香剉　丁香　白檀香剉　蘹香子炒　荜澄茄　青橘皮去白，焙　胡椒　缩砂去皮　赤茯苓去黑皮　白芷　牛膝酒浸，切，焙　甘草炮。各一两　木香一两半　麝香研。三分　蓬莪茂炮，剉。半[①]两　枳壳去瓤，麸炒。半两　葛花一两半　肉豆蔻去壳。五枚　槟榔炮。三枚。剉　半夏三两。汤洗七遍，入生姜三两，同杵为末，作饼，焙干　人参半两　桂去粗皮。半两　荜拨半两　赤小豆花三两　葛根炒。二两

上二十五味，捣研为末，拌匀，炼蜜和丸樱桃大。每服一丸，细嚼，用淡生姜汤下，不拘时候。或饮酒多气闷，即含化一丸。

治三焦气满虚胀，及一切脏腑气疾，**槟榔汤方**

白槟榔四两。一半煨，一半生用　肉豆蔻去壳　木香各一两　青橘皮去白，焙　厚朴去粗皮，生姜汁炙透　枳壳去瓤，麸炒　京三棱煨，剉　桂去粗皮　人参　白茯苓去黑皮　陈曲炒　麦蘖炒　干姜炮　白术　诃黎勒炮，去核　甘草炙，剉。各二两

上一十六味，粗捣筛。每服三钱匕，入生姜一块，拍破，枣二枚，去核，同煎至七分，去滓温服，不计时候。

治三焦胀，和养脾胃，除积聚气，**京三棱散方**

京三棱煨，为末。十两　陈曲微炒　大麦蘖微炒　木香　肉豆蔻去壳　白槟榔剉　干姜炮，去皮　甘草炙，剉　杏仁去皮尖、双仁，麸炒　厚朴去粗皮，生姜汁炙熟。各一两

上一十味，捣罗为散，拌匀。每服二钱匕，入盐少许，沸汤点服，不计时候。

治三焦虚胀，**丁沉丸方**

丁香　沉香剉　木香　蘹香子炒。各一分　鸡舌香半分　胡椒半分　阿魏少许。细研，醋调面和作饼，瓦上煿熟，为末

上七味，除阿魏外，捣罗为末，以阿魏末煮糊和丸如绿豆大。

---

① 半：日本抄本、文瑞楼本同，明抄本、乾隆本作“一”。

每服五七丸，细嚼，盐汤下。如本脏气弱，炒蘹香子酒下；妇人血气，醋汤下。

治三焦胀气满，**撞气丸方**

荜澄茄　木香　干姜炮　桂去粗皮。各半两　胡椒一分　白豆蔻去皮。半两　荜拨一分　诃黎勒煨，取皮。半两　白术半两　人参半两　白茯苓去黑皮。半两　阿魏一钱。研细，以白面半两，入醋同和作饼，煿熟

上一十二味，捣罗为末，炼蜜和丸如梧桐子大。每服二十丸，米饮下，空心食前服。

治三焦胀满，消化滞气，**小丁香丸方**

丁香　沉香剉。各一分　乳香研。一钱半①　蘹香子半两。炒　桂去粗皮。半两　槟榔二枚，冬加二枚。剉　肉豆蔻二枚，夏加二枚②。去壳　荜拨半两　阿魏研。少许③　巴豆十五枚。去皮、心，不出油，别研

上一十味，除研者外，捣罗为末，次入乳香、巴豆、阿魏令匀，煮白米粥和丸如绿豆大。每服五丸，生姜汤下。如胸膈气不和，及元脏冷气，上攻迷闷，加至十丸，温酒下，常服熟水亦得，要微动，以意加服之。

治三焦虚胀，**通气生姜丸方**

生姜去粗皮，切作片，焙　厚朴去粗皮，生姜汁炙熟。各六两　半夏汤洗七遍。一两　陈橘皮去白，焙。六两　人参　白茯苓去黑皮　陈曲微炒　大麦蘗炒。各一两半

上八味，捣罗为细末，用生姜汁煮面糊，和丸如梧桐子大，暴干。每服三十丸，空心食前米饮下。

治三焦胀，按之坚不痛，**匀气散方**

京三棱煨熟，剉　蓬莪茂炮，剉　益智子　甘草炙，剉　木

① 一钱半：日本抄本、文瑞楼本同，明抄本、乾隆本作"二钱"。

② 二枚夏加二枚：日本抄本、文瑞楼本同，明抄本、乾隆本作"三枚，夏四枚"。

③ 少许：日本抄本、文瑞楼本同，明抄本、乾隆本作"一钱"。

香　桂去粗皮　丁香各一两　草豆蔻三枚。炮，去皮　肉豆蔻去壳。
二枚

上九味，捣罗为散。每服二钱匕，温米饮入盐少许调下，空
心夜卧服。小儿疳胀，熟水调下半钱。

治脾胃气弱，不思饮食，呕逆吞酸，腹内虚鸣，下利胀满，
饮食迟化，气道否涩，升降不匀，水饮停滞，胸下偏痛，寒气加
之，结聚成形，动气癖结，痼冷陈寒，久而不去者。常服建脾暖
胃，调中进食，消饮匀气，**均气丸方**

蘹香子炒　木香　桂去粗皮　桃仁汤浸，去皮尖，炒　京三棱
炮　青橘皮去白　莱菔子炒　槟榔到　沉香各半斤　厚朴去粗皮，
姜汁炙。一斤

上一十味，同捣罗为末，酒煮面糊为丸如梧桐子大。每服
五十丸，温熟水下，不计时候。

治阴阳气不升降，心腹鼓胀，胁肋刺痛，倦怠嗜卧，全不思
食，**寸金丸方**

雄黄　京三棱炮，到　石三棱　鸡爪三棱　蓬莪茂炮　桂去
粗皮　木香　沉香到　干漆炒烟出　半夏汤洗七遍，焙　丁香　肉
豆蔻去壳。各半两　槟榔到。四枚　硇砂研。一两　巴豆去皮，出油
尽，研。三十枚　蘹香子二两。炒　金铃子二两　大麦蘖炒。四两

上一十八味，捣研为末，同和匀，以糊饼剂作糊，和丸如梧
桐子大，风干，用油煤令紫色为度，入瓷合收贮，以研麝香一分
熏之。每服先嚼枣一枚，下二丸干咽，不得嚼破，食后或临卧服。
虚弱人有所伤，皆可服。

治三焦滞气，**陈曲汤方**

陈曲炒黄　莱菔子炒黄。等分

上二味，粗捣筛。每服三钱匕，水一盏，煎三四沸，去滓，
入麝香末少许，再煎一沸，温服，不拘时。

三焦有水气

论曰：三焦有水气者，气滞不通，决渎之官内壅也。盖水聚

于胃，气能传化，今气不升降，水聚不行，则脾经受湿，故为腹满浮肿之证。治宜导气而行之，气通则水自决矣。

治三焦积气，渐成水病，腹胀，四肢浮肿，宽胸膈，利小肠，**槟榔汤方**

槟榔生，剉　大腹皮剉　白术　五味子炒　枳壳去瓤，麸炒　黄耆剉　防己　木通剉　桑根白皮　陈橘皮汤浸，去白，焙　厚朴去粗皮，生姜汁炙　桂去粗皮。各一两　木香　人参　大黄湿纸裹煨。各半两

上一十五味，粗捣筛。每服三钱匕，水一盏，生姜三片，枣二枚，擘破，同煎至七分，去滓温服，早晨临卧服。

治三焦不调，上乘于肺，时发喘咳，身体浮肿，坐卧不安，**泽漆汤方**

泽漆　防己　甜葶苈纸上炒　郁李仁汤浸，去皮，炒。各半两　百合　陈橘皮汤浸，去白，焙　桑根白皮剉　木通剉　赤茯苓去黑皮。各一两

上九味，粗捣筛。每服三钱匕，水一盏，枣二枚，擘破，同煎至七分，去滓温服，不拘时。

治三焦有水气，满闷不能食，消痰气，令能食，**茯苓饮方**

赤茯苓去黑皮　人参　白术　生姜切。各三两　枳实去瓤，麸炒。二两　陈橘皮汤浸，去白，焙。一两半

上六味，剉如麻豆。每服五钱匕，水一盏半，煎至一盏，去滓温服，不拘时。

治三焦有水气，胸胁支满，目眩，**茯苓汤方**

赤茯苓去黑皮。四①两　桂去粗皮　白术　甘草炙。各三两

上四味，粗捣筛。每服五钱匕，水一盏半，煎至一盏，去滓温服，不拘时。

治三焦不顺，心下痞满，膈间有水，目眩悸动，**小半夏加茯苓汤方**

---

① 四：日本抄本、文瑞楼本同，明抄本、乾隆本作“一”。

半夏汤洗去滑，焙。五两　生姜半斤　赤茯苓去黑皮。三^①两

上三味，剉如麻豆。每服五钱匕，水二盏，煎至一盏，去滓温服，不拘时。

治三焦气不通，心腹胀，喘促，大小便不利，**甘遂散方**

甘遂生。半两　牵牛子半生半炒　续随子去壳，研　大戟各一两　葶苈纸上炒。一分

上五味，捣罗为散。每服半钱匕，空心浓煎灯心汤调下，利下水为效，未减更一服。

治三焦水气，四肢虚肿甚者，**甘遂散方**

甘遂半^②两　槟榔生，剉　木香　牵牛子半生半炒　莱菔子研。各一两^③

上五味，捣罗为散。每服半钱匕，煎紫苏木瓜汤调下，空心服，利下水为度，量人虚实加减。

三焦俱虚

论曰：上焦虚，则引气于肺；中焦虚，则生寒，腹痛洞泄，便利霍乱；下焦虚，则大小便不止，津液气绝，寒则补于肾。然三焦者，水谷之道路，气之所终始也，其处虽异，其原则一，故有俱虚之病。

治三焦气虚，心胸痞闷，两胁胀满，不思饮食，四肢少力，或多痰涎，咽喉不利，或上气喘促，头目昏眩，心腹疼痛，又治中满下虚。久服和补脾元，调适寒温，顺四时之胃气，大能进饮食，通流津液，止烦渴，育神养气，**谷神散方**

枇杷叶净刷去毛，涂枣汁炙香熟。一两　石斛细剉，用酒拌和微炒。三分^④　薏苡仁微炒。一两　缩砂蜜去皮。一两　丁香半两　杜仲去粗皮，用生姜汁与酒合和涂，炙令香熟。三分　藿香

---

① 三：日本抄本、文瑞楼本同，明抄本、乾隆本作"二"。
② 半：日本抄本、文瑞楼本同，明抄本、乾隆本作"一"。
③ 各一两：日本抄本、文瑞楼本同，明抄本、乾隆本作"一分"。
④ 三分：日本抄本、文瑞楼本同，明抄本、乾隆本作"五钱"。

叶三分　随风子如无，拣紧小诃黎勒亦得。三分　沉香细剉。三分　木香三分　半夏用汤洗七遍，生姜一分，切作片子，与半夏同捣烂，作饼子，炙黄。一分①　青橘皮汤去白，焙干。半两　大腹皮剉，微炒。三分　槟榔细剉。半两　白术二两　桑根白皮细剉，微炒。半两　陈橘皮汤浸，去白，焙。三分　白豆蔻去皮，微炒。一两　人参一两　五味子半两　白茯苓去黑皮。一两　陈曲微炒。三分　谷蘖微炒。半两　甘草微炙黄。一两

上二十四味，捣罗为散。每服三钱匕，以水一盏，入枣三枚，擘，生姜三片，同煎至七分，去滓温服，不计时候。

治三焦虚痞，心胸刺痛，安和五脏，化痰利膈，止逆进食，**沉香石斛丸方**

沉香剉　石斛去根　人参　白茯苓去黑皮。各一两　菟丝子酒浸一宿，别捣末。三分　麦门冬去心，焙。一两　山芋一两　肉苁蓉酒浸，切作片子，焙。半两　五味子三分　熟干地黄焙。一两　百合三分　陈橘皮汤浸，去白，焙。三分　枸杞子焙。三分　黄耆微炙，剉。半两　巴戟天去心。半两　柏子仁②别研。三分　牛膝酒浸，切，焙。一两

上一十七味，捣罗为末，酒煮白面糊和丸如梧桐子大。每服十五丸至二十丸，温米饮下，温酒下亦得，空心食前。

治三焦俱虚，气道涩滞，散痞满，进饮食，**柏子仁丸方**

柏子仁别研　熟干地黄焙　肉苁蓉酒浸三日，切作片子，焙干　牛膝酒浸一复时，切，焙　补骨脂炒熟　巴戟天去心　茴香子炒　五味子炒　木香　远志去心。各一两

上一十味，捣罗九味为末，入柏子仁研令匀，酒煮面糊和丸如梧桐子大。每服十五丸至二十丸，淡生姜汤下，温酒下亦得，空心食前服。

治三焦俱虚，平补，**胡芦巴汤方**

---

① 分：日本抄本、文瑞楼本同，明抄本、乾隆本作"两"。
② 柏子仁：文瑞楼本剂量同，明抄本、乾隆本无剂量，日本抄本作"二分"。

胡芦巴　沉香　芎䓖　陈橘皮汤浸，去白，焙　蘹香子轻
炒　人参　白茯苓去黑皮。各半两　附子炮裂，去皮脐。一两
木香　益智去皮　桂去粗皮　干姜炮　甘草炙。各一分　白术三分

上一十四味，剉如麻豆。每服三钱匕，以水一盏，入生姜三
片，枣二枚，擘，同煎至七分，去滓，空心温服，日三。

治三焦气虚，升降不匀，水谷迟化，**姜枣丸方**

桂去粗皮　附子炮裂，去皮脐　干姜炮　陈橘皮汤浸，去白，
焙　人参　白茯苓去黑皮　厚朴去粗皮，生姜汁炙。各一两　陈曲
炒黄。二①两

上八味，捣罗为末，生姜汁煮枣肉为丸如梧桐子大。空心食
前，以温酒下二十丸，加至三十丸。

治三焦俱虚，上引肺气，补气**人参散方**

人参紫团者　甘草炙。各二两　前胡去芦头　五味子炒　桔梗
炒　木香　大腹剉　益智去皮　白茯苓去黑皮　山芋　乌药　蓬莪
茂　沉香剉　姜黄　槟榔剉　白术　檀香剉　莎草根去毛　藿香
叶　白芷各一两　丁香皮　京三稜各一两半　丁香　陈橘皮②汤浸，
去白，焙。各三分　白豆蔻去皮　青橘皮汤浸，去白，焙。各半两

上二十六味，以京三稜、乌药、蓬莪茂、白术等四味细剉，
别用陈曲末，同四味药炒令黄色，去陈曲，同余药为散。每服二
钱匕，水一盏，入生姜半分，切，同煎至七分，不去滓，食前
温服。

治三焦俱虚，脾胃气不和，心腹疠痛，不思饮食，**沉香丸方**

沉香一两　厚朴去粗皮，生姜汁炙。一两半　桂去粗皮。一
两③　附子炮裂，去皮脐。半两　益智去皮，炒。一两　青橘皮汤
浸，去白，细切，焙干。取一两　干姜炮裂。半两　桔梗剉，炒。一
两　白术剉，麸炒。一两　五味子微炒。三④分　甘草炙，剉。半两

---

① 二：日本抄本、文瑞楼本同，明抄本、乾隆本作"一"。
② 陈橘皮：日本抄本、文瑞楼本剂量同，明抄本、乾隆本作"五钱"。
③ 一两：日本抄本、文瑞楼本同，明抄本、乾隆本作"五钱"。
④ 三：日本抄本、文瑞楼本同，明抄本、乾隆本作"二"。

上一十一味，剉如麻豆。每服三钱匕，水一盏，入生姜半分，切，同煎至七分，去滓，稍热食前服。

治三焦俱虚，脾胃诸疾，调气进食，**补和汤**方

人参　黄耆剉　白术　甘草炙，剉　干姜炮　白豆蔻去皮　苍术米泔浸一宿，剉，焙，微炒　陈橘皮去白，微炒。各一两

上八味，粗捣筛。每服三钱匕，生姜三片，水一盏，同煎至七分，去滓，稍热服。

治三焦俱虚，和脾胃，进饮食，**姜朴丸**方

厚朴去粗皮。一①斤。劈作十六片，肥生姜一斤，椎碎，锅内旋添汤煮姜味淡，取出厚朴，焙　干姜半斤。以甘草半斤，椎碎，煮甘草味淡，取出干姜，切作片子，焙　附子炮裂，去脐皮。四②两

上三味，捣罗为末，用熟枣肉为丸如梧桐子大。每服二十丸，温米饮下，食前服。

治三焦俱虚，脾肾二脏冷气，滑泄不止，饮食不进，致肌体羸瘦，行步少力，**附子散**方

附子四③两。炮裂，去皮脐，趁热切作片子，厚薄如钱，用生姜半斤取汁，以慢火煮附子令汁尽，焙干　缩砂仁慢火炒熟。一两　肉豆蔻去壳，炮。半两　蜀椒去目及闭口者，炒出汗。半两　蘹香子微炒。一分

上五味，捣罗为散，更入乳钵内，再研令细，瓷合内盛贮，无令透气。每服三钱匕，用羯羊子肝，去筋膜，切作小片子，入药末在内，入葱白、盐、醋少许，拌和匀，用竹杖子作串子，于猛火上炙令香熟，乘热吃，用温酒一盏半下，如不饮酒，即以粟米饮下，空心绝早晚食前。如六十已上及久患者，即药至四钱匕，服至三日见效；如无病人，服补益元脏，和脾胃气，进食。

---

① 一：明抄本、乾隆本、日本抄本同，文瑞楼本作"二"。
② 四：日本抄本、文瑞楼本同，明抄本、乾隆本作"一"。
③ 四：日本抄本、文瑞楼本同，明抄本、乾隆本作"一"。

上焦虚寒

论曰：上焦如雾，其气起于胃上口，并咽已上贯膈。其气虚寒，则令人精神不守，引气于肺，咳嗽，语声不出，膈寒之病生焉。

治上焦虚寒，一切气逆，胸膈噎闷，心腹刺痛，胁肋胀满，饮食不消，呕逆欲吐，及治肺胃伤冷，咳嗽痞满，或上气奔急，不得安卧，**紫苏子丸方**

紫苏子拣净，微炒　陈橘皮汤浸，去白，焙。各二两　高良姜炮　桂去粗皮　人参各一两

上五味，捣罗为末，炼蜜和丸弹子大。每服一丸，细嚼，温酒下，米饮亦得，不计时候。若食瓜胙生冷，觉有所伤，噫气生熟欲成霍乱者，含化一丸，细细咽汁服尽，应时立愈。

治上焦有寒，心胸冷气攻刺疼痛，**七香丸方**

丁香二^①分　桂去粗皮。一分　青橘皮汤浸，去白，焙。半两　缩砂去皮。半两　木香一分　槟榔剉。三枚　巴豆二十粒。去皮、膜，以纸裹压去油

上七味，捣罗为末，醋糊丸如绿豆大。每服十丸至十五丸，生姜汤、茶、酒任下，不拘时候。

治上焦有寒，胸膈满闷，背膂引疼，心腹膨胀，胁肋刺痛，食饮不下，噎塞不通，呕吐痰逆，口苦吞酸，羸瘦少力，短气烦闷。常服顺气宽中，消痃癖积聚，散惊忧恚气，**枳壳汤**方。

枳壳去瓤，麸炒。一两　京三棱炮，剉。一两　干姜炮。半两　厚朴去粗皮，生姜汁炙。半两　甘草炙。半两　益智仁一两　陈橘皮汤浸，去白，焙。一两　木香　肉豆蔻去壳。各半两　蓬莪荗剉　槟榔剉　桂^②去粗皮。各二两　青橘皮汤浸，去白，焙。半两

---

① 二：明抄本、乾隆本、文瑞楼本同，日本抄本作"半"。
② 桂：日本抄本、文瑞楼本剂量同，明抄本、乾隆本作"一两"。

上一十三味，粗捣筛。每服三钱匕，水一盏半，生姜三片，枣一枚，擘，煎至八分，去滓热服，不拘时候。

治上焦虚寒，干呕无度，**通神汤方**

干姜炮，去皮。五两　蜀椒去目及闭口者，炒出汗。三两　菖蒲　桂去粗皮　白术各二①两　半夏汤洗去滑，七遍，生姜制　人参　五味子炒　甘草炙。各一两②

上九味，粗捣筛。每服三钱匕，水一盏，煎至六分，去滓温服，食后良久，稍增至四钱匕，以知为度。

治上焦虚寒，气不宣通，咳嗽喘急，逆气虚痞，胸膈噎闷，腹胁满痛，迫塞短气，不能饮食，呕吐痰水，**胡椒理中丸方**

胡椒　荜拨　干姜炮　款冬花去梗　甘草炙，剉　陈橘皮汤浸，去白，焙　高良姜　细辛去苗叶。各四两　白术五两

上九味，捣罗为末，炼蜜丸如梧桐子大。每服五七丸，温汤下，米饮亦得，不拘时候，日再。

治上焦闭塞，干呕不出，吐涎沫吞酸，**厚朴汤方**

厚朴去粗皮，生姜汁炙。二两　吴茱萸水洗去涎，焙干，炒　人参　白茯苓去黑皮　桔梗炒　玄参各一两半　芎䓖　白术各二两　附子炮裂，去皮脐。一两　陈橘皮汤浸，去白，焙。一两半③

上一十味，剉如麻豆。每服三钱匕，生姜一小块，拍碎，水一盏，煎至七分，去滓温服，不拘时候。

治上焦虚寒短气，语声不出，**黄耆汤方**

黄耆剉。一两　桂去粗皮　丹参各二两　枳壳去瓤，麸炒　干姜炮　五味子炒　白茯苓去黑皮。各一两半　杏仁汤浸，去皮尖、双仁，炒。一两　甘草炙，剉。一两半　芎䓖一两

上一十味，粗捣筛。每服三钱匕，水一盏，煎至七分，去滓温服，不拘时候。

治上焦寒短气，语声不出，**干姜丸方**

---

① 二：明抄本、乾隆本、文瑞楼本同，日本抄本作"三"。
② 半夏……各一两：此23字日本抄本、文瑞楼本同，明抄本、乾隆本无。
③ 玄参……一两半：此33字日本抄本、文瑞楼本同，明抄本、乾隆本无。

干姜炮　白术　附子炮裂，去皮脐　桂去粗皮　五味子各三分　甘草炙，剉。半两　陈橘皮汤浸，去白，焙　麻黄去根节。各一两

上八味，捣罗为末，炼蜜和丸如梧桐子大。每服二十丸至三十丸，温酒下。

上焦热结

论曰：上焦在心下，其气起于胃上口，并咽贯膈。有热则喉舌干燥，口气面赤，胸膈否满之病生焉。

治上焦热结，饮食不下，汗出，头面身体皆热，**泄热泽泻汤方**

泽泻不蛀者。剉　人参　莼心焙干。各一两　柴胡去苗　半夏汤洗七遍，炒　赤茯苓去黑皮。各一两半　甘草炙，剉　桂去粗皮。各半两　石膏碎。四两　地骨皮二两三分^①

上一十味，粗捣筛。每服五钱匕，水一盏半，生姜一枣大，拍碎，竹叶七片，煎至八分，去滓温服，日三。

治上焦热结，腹满不欲食，食则先吐后利，肘胁挛痛，**麦门冬汤方**

麦门冬去心，焙。二两　白术二两半^②　赤茯苓去黑皮　莼心焙干　甘草炙，剉。各一两　人参　陈橘皮去白，焙干　芦根切，炒　蒌蕤各一两半　陈粟米微炒。半两

上一十味，粗捣筛。每服五钱匕，水一盏半，生姜一枣大，拍碎，竹茹弹子大，煎至八分，去滓温服，日三。

治上焦热结，心气懊憹，振掉谵语，**玉螺丸方**

井泉石研。五两　丹砂研。三两　铁精研　芒消研　黄环各二^③两　大黄剉，炒　黄连去须　丹参　地龙炒。各一两

上九味，捣罗五味为末，与四味研者和匀，炼蜜丸如绿豆大。

---

① 二两三分：日本抄本、文瑞楼本同，明抄本作"一两"，乾隆本作"二两"。
② 二两半：日本抄本、文瑞楼本同，明抄本作"一两"，乾隆本作"三两"。
③ 二：明抄本、乾隆本、文瑞楼本同，日本抄本作"一"。

每服十丸，平旦时及初更后，浓煎麦门冬汤下，以知为度。

治上焦气胜，热结头痛，**大青汤**方

大青三①两　百部根五两　紫菀去苗、土　茜根　黄芩去黑心。各二两　生干地黄焙　白前　五味子炒　甘草生。各一两

上九味，粗捣筛。每服三钱匕，水一盏，煎至七分，去滓，食后温服，以知为度。

治热结上焦，昼常多瞑，**仙乳丸**方

伏翼重五两者，一枚，连肠胃。炙燥　营实微炒。五两　威灵仙去土。三两　牵牛子炒　苋实各二两　丹砂研　雌黄研　铅丹各一两　腻粉半两

上九味，捣研为末，炼蜜和丸如绿豆大。每服七丸，食后温木通汤下，稍增至十五丸。小儿每服三丸，以知为度。

治热结上焦，致风气上行，痰厥头痛，**水苏丸**方

水苏叶五两　皂荚炙，去皮子。三两　芫花醋炒焦。二两

上三味，捣罗为末，炼蜜和丸如梧桐子大。每服二十丸，食后温荆芥汤下，以知为度。

治内热上逆，目睛如脱，**接神散**方

菊花五两　秦艽去土。三②两　射干　白术　铅霜各二两　朴消研　石膏研　白石英研　扁青研。各一两

上九味，捣研为散。每服二钱匕，食后温米饮调下，稍增至三钱匕，以知为度，气弱者减之。

治上焦热结，脾肺久壅，痰涕喘闷，脑昏背痛，常觉口干咽涩，饮食无味，时觉烦躁，鼻塞，**消气丸**方

皂荚五梃，及尺，不蛀者。去皮子，水煮五七沸，取出酥炙　防己　人参　射干不蚛者　桑根白皮剉　甜葶苈隔纸炒。各一两　知母焙。三分③　马兜铃三十枚　槟榔七枚。剉

上九味，捣罗为末，煮枣肉和丸如梧桐子大。每服二十丸，

---

① 三：日本抄本、文瑞楼本同，明抄本、乾隆本作"一"。
② 三：日本抄本、文瑞楼本同，明抄本、乾隆本作"二"。
③ 分：日本抄本、文瑞楼本同，明抄本、乾隆本作"两"。

食后荆芥汤下，日二。

治上焦热结，心肺壅滞，面赤心忪，口干头昏，引化热气，调顺血脉，**火腑丸方**

生干地黄焙。四两　黄芩去黑心　木通剉。各二两

上三味，捣罗为末，炼蜜和丸如梧桐子大。每服十五丸至二十丸，食后温米饮下。大段热躁，新汲水下；小儿化破服。丸数临时加减。

治上焦热结，口燥咽干，脏腑秘滞，面赤心烦，**天门冬丸方**

天门冬去心，焙。二两　地骨皮　人参　甘草炙，剉　黄耆炙，剉　枸杞子焙　甘菊花拣　防风去叉　黄芩去黑心　赤芍药各一两　生干地黄焙。二两

上一十一味，捣罗为末，炼蜜和丸如鸡子黄大。每服一丸，以水一盏，煎至七分，和滓食后临卧温服。

治上焦热结攻注，咽颈赤肿，饮食不下，欲成瘿气，**松萝丸方**

松萝生。半两　山豆根生　防风去叉　海藻洗去咸，炒　连翘　木通剉　槟榔剉　青竹茹各一两　昆布洗去咸，炒。二两①

上九味，捣罗为末，炼蜜丸如梧桐子大。每服三十丸，食后温酒下，日三。

治上焦热结，头痛昏眩，胸膈烦闷，涕唾稠黏，痰实恶心，不欲饮食，**前胡枳壳汤方**

前胡去芦头　人参　赤茯苓去黑皮。各一两　枳壳去瓤，麸炒　半夏汤洗七遍，去滑，焙　桔梗炒　甘草炙，剉　桑根白皮剉　旋覆花微炒。各半两　麦门冬去心，焙。三分

上一十味，粗捣筛。每服三钱匕，水一盏，生姜二片，同煎至六分，去滓，食后②温服。

治膈热生涎，呕吐，**槐花散方**

---

① 二两：日本抄本、文瑞楼本同，明抄本、乾隆本作"五钱"。
② 食后：明抄本、乾隆本、文瑞楼本同，日本抄本作"食前"。

槐花炒黄黑色　皂荚去皮，烧烟绝　白矾熬汁尽　甘草炙。各等分

上四味，捣研为散。每服二钱匕，白汤调下。凡吐多是膈热，热即生涎，此药能化胃膈热涎，特有殊效。

解暑热，化涎凉膈，清头目，**龙胆丸方**

龙胆　白矾烧汁枯。各四两　天南星　半夏各二两半。水浸，切作片，用浆水、雪水中半，同煮三五沸，焙干取，各秤二两

上四味，捣研为末，面糊为丸如梧桐子大。每服三十丸，腊茶清下，食后临卧服。面糊须极稀，如浓浆可也。应痰壅膈热，头目昏重，服之顿清。岭南瘴毒，才觉意思昏闷，速服便解。咽喉肿痛，口舌生疮，凡上壅热涎诸证，悉可服，小儿尤良。

中焦虚寒

论曰：中焦如沤者，以其在胃中脘，不上不下，主腐熟水谷，本胃脘之阳，气温乃能腐化水谷之精，灌养周身。若寒客中焦，则胃中冷，胃中冷则饮食不化，腹痛飧泄，霍乱吐利。治法宜温补之。

治中焦有寒，洞泄下利，或因霍乱后，泻利无度，腹中虚痛，**黄连汤方**

黄连去须。四①两　黄檗去粗皮　当归切，焙　厚朴去粗皮，生姜汁炙熟。各三两　酸石榴皮剉，焙　地榆去苗　阿胶炙令燥。各四两

上七味，粗捣筛。每服五钱匕，水一盏半，煎至八分，去滓温服，日三。

治中焦虚寒洞泄，**人参汤方**

人参　当归切，焙　甘草炙，剉　黄芩去黑心。各二两　赤茯苓去黑皮　干姜炮　厚朴去粗皮，生姜汁炙透。各四两　芎劳三两

上八味，粗捣筛。每服五钱匕，入粟米二钱，水二盏，煎至

---

① 四：明抄本、乾隆本、文瑞楼本同，日本抄本作"一"。

一盏，去滓温服，日三。

治中焦虚寒，数年不能食，**消食丸方**

小麦蘖　曲各一升　干姜炮　乌梅肉各四两

上四味，捣罗为末，炼蜜丸如梧桐子大。每服十五丸，不拘时，生姜汤下，日再，稍加至四十丸。

治中焦有寒，胃中逆冷泄利，**朴沉汤方**

厚朴去粗皮，生姜汁炙透。五两　沉香三两　丁香　附子炮裂，去皮脐　高良姜各二两　白术　藿香叶　木香　甘草炙，剉。各一两

上九味，剉如麻豆。每服三钱匕，水一盏，煎至六分，去滓，食前温服。

治中焦有寒，阴凝胃口，哕噫不止，**蒟酱汤方**

蒟酱二两　高良姜三分①　荜澄茄半两

上三味，粗捣筛。每服三钱匕，水一盏，煎至七分，去滓，入苦酒数滴，热呷，以知为度。

治中焦寒，进饮食，益脾元，**姜枣丸方**

桂去粗皮　附子炮裂，去皮脐　干姜炮　陈橘皮去白，焙　人参　白茯苓去黑皮　厚朴去粗皮，生姜汁炙熟。各一两　陈曲炒黄色。二两

上八味，捣罗为末，姜汁煮枣，取肉和丸如梧桐子大。每服三十丸，空心食前温酒下。

治中焦虚寒，泻痢不止，脐腹疼痛，**通圣丸方**

干姜炮　白矾烧令汁尽　硫黄细研。各二钱②　桂去粗皮　肉豆蔻仁　附子炮裂，去皮脐　吴茱萸汤洗，焙干，炒　缩砂仁　诃黎勒皮各一分③

上九味，捣研为末，同研令匀，煮面糊和丸如梧桐子大。每服十五丸，煎醋艾汤下，食前服。

治中焦虚冷，目中急痛，耳鸣胫寒，**黄耆汤方**

① 分：日本抄本、文瑞楼本同，明抄本、乾隆本作"两"。
② 各二钱：日本抄本、文瑞楼本同，明抄本、乾隆本作"二两"。
③ 各一分：日本抄本、文瑞楼本同，明抄本、乾隆本作"一两"。

黄耆一两 防风去叉 细辛去苗叶 桂①去粗皮 柏子仁别研 陈橘皮去白，焙 人参各半两 甘草炙。一分 芎藭半两 吴茱萸汤浸，焙干，炒。一②钱

上一十味，除研者外，粗捣筛拌匀。每服五钱匕，生姜五片，枣二枚，擘破，水一盏半，煎至八分，去滓温服，食前。

治中焦有寒，痰逆，不思饮食，**化痰丸方**

半夏四两。汤洗七遍，焙干 矾石烧灰，研。一两

上二味，捣研为细末，以生姜自然汁煮枣，取肉和丸如梧桐子大。每服十五丸，生姜汤下，不拘时候。

治中焦虚寒，痰积不散，**温白丸方**

丹砂一两。研如粉，一半入药，一半为衣 白矾研，飞 半夏汤洗七遍，去滑，焙 生姜各三两。切，与半夏同捣作饼，炙黄熟为度 白术二两 丁香半两

上六味，除丹砂一半为衣外，捣研为细末，姜汁煮糊和丸如梧桐子大，丹砂为衣。每服二十丸，食后临卧生姜汤下。

治中焦寒痰③，**半夏丁香丸方**

半夏二两。水浸七日，暴干 白矾烧令汁尽。半两 丁香一分

上三味，捣研为末，姜汁煮糊和丸如小豆大。每服五丸至七丸，盐汤下。

治中焦有寒，**紫苏汤方**

紫苏茎叶 藿香叶 赤茯苓去黑皮 甘草炙，剉 人参 桔梗炒 葛根各一两 丁香枝杖半两

上八味，粗捣筛。每服三钱匕，水一盏，煎至七分，去滓温服。

治中寒胃虚，饮食迟化，气不升降，呕逆恶心，留饮寒痰，癖结动气，胁下逆满，有时而痛，按之有形，或按有声，膈脘虚痞，食物多伤，噫气醋臭，心腹常疼，霍乱吐逆，烦闷不安，**陈**

---

① 桂：日本抄本、文瑞楼本剂量同，明抄本、乾隆本作"一两"。
② 一：日本抄本、文瑞楼本同，明抄本、乾隆本作"五"。
③ 寒痰：日本抄本、文瑞楼本同，明抄本、乾隆本作"虚寒"。

曲丸方

陈曲炒黄　木香　厚朴去粗皮，生姜汁炙　甘草　槟榔　青橘皮去白　白术　枳壳麸炒，去瓤　京三棱炮。各八两　干姜炮　桂去粗皮。各一十二两

上一十一味，同捣罗为末，水煮面糊为丸如梧桐子大。每服五七丸，温米饮下，不计时候。

中焦热结

论曰：中焦者在胃中脘，不上不下，主腐熟水谷，其气和平，能传糟粕，蒸津液，变精微，上注于肺，通行荣卫。仲景曰：热在中焦则为坚。故其气实则闭塞不通，上下隔绝，热则身重目黄，口甘脾瘅之证生焉。

治中焦热结闭塞，上下不通，关隔，不吐不利，腹胀膨喘急，**泻热九味汤方**

大黄剉，炒　黄芩去黑心　泽泻剉　升麻各一两　羚羊角镑　栀子仁各一两一分　生干地黄焙。一两　玄参二两半　芒消研。一两

上九味，粗捣筛。每服三钱匕，水一盏，煎至七分，去滓温服，日三。

治中焦热结，肠胃不通，引饮无度，**栝楼根丸方**

栝楼根五两　王瓜根三两　铁粉研　苦参　黄连去须　朴消研　芒消研。各二两　白石英研　泽泻剉　龙胆　白英　水萍焙　菰根各一两

上一十三味，捣罗为末，炼蜜丸如梧桐子大。每服十五丸，早晚食前用温米饮下，稍增至三十丸，以知为度。

治中焦热结，唇肿，口生疮，咽喉壅塞，舌本强硬，烦躁昏倦，**射干汤方**

射干　升麻　枳壳去瓤，麸炒　大黄剉，炒。各一两　羚羊角镑　柴胡去苗　木通剉　玄参　甘草炙。各半两　龙胆　马牙消各一分

上一十一味，粗捣筛。每服三钱匕，水一盏，入竹叶二七片，同煎至七分，去滓，放温，食后服。

治中焦热结，水谷下痢，**蓝青丸方**

蓝青汁一升　黄连去须。二两　黄檗去粗皮　白术剉，炒　地榆各三分　地骨皮半两　阿胶炙燥。一两一分①　乌梅去核，炒。三分

上八味，将后七味捣罗为末，用蓝青汁煎为膏，丸如梧桐子大。每服十丸至十五丸，空腹粥饮下，日三。

治中焦热结，胃气郁伏，身发黄疸，**白英丸方**

白英五两　白敛三②两　紫草　芒消研　大黄剉。以上各二两　茵陈蒿　葶苈子纸上炒　厚朴去粗皮，生姜汁炙透　枳壳去瓤，麸炒。各一两

上九味，捣罗为末，炼蜜丸如梧桐子大。每服二十丸，早晚食前用蜜汤下，以知为度。

治中焦蓄积瘅热，食已如饥，**苎根散方**

苎根剉。二两　松脂三分　槐花炒。半两

上三味，捣罗为散。每服二钱匕，早晚食前温糯米饮调下，稍增至三钱匕，以知为度。

治中焦结热，下赤白沃，**鼠尾草散方**

鼠尾草五两　槐花炒。三两　犀角镑　黄连去须　栀子仁各二两　黄芩去黑心　白芍药　地榆剉　甘草生，剉。各一两

上九味，捣罗为散。每服二钱匕，早晚食前用温酒调下，稍增至三钱匕，以知为度。

治中焦热痹，善忘不乐，**蔺茹散方**

蔺茹三两　甘草炙。二两　消石研。一两

上三味，捣罗为散。于初更时及鸡鸣后，各用温酒调下一钱匕，稍增至二钱匕，以知为度。

治中焦热结，目睑赤烂，**冬除散方**

---

① 一两一分：日本抄本、文瑞楼本同，明抄本、乾隆本作“一两”。
② 三：明抄本、乾隆本、文瑞楼本同，日本抄本作“二”。

栾华五两　莎草根炒，去毛。三两　丹砂研　消石①研　石决明各二两　石膏碎　白芍药　夏枯草　黄连去须。各一两

上九味，捣罗为散。于早晚食前，用砂糖水调下一钱匕，稍增至二钱匕，以知为度。

治中焦热结，唇焦面赤，或时烦躁，四肢拘倦，解肌，**地骨皮汤**方

地骨皮　人参　柴胡去苗　栀子去皮　甘草生，剉。各一两

上五味，粗捣筛。每服三钱匕，水一盏，入竹叶七片，同煎至六分，食后，去滓温服。

治中焦热结，唇口生疮，**五倍子散方**

五倍子　羌活去芦头　防风去叉。等分

上三味，并生捣罗为散。每服一钱匕，蜜汤调下，食后服。

下焦虚寒

论曰：下焦如渎，其气起于胃下脘，别回肠，注于膀胱，主出而不内，以传导也。其气虚寒，则津液不固，大小便利不止，少腹痛，不欲闻人语。治宜温之。

治下焦虚寒，津液不止，气欲绝，**人参续气汤**方

人参　厚朴去粗皮，姜汁炙　陈橘皮去白，炒　白茯苓去黑皮　乌梅去核，炒干　芎劳　麦门冬去心，焙　黄耆剉碎　干姜炮裂。各三分　白术　吴茱萸汤洗三遍，炒干。各一两　桂去粗皮。半两

上一十二味，粗捣筛。每服三钱匕，水一盏，煎至七分，去滓温服，日三，不拘时候。

治下焦虚冷，脐腹疼痛，手足厥逆，脉气沉短，**石钟乳丸方**

石钟乳浆水煮，研　阳起石酒煮，研。各一两　附子炮裂，去皮脐。一两半②　桂去粗皮　硫黄研。各半两　消石研。一分　盐精

---

① 消石：日本抄本、文瑞楼本剂量同，明抄本、乾隆本作"一两"。
② 一两半：日本抄本、文瑞楼本同，明抄本、乾隆本作"一两"。

半两

上七味，捣研为末，用糯米粥为丸如梧桐子大。每服三十丸，空心食前，生姜盐汤下。

治下焦虚寒，脾肾不足，腹胁疼痛，**内固丸方**

蘹香子二两半。微炒，舶上者　木香一两　楝实炒。一两半　草豆蔻去皮。三分　干姜炮。半两　吴茱萸汤洗，微炒　胡芦巴微炒　补骨脂微炒。各一两　甘草炙。一分①

上九味，捣为细末，炼蜜和丸如小弹子大，以丹砂为衣。每服一丸，嚼破，以温酒下，盐汤下亦得，空心食前服。

治下焦虚寒，脐腹疼痛，小便滑数，补暖下元，**椒红丸方**

蜀椒去目及闭口者，炒出汗，取红　附子炮裂，去皮脐。各二两　干姜炮。一两

上三味，捣罗为末，用猪肾三对，去脂膜，薄切，摊于纸上去血，然后铺一重肾，著一重药末，以尽为度，却以三五重湿纸裹，于煻火内烧，待香熟取出，去纸烂研，若稍硬，更点少许炼蜜，丸如梧桐子大。每日空心，以温酒下二十丸，渐加至三十丸。

治下焦不足，肾虚脾弱，上膈烦热，下元虚冷，腹内雷鸣，胸膈气滞，羸瘦无力，**荜拨丸方**

荜拨　胡桃仁　干姜炮裂，剉　人参　白茯苓去黑皮　诃黎勒煨，去核。各一两　桂去粗皮。一两半②

上七味，捣罗为末，炼蜜和丸如梧桐子大。每服空心以温酒下二十丸，渐加至三十丸。

治下焦虚冷，腰膝疼痛，肌肉消瘦，渐加无力，**蘹香子丸方**

蘹香子炒　桂去粗皮　巴戟天去心　附子炮裂，去皮脐　补骨脂微炒　干姜炮。各一两

上六味，捣罗为末，用羊肾二对，切，去筋膜，以酒二升，煮令酒尽，烂研，和诸药末，更捣三二百杵，丸如梧桐子大。每

---

① 分：日本抄本、文瑞楼本同，明抄本、乾隆本作"两"。
② 一两半：日本抄本、文瑞楼本同，明抄本、乾隆本作"五钱"。

日空心生姜酒下三十丸，晚食前再服。

治下焦虚冷，便利频并，羸瘦无力，不思饮食，**厚朴丸方**

厚朴去粗皮，剉。五两　附子生，去皮脐　蜀椒去目及闭口者，取红。各二两半。生

上三味，以浆水六升，青盐三两，生姜三两，切，同于银锅中煮令水尽，焙干，捣罗为末，以水浸炊饼和丸如梧桐子大。每日空心温酒下三十丸。

治下焦虚冷气，温脾胃，思饮食，**诃黎勒丸方**

诃黎勒皮　荜拨　桂去粗皮　胡椒　附子炮裂，去皮脐　沉香　木香　人参　草豆蔻去皮　槟榔剉。各一两

上一十味，捣罗为末，炼蜜和捣三二百杵，丸如梧桐子大。每于食前以温酒下二十丸。

治下元虚惫，逐积冷，暖脾肾，**沉香荜拨丸方**

沉香　荜拨　附子炮裂，去皮脐　肉豆蔻去壳　木香　蘹香子炒　石斛去根，剉　诃黎勒皮　山茱萸　桂去粗皮　干姜炮　补骨脂微炒　巴戟天去心　荜澄茄　槟榔剉。各一两

上一十五味，捣罗为末，炼蜜和捣三五百杵，丸如梧桐子大。每日空心及晚食前，温酒下三十丸。

治下元虚冷气，温中强力，暖胃，**补骨脂丸方**

补骨脂微炒　木香　附子炮裂，去皮脐　槟榔剉　肉豆蔻去壳　青橘皮汤浸，去白，焙　桂去粗皮　牛膝去苗，酒浸，切，焙　干姜炮裂，剉　鹿茸去毛，涂酥炙令微黄　硫黄细研，水飞过　腽肭脐酒刷炙微黄　肉苁蓉酒浸一宿，刮去皴皮，炙干　蜀椒去目及闭口者，微炒出汗。各一两

上一十四味，除研外，捣罗为末，入硫黄研令匀，用白羊肾五对，去筋膜，细研，入前药末相和拌了，搜白面裹，煻火中烧令面熟为度，取出药捣五七百杵，丸如梧桐子大。每日空心以温酒下三十丸，渐加至四十丸。

治下元虚惫，小便滑数，虚损不足，**韭子丸方**

韭子二两。酒煮十余沸，炒令干　肉苁蓉酒浸一宿，刮去皴皮，

炙干　厚朴去粗皮，涂生姜汁炙令香熟　龙骨　附子炮裂，去皮脐　鹿角屑　山茱萸　桂去粗皮　车前子　天雄炮裂，去皮脐　补骨脂微炒　槐实黑大者。炒令香。各一两

上一十二味，捣罗为末，炼蜜和捣二三百杵，丸如梧桐子大。每日空心温酒下四十丸。

治痃冷在内，饮滞伏留，阴盛阳虚，谷气衰微，清浊不分，肠胃虚弱，寒湿相乘，下利频并，饮食不入，怠惰嗜卧，烦闷不安，常服温益脏气，厚养肠胃，**温内丸方**

厚朴姜汁制。一斤　干姜炮　甘草炙　白术　草豆蔻去皮　五味子　诃黎勒皮　陈橘皮去白。各半斤

上八味，同捣罗为末，水煮面糊为丸如梧桐子大。每服五十丸，不计时候。

下焦热结

论曰：下焦者，在脐下，当膀胱上口，主分别清浊，出而不内，以传导也。又下焦如渎，司决壅泄，其气实而有热，则津液内燥，传导不利，由是有气逆、便难、胃胀、呕哕之证。

治下焦热结，大小便不通，**柴胡汤方**

柴胡去苗　黄芩去黑心　陈橘皮汤浸，去白，焙　栀子仁　石膏碎　羚羊角镑　生干地黄焙。各一两　芒消半两

上八味，粗捣筛。每服三钱匕，水一盏，煎至七分，去滓温服，日二夜一。

治下焦热结，呕吐不止，心腹满闷，**香豉汤方**

豉炒　生干地黄焙　白术剉。各二两　甘草炙。一两　石膏碎。三两　赤茯苓去黑皮。一两半

上六味，粗捣罗。每服四钱匕，水一盏半，竹叶十片，煎至一盏，去滓温服，日二夜一。

治下焦热结气逆，呕吐不禁，名曰走哺，**人参汤方**

人参　栀子仁　萎蕤　黄芩去黑心　知母切，焙。各一两　赤茯苓去黑皮　白术　陈橘皮汤浸，去白，焙。各一两半　石膏碎。

二两

上九味，粗捣筛。每服三钱匕，水一盏，生姜三片，煎至七分，去滓温服，日二夜一。

治下焦受病，大肠菀热，伏瘕深固，**茵陈蒿丸方**

茵陈蒿五两 菌茹三两 威灵仙去土 太一余粮煅 柴胡去苗。各二两 黄芩去黑心 蒲黄 赤茯苓去黑皮 枳壳去瓤，麸炒。各一两

上九味，捣罗为末，炼蜜丸如梧桐子大。每服二十丸，木香汤下，以知为度。

治下焦受热，大便难，及多疮疡，**石长生丸方**

石长生五两 升麻三分① 鸡舌香 水银粉 消石别研。各二两 石膏碎 葛根剉 大黄剉，炒 射干各一两

上九味，捣罗为末，炼蜜和丸如绿豆大。每服十丸，早晚食前温米饮下，渐加至二十丸，以知为度。

治下焦肠胃伏热，妇人胎热产难，**酸浆丸方**

酸浆实五两 苋实三两 马蔺子炒焦 大盐别研 榆白皮剉。各二两 柴胡去苗 黄芩去黑心 栝楼根剉 菌茹各一两

上九味，捣罗为末，炼蜜丸如梧桐子大，不计时候，用木香汤吞下二十丸至三十丸，以知为度。

治下焦蕴热，结成毒痢，血如鹅鸭肝，**升麻汤方**

升麻 紫草去苗 黄芩去黑心 桔梗炒。各三分 犀角镑 地榆去苗 蘘荷根剉碎 芭蕉根剉，焙 栀子仁各一两

上九味，粗捣筛。每服三钱匕，水一盏半，煎至一盏，去滓温服，日三夜一。

治下焦蕴热，痢下脓血，烦痛痎闷，**赤石脂汤方**

赤石脂 乌梅炒。各一两 栀子仁三分 白术一两半② 干姜炮。半两 升麻一两 廪米微炒。二两

---

① 分：日本抄本、文瑞楼本同，明抄本、乾隆本作"两"。

② 一两半：日本抄本、文瑞楼本同，明抄本、乾隆本作"二两"。

上七味，粗捣筛。每服三钱匕，水一盏半，煎至一盏，去滓，不拘时候温服。

治下焦蕴热毒，变赤血痢，脐腹疞痛不可忍，**香豉汤**方

豉微炒。二两　栀子仁　黄檗去粗皮。剉　地榆剉　白术　茜根剉。各一两

上六味，粗捣筛。每服三钱匕，水一盏半，同煎至一盏，去滓温服，日二夜一。

治下焦热结，**五味子丸**方

五味子五两　天门冬去心，焙。三两　白芍药①　防己　车前子各二两　槟榔②剉　牵牛子炒　大黄剉，炒　消石研。各一两

上九味，捣研为末，炼蜜和丸如梧桐子大。每服十五丸，食后木香汤下，稍增至三十丸，以知为度。

---

① 白芍药：日本抄本、文瑞楼本剂量同，明抄本、乾隆本作"三分"。
② 槟榔：日本抄本、文瑞楼本剂量同，明抄本、乾隆本作"二两"。

卷第五十五

心痛门

心痛统论

论曰：心痛诸候，皆由邪气客于手心主之脉。盖手少阴心之经，五脏六腑君主之官也，精神所舍，诸阳所合，其脏坚固，邪气未易以伤，是以诸邪在心，多在包络者，心主之脉也。其候不一，有寒气卒客于脏腑，发卒痛者；有阳虚阴厥，痛引喉者；有心背相引，善瘛伛偻者；有腹胀归于心而痛甚者；有急痛如针锥所刺者；有其色苍苍，终日不得太息者；有卧则从心间痛，动作愈甚者；有发作种①聚，往来上下，痛有休止者。或因于饮食，或从于外风，中脏既虚，邪气客之，痞而不散，宜通而塞，故为痛也。若夫真心不痛，痛即实气相搏，手足厥冷，非治疗之所及，不可不辨也。

心 痛

论曰：心为君主之官，神明之府，正经不受邪，其支别之络脉，为风寒邪气所乘，令人心痛。盖寒邪之气，痞而不散，内干经络，则发为心痛，乍间乍甚，乃其证也。

治心痛，**吴茱萸丸方**

吴茱萸水浸，去涎，焙干，炒。三分　白术一两　干姜炮。三分
桂去粗皮　陈橘皮去白，焙　附子炮裂，去皮脐　蜀椒去目及闭口

---

① 种：日本抄本、文瑞楼本同，明抄本作"肿"。

者，炒去汗　甘草炙　黄芩去黑心　当归切，焙　桔梗炒。各半两

上一十一味，捣罗为细末，炼蜜丸如梧桐子大。每服米饮下十五丸，空心午间临卧各一，稍加至二十丸。

治心痛如刺，或绕脐绞痛，白汗出，**附子汤**方

附子大者。炮裂，去皮脐。二枚　芎䓖　干姜炮　厚朴去粗皮，姜汁炙透　吴茱萸水浸，去涎，焙干，炒　甘草炙。各一两

上六味，剉如麻豆。每服五钱匕，水一盏半，入枣二枚，擘破，同煎至七分，去滓温服，如人行十里再服。

治心痛寒气上逆，心中妨闷，脉沉而紧，**槟榔汤**方

槟榔微煨　桂去粗皮　郁李仁汤浸，去皮尖，炒熟　附子炮裂，去皮脐　当归[①]焙。各三分　陈橘皮去白，焙。一两

上六味，剉如麻豆。每服五钱匕，水二盏，入生姜一分，拍碎，同煎至一盏，去滓，食前服。

治心痛如锥刀刺，**木香汤**方

木香　当归切，焙　桔梗炒。各一两　吴茱萸水浸，去涎，焙干，炒。一分[②]　鳖甲去裙襕，醋炙黄。一两　槟榔微煨。一两一分

上六味，粗捣筛。每服三钱匕，水一盏，同煎至七分，去滓，食前温服。

治心痛不可忍，**姜黄散**方

姜黄微炒　当归切，焙。各一两　木香　乌药微炒。各半两

上四味，捣罗为散。每服二钱匕，煎茱萸醋汤调下。

治心痛精神闷乱，**胡椒丸**方

胡椒　高良姜　乌头炮裂，去皮脐。各一两

上三味，捣罗为细末，米醋三盏，熬令硬软得所，丸如皂子大。每服一丸，盐汤嚼下，妇人醋汤下。

治心气痛，**胜金丸**方

干漆炒烟尽。半两　桂去粗皮　京三棱生用。各一两

---

①　当归：日本抄本、文瑞楼本同，明抄本、乾隆本作"川芎"。
②　分：明抄本、日本抄本、文瑞楼本同，乾隆本作"两"。

上三味，捣罗为细末，面糊丸如梧桐子大。每服一丸，用新绵灰一钱匕，热酒调送下；如有块即趁下赤黄水，或血下，临卧再服一丸。

治心痛不可忍，**三妙丸方**

巴豆一枚。去皮、心、膜，研出油　斑猫七枚。去头、翅、足，炒　胡椒四十九粒

上三味，捣罗二味为末，入巴豆合研匀，醋浸糊饼唇和丸如梧桐子大。每服一丸，用熟水滴熟油一两点搅匀下。

治心痛不止，**槟榔散方**

槟榔生，剉。半两　姜黄半两

上二味，捣罗为细散。每服二钱匕，热酒调下。

治心痛，**姜桂散方**

姜黄一两　桂去粗皮。三两

上二味，捣罗为细散。每服二钱匕，醋汤调下。

治心痛，**桂心汤方**

桂去粗皮。一两半　甘草炙黄。一两

上二味，粗捣筛。每服五钱匕，水二盏，煎至一盏，去滓温服，如人行五里再服。

治心痛，**莎草根散方**

莎草根炒，去毛　丁香炒。等分

上二味，捣罗为细散。每服半钱匕，以酒煎三两沸，热服。

治心痛，**人参汤方**

人参一两半　吴茱萸汤浸，去涎，焙干，炒。一两

上二味，粗捣筛。每服三钱匕，水一盏，入生姜半分，拍碎，枣二枚，擘破，同煎至七分，去滓温服，空心日晡各一。

治心痛，**五灵脂散方**

五灵脂二两

上一味，捣罗为细散。每服一钱匕，男子热酒调下，妇人当归酒调下。

治心痛，**蓬莪茂饮方**

蓬莪茂生用。一两

上一味，粗捣筛。每服三钱匕，水、醋各半盏，煎至七分，去滓热服。

治心痛及腹痛，**铅丹丸方**

铅丹　白矾各一两

上二味，同研，内瓶中，瓦盖头，火煅通赤，取出饭丸，如绿豆大。心痛，生姜汤下；腹痛，醋汤下十丸，细嚼。

治心疼气刺痛不食，**厚朴丸方**

厚朴去粗皮，生姜汁炙　当归切，焙　附子炮裂，去皮脐　陈橘皮汤浸，去白，焙。各三分　干姜炮　半夏汤洗七遍，炒。各半两　草豆蔻去皮。一两　甘草炙，剉。一分

上八味，捣罗为末，用陈曲煮糊为丸如梧桐子大。每服二十丸至三十丸，炒生姜盐汤下。

治心疼不食，两胁刺痛壅闷，**豆蔻汤方**

草豆蔻仁半两　甘草炙，剉。三分

上二味，细剉如麻豆大。每服五钱匕，水一盏半，煎至八分，去滓，缓缓呷。

治心疼不食，两胁刺痛壅闷，**参香散方**

人参　木香　荜拨　半夏汤洗七遍，炒　芍药炒　大腹剉。各三分　高良姜　丁香　桂去粗皮　芎䓖　青橘皮汤浸，去白，焙。各半两

上一十一味，捣罗为散。每服二钱匕，炒生姜汤调下。

治心疼气刺痛，不能食，**木香汤方**

木香半两　桂去粗皮　芍药炒　白术　陈橘皮汤浸，去白，焙　枳壳去瓤，麸炒。各三①分　甘草炙。一分

上七味，细剉。每服五钱匕，水一盏半，入生姜五片，煎至八分，去滓温服。

治心痛，胸胁气满烦闷，**茱萸汤方**

---

① 三：明抄本、乾隆本、文瑞楼本同，日本抄本作"一"。

吴茱萸汤浸，焙干，炒　桂去粗皮　厚朴去粗皮，生姜汁炙　白术　芍药炒　陈橘皮汤洗，去白，焙。各半两　五味子三分

上七味，粗捣筛。每服五钱匕，水一盏半，入大枣二枚，生姜三片，同煎至八分，去滓温服，空心午时服。

治心痛不可忍，香桂丸[①]方

丁香　干姜炮。各半两　芎藭三分　桂去粗皮　当归切，焙　枳壳去瓤，麸炒　槟榔煨，剉　厚朴去粗皮，生姜汁炙　桃仁去皮尖、双仁，炒。各一两

上九味，捣罗为末，炼蜜和丸如梧桐子大。每服三十丸，炒生姜盐汤下，或温酒亦可，空心食前。

治心气痛闷乱，山杏煎方

山杏仁炒令香熟，去皮尖、双仁。二两　吴茱萸汤洗，焙干，炒，为末。十二[②]钱

上二味，一处研匀，丸如弹子大。每服一丸，温酒化下，如不饮酒，即用热汤，发时服。

治九种心痛，茱萸生姜汤方

吴茱萸汤洗，焙干，微炒　生姜切，焙。各一两　人参三分

上三味，粗捣筛。每服五钱匕，水一盏半，枣二枚，擘破，煎至一盏，去滓热服。

治心痛不能食，丁香丸方

丁香　木香　当归切，焙　白豆蔻各半两　龙脑研。一分

上五味，捣研为末，再同研匀，米醋煮蒸饼和丸如绿豆大。每服七丸，炒生姜盐汤下，甚者炒姜酒下十五丸，不拘时。

治心疼气痛，客忤邪气，蛊毒鬼疰，犀香丸方

犀角屑。半两　枳壳去瓤，麸炒。三分　丁香　麝香研。各一分　桂去粗皮　槟榔剉　干姜炮　当归切，焙。各半两　牛黄研。半分[③]　鬼箭羽一两　安息香二两。用胡桃四枚，椎碎，一处酒浸一

---

① 香桂丸：日本抄本、文瑞楼本同，明抄本、乾隆本作"丁桂丸"。

② 十二：日本抄本、文瑞楼本同，明抄本、乾隆本作"二"。

③ 分：明抄本、乾隆本、文瑞楼本同，日本抄本作"两"。

宿，滤去滓，更入桃仁二两，炒，去尖皮，同研如泥，酒煎成膏

上一十一味，除安息香外，捣研为末，用安息香煎和为丸如梧桐子大。每服二十丸至三十丸，炒生姜酒下。

治心疼中恶，绕脐刺痛，白汗出，**鬼箭羽汤**方

鬼箭羽　桃仁去皮尖、双仁，炒。各一两　干姜炮。一分　甘草炙，剉。半分　厚朴去粗皮，生姜汁炙　当归切，焙　桂去粗皮　芎䓖各半两

上八味，细剉如麻豆大。每服五钱匕，水一盏半，煎至八分，去滓温服。

治心痛不可忍，**桂心丸**方

桂去粗皮

上一味，捣罗为末，炼蜜和丸如梧桐子大。每服三十丸，紫苏酒下。

卒心痛

论曰：卒心痛者，本于脏腑虚弱，寒气卒然客之，其状心如寒痛不得息。《千金》治寒客心痛而用大黄、黄芩，治心痛彻背而用乌头、附子之类，治疗相反如此，要在用之随宜而已。

治卒心痛及九种心痛，**丹砂丸**方

丹砂研。一分　乌头去皮脐，生，为末。一两　巴豆去皮、膜，研如膏，新盆内摊去油为霜。一钱半

上三味，同研匀，水煮陈曲糊为丸如黍米大。每服三丸，冷生姜汤下。

治卒心痛不可忍，**芎䓖汤**方

芎䓖　桂去粗皮　当归切，焙　高良姜各半两　厚朴去粗皮，生姜汁炙令透。一分

上五味，粗捣筛。每服三钱匕，水二盏，煎至七分，去滓温服，空心日晚各一。

治卒心痛，**半夏丸**方

半夏汤浸七遍，去滑，暴干　细辛去苗叶。各三分　干姜炮

裂　人参　附子炮裂，去皮脐。各一分

上五味，捣罗为末，醋煮面糊和丸如小豆大。每服五丸，温酒下。

治卒心痛，**乌头丸方**

乌头炮裂，去皮脐　蜀椒去目并闭口者，炒出汗。各三分　干姜炮裂　桂去粗皮。各半两

上四味，捣罗为末，炼蜜和丸如小豆大。每服五丸，温酒下。

治卒心痛，**吴茱萸汤方**

吴茱萸水浸一宿，暴干，微炒。一两半　桂去粗皮。一两

上二味，粗捣筛。每服一钱半匕，酒一盏，同煎至六分，去滓顿服。

治暴心痛，**紫桂煮散方**

桂去粗皮　高良姜　当归切，焙。各一两　吴茱萸半两　厚朴去粗皮，生姜汁炙。三分

上五味，捣罗为散。每服一钱半匕，水一盏，入生姜三片，枣二枚，擘破，同煎至六分，不拘时候热服。

治卒心痛不可忍，**三圣散方**

附子炮裂，去皮脐　蓬莪荗剉。各一两　胡椒半两

上三味，捣罗为散。每服一钱匕，热酒调下，妇人醋汤调下，不拘时候。

治暴心痛危笃者，**神应丸方**

石灰风化者。一钱　干姜一钱

上二味，捣罗为末，滴水丸如豌豆大。每服七丸，取葱白一寸，利开，入开口椒七颗，湿纸裹煨熟，细嚼，汤解醋下。

治心腹卒痛胀满，口噤气闷，**备急丸方**

大黄剉，炒　干姜炮裂。各半两　巴豆去心、皮，麸炒黄，研。一分

上先将前二味捣罗为末，入巴豆再捣千杵，蜜和为剂，瓷器盛，勿透气，旋丸如梧桐子大。每服二丸，温生姜汤下，吐利为度。

治卒暴心痛，**如圣丸方**

豉七粒。慢火微炒转色，倾出搓去皮　斑猫一枚。去翅、足，微炒

上二味，同研，饭和丸如豌豆大。每服一丸，温酒或热醋汤下。

治暴心痛，**高良姜散方**

高良姜　芍药等分

上二味，捣罗为散。每服二钱匕，温酒调下，不拘时。

久心痛

论曰：心为诸脏之长，神之所舍也。其正经不可伤，伤之则旦发夕死，夕发旦死，是为真心痛，不可复治。其久成疹者，由风冷邪气，乘于心之支别络，停滞不去，发作有时，故经久不差也。

治久心痛，**桂心丸方**

桂去粗皮。一两　赤石脂半两　干姜炮。半两　蜀椒去目及闭口者，炒出汗。三分　乌头炮裂，去皮脐。三分

上五味，捣罗为末，炼蜜和丸如小豆大。每服五丸，醋汤下，空心日午夜卧各一。

治久患心痛不止，及气冷，**木香丸方**

木香炮　鹤虱微炒　槟榔剉　诃黎勒煨，去核　芜荑炒　附子炮裂，去皮脐　干姜炮裂。各一两　大黄剉，醋拌炒。一两半

上八味，捣罗为末，炼蜜和丸如小豆大。每服三十丸，食前生姜橘皮汤下。

治久心痛，经年不止，**鹤虱丸方**

鹤虱炒　木香　槟榔剉　陈橘皮汤浸，去白，焙　芜荑炒　附子炮裂，去皮脐　干姜炮裂。各一两

上七味，捣罗为末，炼蜜和丸如小豆大。每服三十丸，食前橘皮汤下。

治久心痛不可忍，**姜黄散方**

姜黄炒　当归切，焙。各一两　木香　乌药剉。各半两

上四味，捣罗为散。每服二钱匕，煎吴茱萸醋汤调下。

治心痛久不差，**木香散方**

木香一半生，一半炒　吴茱萸①汤浸，焙干，炒　当归切，焙　甘草炙，剉　芍药炒　细辛去苗叶。各一分　槟榔剉　干姜炮　桂去粗皮。各半两

上九味，捣罗为散。每服二钱匕，炒生姜盐汤调下。

治心脏积冷，疼痛久不差，**吴茱萸丸方**

吴茱萸炒。一两半　附子炮裂，去皮脐　草豆蔻去皮。各二两　桂去粗皮。一两②　桃仁汤浸，去皮尖、双仁，炒。四两　丁香三分　木香半两

上七味，捣罗为末，用煮陈曲糊和丸如梧桐子大。每服二十丸，米饮或煨生姜橘皮煎汤下。

治久心痛，**沉香汤方**

沉香剉　鸡舌香各一两　薰陆香半两。研　麝香一分③。研，去筋膜

上四味，捣为细末。每服三钱匕，水一中盏，煎至七分，去滓，食后温服。

治久患心痛不止，**丁香汤方**

丁香　胡椒炒。各一分　陈橘皮汤浸，去白，焙　桂去粗皮　蘹香子炒　甘草炙，剉。各一两

上六味，粗捣筛。每服三钱匕，水一盏，煎至七分，去滓温服。

治久心痛，**桂椒丸方**

桂去粗皮。一分　胡椒炒。四十九④粒　巴豆七粒。去皮、膜，研出油尽　斑猫七枚。去头、足、翅，炒

上四味，捣罗为细末，醋煮面糊和丸如麻子大，阴干。每服三丸，温酒下，妇人醋汤下，早晚食后临卧。有孕者不可服。

---

① 吴茱萸：日本抄本、文瑞楼本剂量同，明抄本、乾隆本作“一两”。
② 一两：日本抄本、文瑞楼本同，明抄本、乾隆本作“两半”。
③ 一分：日本抄本、文瑞楼本同，明抄本、乾隆本作“五钱”。
④ 四十九：日本抄本、文瑞楼本同，明抄本、乾隆本作“七十九”。

治久心痛，**二圣汤方**

厚朴去粗皮，生姜汁炙　大黄剉，炒。各一两

上二味，粗捣筛。每服三钱匕，酒一盏，煎至七分，去滓温服。

治久心痛，**远志汤方**

远志去心　菖蒲细切。各一两

上二味，粗捣筛。每服三钱匕，水一盏，煎至七分，去滓，不拘时温服。

治久心痛，**桃仁煎方**

桃仁四十九枚。去双仁、皮尖，炒

上一味，细研如膏。分作三服，熟汤化下，空心日午夜卧，未差再作。

治久心痛，**吴茱萸汤方**

吴茱萸汤洗七遍。半两

上一味，以浆水一碗半，煎至一碗，去滓，频频温服。

肝心痛

论曰：肝心痛者，色苍苍如死灰状，不得太息是也。盖肝在色为苍，足厥阴之脉，贯膈布胁肋，今肝虚受邪，传为心痛，故色苍苍而不泽，拘挛，不得太息也。

治肝心痛，色苍苍不得太息，四肢厥逆，**白茯苓汤方**

白茯苓去黑皮　防风去叉　柏子仁　细辛去苗叶。各三分　当归剉，微炒　槟榔各半两　白术　芎䓖各三①分　桂②去粗皮　附子炮裂，去皮脐。各半两　枳壳去瓤，麸炒。三分

上一十一味，剉如麻豆。每服三钱匕，水一盏，入生姜一枣大，切，枣三枚，擘破，同煎至七分，去滓，不拘时候温服。

治肝心痛，胸膈气滞，四肢厥逆，两胁疼痛，**细辛汤方**

---

① 三：明抄本、乾隆本、文瑞楼本同，日本抄本作"二"。

② 桂：日本抄本、文瑞楼本剂量同，明抄本、乾隆本作"一两"。

细辛去苗叶　桃仁去皮尖、双仁，麸炒　前胡去芦头　当归剉，微炒　附子炮裂，去皮脐　桂去粗皮　陈橘皮汤浸，去白，焙　人参　柏子仁　芎藭　木香　白茯苓去黑皮。各三分　吴茱萸汤洗七遍，焙干，炒。半两

上一十三味，剉如麻豆。每服三钱匕，水一盏，入生姜一枣大，切，枣三枚，擘破，同煎至七分，去滓，不拘时候温服。

治肝心痛连两胁，不得太息，**紫菀丸方**

紫菀　桔梗剉，炒　白术　木香　当归切，焙。各半两　郁李仁汤浸，去皮，炒　桂去粗皮。各三分

上七味，捣罗为末，炼蜜丸如小豆大。每服空腹食前，以槟榔汤下二十丸。

治肝心痛，色苍苍然如死灰状，经时一太息，**二物散方**

野狐粪烧灰。一升　姜黄剉，炒。三两

上二味，捣罗为散。每服一钱匕，空腹温酒调下，日晚再服。

脾心痛

论曰：脾者中州，为孤脏以灌四旁，脾气盛则四脏皆得所养。今脾虚受病，气上乘心，故其为痛特甚，古方谓如针锥所刺而急迫者，是为脾心痛之候。

治脾心痛如刺，**白术汤方**

白术一两二钱　人参　陈橘皮汤浸，去白，炒　附子炮裂，去皮脐　桂去粗皮。各半两　吴茱萸水浸一宿，微炒　干姜炮。各三分

上七味，剉如麻豆。每服五钱匕，水一盏半，煎至八分，去滓温服，日二。

治脾心痛，**木香三棱散方**

木香　枳壳麸炒，去瓤　白芷　蓬莪茂剉，煨　白术　益智仁炒　陈曲炒　京三棱炮。各四两　甘草炙，剉。二①两　桂去粗皮。

---

① 二：日本抄本、文瑞楼本同，明抄本、乾隆本作“三”。

半两　青橘皮汤浸，去白，焙。三两

上一十一味，捣罗为散。每服半钱匕，入盐少许，沸汤点服，不计时。

治脾心痛，或泄泻不止，虚冷膈气，**木香宽中散方**

木香　肉豆蔻仁　白茯苓去黑皮　甘草炙　陈曲炒黄　诃黎勒皮炮　人参各一两　麦蘖炒。一两半①　草豆蔻去皮　白豆蔻去皮　附子炮，去皮脐。各半两

上一十一味，捣罗为散。每服一钱匕，入盐、生姜各少许，空心沸汤点服。

治心脾冷痛不可忍，霍乱吐泻，**诃黎勒汤方**

诃黎勒炮，去核　甘草炙　干姜炮　厚朴生姜汁浸一宿，炒　白豆蔻去皮　陈橘皮汤浸，去白，焙干　高良姜　白茯苓去黑皮　神曲炒　麦蘖炒。各一两

上一十味，粗捣筛。每服三钱匕，水二盏，入盐少许，煎至七分，去滓温服，不拘时候。

治心脾痛，霍乱吐泻，**蓬莪茂丸方**

蓬莪茂湿纸裹煨，剉　青橘皮汤浸，去白，焙干　蘹香子炒　干姜炮　甘草炙，剉　吴茱萸汤洗，焙干，炒。各一两　阿魏少许。醋浸，研膏入面作饼子，炙干

上七味，捣罗为末，醋煮面糊，丸如鸡头大。每服一丸加至二丸，煨生姜煎汤嚼下。

治脾心痛如刺，或绕脐疞痛，汗出，**吴茱萸汤方**

吴茱萸汤洗，焙干，炒　干姜炮　厚朴去粗皮，姜汁涂炙　甘草炙，剉。各一两　附子炮裂，去皮脐。一枚

上五味，剉如麻豆。每服三钱匕，水一盏半，入枣二枚，擘破，同煎至七分，去滓温服，食前。

治脾心痛，**厚朴汤方**

厚朴去粗皮，姜汁涂炙　吴茱萸汤洗，焙干，炒　人参各一两

---

① 一两半：日本抄本、文瑞楼本同，明抄本、乾隆本作"五钱"。

上三味，粗捣筛。每服五钱匕，水一盏半，入生姜一分，拍碎，枣二枚，擘破，同煎至七分，去滓温服，空心日午临卧各一。

治脾心痛兼吐水，**茱萸汤**方

食茱萸炒　白术　干姜炮。各一两

上三味，粗捣筛。每服三钱匕，水一盏，煎至七分，去滓温服，空心午间临卧各一。

治脾心痛，痛则胀痛如锥刺，**吴茱萸汤**方

吴茱萸汤洗，焙干，炒。半两　葱花切。半升

上二味，拌令匀。每服五钱匕，水一盏半，煎取七分，去滓温服，食顷再服。

胃心痛

论曰：胃为水谷之海，冲气属焉，围而保之，则邪不能袭。若经气虚，风冷伤动，则逆乘于心之络脉，痛归于心而腹胀，是为胃心痛也。

治胃心痛腹胀满，口吐酸水，饮食无味，及一切气疾，**荜澄茄丸**方

荜澄茄　白豆蔻去皮　肉豆蔻去壳　木香　草豆蔻去皮，炒　丁香　白术　缩砂仁　红豆蔻　桂去粗皮　益智去皮　诃黎勒煨，去核　人参　白茯苓去黑皮　附子炮裂，去皮脐　蘹香子舶上者，炒　槟榔剉　胡椒　干姜炮　阿魏面裹煨，去面。各一两　青橘皮汤浸，去白，焙　陈橘皮汤浸，去白，焙。各二两　甘草炙。四两

上二十三味，捣罗为末，炼蜜和丸樱桃大。每服一丸，细嚼，温酒或盐汤下，妇人醋汤下。

治胃心痛腹胁虚胀，胸膈不利，痰逆不思食，呕吐酸水，**沉香阿魏丸**方

沉香剉　木香　丁香　荜澄茄　蘹香子炒　青橘皮汤浸，去白，焙　干姜炮　陈橘皮汤浸，去白，焙　槟榔剉　阿魏醋和面裹煨熟，去面研。各等分

上一十味，捣罗为末，炼蜜和丸如樱桃大，研丹砂为衣。每服一丸，细嚼，炒生姜盐汤或温酒下。

治胃心痛，**丁香汤方**

丁香　肉豆蔻去壳。各半两　干姜炮裂　青橘皮汤浸，去白，焙　藿香叶各三分　麝香研。半钱

上六味，粗捣筛。每服二钱匕，酒一盏半，煎至七分，去滓温服。

治脾胃伤冷，心腹疼痛，霍乱吐泻，**六气汤方**

白术　高良姜剉　桂去粗皮　陈橘皮汤浸，去白，焙　茴香子炒　甘草炙。各等分

上六味，粗捣筛。每服三钱匕，水一盏，入生姜三片，煎至七分，去滓，稍热服。

治胃心痛，吐清水，上吐下泻，及一切冷痰，**煨姜丸方**

附子大者，二枚。刀刻作一小口，入硇砂三分，面裹煨，面熟去面　丁香半两

上二味，捣罗为末，新汲水和丸梧桐子大。每服七丸，生姜一块，切两片剜空，入药在内，以湿纸裹煨，令姜软，和姜嚼细，盐汤下。

治胃心痛不止，**丁香汤方**

丁香一分　桂去粗皮。半两

上二味，粗捣筛。每服二钱匕，酒一盏，煎至六分，去滓温服。

治胃气极冷，卒病心痛，吐逆寒痰，饮食不下，**高良姜散方**

高良姜三两

上一味，酒浸，纸裹入慢火内煨令熟，捣罗为散。每服一钱匕，米饮调下。

肾心痛

论曰：肾心痛者，心痛与背相引，善瘛疭，如物从后触其心，身伛偻者是也。盖足少阴之脉，贯脊属肾，其直者上贯肝膈，入

肺中，其支者，从肺出络心，注胸中，今肾虚逆气乘心，故其痛与背相引，善瘛疭，如物触其心也。

治肾寒气逆上奔，心痛引背，**乌头丸方**

乌头炮裂，去皮脐。一两　赤石脂　干姜炮裂。各半两　桂去粗皮。三分　蜀椒去目及闭口，炒出汗。一分^①

上五味，捣罗为末，炼蜜丸如梧桐子大。每服十丸，温酒下，温水亦可，日二，空心服。

治肾心痛，如物从背触心，牵脊伛偻，**桃花散方**

桃花半升。焙干　苦参一两半

上二味，捣罗为散。每服三钱匕，以酒、水各半盏，煎沸调下，空心日午夜卧各一服。

治肾心痛与背相引，身体伛偻，**蜀椒丸方**

蜀椒去目并闭口，炒出汗　芍药　桔梗炒　细辛去苗叶　桂去粗皮　干姜炮裂。各三分　附子炮裂，去皮脐。一分

上七味，捣罗为末，炼蜜和丸梧桐子大。每服十五丸，空心温酒下，日二服。

治肾心痛引脊背，如物所触，**巴戟丸方**

巴戟天去心　蘹香子炒　肉苁蓉酒浸，切，焙　人参　附子大者。炮裂，去皮脐　青橘皮汤浸，去白，焙。各一两　槟榔锉。半两

上七味，捣罗为末，别用羊肾二对，细切，去筋膜，入盐半两，同研细，将药末同研得所，如干即入炼蜜，丸梧桐子大。每服空心盐汤下二十丸。

治肾寒气逆上乘心痛，**高良姜汤方**

高良姜　厚朴去粗皮，生姜汁炙　桂去粗皮。各三两　当归切，焙。二两

上四味，粗捣筛。每服五钱匕，以水一盏半，煎取八分，去滓，食前温服，日二。

<hr>

① 一分：文瑞楼本同，明抄本、乾隆本无，日本抄本作“一两”。

治肾心气痛，**金锁丸方**

附子炮裂，去皮脐　青橘皮汤浸，去白，焙　桂去粗皮。各一
两　硇砂半两。研　巴戟天去心。一两　人参　山茱萸　吴茱萸汤
洗，焙干，炒。各半两

上八味，捣研为末，酒煮面糊丸梧桐子大，别研丹砂为衣。
每服十五丸，温酒或盐汤下，空心日午夜卧服。

治肾心气痛连背脊，**硇砂丸方**

硇砂别研。一分　荜澄茄　人参　沉香剉　桔梗炒。各半
两　木香一分　槟榔大者。剉　肉豆蔻仁各一两　丁香大者。
二七枚

上九味，捣罗为末，面糊和丸如绿豆大。每服五丸至七丸，
煎人参汤下，空心日午临卧服。

厥心痛

论曰：手少阴，心之经也，心为阳中之阳，诸阳之所会合。
若诸阳气虚，少阴之经气逆，则阳虚而阴厥，致令心痛，是为厥
心痛。

治厥心痛，面色青黑，眼目直视，心腹连季胁引痛满胀，**高
良姜散方**

高良姜　乌药　京三棱并剉。各一两　吴茱萸水浸一宿，暴干。
二两。与上三味相和炒，待茱萸拟焦即住火，净拣去茱萸不用，将三
味与后药同捣　丹参剉，微炒　沉香剉　莎草根炒，去毛　当归切，
焙　桂去粗皮　桃仁汤浸，去皮尖、双仁，麸炒令黄，研　槟榔微
煨。各半两　麝香一分。别研入

上一十二味，捣研为散。每服三钱匕，煎茯苓汤调下，或炒
桃仁酒调下亦得。

治厥逆冷气上攻心痛，**当归散方**

当归剉，微炒　陈橘皮汤浸，去白，焙　桂去粗皮　枳壳去瓤，
麸炒　槟榔　桔梗去芦头，炒。各一两　赤芍药　木香　人参各
半两

上九味，捣罗为细散。每服二钱匕，煎生姜枣汤调下，不拘时服。

治厥逆心痛，呕逆，气闷绝，**吴茱萸丸方**

吴茱萸汤浸一宿，焙干，炒　桂去粗皮　白术一两二钱　干姜炮　青橘皮汤浸，去白，焙　槟榔　木香　干漆捣碎，炒令烟出　当归剉，微炒　桔梗去芦头，炒　附子炮裂，去皮脐。各一两

上一十一味，捣罗为细末，炼蜜和捣三五百杵，丸如梧桐子大。以热酒下二十丸，不拘时候。

治厥逆冷气上攻心痛，不入食，**草豆蔻汤方**

草豆蔻去皮。一两半　厚朴去粗皮，姜汁炙。二两　桂去粗皮　高良姜　当归剉，焙。各一两

上五味，粗捣筛。每服四钱匕，以水一盏，煎取六分，去滓，稍热服，不拘时候。

治厥心痛及气膈心痛，**吴茱萸散方**

吴茱萸水浸一宿，炒干。三①分　荜拨半两　胡椒一分　高良姜半两　当归切，焙　防葵剉碎　白茯苓去粗皮。各三分　陈橘皮水浸，去瓤，微炒。半两　槟榔二枚。微煨

上九味，捣罗为细散。每服二钱匕，空心温酒调下，日晚再服。

治厥心痛，**麝香汤方**

麝香别研，每汤成旋下　木香一两。剉　桃仁去皮尖、双仁，麸炒。三十五②枚　吴茱萸水浸一宿，炒干。一两　槟榔煨。三枚

上五味，除麝香、桃仁外，粗捣筛，入桃仁再同和研匀。每服三钱匕，水半盏，童子小便半盏，同煎至六分，去滓，入麝香末半钱匕③，搅匀，温服，日二服。

---

①　三：明抄本、乾隆本、文瑞楼本同，日本抄本作“一”。
②　三十五：明抄本、乾隆本、文瑞楼本同，日本抄本作“四五”。
③　半钱匕：日本抄本、文瑞楼本同，明抄本、乾隆本作“三分”。

卷第五十六

心痛门

九种心痛

论曰：九种心痛，曰虫、曰注、曰风、曰悸、曰食、曰饮、曰冷、曰热、曰去来者是也。治病必求其本，今九种心痛，其名虽异而治疗[1]各有其法。盖正气和调则邪不能入，若或虚弱，外邪乘之，则种种皆能致疾。善医者惟明攻邪以扶正，则九种之痛[2]，其治一[3]也。《延龄至宝论》曰：鬼击之气须以牛黄、麝香，或气满相攻，则生嚼桃仁。若此之类，又当随宜治之，理固然矣。

治九种心痛，**附子丸方**

附子炮裂，去皮脐　人参　狼毒炙　干姜炮　食茱萸各一两　巴豆半两。去皮、心、膜，麸炒，出油尽[4]

上六味，捣研为末，炼蜜为丸如麻子大。每服十丸，米饮下。中恶心痛，口不能言者，日一服。累年积冷气流注心胸者，日再服之。

治九种心痛，**木香煮散方**

木香　吴茱萸汤浸一宿，炒　陈橘皮汤浸，去白，炒　柴胡去苗。各一两　麝香别研。半钱　槟榔锉　芍药　郁李仁汤浸，去皮，炒　当归切，焙。各半两

---

① 疗：元刻本、日本抄本、文瑞楼本同，明抄本、乾隆本作"药"。
② 痛：元刻本、日本抄本、文瑞楼本同，明抄本、乾隆本作"病"。
③ 一：元刻本、日本抄本、文瑞楼本同，明抄本、乾隆本作"一理"。
④ 尽：元刻本、日本抄本、文瑞楼本同，明抄本、乾隆本此后有"五钱"。

上九味，捣罗八味为散，入麝香和匀。每服三钱匕，水一盏，煎至七分，不拘时温服。

治九种心痛，**厚朴汤方**

厚朴去粗皮，用生姜汁涂炙　槟榔剉　食茱萸　芍药　柴胡去苗　当归切，焙。各一两　郁李仁汤浸，去皮，炒。三分

上七味，粗捣筛。每服五钱匕，水一盏半，煎至一盏，去滓温服，空心日午夜卧各一①。

治九种心痛，**救生散方**

狼牙炙　槟榔剉　青橘皮汤浸，去白，炒　鹤虱　雷丸各一两　当归　桂去粗皮。各一两半

上七味，捣罗为散。每服三钱匕，蜜酒调下，空心日午服，虫下为度。

治九种心痛②，**弭痛丸方**

五灵脂　木香　当归切，焙　高良姜炮　蓬莪茂炮。各一两

上五味，捣罗为末，炼蜜和丸如梧桐子大。每服二十丸至三十丸，空心煎木香汤下。

治九种心痛，冷热吐逆，疠刺疼痛，**干漆散方**

干漆炒出烟　蓬莪茂炮。各一两半　桂去粗皮　吴茱萸汤浸一宿，炒干。各一两

上四味，捣罗为散。每服二钱匕，温酒或醋汤调下，不计时候。

治九种心痛及诸滞气，**和气丸方**

附子一枚，大者。去皮脐，切作四片，入硇砂一钱，面裹煨香熟。去面，只用附子，为末，硇砂别研　芫花醋炒　牵牛子炒。各一钱

上三味，杵研为末，用醋面糊为丸如梧桐子大。每服十丸，生姜汤下，不拘时。

---

① 各一：元刻本、日本抄本、文瑞楼本同，明抄本、乾隆本作"日二"。
② 痛：元刻本、日本抄本、文瑞楼本同，明抄本、乾隆本作"痛不止"。

治九种心痛，**双珍散方**

芫花　狼毒各一两

上二味，用醋一升半入砂石器中熬，醋尽为度，再焙干捣罗为散。每服半钱匕，葱酒调下。

治九种心痛，**乌头散方**

乌头炮裂，去皮脐　栀子仁生用。各一两

上二味，捣罗为散。每服一钱匕，醋汤调下①。

治九种心痛②，**换金③煮散方**

延胡索　蓬莪茂炮　威灵仙去土　鬼箭羽　姜黄　苦楝根洗，剉。各一两

上六味，捣罗为散。每服三钱匕，水一盏、酒少许同煎七分，温服，日二夜一。

治九种心痛，**无比丸方**

高良姜炮　缩砂仁　桂去粗皮　干姜炮　赤芍药各三两

上五味，捣罗为末，醋面糊为丸如小弹子大。每服一丸，生莱菔一片和药细嚼，热汤下，不拘时。

治九种心痛及腹胁积聚滞气，**干漆丸方**

干漆炒烟出。二两

上一味，捣罗为末，醋面糊丸如梧桐子大。每服五丸至七丸，温酒下，醋汤亦得，不拘时候。

治九种心痛④，**万灵丸方**

石菖蒲二两

上一味，捣罗为末，醋面糊丸如鸡头⑤大，以丹砂为衣。每服一丸，丈夫盐汤、妇人醋汤嚼下⑥。

---

① 下：元刻本、日本抄本、文瑞楼本同，明抄本、乾隆本此后有"日二"。
② 痛：元刻本、日本抄本、文瑞楼本同，明抄本、乾隆本此后有"滞气"。
③ 换金：元刻本、日本抄本、文瑞楼本同，明抄本、乾隆本作"不换金"。
④ 痛：元刻本、日本抄本、文瑞楼本同，明抄本、乾隆本此后有"及滞气"。
⑤ 鸡头：元刻本、日本抄本、文瑞楼本同，明抄本、乾隆本作"梧子"。
⑥ 下：元刻本、日本抄本、文瑞楼本同，明抄本、乾隆本此后有"日二"。

停饮心痛

论曰：心属火，其气炎上。饮为水，其性趋下。荣卫平和，腑脏调适，则水液下行，不能逆害心火。若水饮停积于胸中，火气不得宣通，则阳虚阴盛。其病心中澹澹然欲吐而痛，是为停饮心痛也。

治痰饮在心久不散，痛不可忍，**半夏汤方**

半夏汤洗七遍，暴干　干姜炮。各三分　槟榔半生半炮，剉　桂去粗皮　旋覆花微炒　高良姜各半两　丁香　木香各一分

上八味，粗捣筛。每服五钱匕，水一盏半，入生姜一分，拍破，同煎至八分，去滓温服。

治痰饮在心不散，痛不可忍，**旋覆花汤方**

旋覆花微炒　桔梗剉，炒。各一两　半夏汤洗七遍，暴干。一两半　柴胡去苗。三分　槟榔微煨，剉。二枚

上五味，粗捣筛。每服五钱匕，水一盏半，入生姜一分，拍碎，同煎至八分，去滓温服。如人行六七里，再服。

治风痰心痛，每食黏滑等物即吐清水，痛连胸背①不可忍，**枳壳汤方**

枳壳去瓤，麸炒。半两　苦参　甘草生，剉。各一两　灯心两小束。切

上四味，粗捣筛。每服三钱匕，水一盏，煎至六分，入盐半钱，茶末半钱，去滓温服，食后再服。以篦子于喉中引令吐，吐定更服，以痰尽为度，吐后宜服茯苓汤。

治停饮心痛，服前药吐后，**茯苓汤方**

白茯苓去黑皮。一两　人参一分　麦门冬去心，焙。一两一分

上三味，粗捣筛。每服五钱匕，水一盏半，入生姜一分，拍碎，同煎至八分，去滓温服，良久煮淡浆粥补之。

治心痛多唾，**桂朴散方**

---

① 背：元刻本、日本抄本、文瑞楼本同，明抄本、乾隆本作"背胁"。

桂去粗皮　厚朴去粗皮，生姜汁炙令熟。各三分　吴茱萸汤浸一宿，暴干炒。半两

上三味，捣罗为散。每服二钱匕，温酒调下。

虫心痛

论曰：诸虫在人身中，若腑脏平调，则自安其所。若脏气虚弱，或因食肥甘过度，致动肠胃间诸虫。其虫往来上攻于心络，则令人心痛。痛有休止，腹中热，喜吐涎出，是蛔心痛也，宜速疗之。不疗，虫贯心则能杀人。

治虫动心痛不可忍，**胜金丸**方

贯众　白僵蚕炒　芜荑　干漆炒烟尽　槟榔剉　桂去粗皮。各一两　厚朴去粗皮，姜汁炙透　雷丸各一两半

上八味，捣罗为细末，炼蜜丸梧桐子大。每服十五丸，空心食前温浆水下。初服三五日，取下诸虫乃效。若虫多，即服药十以上日①方验。

治心痛发作，痛有休止，喜涎出，是为蛔虫，**温中当归汤**方

当归切，焙。一两半　芍药剉碎，微炒。三两　黄芩去黑心　朴消　桔梗炒　柴胡去苗。各二两　升麻一两半

上七味，粗捣筛。每服三钱匕，水一盏，煎至七分，去滓温服。

治蛔厥呕逆心痛②，**乌梅丸**方

乌梅三百枚　细辛去苗叶。六两　干姜炮。十两　黄连去须。一斤　当归切，焙。四两　附子炮裂，去皮脐。六两　蜀椒去目及闭口者，炒出汗。四两　桂去粗皮　人参　黄檗蜜炙。各六两

上一十味，除乌梅外捣罗为细末，以苦酒渍乌梅一宿，取肉蒸熟捣如泥，和药令相得，内臼中涂蜜捣二千下，丸如梧桐子大。食前服十丸，日三，稍加至二十丸。

治虫心痛疠刺不可忍，**槟榔汤**方

---

① 十以上日：元刻本、文瑞楼本同，明抄本、乾隆本作"旬日"，日本抄本作"十日以上"。

② 痛：元刻本、日本抄本、文瑞楼本同，明抄本、乾隆本作"痛不可忍"。

槟榔微煨。二枚　酸石榴皮微炒。三分　桃符剉碎。一枚　胡粉一分

上四味，粗捣筛。每服二钱匕，水一盏，煎至半盏，又下酒一合，更煎取沸，去滓，空心温服，日晚再服。

治心腹疠痛不止，**橘皮汤方**

陈橘皮去白，焙　当归切，焙　细辛去苗叶。各一两　鹤虱微炒。半两　甘草炙。一两　大黄剉，炒。二两

上六味，粗捣筛。每服三钱匕，水一盏，入生姜半分，切，煎至七分，去滓，空心温服，日午、临卧各一服，未差再服。

治蛔虫心痛喜吐水，冲刺痛不可忍，或不能食，面黄腹满，**姜黄汤方**

姜黄一两三分① 藋芦剉。一两　鹤虱微炒。一两一分

上三味，粗捣筛。每服三钱匕，水一盏，煎至七分，又入酒一合，更煎取沸。空心服，晚食热饭即虫下。一服未尽，更服。

治三虫心痛，面黄，不下食，**木香汤方**

木香　槟榔煨　陈橘皮去白，焙。各三分　东引石榴根炙，剉。一两半　吴茱萸水浸，焙干炒。一分　薏苡根炙。一两

上六味，粗捣筛。每服三钱匕，水一盏，煎至七分，去滓温服，如人行三四里，再服。

治蛔咬心痛，**鹤虱饮方**

鹤虱微炒　苦楝根有子者良。焙。各一两　硇砂研如粉。一分

上三味，先以二味粗捣筛，入研药和匀。每服三钱匕，水二盏，新匙一柄剉折，同煎至一盏，下朴消末一钱，煎沸去滓，空心服。

治蛔咬心痛②，**槟榔散方**

槟榔剉　蜀椒去闭口并目，炒出汗。各半两

上二味，捣罗为细③散。每服二钱匕，米饮调下，空心日晚各

---

① 一两三分：元刻本、日本抄本、文瑞楼本同，明抄本、乾隆本作"三两"。
② 痛：元刻本、日本抄本、文瑞楼本同，明抄本、乾隆本作"痛不止"。
③ 细：元刻本、明抄本、乾隆本、日本抄本同，文瑞楼本无。

一服。

治蛔心痛，**吴茱萸散方**

吴茱萸水浸一宿，焙干炒。半两　鹤虱微炒。一两半

上二味，捣罗为细散。每服二钱匕，空心温酒调下。

治蛔虫、寸白等，心腹疼痛，**石榴根散方**

东引石榴根二两　腻粉一钱　陈橘皮去白，焙。半两　芍药
剉，炒。三分　槟榔　萆薢各一两

上六味，捣罗为细散。每服二钱匕，空心煎枣汤调服，日晚
再服。

治蛔心痛，**桔梗散方**

桔梗炒。三分　当归切，焙。一两　芍药剉，炒　雷丸各三
分　陈橘皮去白，焙。一两　人参三分　贯众半两　槟榔剉。一
两半

上八味，捣罗为细散。每服二钱匕，空心煎姜枣汤调下，日
晚再服，渐加至三钱匕。

治诸虫攻心腹疼痛，**麦蘖散方**

大麦蘖炒。一两　鹤虱炒。三分　白槟榔剉。三分　陈橘皮
去白，焙。半两　糯米炒熟。一合　牵牛子一半生，一半炒。二
两　楝根有子东南根，以石灰汁浸两宿，炙干。二两

上七味，捣罗为细散。每服三钱匕，空心米饮调下。未转，
更时呷热姜蜜汤投之。

治蛔心痛①，**乳香散方**

乳香研。一分　鹤虱炒。三分　槟榔剉。一两半

上三味，捣研为细散。每服三钱匕，大麻子汁调下。

治虫兼气心痛，**槟榔丸方**

槟榔剉。一两半　陈橘皮去白，焙　芜荑　牵牛子炒。各一
两　木香半两

上五味，捣罗为细末，炼蜜和丸如小豆大。每服二十丸，橘

---

① 痛：元刻本、日本抄本、文瑞楼本同，明抄本、乾隆本作"痛不休"。

皮汤下，空心日午临卧各一服。

治蛔虫心痛^①，**狗脊丸方**

狗脊去毛。一分　吴茱萸水浸一宿，焙干炒。半两　陈橘皮去白，焙。三分^②　芜荑三分　槟榔剉。一两半

上五味，捣罗为细末，炼蜜和丸如小豆大。每服二十丸，食前橘皮汤下。

治心痛如虫咬，**皂荚丸方**

皂荚炙黄，去皮子　杏仁去皮尖、双仁，研。各一两

上二味，先捣罗皂荚为末，次与杏仁相和，捣为丸如小豆大。每服七丸，粥饮下，发时吃。

治虫咬心痛，**干漆汤方**

干漆炒烟尽。一两　胡椒一分

上二味，粗捣筛。每服一钱匕，水一盏，入葱白一寸，麝香少许，煎七分，去滓温服。

冷气心痛

论曰：风邪冷气伤于心之络脉，皆能致痛。若阳气偏虚，宿挟冷滞，又因饮食伤动而致心痛，则其病喜温而恶寒，其气惨而不舒，甚者四肢厥，冷气攻心而发痛也。

治冷气心痛，肋下鸣转，食不能消，**豆蔻汤方**

肉豆蔻去壳，炮。四枚　赤茯苓去黑皮。一两半　当归切，焙。一两　陈橘皮汤浸，去白，焙　厚朴去粗皮，生姜汁炙。各一两半　荜拨　桂去粗皮。各半两　芍药一两^③　白术一两半^④　槟榔微煨，剉　诃黎勒煨，去核。各半两　桔梗剉，炒。一两

上一十二味，粗捣筛。每服五钱匕，水一盏半，入生姜一枣

---

① 痛：元刻本、明抄本、乾隆本、日本抄本、文瑞楼本同，明抄本、乾隆本此后有"兼气痛"。

② 分：文瑞楼本同，元刻本、明抄本、乾隆本、日本抄本作"两"。

③ 两：元刻本、日本抄本、文瑞楼本同，明抄本、乾隆本作"两半"。

④ 一两半：元刻本、日本抄本、文瑞楼本同，明抄本、乾隆本作"一两"。

大，切，枣二枚，擘破，同煎至八分，去滓，空心日午夜卧温服。

治冷气冲心痛①，**厚朴汤**方

厚朴去粗皮，生姜汁炙。三分　人参　当归切，焙　陈橘皮汤浸，去白，焙。各半两　麦蘖微炒。一分　白槟榔微煨，剉。一枚

上六味，粗捣筛。每服五钱匕，水一盏半，入生姜一枣大，拍破，同煎至八分，去滓温服②。

治寒气客于心，心中妨痛，脉来沉紧，**槟榔汤**方

槟榔微煨，剉。五枚　桂去粗皮　当归切，焙　木香各一两　陈橘皮汤浸，去白，焙。三分　附子炮裂，去皮脐。一两

上六味，剉如麻豆。每服三钱匕，水一盏，入生姜一枣大，拍破，同煎至七分，去滓，空心日晚温服。

治冷气心痛不能食，**八味桂心丸**方

桂去粗皮。一两半　桔梗剉，炒　吴茱萸汤浸，焙，炒　人参　白术　高良姜各三分③　陈橘皮汤浸，去白，焙。半④两　当归切，焙。一两

上八味，捣罗为末，炼蜜丸如小豆大。每服十丸，温酒下，日午、夜卧各一，稍加至十五、二十丸。

治宿患冷气心痛，时时发动，**芎藭丸**方

芎藭一两　桂去粗皮　当归切，焙　干姜炮　厚朴去粗皮，生姜汁炙　枳壳去瓤，炒。各三分　槟榔微煨，剉。六枚

上七味，捣罗为末，炼蜜丸如小豆大。每服二十丸，温酒下，加至三十丸。如腹有结块，加附子、鳖甲，妇人加桃仁，各一两。

治冷气心肋结痛，食不下，**高良姜汤**方

高良姜　当归切，焙。各二⑤两　陈橘皮汤浸，去白，焙。一两半　厚朴去粗皮，生姜汁炙。二⑥两　桔梗去芦头，切，炒。一两

---

① 痛：元刻本、明抄本、乾隆本、日本抄本同，文瑞楼本无。
② 服：元刻本、日本抄本、文瑞楼本同，明抄本、乾隆本此后有"日二"。
③ 分：元刻本、日本抄本、文瑞楼本同，明抄本、乾隆本作"两"。
④ 半：元刻本、日本抄本、文瑞楼本同，明抄本、乾隆本作"一"。
⑤ 二：元刻本、日本抄本、文瑞楼本同，明抄本、乾隆本作"一"。
⑥ 二：元刻本、日本抄本、文瑞楼本同，明抄本、乾隆本作"一"。

半　桃仁去皮尖、双仁，炒。五十枚　吴茱萸汤浸半日，暴干微炒。一两半　诃黎勒皮微煨。五枚①

上八味，粗捣筛。每服三钱匕，水一盏，生姜一枣大，拍破，同煎至六分，去滓温服，日三。

治虚冷胸满短气，心痛呕吐②，**防风茯苓汤**方

防风去叉　赤茯苓去黑皮。各一两　桂去粗皮。三两　甘草炙，剉。一两　干姜炮。二两　人参一两半　半夏汤洗去滑。二两

上七味，粗捣筛。每服五钱匕，水一盏半，入生姜二枣大，擘破，同煎至八分，去滓温服，空心日午夜卧各一。

治冷气冲心痛，**三味桂心丸**方

桂去粗皮。半两　当归切，焙。三分　吴茱萸汤浸一宿，焙炒干。一两

上三味，捣罗为末，炼蜜丸如小豆大。每服二十丸，空心炒盐酒下，日晚再服。

治冷气心痛③，**干枣汤**方

干枣二七④枚。去核　生姜切。一两　白蜜一匙头⑤

上三味，以水二盏煎五六沸，去滓热服，未差再作服。

治冷气心痛⑥，**芜荑汤**方

芜荑　陈橘皮汤浸，去白，焙。各一分

上二味，粗捣筛。用水二盏煎取一盏，去滓，入炒盐一字，顿服。未差，再作服。

治心疼冷气⑦疠刺痛不可忍，**桂姜散**方

---

① 枚：元刻本、日本抄本、文瑞楼本同，明抄本、乾隆本作"钱"。

② 呕吐：明抄本、乾隆本同，元刻本、日本抄本、文瑞楼本作"吐呕"。

③ 冷气心痛：明抄本、乾隆本同，元刻本、日本抄本、文瑞楼本作"冷心痛"。

④ 二七：元刻本、日本抄本、文瑞楼本同，明抄本、乾隆本作"二十七"。

⑤ 一匙头：元刻本、文瑞楼本同，明抄本、乾隆本作"一两"，日本抄本作"一匙"。

⑥ 冷气心痛：明抄本、乾隆本同，元刻本、日本抄本、文瑞楼本作"冷心气痛"。

⑦ 心疼冷气：元刻本、日本抄本、文瑞楼本同，明抄本、乾隆本作"心冷气痛"。

桂去粗皮。一两　生姜片切，焙干。二两

上二味，捣罗为散。每服二钱匕，温酒调下。

中恶心痛

论曰：心者，君主之官，神明出焉。心神安静，则邪无得而干。若心气不足，精神衰弱，邪恶之气因得干正，连滞心络，令人气不升降。卒然心痛如刺，闷乱欲绝者，中恶心痛也。

治中恶卒暴心痛不可忍，**升麻汤**方

升麻一两半　芍药剉，炒。半两　大黄剉，醋炒。二两　鬼箭羽一两　鬼臼切，炒。一两　桂去粗皮。一两　桔梗去芦头，切，炒。一两半　柴胡去苗。二两　丹砂研。一两　朴消半两

上一十味，粗捣筛。每服三钱匕，水一盏，煎至七分，去滓温服，以利为度。若痛不止，服后芍药①汤。

治中恶心痛②，**赤芍药汤**方

赤芍药剉，炒。二两　桔梗炒。一③两半　杏仁汤浸，去皮尖、双仁，炒。二两

上三味，粗捣筛。每服三钱匕，水一盏，煎至七分，去滓温服。

治中恶心痛，绕脐疗刺，白汗出，**芎劳汤**方

芎劳半两　桃仁汤浸，去皮尖、双仁，麸炒。一两④　鬼箭羽一两⑤　干姜炮裂。一分　厚朴去粗皮，生姜汁炙　甘草炙，剉　当归切，焙　桂去粗皮。各半两

上八味，粗捣筛。每服三钱匕，水一盏，煎至七分，去滓温服。

治中恶心痛⑥，**丁香汤**方

---

①　芍药：元刻本、日本抄本、文瑞楼本同，明抄本、乾隆本作"赤芍"。
②　痛：元刻本、日本抄本、文瑞楼本同，明抄本、乾隆本作"痛不可忍"。
③　一：元刻本、日本抄本、文瑞楼本同，明抄本、乾隆本作"二"。
④　两：元刻本、日本抄本、文瑞楼本同，明抄本、乾隆本作"分"。
⑤　两：元刻本、日本抄本、文瑞楼本同，明抄本、乾隆本作"分"。
⑥　痛：元刻本、日本抄本、文瑞楼本同，明抄本、乾隆本作"痛不可忍"。

丁香　芍药剉，炒　槟榔湿纸裹煨，剉　吴茱萸汤浸，焙炒。各一两　白术三分

上五味，粗捣筛。每服三钱匕，水一盏，煎至七分，去滓温服。

治中恶心痛，两胁胀满，**犀角汤方**

犀角镑。一两　桃仁汤浸，去皮尖、双仁，麸炒。四十九枚　赤茯苓去黑皮。一两半[1]　甘草炙，剉。三分　鳖甲醋炙，去裙襴。三分　木香半两　大黄剉碎，醋炒。一两　麝香别研。一分

上八味，粗捣筛。每服五钱匕，水一盏，童子小便半盏，煎取一盏，去滓，空心日午夜卧温服。

治卒中恶，心腹刺痛，去恶气，**犀角散方**

犀角镑　木香各半两　麝香细研。一分

上三味，捣研为散。每服二钱匕，空腹以熟水调下。未止再服。

治中恶心痛，腹胀闷，**大黄散方**

川大黄剉碎，微炒　赤芍药　川升麻　鬼箭羽　鬼臼去须　桂心　桔梗去芦头　柴胡去苗。以上各一两　川朴消二两

上九味，捣筛为散。每服三钱匕，以水一中盏，煎至六分，去滓，不计时候温服。

治中恶，心痛不可忍，**沉香散方**

沉香半两　赤芍药半两　醋石榴皮半两。剉，微炒　桔梗半两。去芦头　槟榔一两　川芒消一两

上六味，捣筛为散。每服三钱匕，以水一中盏，入葱白五寸，煎至六分，去滓，不拘时候温服。

恶注心痛

论曰：凡人将理失度，阴阳俱虚，血气不足，复因风寒暑[2]湿客忤，邪恶之气乘虚入于肌体，流注经络，伏留脏腑，毒击心包[3]，时发疼痛。积滞日久，转相注易，故曰恶注心痛也。

---

① 一两半：元刻本、日本抄本、文瑞楼本同，明抄本、乾隆本作"一两"。

② 暑：元刻本、日本抄本、文瑞楼本同，明抄本、乾隆本作"水"。

③ 包：元刻本、日本抄本、文瑞楼本同，明抄本、乾隆本作"包络"。

治心腹疠痛，或暴得恶注，疞刺欲死者，**鬼箭羽汤**方

鬼箭羽一两　桃仁汤浸，去皮尖、双仁。六十枚。炒　芍药二两　鬼臼削去皮，微炒。一两　陈橘皮汤浸，去白，焙。二两　当归切，焙　桂去粗皮　柴胡去苗。各一两　大黄剉碎，醋炒。一两半

上九味，粗捣筛。每服五钱匕，水一盏半，入生姜一分，拍破，同煎至一盏，去滓，入麝香末一字匕，丹砂末、朴消末各半钱匕，再煎一沸，温服，日再，以快利为度。

治恶注两肋连心痛，**当归汤**方

当归切，焙。一两　木香三分　槟榔五枚。微煨　麝香研，旋入

上四味，除麝香外，粗捣筛。每服五钱匕，童子小便一盏，水半盏，同煎至八分，去滓，入麝香末一字①，再煎一沸，温服，空心日午夜卧各一，微利为度。

治恶注，心痛不可忍，气走连胸，背如刀刺者，及蛔咬心②，十③**注丸**方

麝香研。一两半　犀角镑。二两　雄黄研。一两半　甘遂微炒。一两　丹砂研。一分　巴豆三十粒。去皮、心、膜，研出油尽

上六味，捣研为末，炼蜜为丸如小豆大。每服三丸，空心米饮下。如不吐利，渐加至五丸。

治心腹注痛不可忍，**桃枝汤**方

桃枝一握，东引者。削去皮

上一味，剉碎。水二盏，煎至七分，去滓，作一服。如未差，再服。

治恶注心痛，五脏气壅，胸膈两肋拘急，发则呕吐清水，食饮不下，**鳖甲丸**方

鳖甲去裙襕，醋浸炙　人参　木香　白槟榔剉　枳壳去瓤，麸炒　桂去粗皮　赤芍药　桔梗剉，炒　防葵　牡丹皮　京三稜煨，

① 字：元刻本、日本抄本、文瑞楼本同，明抄本、乾隆本作"钱"。
② 心：元刻本、日本抄本、文瑞楼本同，明抄本、乾隆本作"心痛不止"。
③ 十：元刻本、日本抄本、文瑞楼本同，明抄本、乾隆本作"下"。

剉 诃黎勒皮 陈橘皮汤浸，去白，焙 独行根 当归切，焙 大黄剉，炒 郁李仁去皮，研。各一两

上一十七味，捣研为末，炼蜜为丸如梧桐子大。每服三十丸，温汤或酒下。

治恶注心痛闷绝，**鬼督邮丸方**

鬼督邮末 安息香各一两。酒浸细研，滤去滓，慢火煎令成膏

上二味，先将安息香煎成膏，拌前药为丸如梧桐子大。每服十五丸，空心煎吴茱萸醋汤下。

心痛懊憹

论曰：阳中之阳，心也，与小肠合，其象火。故其支别络为风冷邪气所乘，留薄①不去，阳气不得宣发，郁滞生热，则心神懊憹而烦痛。

治心痛懊憹悁闷，筑引两乳如针刺，困极，**桂心汤方**

桂去粗皮。半②两 吴茱萸汤洗，焙炒。三两 芍药剉，炒。一两半 当归焙。一两

上四味，粗捣筛。每服三钱匕，水一盏半，生姜一枣大，拍碎，煎至八分，去滓温服，空心日午临卧各一。

治心中痞急懊痛，**桂心胶饴汤方**

桂去粗皮。一两

上一味，粗捣筛。每服二钱匕，水一盏，生姜一枣大，拍碎，煎至六分，去滓，下胶饴二枣大，更煎一二沸，温服，空心向晚各一。

治心下虚痛懊憹，**桂心枳实汤方**

桂去粗皮。一两 枳实麸炒。半两

上二味，粗捣筛。每服三钱匕，水一盏，生姜一枣大，拍碎，煎至七分，去滓温服，日再。

---

① 薄：元刻本、日本抄本、文瑞楼本同，明抄本、乾隆本作"传"。
② 半：元刻本、日本抄本、文瑞楼本同，明抄本、乾隆本作"一"。

治心痛懊恼，**藋芦散方**

藋芦一两　干漆炒烟出　萹蓄炒。各一分

上三味，捣罗为散。每服二钱匕，粥饮调下，空心日午临卧各一。若心腹胀满不能食饮，即以羊子肝、蒜齑作羹食之，能取干疳虫，旦服则暮下，百日内勿食酱。

治心痛懊恼，**芍药汤方**

赤芍药六两　桔梗炒　杏仁去皮尖、双仁，炒。各五两

上三味，㕮咀如麻豆大。每服五钱匕，水一盏半，煎至八分，去滓温服。

治心垂急懊痛，**郁金饮**①方

郁金半两　黄芩去黑心　赤芍药　枳壳去瓤，麸炒　生干地黄焙　大腹皮各一两

上六味，粗捣筛。每服五钱匕，水一盏半，生姜一枣大，拍碎，煎至八分，去滓温服，不拘时。

治心垂急恼痛气闷，**木香汤方**

木香　桂去粗皮　槟榔剉　赤芍药　吴茱萸汤洗，焙炒　当归剉，炒。各半两

上六味，粗捣筛。每服五②钱匕，水一盏半，煎至八分，去滓温服，不拘时。

治心懊痛，腹胁妨闷，不能饮食，**沉香散方**

沉香镑　木香　陈橘皮去白，焙　桂去粗皮。各半两　槟榔剉　郁李仁汤浸去皮，炒　枳壳去瓤，麸炒　诃黎勒皮各一两　大黄剉，炒。半两

上九味，为细散。每服二钱匕，生姜温酒调下，不拘时。

心痛不能饮食

论曰：心为阳中之阳，足阳明之络属心。冷积于胃而干于心，则心痛不能饮食也。

---

① 饮：元刻本、明抄本、乾隆本、日本抄本同，文瑞楼本作"散"。
② 五：元刻本、日本抄本、文瑞楼本同，明抄本、乾隆本作"三"。

治冷气攻心及两胁结痛，不能食，**高良姜汤方**

高良姜　当归切。焙　厚朴去粗皮，生姜汁炙。各一两　桔梗去芦头，切，炒　吴茱萸汤浸，焙干炒　陈橘皮汤浸，去白，焙。各三分　桃仁汤浸，去皮尖、双仁，炒。五十枚　诃黎勒煨，去核。五枚

上八味，粗捣筛。每服三钱匕，水一盏，生姜半钱，拍碎，煎至七分，去滓，食前温服，日再夜一。

治心痛如刺不能食，**木香汤方**

木香　干姜炮。各半两　桂去粗皮　芍药　白术　枳壳去瓤，麸炒　陈橘皮汤浸，去白，焙。各三分　甘草炙，剉。一分

上八味，粗捣筛。每服三钱匕，水一盏，煎至七分，去滓，食前温服，日再。

治心痛不能食，两胁如刺，壅闷，**荜拨散**方

荜拨　木香　芎䓖　桂去粗皮　高良姜　青橘皮汤浸，去白，焙　丁香各半两　半夏汤洗七遍，去滑，焙干　芍药　人参各三分　大腹三枚

上一十一味，为细散。每服二钱匕，炒生姜盐汤调下。

治心痛不欲饮食，胁痛如刺，壅闷，**草豆蔻散方**

草豆蔻去皮。半两　甘草炙，剉。一分

上二味，为细散。每服二钱匕，白汤调下。

治心痛如刺，不能饮食，**厚朴丸方**

厚朴去粗皮，生姜汁炙　当归切，焙　陈橘皮汤浸，去白，焙　附子炮裂，去皮脐。各三分　半夏汤洗七遍，焙干为末，姜汁作饼，焙干　干姜炮。各半两　甘草炙，剉　草豆蔻去皮。各一两

上八味，为细末，陈曲作糊丸如小豆大。每服二十丸，炒生姜盐汤下。

治常患心痛不能食，兼头痛，**乌头丸方**

乌头炮裂，去皮脐。一两　蜀椒去目并闭口，炒出汗。三分　干姜炮　桂去粗皮。各半①两

---

① 半：元刻本、日本抄本、文瑞楼本同，明抄本、乾隆本作"一"。

上四味，为细末，炼蜜丸小豆大。每服十五丸，温酒下，稍稍增之。

治心痛不能饮食，两胁刺痛，**丁香丸方**

丁香　木香各半两　当归切，焙　龙脑研。各一分　白豆蔻去皮。三分

上五味，为细末，米醋煮蒸饼和丸如绿豆大。每服十丸，炒姜盐①汤嚼下。

心 掣

论曰：《内经》谓一阳发病，少气，善咳善泄，其传为心掣。夫心，君火也；三焦，相火也。盖人气血和平，三焦升降则神明泰定。三焦既病，故上咳下泄少气，致心火胥应而不宁，其动若掣者，乃其证也。

治心掣胸中少气，善咳善泄，**调中汤方**

白术　干姜炮　当归切，焙　人参　赤茯苓去黑皮。各二两　桂去粗皮。一两半　五味子　甘草炙。各一两

上八味，咬咀如麻豆大。每服五钱匕，水一盏半，慢火煎至八分，去滓，稍热服，日二夜一②。

治心掣气乏，咳逆泄利，**人参煮散方**

人参一两　丁香③　草豆蔻去皮。各一分④　羌活去芦头　甘草⑤炙，剉　陈曲各半两　京三棱煨，剉。三分

上七味，捣罗为散。每服三钱匕，水一盏，煎至七分，和滓温服，不拘时。

治心掣胸中气少，水谷不化，泄利气逆，**茯苓煮散方**

赤茯苓去黑皮　厚朴去粗皮，生姜汁炙　麦糵炒　芎劳　甘草

---

① 盐：元刻本、明抄本、乾隆本、日本抄本同，文瑞楼本无。
② 日二夜一：元刻本、日本抄本、文瑞楼本同，明抄本、乾隆本作"日二"。
③ 丁香：元刻本、明抄本、日本抄本、文瑞楼本剂量同，乾隆本作"一两"。
④ 一分：元刻本、日本抄本、文瑞楼本同，明抄本、乾隆本作"五钱"。
⑤ 甘草：元刻本、明抄本、日本抄本、文瑞楼本剂量同，乾隆本作"一两"。

炙，剉　人参各一两　干姜炮。半两

上七味，捣罗为散。每服三钱匕，水一盏，煎至七分，和滓温服，不拘时。

治心掣少气，善咳善泄，腹痛上攻，**当归散方**

当归切，焙　桔梗去芦头，炒　枳壳去瓤，麸炒　陈橘皮汤浸，去白，焙　赤芍药　桂去粗皮。各一两　人参　木香各半两

上八味，捣罗为散。每服二钱匕，煎生姜枣汤调下，不拘时。

治心掣胸中不利，时咳泄利，**桔梗汤方**

桔梗去芦头，炒　人参　赤茯苓去黑皮　白术　陈橘皮汤浸，去白，焙　桂去粗皮　厚朴去粗皮，生姜汁炙。各一两　木香半两　枇杷叶拭去毛，炙①。三分

上九味，粗捣筛。每服三钱匕，水一盏，入生姜半分，拍碎，煎至六分，去滓温服，不拘时。

厥　逆

论曰：有病膺肿颈痛，胸满腹胀，病名厥逆。夫阴阳升降则气流而顺，若上实下虚则气厥而逆。今阳气有余于上，壹郁于胸腹间，故膺肿颈痛，胸满腹胀而为气逆之证也。治法不可灸焫，亦不可针石，惟调顺阴阳，使升降无碍则病自愈。

治厥逆病，三焦不调，升降否隔，颈痛膺肿，胸满腹胀②，**调中丸方**

人参一两　赤茯苓去黑皮　桔梗剉，炒　橘皮去白，焙　白术　半夏姜汁同捣作饼，暴干　沉香　槟榔剉　藿香叶各一两

上九味，捣罗为细末，炼蜜和丸梧桐子大。每服三十丸，温生姜汤下，不拘时候。

---

①　炙：元刻本、文瑞楼本同，明抄本、乾隆本作"蜜炙"，日本抄本误作"各"。
②　胸满腹胀：元刻本、文瑞楼本同，明抄本、乾隆本作"胸腹满胀不通"，日本抄本作"胸满胀"。

治厥逆，三焦不调及脾胃气攻头面，虚肿气喘，心急胀满①，**人参汤方**

人参　赤茯苓去黑皮　厚朴去粗皮，生姜汁炙透　紫苏子炒　大腹皮　桑根白皮②剉　槟榔剉。各一两③　陈橘皮去白，焙　防己各一两半

上九味，粗捣筛。每服五钱匕，水一盏，生姜一块，拍破，葱白三茎，切，煎至八分，去滓，空心温服。

治厥逆及冷气逆满，不能食，**紫苏子汤方**

紫苏子炒　陈橘皮去白，焙　人参　赤茯苓去黑皮　厚朴去粗皮，生姜汁炙透　生姜切，焙　杏仁去皮尖、双仁，炒　枇杷叶拭去毛，炙干。各二两

上八味，粗捣筛。每服三钱匕，水一盏半，煎至一盏，去滓温服，日三。

治厥逆腹满妨痛，或上冲心，**高良姜汤方**

高良姜　槟榔剉　木香　当归切，焙。各一两半　吴茱萸汤浸，焙干炒。一两

上五味，粗捣筛。每服三钱匕，水一盏，煎至七分，去滓，空腹温服。

治厥逆满急，食饮妨闷，**茯苓汤方**④

赤茯苓去黑皮。三两　桔梗剉，炒。二两　厚朴去粗皮，生姜汁炙透　白术　人参各二两　陈橘皮去白，焙。一两半⑤

上六味，粗捣筛。每服三钱匕，水一盏，姜一小块，拍破，煎至六分，去滓温服，日三。

---

① 气喘心急胀满：元刻本、日本抄本、文瑞楼本同，明抄本、乾隆本作"气喘息粗，胸胁腹胀满闷"。

② 桑根白皮：元刻本、日本抄本、文瑞楼本同，明抄本、乾隆本作"诃勒皮"。

③ 一两：元刻本、日本抄本、文瑞楼本同，明抄本、乾隆本作"一两半"。

④ 茯苓汤方：本方药物组成，元刻本、日本抄本、文瑞楼本同，明抄本、乾隆本尚有"甘草五钱"。

⑤ 一两半：元刻本、日本抄本、文瑞楼本同，明抄本、乾隆本作"二两"。

治厥逆冷气冲注^①，刺痛胀满，**茯苓汤**方

赤茯苓_{去黑皮。三两}　人参　陈橘皮_{去白，焙}　桔梗_{剉，炒。}各二^②两

上四味，粗捣筛。每服三钱匕，水一盏，生姜一小块，煎至七分，去滓温服，日三。

---

① 注：元刻本、日本抄本、文瑞楼本同，明抄本、乾隆本此后有"胸腹"。
② 二：元刻本、日本抄本、文瑞楼本同，明抄本、乾隆本作"一"。

卷第五十七

心腹门

心腹痛　心腹卒胀痛　腹痛　腹虚胀　久腹胀　腹胀肠鸣切痛
腹内结强　膜胀　鼓胀　胁肋痛　胁痛烦满　息积

心腹门

心腹痛

论曰：脏腑气虚，风寒客之，邪正相薄[1]，故上冲于心络而为心痛，下攻于腹膜而为腹痛，上下攻击则心腹疼痛。其或阴气凝结，久而不散，内攻肠胃，则变为寒中胀[2]满泄利之证。

治心腹彻痛，诸虚冷气胀满，**黄耆汤方**

黄耆剉。一两　当归切，焙　人参　甘草炙，剉。各一两　干姜炮。二两　芍药　厚朴去粗皮，生姜汁炙　半夏汤洗去滑　桂去粗皮。各一两半　蜀椒去目及闭口者，炒出汗。半两

上一十味，粗捣筛。每服五钱匕，水一盏半，煎至八分，去滓温服。冷气多者，加附子一枚，炮裂，去皮脐。

治心腹冷痛，**独活汤方**

独活去芦头　人参　白茯苓去黑皮　吴茱萸水浸一宿，炒　甘草炙，剉　干姜炮裂　陈橘皮汤浸，去白，焙　黄耆[3]剉　桂去粗皮　芍药　芎劳　防风去叉。各一[4]两　当归切，焙。二两[5]

上一十三味，粗捣筛。每服水二盏，用羊肉二两先煮至一盏，

---

① 薄：日本抄本、文瑞楼本同，明抄本、乾隆本作"搏"。薄，通"搏"，搏击。《淮南子·兵略》："击之若雷，薄之若风。"朱骏声《说文通训定声·豫部》："薄，假借为搏。"
② 胀：明抄本、乾隆本、日本抄本同，文瑞楼本作"腹"。
③ 黄耆：乾隆本、日本抄本、文瑞楼本剂量同，明抄本作"二两"。
④ 一：日本抄本、文瑞楼本同，明抄本、乾隆本作"二"。
⑤ 二两：乾隆本、日本抄本、文瑞楼本同，明抄本作"一两半"。

去肉，下药末三钱匕，生姜一分，切，枣二枚，擘破，煎至七分，去滓温服，日三。

治心腹刺痛，**五辛汤**方

蜀椒去目及闭口者，炒出汗　干姜炮　细辛去苗叶　桂去粗皮　熟干地黄焙　芍药　防风去叉　苦参　甘草炙，剉　当归切，焙　吴茱萸水浸一宿，炒。各一两　栀子去皮　乌梅去核。各二七枚①

上一十三味，粗捣筛。每服三钱匕，水一盏，枣二枚，擘破，煎至七分，去滓温服，日二。

治暴冷心腹痛，头面冷汗出，霍乱吐下，脉沉细及伤寒冷毒，下清水及赤白带下，**当归汤**方

当归切，焙　人参　干姜炮　白茯苓去黑皮　厚朴去粗皮，生姜汁涂炙　木香　桂去粗皮　桔梗炒　芍药　甘草炙，剉。各一两

上一十味，粗捣筛。每服三钱匕，水一盏，煎至七分，去滓温服，日三。

治心腹痛，食冷物即发及吐恶水，**桔梗散**方

桔梗炒　麦门冬去心，焙　白茯苓去黑皮　槟榔煨，剉。各一两半　枳壳去瓤，麸炒　人参　厚朴去粗皮，生姜汁涂炙　芍药　陈橘皮汤浸，去白，焙。各一两　桂去粗皮。三分

上一十味，捣罗为散。空心煎姜枣汤调下二钱匕，加至三钱匕。

治心腹冷痛，**丁香汤**方

丁香半两　甘草炙，剉　桂去粗皮　干姜炮。各三分　厚朴去粗皮，生姜汁涂炙　赤芍药剉。各一两一分②　人参　白术各一两

上八味，粗捣筛。每服五钱匕，水一盏，酒半盏，同煎至八分，去滓，空心温服，良久再服。

治心腹卒痛，**厚朴汤**方

厚朴去粗皮，生姜汁炙。二两　吴茱萸水浸一分，炒干。一

---

① 栀子……二七枚：此12字日本抄本、文瑞楼本同，明抄本、乾隆本作"山栀一两　乌梅二十七枚。去核"。

② 一两一分：日本抄本、文瑞楼本同，明抄本、乾隆本作"一两"。

两半

上二味，粗捣筛。每服三钱匕，水一盏，煎至七分，去滓温服，日三。

治心腹疼痛，每发时连脐腹刺痛，多吐涎沫，**桑白皮散方**

桑根白皮　酸石榴皮　芜荑各半①两　厚朴一两。去粗皮，涂生姜汁炙令香②熟　生姜一分　槟榔末二钱③

上六味，捣筛为粗散。水二大盏，煎至一盏，去滓，下槟榔末，搅令匀，稍热，分为三服。

又方

桂心一两　干姜一两。炮裂，剉

上二味，捣筛为细散。每服一钱匕，温酒调下，不计时候。

治心虚寒，心中胀满，悲忧不乐，或梦山丘平泽，**半夏补心汤方**

半夏六两　宿姜五两　茯苓　桂心　橘皮各三两　白术四两　防风　远志各二两　枳实三两

上九味，剉如麻豆，拌匀。每服三钱匕，水一盏，煎取七分，去滓温服，不拘时候。

治一切心腹痛不可忍，**沉麝丸方**

沉香剉　麝香研　没药研　丹砂研　血竭研。各一两　木香半两

上六味，捣研为末，银石器熬生甘草膏，丸皂荚子大，生姜盐汤嚼下一丸。端午日午时合。

治心腹冷气痛，**调中丸方**

干姜炮。四两　人参　白茯苓去黑皮　甘草炙，剉　白术各五两

上五味，捣罗为末，炼蜜和丸如梧桐子大。每服三十丸，空心温枣汤下。

---

① 半：日本抄本、文瑞楼本同，明抄本、乾隆本作"一"。
② 香：明抄本、乾隆本、日本抄本同，文瑞楼本作"黄"。
③ 二钱：日本抄本、文瑞楼本同，明抄本、乾隆本作"五分"。

治冷气攻冲，心腹疗痛，短气汗出，**芎劳散方**

芎劳　莎草根炒　青橘皮去白，焙　蓬莪茂炒。各一两　乌药
二两

上五味，捣罗为散。温酒调下二钱匕，甚者三钱匕，更饮五
合暖酒，得吐差。未退更服，止三服止。

治腹中虚寒，心腹切痛，补血，**小建中汤**方

桂去粗皮。三分　甘草炙。半两　白芍药一两半

上三味，㕮咀如麻豆。每服五钱匕，水二盏，入生姜一分，切
碎，大枣四枚，擘破，同煎至一盏，去滓，更入胶饴半两许，再
煎令胶饴化，温服。甚者日三服。此药偏能治腹中虚寒，补血，
尤止腹痛，常人见其药性温平未必用。然腹痛按之便痛，重按却
不甚痛者，此止①是气②痛。重按愈痛而坚者，当有积也。气痛不
可下，下之愈痛，此虚寒证也，尤宜服此药。《外台》治虚劳腹中
痛，梦失精，四肢痠痛，手足烦热，咽干口燥，妇人小腹痛亦用
此。张仲景《伤寒论》：阳脉涩，阴脉弦，法当腹中急痛，先与
此，不差者，小柴胡汤主之。此二药皆主腹痛。

治卒心腹痛③，**桂朴散方**

桂去粗皮　厚朴去粗皮，生姜汁炙。各三分　吴茱萸汤洗，焙
干醋炒。半两

上三味，捣罗为散。每服二钱匕，温酒调下。

心腹卒胀痛

论曰：胃为水谷之海，足阳明之脉也。阳明之脉络属心。心
胃不和，寒气乘之，则气聚于胃中，令水谷不化，胃④满连心，故
心腹卒胀痛也。

治心腹卒痛如刺，两胁胀满，**高良姜汤方**

---

① 止：日本抄本、文瑞楼本同，明抄本、乾隆本作"正"。
② 气：日本抄本、文瑞楼本同，明抄本、乾隆本作"虚"。
③ 痛：日本抄本、文瑞楼本同，明抄本、乾隆本作"痛不可忍"。
④ 胃：日本抄本、文瑞楼本同，明抄本、乾隆本作"冒"。

高良姜二两　当归切，焙　桂去粗皮。各一两半　厚朴去粗皮，生姜汁炙。一两

上四味，粗捣筛。每服三钱匕，水一盏，煎至七分，去滓温服，日三。

治心腹卒胀痛，吐痰不止，**半夏汤**方

半夏汤洗去滑，焙　甘草炙，剉　陈橘皮汤浸，去白，焙　桂去粗皮。各半两　人参　白术各一①两　大腹皮并子两枚。微煨

上七味，剉如麻豆大。每服三钱匕，水一盏半，入生姜三片，煎至七分，去滓，空心温服，日再。

治冷热相击，心腹卒痛不可忍，**当归汤**方

当归切，焙　高良姜　厚朴去粗皮，生姜汁炙。各一两半　桃仁六十粒。去皮尖、双仁，麸炒，研　桂去粗皮。一两

上五味，粗捣筛。每服三钱匕，水一盏，入生姜三片，煎至七分，去滓温服，日三。

治心腹卒疞②痛如刺，胸胁胀满，**厚朴汤**方

厚朴去粗皮，生姜汁炙　当归切，焙　桂去粗皮　高良姜　芎䓖各一两

上五味，粗捣筛。每服三钱匕，水一盏，煎至七分，去滓温服，日三。

治心腹受冷，卒胀满，短气疞痛，**吴茱萸丸**方

吴茱萸汤洗，焙干炒③　干姜炮　附子炮裂，去皮脐。各一两　青橘皮汤浸，去白，焙　细辛去苗叶　人参各半两

上六味，捣罗为细末，炼蜜和丸如梧桐子大。每服二十丸，温酒下，不拘时候。

治心腹卒胀痛，胸胁支满欲死，**枳实散**方

枳实去瓤，麸炒　桂去粗皮。各一两

上二味，捣罗为细散。每服二钱匕，米饮调下。

---

① 一：日本抄本、文瑞楼本同，明抄本、乾隆本作"二"。
② 疞：日本抄本、文瑞楼本同，明抄本、乾隆本作"胀"。
③ 焙干炒：日本抄本、文瑞楼本同，明抄本、乾隆本作"醋炒"。

治心腹卒胀痛，**桂心丸方**

桂去粗皮。二两　乌头炮裂，去皮脐。一两

上二味，捣罗为细末，炼蜜和丸如梧桐子大。每服五丸，米饮下，渐增至七丸。

治心腹卒胀痛，**桃白皮汤方**

桃白皮剉。一两

上一味，以水三盏煎取一盏，去滓顿服。根皮亦佳。

治心腹气滞，卒胀满闷，**柴胡汤方**

柴胡去苗。二两半　赤茯苓去黑皮　陈橘皮去白，焙。各二两　厚朴去粗皮，涂生姜汁炙香熟。一两半　紫苏茎叶　槟榔各三两。剉　生姜去皮，薄切，焙干。五两

上七味，粗捣筛。每服五钱匕，水一盏半，煎至八分，去滓温服，如人行五里再服，利动即效。

治心腹卒胀痛，**槟榔汤方**

槟榔剉碎。十枚　生姜去皮，薄切，焙干　陈橘皮汤浸，去白，焙　枳壳去瓤，麸炒　甘草炙，剉。各三①两　大黄剉，炒　木香各二两

上七味，粗捣筛。每服三钱匕，水一盏，煎至七分，去滓温服，微利即效。

治心腹卒胀痛，膈气噎塞，宿食不消，大便秘涩，**神保丸方**

木香　胡椒各一分　巴豆十枚。去皮、心②，研　干蝎七枚③。炒

上四味，捣研为末，汤化蒸饼，丸如麻子大，丹砂为衣，每服三丸④。心膈痛，柿蒂灯心汤下；腹痛，柿蒂煨姜煎汤下；血气痛⑤，炒生姜醋小便下；小便不通，灯心汤下；血痢脏毒，楮叶汤下；肺气甚者，白矾、蚌粉各三分，铅丹一分，同研为散，煎

① 三：日本抄本、文瑞楼本同，明抄本、乾隆本作"二"。
② 心：日本抄本、文瑞楼本同，明抄本、乾隆本此后有"膜油"。
③ 枚：日本抄本、文瑞楼本同，明抄本、乾隆本此后有"去头足"。
④ 每服三丸：日本抄本、文瑞楼本同，明抄本、乾隆本此后有"小儿二丸。孕妇勿服"。
⑤ 血气痛：日本抄本、文瑞楼本同，明抄本、乾隆本作"气血崩"。

桑根白皮，糯米饮调下二钱；肾气胁下痛，蘹香子酒下；大便不通，蜜汤调槟榔末一钱下；气噎，木香汤下；宿食不消，茶酒^①浆饮下。

腹　痛

论曰：脏腑内虚，寒气客之，与正气相击，故令痛也。又有冷积不散，乍间^②乍甚，为久腹痛者。若重遇于寒，则致肠鸣下利。盖腹为至阴之所居，又为阴邪客搏故也。

治腹痛疞刺，除寒冷，温脾^③，**人参汤**方

人参　附子炮裂，去皮脐　甘草炙。各二两　干姜炮裂　大黄剉碎，醋炒　当归切，焙。各一两

上六味，剉如麻豆大。每服五钱匕，水二盏，煎至一盏，去滓温服，日三。

治冷气腹痛，引腰背胁下痛，**当归汤**方

当归切，焙　桂去粗皮。各一两半　干姜炮裂。三分　吴茱萸汤浸，焙干炒。二两半　大黄剉碎，醋炒　人参各半两　甘草炙，剉　芍药剉，炒。各一两

上八味，粗捣筛。每服三钱匕，水一盏半，煎至八分，去滓温服，不拘时，日二。

治卒寒腹痛拘急，**芎劳汤**方

芎劳　当归切，焙　甘草炙，剉　黄芩去黑心　芍药剉，炒。各一两　干姜炮裂　桂去粗皮。各半两　杏仁去皮尖、双仁，炒。三十枚

上八味，粗捣筛。每服三钱匕，水一盏半，煎至八分，去滓，空心日午临卧温服。

治气攻心胁，或冷结腹痛不下饮食，**高良姜汤**方

高良姜　当归切，焙　厚朴去粗皮，生姜汁炙令烟出。各二两

---

① 茶酒：日本抄本、文瑞楼本同，明抄本、乾隆本作"姜汤茶酒"。
② 间：日本抄本、文瑞楼本同，明抄本、乾隆本作"减"。
③ 温脾：日本抄本、文瑞楼本同，明抄本作"湿痹"，乾隆本作"温痹"。

桔梗炒　陈橘皮去白，焙　吴茱萸汤浸，焙干炒。各一两半　桃仁去皮尖、双仁，麸炒香。十枚　诃黎勒微煨，去核。五枚

上八味，粗捣筛。每服五钱匕，水二盏，入生姜一枣大，拍破，同煎取一盏，去滓温服，日三。

治腹中冷痛，**人参丸**方

人参　桂去粗皮　茯神去木　黄耆剉　木香炒　牡蛎烧，研如粉　远志去心，炒　甘草炙，剉。各半两

上八味，捣罗为末，枣肉丸如小豆大。每服二十丸，麦门冬汤下，加至三十丸。

治积冷在心腹，腹痛短气，胸背痛，胁下有冷气，不能食，如锥刀刺，或如虫食，针灸不差，状如鬼神往来，**赤石脂丸**方

赤石脂　干姜炮裂　附子炮裂，去皮脐　乌头炮裂，去皮脐　人参　桂去粗皮　细辛去苗叶。各一两　真珠①研细。半两

上八味，捣研罗为细末，炼蜜丸如小豆大。每服七丸，米饮下，加至十丸，日再。

治寒冷腹痛②，**四物加黄耆芍药汤**③方

黄耆剉　桂去粗皮　干姜炮　芍药剉，炒。各一两　甘草炙，剉　当归切，焙。各一两半

上六味，粗捣筛。每服三钱匕，水一盏半，煎至八分，去滓温服，空心日午临卧各一。

治寒冷腹痛，**吴茱萸汤**方

吴茱萸水浸一宿，暴干　人参　桂去粗皮　半夏汤洗去滑　当归切，焙。各一两　小麦一合　甘草炙，剉。半两

上七味，粗捣筛。每服三钱匕，水一盏半，入生姜一枣大，拍破，同煎取八分，去滓温服，空心晚食前各一。

治寒中腹痛，**四物当归汤**方

---

①　真珠：日本抄本、文瑞楼本同，明抄本、乾隆本此后有"豆腐水煮"。
②　痛：日本抄本、文瑞楼本同，明抄本、乾隆本此后有"气痛"。
③　四物加黄耆芍药汤：本方药物组成，日本抄本、文瑞楼本同，明抄本、乾隆本尚有"川芎一两半"。

当归切，焙。一两　桂去粗皮　甘草炙，剉　干姜炮裂。各一两半

上四味，粗捣筛。每服二钱匕，水一盏，煎至六分，去滓温服，空心日午临卧各一。

治久冷腹痛不止，**安息香丸方**

安息香研　补骨脂炒①。各一两　阿魏研②。二钱

上三味，捣研罗为细末，醋研饭为丸如小豆大。每服十③丸，空心，粥饮下。

腹虚胀

论曰：胃气胀，则令人腹满不能食。此盖脾胃虚弱，冷气搏于阴经，故胃胀满塞而不能饮食。其气虚者，但虚胀而膨满于腹胁也。

治脾胃不和，中寒虚胀，**人参汤方**

人参　白茯苓去黑皮　肉豆蔻去壳　槟榔剉　木香各一分　白术　诃黎勒皮半生半炮　陈橘皮汤浸，去白，焙。各半两　蓬莪茂煨，剉　京三棱煨④，剉。各一两

上一十味，粗捣筛。每服二钱匕，水一盏，生姜三片，木瓜一片，同煎至八分，去滓热服。

治心胸满闷，气滞，腹虚胀，**大腹汤方**

大腹子四枚。剉　槟榔二枚。剉　陈橘皮汤浸，去白，焙　前胡去芦头　桔梗剉，炒　半夏汤洗七遍，切。焙　枳壳去瓤，麸炒。各一钱⑤　赤茯苓去黑皮。一两

上八味，粗捣筛。每服二钱匕，水一盏，入生姜三片，煎至六分，去滓温服，不拘时候。

---

① 炒：日本抄本、文瑞楼本同，明抄本、乾隆本作"盐酒浸一宿，蒸过晒干，与黑芝麻同炒"。
② 研：日本抄本、文瑞楼本同，明抄本、乾隆本作"醋化"。
③ 十：日本抄本、文瑞楼本同，明抄本、乾隆本作"三十"。
④ 煨：日本抄本、文瑞楼本同，明抄本、乾隆本作"醋面煨"。
⑤ 钱：日本抄本、文瑞楼本同，明抄本、乾隆本作"两"。

治腹虚胀，分导滞气，**分气散方**

仙人枯骨①一两　槟榔大者，一枚。剉　防己②　白豆蔻各一分　皂子雄者，二百七十枚。炮　莱菔子炒　青橘皮汤浸，去白，焙。各半两　麝香研。半钱　牵牛子瓦上炒焦，令作声为度。一两

上九味，捣研为细散。每服一盏匕，煎大腹皮汤调下，不拘时候。

和脾胃，治虚胀，化久③滞，进饮食，**木香三棱散方**

木香一两　京三棱煨，剉。四两　甘草炙，剉。三钱　青橘皮汤浸，去白，焙。一两　山芋　白茯苓去黑皮。各半两

上六味，捣罗为细散。每服一钱匕，入盐，如茶点，不拘时候。

治大泻后虚气④，心腹胀满，**木香丸方**

木香一两。剉　蝎梢炒。四十九枚　胡椒二⑤百粒　青橘皮汤浸，去白。焙　陈橘皮汤浸，去白。焙。各半两　莱菔子微炒　草豆蔻各一⑥分

上七味，捣罗为末，酒煮面糊丸如梧桐子大。每服七丸，煎橘皮汤下，空心食前。

治心腹虚胀，两胁疼痛，不欲饮食，**厚朴三棱丸方**

厚朴去粗皮，为末，生姜汁拌和，银器内炒干。六两　京三棱炮，剉　半夏汤洗七遍，去滑，炒干　槟榔剉。各三两

上四味，捣罗为末，煮枣肉和丸如梧桐子大。每服二十丸，空心食前，生姜汤下。

治中焦冷气腹胀，饮食不消，**吴茱萸丸方**

吴茱萸汤浸去滑，焙干　桂去粗皮。各一两　槟榔剉。半两　陈橘皮汤浸，去白，焙。三分

---

① 仙人枯骨：即萝卜枯根。别名仙人头、地骷髅、空莱菔等。
② 防己：日本抄本、文瑞楼本剂量同，明抄本、乾隆本作"一两"。
③ 久：日本抄本、文瑞楼本同，明抄本、乾隆本作"气"。
④ 虚气：日本抄本、文瑞楼本同，明抄本、乾隆本作"气虚"。
⑤ 二：日本抄本、文瑞楼本同，明抄本、乾隆本作"三"。
⑥ 一：日本抄本、文瑞楼本同，明抄本、乾隆本作"二"。

上四味，捣罗为细末，醋煮面糊丸如梧桐子大。每服十五丸，生姜汤下，不拘时候。

治心腹虚胀，**四圣丸方**

干蝎去土①，炒。一两　胡椒　木香　青橘皮汤浸，去白，焙。各一分

上四味，捣罗为细末，研饭和丸如绿豆大。姜橘汤或温酒下五七丸②，不拘时候。

久腹胀

论曰：久腹胀者，冷气结于腹内，与脏气相搏，积久而不散也。盖腹为至阴之所居，脾胃为仓廪之官。今寒气在内，与脏气相搏，停积不散，故为久胀。脾胃既虚，则难以腐熟水谷，故胀久不已，则令人变饮湿之疾。

治久腹胀满闷，**丁香丸方**

丁香　木香各一分　白术　甘草炙，剉　厚朴去粗皮，生姜汁炙　干姜炮　陈橘皮汤浸，去白，焙　陈曲炒　麦蘖炒　荜拨　大黄焙。各半两

上一十一味，捣罗为细末，炼蜜丸如弹子大。每服一丸，食前细嚼，米饮下。

治久腹胀烦闷，食不消，**厚朴丸方**

厚朴去粗皮，涂生姜汁炙熟　丁香皮　桑根白皮剉，炒　白术　桔梗炒　沉香剉　人参　槟榔剉。各一两

上八味，捣罗为细末，面糊丸如梧桐子大。每服三③十丸，空心橘皮汤下。

治久腹胀，寒气结搏不得散，**陈橘皮汤方**

陈橘皮汤浸，去白，焙。一两　防己半两　赤茯苓去黑皮　槟榔剉　木通各三分。剉　紫苏茎叶一两　木香半两　大腹皮一两

---

① 土：日本抄本、文瑞楼本同，明抄本、乾隆本此后有"去头足"。
② 五七丸：日本抄本、文瑞楼本同，明抄本、乾隆本作"七丸"。
③ 三：日本抄本、文瑞楼本同，明抄本、乾隆本作"五"。

上八味，粗捣筛。每服三钱匕，水一盏，入生姜一枣大，拍碎，煎至六分，去滓，不拘时温服。

治久腹胀气痛不散，**桃仁丸方**

桃仁汤去皮尖、双仁，麸炒。研　当归剉，焙　芍药赤者　诃黎勒煨，用皮　桂去粗皮　蓬莪茂煨，剉　槟榔剉。各一两　青橘皮汤浸，去白，焙。二两

上八味，捣罗为细末①。炼蜜和捣三二百杵，丸如梧桐子大，不拘时候，温酒下二十丸。

治久腹胀气滞，肠胃结涩，**橘皮丸**②方

陈橘皮汤浸，去白，焙　青橘皮汤浸，去白，焙　干姜炮　大黄剉，炒　京三棱炮，剉　厚朴去粗皮，涂生姜汁炙　牵牛子一半炒，一半生。各半两

上七味，捣罗为细末，醋煮面糊丸如梧桐子大。食后生姜汤下十五丸，加至二十丸。

治久腹胀，胸背痛，**槟榔汤**③方

槟榔剉　枳壳去瓤，麸炒　桔梗炒　白术　赤芍药　丹参各一两

上六味，粗捣筛。每服三钱匕，水一盏，入生姜一枣大，拍碎，煎至七分，去滓，不拘时候温服。

治久腹胀无力，不思食，**木香丸方**

木香　陈橘皮汤浸，去白，焙　白术各半两　槟榔剉。一两　莱菔子微炒。二两

上五味，捣罗为细末，炼蜜丸如梧桐子大。不拘时候，以生姜汤嚼下二十丸。

---

① 捣罗为细末：明抄本、乾隆本、日本抄本同，文瑞楼本作"粗捣罗为末"。
② 橘皮丸：本方药物组成，日本抄本、文瑞楼本同，明抄本、乾隆本尚有"陈曲五钱"。
③ 槟榔汤：本方药物组成，日本抄本、文瑞楼本同，明抄本、乾隆本尚有"桔梗一两"。

腹胀肠鸣切痛

论曰：腹者，至阴之所居。寒气所伤则阳衰阴盛，于是有腹胀肠鸣切痛之病。此盖脾弱胃虚，气胀满痞[1]，冷气加之，与正气交争故也。不已，则变下利之证。

治腹胀肠鸣切痛，发作有时，**白术汤方**

白术　赤茯苓去黑皮　当归切，焙　桂去粗皮　桔梗去芦头，剉，炒　陈橘皮汤浸，去白，焙　吴茱萸汤洗，焙干炒　人参各一两　甘草炙，剉。一分[2]　细辛去苗叶。半两　厚朴去粗皮，生姜汁炙。二两

上一十一味，粗捣筛。每服三钱匕，水一盏，生姜三片，枣一枚，去核，煎至七分，去滓温服，不拘时候。

治腹胀肠鸣切痛，不入[3]食，**草豆蔻汤方**

草豆蔻去皮　木香　桂去粗皮　芎䓖　赤芍药　白术　槟榔剉　陈橘皮汤浸，去白，焙。各一两　当归三分。剉，炒

上九味，粗捣筛。每服三钱匕，以水一盏，煎取七分，去滓温服，空腹食前。

治风冷内积，腹胀肠鸣疠痛，**当归汤方**

当归切，焙。二两　白术　干姜炮　陈橘皮汤浸，去白，焙　人参各一两　青橘皮汤浸，去白，焙　甘草炙，剉。各半两

上七味，粗捣筛。每服五钱匕，水一盏半，煎取七分，去滓温服，不拘时候。

治脾虚腹胀，肠鸣切痛，食少无力，**高良姜汤方**

高良姜半两。剉　人参三分　草豆蔻去皮　陈橘皮[4]汤浸，去白，焙　诃黎勒煨，去核。各一两　丁香半两　厚朴去粗皮，生姜汁炙。一两半　桂去粗皮。三分　甘草炙，剉。一分

---

① 满痞：日本抄本、文瑞楼本同，明抄本、乾隆本作"痞满"。
② 一分：日本抄本、文瑞楼本同，明抄本、乾隆本作"五钱"。
③ 入：日本抄本、文瑞楼本同，明抄本、乾隆本作"下"。
④ 陈橘皮：日本抄本、文瑞楼本剂量同，明抄本、乾隆本作"一两半"。

上九味，粗捣筛。每服三钱匕，水一盏，枣二枚，去核，煎至七分，去滓，不拘时温服。

治腹胀肠鸣，不欲饮食，**丹参汤**[①]方

丹参剉　桔梗去芦头，剉，炒　食茱萸炒　细辛去苗叶　白茯苓去黑皮　厚朴去粗皮，生姜汁炙。各一两

上六味，粗捣筛。每服三钱匕，水一盏，生姜三片，煎至七分，去滓，不拘时温服。

治腹胀雷鸣，胸背痛，**桔梗汤方**

桔梗去芦头，剉，炒　丹参切　白术　枳壳去瓤，麸炒　芍药　槟榔剉。各一两

上六味，粗捣筛。每服三钱匕，水一盏，姜[②]三片，煎至七分，去滓温服，日三。

治腹中寒气，雷鸣切痛，胸胁逆满，**附子粳米汤方**

附子炮裂，去皮脐。一枚[③]　半夏汤洗去滑，切，焙　甘草炙，剉。各一两

上三味，剉如麻豆。每服三钱匕，水一盏半，生姜三片，枣二枚，去核，粳米一撮，同煎，米熟，去滓温服，日三。

腹内结强

论曰：血气温则流通，寒则凝结。腹内结强者，风冷邪气积于腹中也。凝结而不散，与正气相击，上下流走，或按之有根，状如覆杯。食寒则腹中硬满妨害，饮食留滞，经久则变结瘕。

治寒气结强，腹内疼痛，**槟榔丸方**

槟榔剉　芍药赤者　桂去粗皮　干漆炒烟出　京三棱炮，剉　蓬莪茂炮，剉。各一两

上六味，捣罗为末，醋煮面糊丸如鸡头大，丹砂为衣。每服

---

① 丹参汤：本方药物组成，日本抄本、文瑞楼本同，明抄本、乾隆本尚有"甘草五钱"。

② 姜：明抄本、乾隆本、日本抄本、文瑞楼本作"生姜"。

③ 枚：日本抄本、文瑞楼本同，明抄本、乾隆本作"两"。

一丸，生莱菔一块同嚼，温熟水下，不拘时候。

治脾胃气不和，累有伤滞，腹内结强，食已腹痛，饮食不化，呕哕恶心，胸膈胀闷，大便秘利不定，**磨滞丸方**

木香　青橘皮汤浸，去白，焙　桂去粗皮。各一两　吴茱萸汤洗，焙干炒。三两　硇砂醋熬成霜，研。抄一钱匕　巴豆霜抄半钱匕

上六味，捣罗四味为末，与硇砂、巴豆霜同拌匀，醋煮面糊为丸如绿豆大。每服十丸，加至十五丸，早晚食后、临卧服。大便溏利，即减丸数。

治寒气结强，日久不消，**丁香皮煮散方**

丁香皮　京三棱炮，剉　槟榔生，剉　白术　姜黄　陈橘皮汤浸，去白，焙　当归切，焙　甘草炙，剉。各半两

上八味，捣罗为散。每服二钱匕，水一盏，生姜一枣大，切，煎至七分，去滓温服，日三夜一。

治冷气不散，腹内结强，坚硬疼痛，**白术散方**

白术　厚朴去粗皮，生姜汁炙　人参　吴茱萸汤洗，焙①干炒　白茯苓去黑皮　麦蘖炒　陈曲炒　芎藭各三两

上八味，捣罗为散。每服二钱匕，沸汤调下，日三。

治腹内结强，攻冲腹痛，**木香丸方**

木香　丁香各一分　肉豆蔻去壳。二枚　补骨脂炒　荜澄茄　桂去粗皮　益智去皮。各一两　青橘皮汤浸，去白，焙　京三棱炮，剉　蓬莪茂炮，剉。各二两　胡芦巴炒　槟榔生，剉　硇砂别研。各半两

上一十三味，除硇砂外捣罗为末，入硇砂和匀，稀面糊和丸绿豆大。每服二十丸至三十丸，温酒下，不拘时候。

治冷气不散，腹内结强，**青橘煮散方**

青橘皮汤浸，去白，焙　益智去皮，炒　乌头炮裂，去皮脐　槟榔生　威灵仙去土　蓬莪茂炮，剉　桂去粗皮。各一两

上七味，捣罗为散。每服二钱匕，水一盏，入生姜三片，同

---

① 焙：明抄本、乾隆本、日本抄本同，文瑞楼本作"白"。

圣济总录

一三三六

煎至七分，温服，日三。

治冷气积聚，腹内结强，日久攻筑，腹内疼痛，**丁香丸**方

丁香　青橘皮汤浸，去白，焙　缩砂仁　桂去粗皮　木香各半两　槟榔三①枚。剉　硇砂别研。一分

上七味，捣罗为末，醋煮面糊和丸如绿豆大。每服二十丸至三十丸，食后生姜汤下。

治腹内结强，不可按抑②，饮食不化，**平胃丸**方

杏仁去双仁、皮尖，麸炒。三③十枚　丹参三两　苦参　葶苈子隔纸炒　玄参各二两　芎䓖　桂去粗皮。各一④两

上七味，捣罗为末，炼蜜和丸如梧桐子大。每服七丸，日三，以知为度。

䐜 胀

论曰：《内经》谓浊气在上则生䐜胀，此阴阳反作，病之逆从也。夫清阳为天，浊阴为地，二者不可相干。今浊气在上为阴气干扰，清阳之气郁而不散，所以䐜塞胀⑤满而常若饱也。

治阴盛生寒，腹满䐜胀，**吴茱萸汤**⑥方

吴茱萸汤浸，焙炒　厚朴去粗皮，生姜汁炙　桂去粗皮　干姜炮。各二两　白术　陈橘皮汤浸，去白，焙　人参各一两　蜀椒去目并闭口者，炒出汗。半两

上八味，剉如麻豆。每服四钱匕，以水一盏半，入生姜三片，煎至七分，去滓温服，日三。

治虚冷，气满䐜胀，不能饮食，虽食不消，呕逆虚满，腹内雷鸣下气，**桔梗丸**方

---

① 三：日本抄本、文瑞楼本同，明抄本、乾隆本作"一"。
② 按抑：日本抄本、文瑞楼本同，明抄本、乾隆本作"俯仰"。
③ 三：日本抄本、文瑞楼本同，明抄本、乾隆本作"二"。
④ 一：日本抄本、文瑞楼本同，明抄本作"二"，乾隆本作"三"。
⑤ 胀：明抄本、乾隆本、日本抄本同，文瑞楼本作"肠"。
⑥ 吴茱萸汤：日本抄本、文瑞楼本同，明抄本、乾隆本作"吴茱萸　厚朴姜炒　黑干姜　白术各一两　陈橘皮去白，炒　人参各五钱　川椒炒　桂心各五钱"。

桔梗锉，炒。一两一分　吴茱萸汤浸，焙干，炒　白术各一两　桂去粗皮。三分　人参　白茯苓去黑皮　厚朴去粗皮，生姜汁炙　陈橘皮汤浸，去白，焙　枳壳去瓤，麸炒　干姜炮　甘草炙，锉。各一两

上一十一味，捣罗为末，炼蜜和丸如梧桐子大。空心温酒下二十丸，加至三十丸。

治腹冷膜胀及虚气不能食，**茯苓汤**方

白茯苓去黑皮　陈橘皮汤浸，去白，焙　人参　白术　厚朴去粗皮，生姜汁炙　五味子　黄耆各一①两　桂去粗皮。二两

上八味，锉如麻豆。每服五钱匕，水二盏，入姜三片，煎至一盏，去滓温服，日三。

治虚冷膜胀及呕逆醋心，翻胃不能食，面色萎黄，**人参汤**方

人参　白茯苓去黑皮　白术各一②两　厚朴去粗皮，生姜汁炙。二两　陈橘皮汤浸，去白，焙　桂去粗皮。各一两　半夏汤洗七遍，去滑，焙。二两半　甘草炙，锉。三分

上八味，粗捣筛。每服四钱匕，水一盏半，入生姜五片，煎至七分，去滓，空心温服，日再。

治膜胀不能食，背上冷汗出，**白术汤**方

白术　人参各二两　厚朴去粗皮，生姜汁炙　陈橘皮汤浸，去白，焙。各一两半　桂去粗皮。一两

上五味，粗捣筛。每服三钱匕，水一盏，入生姜三片，煎至六分，去滓温服，日二，不拘时。

治虚冷膜胀，或反胃，两胁妨满，食不化，**厚朴汤**方

厚朴去粗皮，姜汁炙。二两　槟榔三枚　肉豆蔻去壳。一两　吴茱萸汤浸，焙干炒。三分　陈橘皮汤浸，去白。一两

上五味，锉如麻豆。每服五钱匕，水一盏半，入生姜三片，煎取八分，去滓，空腹温服，良久再服。

---

① 一：日本抄本、文瑞楼本同，明抄本、乾隆本作"二"。
② 一：日本抄本、文瑞楼本同，明抄本、乾隆本作"二"。

鼓 胀

论曰:《内经》谓有病心腹满,旦食则不能暮食,名为鼓胀。夫水谷入口则胃实肠虚,食下则肠实胃虚。若乃饮食不节,寒温失宜,胃满气逆,聚而不散,大肠无以传道①,故心腹逆满,气鼓而胀也。旦食不能暮食,则以至阴居中,五阳不布,水谷化迟而然也。

治鼓胀,旦食不能暮食,**鸡屎醴方**

鸡屎干者②

上一味,为末。每用醇酒调一钱匕③,食后临卧服。

治鼓胀坚块,**柴胡汤方**

柴胡去苗 鳖甲去裙襴,醋炙,剉 郁李仁汤浸,去皮尖,捣碎 芍药 大黄剉,炒。各一两半④ 桃仁二十一枚。汤浸,去皮尖、双仁,炒 诃黎勒皮一两半 桂去粗皮。一两⑤

上八味,除郁李仁外,剉如麻豆,再同和匀。每服四钱匕,水一盏半,煎至七分,去滓,入朴消少许,空腹温服。如人行四五里再服。

治鼓胀,**牡丹汤方**

牡丹皮一两半 桃仁汤浸,去皮尖、双仁。二十一枚。炒 槟榔剉 桑根白皮剉。各二两 鳖甲去裙襴,醋炙,剉。一两二钱 大黄剉,炒。一两 厚朴去粗皮,生姜汁炙 郁李仁汤浸,去皮尖 枳壳去瓤,麸炒。各一两半

上九味,剉如麻豆。每服五钱匕,水一盏半,入生姜半分,切,煎至八分,去滓,空腹温服,如人行四五里再服。

治肠⑥胃冷气,鼓胀不能食,**白术汤方**

---

① 道:日本抄本、文瑞楼本同,明抄本、乾隆本作"导"。
② 者:日本抄本、文瑞楼本同,明抄本、乾隆本此后有"炒香熟"。
③ 一钱匕:日本抄本、文瑞楼本同,明抄本、乾隆本作"弱人一钱"。
④ 一两半:日本抄本、文瑞楼本同,明抄本、乾隆本作"一钱五分"。
⑤ 一两:日本抄本、文瑞楼本同,明抄本、乾隆本作"一两半"。
⑥ 肠:日本抄本、文瑞楼本同,明抄本、乾隆本作"腹"。

白术一两半　木香　陈橘皮汤浸，去白，焙。各一两　芍药一两半　桑根白皮剉　木通剉。各二两　牵牛子一两半捣取粉，一两旋入

上七味，除牵牛粉外，剉如麻豆。每服五钱匕，水一盏半，煎至八分，去滓，入牵牛粉半钱，空腹温服。

治鼓胀四肢羸瘦，喘息促，食饮渐减，小便涩少①妨闷，**海蛤丸方**

海蛤研。二两　木香一两一分　桂去粗皮。半两②　防己　诃黎勒皮　厚朴去粗皮，生姜汁炙。各一两　槟榔一两半。剉　旋覆花一两　鳖甲去裙襕，醋炙。一两一分　郁李仁汤浸，去皮尖，研。二两

上一十味，捣研为末，炼蜜和丸如梧桐子大。每服十五丸至二十丸，浓煎木通汤下，空腹食前服。

治癥瘕腹胀满，硬如石，腹上青脉浮起，**紫葛粉丸**③方

紫葛粉二两　赤芍药　桔梗剉，炒。各一两半　紫菀去土。半两　木香　诃黎勒皮各一两半　郁李仁汤浸，去皮尖。半两。研　大黄剉。二两　牵牛子一两，捣取粉半两

上九味，捣研为末，炼蜜和丸如梧桐子大。每服二十丸，用木通、大枣浓煎汤下丸④，少以意加减。

治鼓胀，**桔梗汤**⑤方

桔梗剉，炒。二两　防葵半两　大黄剉，炒。一两半　桃仁汤浸，去皮尖、双仁。四十九枚。麸炒

上四味，剉如麻豆。每服三钱匕，水一盏，煎至六分，去滓，

---

①　少：日本抄本、文瑞楼本同，明抄本、乾隆本作"小腹"。
②　半两：日本抄本、文瑞楼本同，明抄本、乾隆本作"两半"。
③　紫葛粉丸：本方药物组成，日本抄本、文瑞楼本同，明抄本、乾隆本尚有"木通一两半"。
④　下丸：日本抄本、文瑞楼本同，明抄本、乾隆本作"下七丸，日二"。
⑤　桔梗汤：日本抄本、文瑞楼本同，明抄本、乾隆本此方后有"桔梗丸，治鼓胀不下食　桔梗　白茯　白术　人参　炙甘草　陈皮　紫朴　枳壳　吴茱萸　干姜各一两　桂心三分　共末，蜜丸梧子大，酒下三十丸"。

入芒消末半钱匕。空腹温服，如人行五六里再服，日三。

治鼓胀不食，**茯苓汤方**

赤茯苓去黑皮　木通剉。各二两　芍药一两半　吴茱萸汤洗，焙干，炒　郁李仁汤浸，去皮尖。各一两　槟榔三枚。剉　紫菀去苗、土。一两

上七味，剉如麻豆。每服五钱匕，水一盏半，煎至八分，去滓，空腹温服，日二。

胁肋痛

论曰：胁肋痛者，足厥阴经虚，寒气乘之也。足厥阴肝经，其支脉起足大指丛毛，上循入[1]贯膈布胁肋，寒邪之气乘虚则伤于经络[2]，邪气与正气相搏，故令胁肋痛也。

治胁下偏痛，发热脉弦，此寒也，当以温药下[3]寒，**大黄附子汤方**

大黄剉碎，醋炒香。一两半　附子炮裂，去皮脐。三枚　细辛去苗叶。一两

上三味，剉如麻豆。每服三钱匕，水一盏半，煎至七分，去滓温服，如人行四五里再服。

治胁肋痛，腹冷，或食冷物不消，或块聚不转，心肋胀闷刺痛，霍乱，**桂心丸方**

桂去粗皮　诃黎勒煨，去核　厚朴去粗皮，生姜汁炙。各一两

以上三味，细剉。掘地作坑子，用炭火烧赤，吹去灰，以酽醋一茶盏并药投于坑子中，急以瓷碗热盖土培，勿令漏气，待冷即取之[4]入后药。

干姜炮　草豆蔻去皮　陈橘皮汤浸，去白，焙　木香各一两　阿魏研。一分　槟榔煨，剉。半两　郁李仁汤浸，去皮尖，炒。

---

① 循入：日本抄本、文瑞楼本同，明抄本、乾隆本作"循阴股入腹"。
② 络：明抄本、乾隆本、日本抄本同，文瑞楼本作"脉"。
③ 下：日本抄本、文瑞楼本同，明抄本、乾隆本作"去"。
④ 取之：日本抄本、文瑞楼本同，明抄本、乾隆本作"取出焙干"。

半两　朴消二两

上一十一味，取前三味与后八味，同捣罗为末，炼蜜和丸如小豆大。每服，温酒下二十丸。初服急行三二百步。又服二十丸，掣两脚各二三十下，贴膝便坐，气即散也。

治寒气入客胸胁引痛，**当归汤**方

当归切，焙　枳壳去瓤，麸炒　赤芍药　槟榔剉　木香　桔梗炒　附子炮裂，去皮脐　白术各一两　诃黎勒煨，用皮。一两半

上九味，剉如麻豆。每服三钱匕，以水一盏，入生姜半分，切，煎至七分，去滓温服，不拘时候。

治腹满胁肋痛不可忍，**备急四神丸**方

桂去粗皮　附子炮裂，去皮脐　干姜炮裂。各一两　巴豆四十粒。去心、膜，麸炒，出油尽①

上四味，捣罗为末，炼蜜和丸如小豆大。每服三丸，温水下。不动，更加二丸。当下恶物，黄绿水一二升，以温浆水止之，三五日即差。

治胁肋疹痛，上攻心胸，**槟榔丸**方

槟榔剉　桂去粗皮　当归切，焙　赤芍药　桃仁汤浸，去皮尖、双仁，麸炒　诃黎勒煨，去核　蓬莪茂焙，剉。各一②两　青橘皮汤浸，去白，焙。二两

上八味，捣罗为末，炼蜜和丸如梧桐子大。每服二十丸，温酒下，不拘时候。

治胸胁气不利，腹胀急痛，**半夏汤**方

半夏一两半。汤洗七遍，去滑，焙③　桂去粗皮　槟榔剉。各一两

上三味，粗捣筛。每服三钱匕，水一盏，入生姜半分，拍碎，煎至六分，去滓温服，不拘时候。

---

①　尽：乾隆本、日本抄本、文瑞楼本同，明抄本作"油不可尽去"。
②　一：日本抄本、文瑞楼本同，明抄本、乾隆本作"二"。
③　汤洗七遍去滑焙：乾隆本、日本抄本、文瑞楼本同，明抄本作"姜汁制七次"。

治冷气内攻，胁肋疼痛，不入饮食，荜澄茄汤方

荜澄茄　厚朴去粗皮，生姜汁炙　桂去粗皮　桔梗炒　当归切，焙　赤芍药　赤茯苓去黑皮　陈橘皮汤浸，去白，焙　草豆蔻去皮　诃黎勒煨，去核　槟榔剉　白术各一两

上一十二味，粗捣筛。每服三钱匕，以水一盏，入生姜半分，切，大枣二枚，擘破，煎取七分，去滓，稍热服，不拘时候。

治胁胸气①妨闷疼痛②，茱萸丸方

茱萸汤浸七遍，焙干，微炒③　麝香研。各一两④　当归切，焙。半⑤两

上三味，将二味捣罗为末，入麝香同研匀，炼蜜和丸如小豆大。每服二十丸，热酒下，不拘时。

胁痛烦满

论曰：手少阳为三焦之脉，主通行三气，往穷必反，以下为顺者也。其脉起于小指次指之端，上循缺盆，布膻中，散络心包。若其经脉虚，风冷乘之，迫于心络则心气内郁，不得调达，或上攻于胸，或下引于胁，是为胁痛烦满。

治胁痛烦满，上攻心胸不利，木香汤方

木香一两　槟榔剉。二两　芍药半两　厚朴去粗皮，生姜汁炙　桂去粗皮　羌活去芦头　京三棱煨，剉　独活去芦头　芎䓖　大黄剉，炒　干姜炮　人参切。各一两　附子炮裂，去皮脐。半两　陈橘皮汤浸，去白，焙。一两半⑥

上一十四味，剉如麻豆。每服三钱匕，水一盏，煎至七分，去滓温服，空心日午夜卧各一。

治气滞不匀，胁痛烦满，不思饮食，荜澄茄丸方

---

① 气：日本抄本、文瑞楼本同，明抄本、乾隆本作"冷气"。
② 痛：日本抄本、文瑞楼本同，明抄本、乾隆本此后有"不下食"。
③ 微炒：日本抄本、文瑞楼本同，明抄本、乾隆本作"醋炒。二两"。
④ 一两：日本抄本、文瑞楼本同，明抄本、乾隆本作"五分"。
⑤ 半：日本抄本、文瑞楼本同，明抄本、乾隆本作"一"。
⑥ 一两半：日本抄本、文瑞楼本同，明抄本、乾隆本作"二两"。

荜澄茄炒　藿香叶　蘹香子炒　人参　槟榔剉。各一两①　丁香　木香各半两　甘草炙，剉　蓬莪茂煨。各一两②

上九味，捣罗为末，入麝香一钱匕研细，炼蜜丸如鸡头大。每服一丸，细嚼，橘皮生姜汤下，空心食前。

治腹胁痛，胀满烦躁，不思饮食，**乌药汤**方

乌药剉　藿香叶　檀香剉　丁香皮各一两　木香半两　荜澄茄炒。三分　槟榔五枚③。剉　桂去粗皮。半两　甘草炙，剉。一两

上九味，粗捣筛。每服三钱匕，水一盏，煎至七分，去滓温服，不拘时候。

治一切冷④，心腹胁痛，烦满不消，**木香丸**方

木香一分　京三棱煨，剉。一两　芫花醋炒。半两　槟榔剉　厚朴去粗皮，生姜汁炙。各一两　干姜炮　桂去粗皮。各半两　陈橘皮汤浸，去白，焙。一两半

上八味，捣罗为细末，煮枣肉丸如梧桐子大。每服十五丸，生姜汤下，日三。

治腹胁痛，积滞不消，烦满痞闷，不思食，**白术丸**方

白术　槟榔剉　姜黄炒　沉香剉　京三棱煨，剉。各一分　大腹剉⑤。一半两　莎草根去毛⑥　丁香皮各三分　木香　丁香　桂去粗皮。各半两

上一十一味，捣罗为细末，酒浸炊饼丸如梧桐子大。每服二十丸，温酒下，嚼破，温水下亦可。

治胁腹痛胀满，上下攻冲，烦闷⑦，**木香汤**方

木香一分⑧　桔梗去芦头，炒　人参　白茯苓去黑皮　枳壳去

---

① 一两：日本抄本、文瑞楼本同，明抄本、乾隆本作"五钱"。
② 一两：日本抄本、文瑞楼本同，明抄本、乾隆本作"五钱"。
③ 枚：日本抄本、文瑞楼本同，明抄本、乾隆本作"钱"。
④ 冷：日本抄本、文瑞楼本同，明抄本、乾隆本作"冷气"。
⑤ 剉：日本抄本、文瑞楼本同，明抄本、乾隆本作"酒浸蒸"。
⑥ 毛：日本抄本、文瑞楼本同，明抄本、乾隆本此后有"醋炒"。
⑦ 烦闷：日本抄本、文瑞楼本同，明抄本、乾隆本作"烦闷短气"。
⑧ 分：日本抄本、文瑞楼本同，明抄本、乾隆本作"两"。

瓤，麸炒。各一两　桂去粗皮　甘草炙，剉　槟榔剉。各半两

上八味，粗捣筛。每服三钱匕，水一盏，入生姜二片，枣一枚，去核，煎至七分，去滓温服[1]。

息　积

论曰:《内经》谓病胁下满，气逆，二三岁不已，病名曰息积。夫消息者，阴阳之更事也。今气聚胁下，息而不消，积而不散，故满逆而为病。然气不在胃，故不妨于食，特害于气而已。其法不可灸[2]刺，宜为导引服药。药不能独治者，盖导引能行积气，药力亦借导引而行故也。

治息积，胁下气逆妨闷，喘息不便，呼吸引痛[3]，**沉香丸**方

沉香剉　桂去粗皮　槟榔煨，剉。各二两　人参　青橘皮汤浸，去白，焙　诃黎勒皮　白术　京三稜煨，剉　木香各三分

上九味，捣罗为末，炼蜜和丸如梧桐子大。每服二十丸，橘皮汤下，渐加至三十丸，日二服。

治息积，胁下气逆妨闷，岁久不已，**桔梗丸**方

桔梗剉炒　枳实麸炒　鳖甲去裙襴，醋炙　人参　当归切，焙　白术　干姜炮。各一两　桂去粗皮　吴茱萸汤洗，焙干[4]，炒　甘草炙。各三分[5]　大麦蘖炒。一两半

上一十一味，捣罗为末，炼蜜和丸梧桐子大。每服二十丸，温酒下，日再服，渐加至三十丸。

治息积，胁下气逆，满闷妨胀，**赤茯苓汤**[6]方

赤茯苓去黑皮。一两半　大腹剉。半两　高良姜一两　吴茱萸

---

① 服：日本抄本、文瑞楼本同，明抄本此后有“日二”。

② 灸：原作“炙”，明抄本、日本抄本、文瑞楼本同，据乾隆本改。

③ 痛：日本抄本、文瑞楼本同，明抄本、乾隆本此后有“服之消数息积，导引顺气”。

④ 焙干：日本抄本、文瑞楼本同，明抄本、乾隆本作“醋”。

⑤ 三分：日本抄本、文瑞楼本同，明抄本、乾隆本作“五钱”。

⑥ 赤茯苓汤：本方药物组成，日本抄本、文瑞楼本同，明抄本、乾隆本尚有“桂心两半 甘草一分”。

汤洗七遍，焙干，炒。三分　诃黎勒煨，去核　陈橘皮汤浸，去白，焙。各一两半

上六味，粗捣筛。每服三钱匕，水一盏，煎至七分，去滓，空腹温服，日晚再服。

治息积，胁下妨闷，喘息气逆[①]，**白术丸方**

白术[②]　枳实麸炒　桂去粗皮。各一两半　人参二两　陈橘皮汤浸，去白，焙　桔梗剉，炒　甘草炙。各一两

上七味，捣罗为末，炼蜜和丸梧桐子大。每服二[③]十丸，温酒下，不拘时候，日二服。

治息积，胁下气逆满闷[④]，**槟榔汤方**

槟榔剉　诃黎勒煨，去核。各二两　吴茱萸陈者，淘七遍，焙干，炒。一两半　陈橘皮汤浸，去白，焙。三两

上四味，粗捣罗。每服五钱匕，水一盏半，煎至八分，去滓温服，空腹，日二服。

治息积，胁下气逆满闷[⑤]，**陈橘皮汤方**

陈橘皮汤浸，去白，焙干　吴茱萸陈者，水淘七遍，炒干。各一两半

上二味，粗捣筛。每服三钱匕，水一盏，入盐少许，煎至七分，不计时候，去滓温服。

---

① 逆：日本抄本、文瑞楼本同，明抄本、乾隆本此后有"消散导引"。
② 白术：日本抄本、文瑞楼本同，明抄本此后有"陈土炒"。
③ 二：日本抄本、文瑞楼本同，明抄本、乾隆本作"三"。
④ 闷：日本抄本、文瑞楼本同，明抄本、乾隆本此后有"久久不已"。
⑤ 闷：日本抄本、文瑞楼本同，明抄本、乾隆本此后有"久不已"。

卷第五十八

消渴门

三消统论

论曰：消瘅者，膏粱之疾也。肥美之过，积为脾瘅，瘅病既成，乃为消中。皆单阳无阴，邪热偏胜故也。养生之士，全真炼气，济其水火，底于适平。若乃以欲竭其精，以耗散①其真，所受乎天一②者既已微矣。复饫肥甘，或醉醇醴，贪饵金石以补益，引温热以自救，使热气熏蒸，虚阳暴悍，肾水燥涸，无以上润于心肺，故内外消铄，饮食不能滋荣。原其本则一，推其标有三：一曰消渴，以渴而不利，引饮过甚言之；二曰消中，以不渴而利，热气内消言之；三曰肾消，以渴而复利，肾燥不能制约言之。此久不愈，能为水肿、痈疽之病。慎此者，服药之外，当以绝嗜欲、薄滋味为本。

消　渴

论曰：消渴者，渴而引饮，乃复溲少是也。得之五石之气内燥津液，肾气不化，故渴甚而溲少也。久不治则经络壅涩，留于肌肉，变为痈疽③。

治三消渴疾，**消石散方**

消石　茜根　铅霜各一两

---

① 耗散：日本抄本、文瑞楼本同，明抄本、乾隆本作"气耗"。
② 一：日本抄本、文瑞楼本同，明抄本、乾隆本无。
③ 疽：日本抄本、文瑞楼本同，明抄本、乾隆本此后有"肿毒疮疖之候"。

上三味，捣罗为散。每服一钱匕，冷水调下。

治三消渴疾，**桃红散方**

赤石脂　石膏各研　栝楼根剉　白石脂　铅丹各一两　甘草
炙。半两

上六味，捣罗为散。冷水调下二钱匕。

治三消渴疾①，**铅黄丸方**

铅丹　黄连去须。各半两　干葛粉　栝楼根各三分

上四味，捣罗为末，炼蜜丸梧桐子大。冷水下二十丸。

治消渴②，**香墨散方**

墨一两　栝楼根三两　铅丹半两

上三味，捣罗为散，拌匀。第一日服药末二钱匕，新水一盏
调下。次日一服水调药末一钱匕，不计时候。服药时不得忌水，
任意饮三两盏后自然怕水，服三五日见效。

治消渴，饮水无度③，**沃焦散方**

泥鳅鱼一十头。阴干，去头尾，烧灰碾细为末　干荷叶碾细
为末

上二味，末等分。每服各二钱匕，新汲水调下，遇渴时服，
日三，候不思水即止。

治消渴，日饮水数斗不止，**葛根丸方**

葛根剉　栝楼根剉　附子炮裂，去皮脐　铅丹炒令紫，研。各
一两

上四味，先将三味捣罗为散，入铅丹同研令匀，炼蜜和丸如
梧桐子大。每服二十丸，煎茅根汤下，日三。

治消渴，饮水无休④，**菝葜饮方**

菝葜剉，炒　汤瓶内碱各一两　乌梅二两。并核椎碎，焙干

---

① 疾：日本抄本、文瑞楼本同，明抄本、乾隆本此后有"引饮过多，溲少"。
② 渴：日本抄本、文瑞楼本同，明抄本、乾隆本此后有"津液内燥，引饮溲少"。
③ 度：日本抄本、文瑞楼本同，明抄本、乾隆本此后有"小便短少"。
④ 饮水无休：日本抄本、文瑞楼本同，明抄本、乾隆本作"津液内耗，饮水不休，溺少"。

上三味，粗捣筛。每服二钱匕，水一盏，于石器中煎至七分，去滓，稍热细呷。

治消渴，饮水不休，**神应散方**

滑石研　寒水石研。各半两

上二味，碎研为散。用生鸡子一枚凿破，去黄留清，调和药末，令如稠膏，却纳在鸡壳内，以纸封口，用盐泥固济暴干。炭火内烧令通赤，放冷，去土并壳，取药研，令绝细为度。每服大人二钱匕，小儿半钱匕，米饮调下。

治消渴①，**银宝丸方**

水银一两。用铅结为沙子　栝楼根一两半　苦参　牡蛎煅为粉②　知母焙　密陀僧各一两　铅丹半两③

上七味，捣罗为末。若阳④人患，用未曾生长雌猪肚一枚，若阴⑤人患，用雄猪肚一枚⑥，贮药在内，以线缝合，用索子十字系在一新砖上⑦，不令走转。又别用栝楼根半斤，细切，入在水中一处同煮。自平旦煮至午时，取出候冷，细切肚子及药，同捣为膏，丸如梧桐子大，阴干。每服五⑧丸，温水下⑨。

治消渴⑩，**殊胜散方**

乌贼鱼骨去甲　海浮石　桔梗剉，炒　葛根剉　丹砂研。水飞　虎杖烧过。各一分

上六味，捣罗为散，渴时煎麦门冬汤调下二钱匕，空心日午夜卧各一服。

---

① 渴：日本抄本、文瑞楼本同，明抄本、乾隆本此后有"津液内竭，肾气不化，饮多溲少"。
② 煅为粉：日本抄本、文瑞楼本同，明抄本、乾隆本作"烧赤，童便淬三次"。
③ 两：日本抄本、文瑞楼本同，明抄本、乾隆本此后有"飞，炒"。
④ 阳：日本抄本、文瑞楼本同，明抄本、乾隆本作"男"。
⑤ 阴：日本抄本、文瑞楼本同，明抄本、乾隆本作"女"。
⑥ 枚：日本抄本、文瑞楼本同，明抄本、乾隆本此后有"去脂膜，洗净"。
⑦ 索子……新砖上：此10字日本抄本、文瑞楼本同，明抄本、乾隆本作"石压锅中"。
⑧ 五：日本抄本、文瑞楼本同，明抄本、乾隆本作"四五十"。
⑨ 下：日本抄本、文瑞楼本同，明抄本、乾隆本此后有"渴住药止"。
⑩ 渴：日本抄本、文瑞楼本同，明抄本、乾隆本此后有"饮水无度，溺少"。

治消渴，饮水不止^①，**栝楼根丸方**

栝楼根剉　黄连去须　知母焙　麦门冬去心。各五两

上四味，捣罗为末，炼蜜为丸如梧桐子大。每服三十丸，米饮下。

治消渴^②，饮水日夜不止^③，**生津丸方**

青蛤粉　白滑石各一两

上二味，研为细末，用黄颡鱼涎和为丸如梧桐子^④大。每服三十丸，煎陈粟米饮下，不拘时候。

治消渴累年不愈者，**莎草根散方**

莎草根去毛^⑤。一两　白茯苓去黑皮^⑥。半两

上二味，捣罗为散。每服三钱匕，陈粟米饮调下，不计时候。

治消渴减食，饮水不休^⑦，**楮叶丸方**

干楮叶炒　桑根白皮剉，炒　人参　白茯苓去黑皮　定粉各一两

上五味，为细末，取楮汁和丸如梧桐子大。每服二十丸，煎人参汤下，不计时候。

治消渴疾久不愈，**楮叶散方**

蜗牛焙干。半两　蛤粉　龙胆去土　桑根白皮剉，炒。各一分

上四味，捣罗为散。每服一钱匕，煎楮叶汤调下，不拘时候。

治渴疾，**澄水饮方**

银汤瓶内碱　水萍^⑧焙干　葛根剉

上三味，各等分，粗捣筛。每服五钱匕，水一盏半，同煎至一盏，去滓温服。

---

① 饮水不止：日本抄本、文瑞楼本同，明抄本、乾隆本作"饮多溲少"。
② 渴：日本抄本、文瑞楼本同，明抄本、乾隆本此后有"津液内耗"。
③ 止：日本抄本、文瑞楼本同，明抄本、乾隆本此后有"溲少"。
④ 梧桐子：日本抄本、文瑞楼本同，明抄本、乾隆本作"小豆"。
⑤ 毛：日本抄本、文瑞楼本同，明抄本、乾隆本此后有"用童便浸炒"。
⑥ 皮：日本抄本、文瑞楼本同，明抄本、乾隆本此后有"饭上蒸"。
⑦ 休：日本抄本、文瑞楼本同，明抄本、乾隆本此后有"溲少"。
⑧ 水萍：日本抄本、文瑞楼本同，明抄本、乾隆本此后有"紫背者"。

治消渴，**亥骨饮方**

猪脊骨五寸　枣二十枚。擘碎　甘草微炙，剉　干姜炮。各半分

上四味，㕮咀，以水三升，同煎至二升，发时量意加熟水服。

治消渴[①]，**竹龙散方**

五灵脂[②]　黑豆生，去皮。各半两

上二味，捣罗为散。每服二钱匕，煎冬瓜汤调下。无冬瓜，即用冬瓜苗、叶子煎汤俱可，一日二服。小可渴止，一服差。渴定后，不可服热药。唯宜服八味丸，仍更宜用五味子代附子。

治消渴后[③]，**八味丸方**

熟干地黄焙。四两　桂去粗皮　牡丹皮　山芋　白茯苓去黑皮　山茱萸各一两　泽泻　五味子各一两

上八味，捣罗为末，炼蜜和丸如梧桐子大。每服三十丸，薄盐汤下。

治消渴，**金英丸方**

铅丹　麦门冬去心，焙　牡蛎煅研如粉　知母焙。各一两　黄连去须　栝楼根　苦参各二两　金箔一百[④]片　银箔一百[⑤]片　生栝楼根二两。研如膏

上一十味，捣罗为末，用生栝楼根和为丸如梧桐子大。每服四十丸，食后米饮下，日再夜一。当日渴止，十日以来渐觉减，即一日两服，服三十五丸；一月外，每日一服，服三十丸。夏月即用蜜为丸。服药之次，腹中忽冷痛，即取厚朴二两，去粗皮，姜汁炙，陈橘皮三分，去白，焙，生姜二两，切，以水二升，煎

---

① 渴：日本抄本、文瑞楼本同，明抄本、乾隆本此后有"引饮不止，溲少。服之止渴利便"。

② 五灵脂：日本抄本、文瑞楼本同，明抄本、乾隆本此后有"醋化，滤去沙石"。

③ 后：日本抄本、文瑞楼本同，明抄本、乾隆本作"愈后服，发时服之俱妙"。

④ 一百：日本抄本、文瑞楼本同，明抄本、乾隆本作"五"。

⑤ 一百：日本抄本、文瑞楼本同，明抄本、乾隆本作"五"。

取半升，去滓，分温二服。服讫良久，以饭压之，如腹中不痛即止。

治消渴及诸渴不止，**冬瓜饮方**

大冬瓜一枚　黄连去须①。半斤

上二味，先捣黄连为末，将冬瓜三停中截去一停，取②二停净去瓤子，内黄连末于冬瓜中，却取截下一头盖却，搜白面厚裹冬瓜令遍，即更以黄土硬泥裹一重。候微干，坐瓜在灰火中，四面簇炭火烧令泥赤即止。候冷，打去泥土，并剥去面，揭开瓜头里面有黄连汁，不限多少滤过。每服一盏，渴即饮之，立差。未差，更作一服。

治因好食热面炙肉及服补治壅热药并乳石，三焦气隔，心肺干热，口干舌焦，饮水无度，小便日夜不知斗数，心欲狂乱，服此救急止渴，**栝楼饮方**

栝楼一枚，黄熟者。去皮，用瓤并子　冬瓜一枚，中样者。割破头边，内栝楼瓤子在冬瓜心内

上二味，用黄土泥裹冬瓜令匀，可半指厚，候干，簇炭火烧令泥通赤即止。去泥取瓜，就热碎切烂研，布绞取汁约七八合，更入白蜜两匙头，搅令调匀。候稍冷，即分三度服，脏腑热歇即不思水，自无小便。如不是栝楼熟时节，即独烧冬瓜服之。

治消渴疾，**人参煎方**

人参一两　葛根剉。二③两

上二味，捣罗为末，每发时须得焊猪汤一升以来，入药末三钱匕，又入蜜二两，都一处于铫子内，慢火熬之，至三合以来，似稠黑饧便取出，贮于新瓷器内。每夜饭后，取一匙头含化咽津。重者不过三服。

治消渴，口干烦躁，饮水无度，**铅霜丸方**

铅霜半两　青黛　栝楼根末各一两　龙脑少许

---

① 须：日本抄本、文瑞楼本同，明抄本、乾隆本此后有"研末"。
② 取：明抄本、乾隆本、日本抄本同，文瑞楼本作"于"。
③ 二：日本抄本、文瑞楼本同，明抄本、乾隆本作"一"。

上四味，细研令匀，炼蜜和丸如梧桐子大。每服二十丸，微嚼，煎竹叶汤下，新汲水下亦得。食后，日三。

治积年消渴，好食冷物①，**竹叶汤**方

青竹叶剉碎　白茯苓去黑皮　地骨皮剉　栝楼根各一两　桂去粗皮　甘草炙，剉。各半两　麦门冬去心，焙。二②两

上七味，粗捣筛。每服五钱匕，水一盏半，入小麦一撮，煎至八分，去滓，食后温服，日二。

治消渴，膈热烦躁，生津液，**梅苏丸**方

白梅肉　紫苏叶　乌梅肉各半两　人参一分　麦门冬去心。三分　百药煎三两　甘草炙，剉。一两半　诃黎勒炮，去核。一分③

上八味，捣罗为末，炼黄蜡汁拌和为丸如鸡头实大。每服一丸，含化咽津，不计时候，路行解渴。

治消渴不止，下元虚损，**牛膝丸**方

牛膝酒浸，切，焙。五两　生地黄汁五升

上二味，先细捣罗牛膝为末，入地黄汁浸，夜浸昼暴，复浸汁尽为度，炼蜜丸如梧桐子大，空心温酒下三十丸。久服壮筋骨，驻颜黑发。

治消渴不止，**铅黄散**方

铅一斤　水银二④两。先镕铅，旋投入水银，候铅面上有花晕，上便以铁匙掠取，于乳钵内研细　皂荚一梃，不蛀者。涂酥炙令黄，去皮子，入麝香一钱，同研为末

上三味为散。每抄皂荚末一钱匕，以水一中盏，煎至六分，去滓放温，食后，调下铅黄散半钱匕服之。

治消渴方

冬瓜一枚。削去皮

上一味，埋在湿地中。一月将出，破开取清汁饮之，逾二三

---

① 物：日本抄本、文瑞楼本同，明抄本、乾隆本此后有"久治不差"。

② 二：日本抄本、文瑞楼本同，明抄本、乾隆本作"一"。

③ 分：日本抄本、文瑞楼本同，明抄本、乾隆本作"两"。

④ 二：日本抄本、文瑞楼本同，明抄本、乾隆本作"一"。

料遂愈。

治渴疾，饮水不止，**甘露散方**

干猪胞十枚，剪破出却气去，却系著处。用干盆子一只烧胞，烟尽取出，研令极细。每服一钱匕，温酒调下，不拘时候。

治消渴，饮水不止，**姜鱼丸方**

干生姜末一两

上一味，用鲫鱼胆汁和丸如梧桐子大。每服七丸，米饮下，不拘时候。

治消渴，饮水不止，**水骨丸方**

汤瓶内水碱一两

上一味，研为细末，烧粟米饭和丸如梧桐子大。每服十五丸，人参汤下，不拘时候。

治消渴发作有时，心脾有热，饮水无度，**人参汤方**

人参　桑根白皮剉，炒。各二①两　麦门冬去心，焙　知母　枇杷叶拭去毛，炙　黄连去须，微炒　葛根剉　白茯苓去黑皮　地骨皮　淡竹根各一两

上一十味，细剉如麻豆。每服五钱匕，用水一盏半，煎取八分，去滓温服。

治消渴饮水过多，心腹胀满，**桑白皮汤方**

桑根白皮剉，炒　人参　黄耆剉，炒　草豆蔻去皮。各一两　枳壳去瓤，麸炒　青木香　芍药　半夏汤洗去滑　槟榔剉。各半两　桂去粗皮。三分　枇杷叶拭去毛，蜜涂炙。半两

上一十一味，粗捣筛。每服五钱匕，用水一盏半，入生姜五片，煎取八分，去滓温服。

治久渴，旬日见效，**脞胵散方**

鸡脞胵黄皮　鸡肠各五具。炙干　鹿角胶炙燥　白龙骨　白石脂　漏芦去芦头，炙。各一两　土瓜根三两　黄连去须　苦参　牡蛎粉各二两半　桑螵蛸三七个。炙

---

① 二：日本抄本、文瑞楼本同，明抄本、乾隆本作"一"。

上一十一味，为散。每服一钱匕至二钱匕，米饮调下，日三夜一。

治消渴，饮水过多①，**麦门冬丸方**

麦门冬去心，焙　栝楼根　大麻仁研　大黄蒸二度，切，炒　苦参粉　铁粉各三两　鸡胜胫黄皮炙。七枚　黄芩去黑心　泽泻各一两半　龙齿研　土瓜根　知母焙　石膏研。各二②两　银箔二百片。和龙齿、石膏研入

上一十四味，捣研为末，炼蜜丸如梧桐子大。每食后煎生地黄汤下二十五丸，日二服。

治消渴，**黄连牛乳丸方**

黄连去须。一斤为末　麦门冬去心。二两。烂研　牛乳　地黄汁　葛汁并一合③

上五味，合研，众手丸如梧桐子大。每服二十丸，空心粥饮下，日再，渐加至四十丸。

治消渴④，小便数少，虚极羸瘦，**黄耆丸方**

黄耆剉　鹿茸去毛，酥炙。各二两　牡蛎煅一复时　土瓜根　黄连去须　白茯苓去黑皮。各一两　人参一两半

上七味，捣罗为末，研令细，炼蜜为丸如梧桐子大。每服三十丸，用何首乌汤下。

治消渴，饮水不止，**麦门冬丸方**

麦门冬去心，焙　升麻　黄连去须　黄檗去粗皮　黄芩去黑心。各五两　生干地黄焙　人参各三两　栝楼根七两　苦参八⑤两

上九味，捣罗为末，以牛乳和，众手丸如梧桐子大。每服三十丸，食前米饮下。

治消渴饮水不辍，多至数斗，**竹叶汤方**

① 多：日本抄本、文瑞楼本同，明抄本、乾隆本此后有"溲少"。
② 二：日本抄本、文瑞楼本同，明抄本、乾隆本作"三"。
③ 并一合：日本抄本、文瑞楼本同，明抄本、乾隆本作"一两"。
④ 渴：日本抄本、文瑞楼本同，明抄本、乾隆本此后有"饮不过多"。
⑤ 八：日本抄本、文瑞楼本同，明抄本、乾隆本作"一"。

甘竹叶切　大麻仁炒　赤秫米各一升。淘净　鹿脚四只。汤浸，去皮毛、骨，细研肉　白茯苓去黑皮。一两　薤白二两。切

上六味，剉如麻豆，分作八服。每服先以水三盏煎麻仁、竹叶，取二盏，去滓澄清，入诸药、鹿脚，又煎，去滓取一盏，微微饮之，渴止为度。

治消渴，小便数少，**菝葜饮**方

菝葜　土瓜根各二两半　黄耆剉，焙　地骨皮　五味子各二两　人参　牡蛎熬粉。各一两半①　石膏碎。四两

上八味，粗捣筛。每服五钱匕，水一盏半，煎至八分，去滓，空腹温服。

治消渴及小便无度，**铅丹散**方

铅丹　白石脂研　赤石脂研　胡粉各半两　石膏碎　甘草如手指大者。生　泽泻各一两一分　栝楼根二两半

上八味，捣研为散。每服三钱匕，新汲水调下，日三。更量虚实加减，若渴甚，夜二服，勿用酒合剂。一剂可救数人。铅丹久服肠痛，则宜减之。小儿每服一二钱匕。亦疗酒渴。

治消渴，初因酒得，**人参汤**方

人参　甘草半生半炙。各一两

上二味，粗捣筛。以炜②猪水去滓澄清，取五升同煎至二升半，去滓，渴即饮之，永差。

治消渴，**黄连丸**方

黄连去须。一③两　苦参一斤　麝香一钱④

上三味，捣罗为末，炼蜜丸如梧桐子大。每服六十丸，空腹茶下，日再。任意吃茶，不限多少。

止渴，**备急**方

上以大豆芽嫩者三五茎，涂酥炙令黄熟，捣罗为散。每服二

---

① 一两半：日本抄本、文瑞楼本同，明抄本作"一两"，乾隆本作"二两"。
② 炜：原作"挬"，明抄本、日本抄本、文瑞楼本同，据乾隆本及文义改。
③ 一：日本抄本、文瑞楼本同，明抄本、乾隆本作"五"。
④ 钱：日本抄本、文瑞楼本同，明抄本、乾隆本作"两"。

钱匕，煎人参汤调下。

消渴烦躁

论曰：消渴烦躁者，阳气不藏，津液内燥，故令烦渴而引饮且躁也。《内经》谓诸躁狂越，皆属于火。盖以心肾气衰，水火不相济故也。

治消渴热盛，烦躁恍惚，**麦门冬饮方**

生麦门冬去心。三两　甘竹沥三合　小麦二合　知母一两半　芦根二两　生地黄三两

上六味，剉如麻豆。每用半两，水三盏，煎至二盏，去滓，入竹沥少许，分二服，食后。

治消渴心脾中热，烦躁不止，下焦虚冷，小便多，羸瘦，**芦根汤方**

芦根一斤　黄耆剉　栝楼根　牡蛎煅。各二两　知母三两　生麦门冬去心。六两

上六味，㕮咀。每服三钱匕，水一盏，煎取七分，去滓，食后乘渴细服。

治烦渴不止，咽干，躁热昏闷，**翠碧丸方**

青黛研　麦门冬去心，焙　葛根剉。各一[①]两　半夏汤洗去滑七遍，切，焙。二两　人参　知母焙。各半两　栝楼根三分　天南星牛胆匮者。半两　寒水石火煅。三两

上九味，捣研为末，面糊和丸如梧桐子大，金箔为衣。每服十五丸，人参竹叶汤下，食后临卧服。

治消渴心脾实，躁热多渴，化为小便，**知母饮方**

知母切，焙　生芦根各三两　土瓜根二[②]两　黄芩去黑心　甘草炙。各一两半　龙齿三两　大黄二两半

上七味，㕮咀。每五钱匕，水三盏，煎取二盏，去滓，下生麦

---

① 一：日本抄本、文瑞楼本同，明抄本、乾隆本作"二"。
② 二：日本抄本、文瑞楼本同，明抄本、乾隆本作"一"。

门冬汁二合，食后分温三服。

治消渴及心脏躁热，饮水无度，**桑白皮汤**方

桑根白皮剉　人参　知母切，焙　麦门冬去心，焙　枇杷叶刷去毛，微炙　黄连去须，剉，炒　葛根剉　地骨皮去土　淡竹根①洗去土，暴干，剉。各半两

上九味，粗捣筛。每服四钱匕，水一盏半，煎至一盏，去滓，食前服，日再。

治消渴，心中烦躁，**黄耆汤**方

黄耆剉　白茅根剉　麦门冬去心，微炒　白茯苓去黑皮。各三两　石膏八两　车前子去土。五两。生　甘草二两半。炙，剉

上七味，粗捣筛。每服五钱匕，水二盏，煎至一盏，去滓，空腹温服。

治消渴烦躁，心脏热，引饮，**茯苓汤**方

白茯苓去黑皮　麦门冬去心，炒。各四两　石膏五两　茅根剉。一升

上四味，粗捣筛。每服五钱匕，水二盏，入冬瓜一片，同煎至一盏，去滓温服，不拘时候，日四五服。

治消渴发热，心神烦躁，引饮，**麦门冬汤**方

麦门冬去心，焙　黄耆剉　黄连去须　桑根白皮剉。各一两　石膏二两　知母焙　栝楼根各三分　人参　甘草炙，剉　葛根剉　赤茯苓去黑皮　地骨皮　升麻各半两

上一十三味，粗捣筛。每服四钱匕，水一盏，入生姜半分，切，淡竹叶二七片，煎至六分，去滓，不计时候温服。

治消渴，上焦虚热，心中烦躁，**柴胡饮**方

柴胡去苗　葛根剉　芦根剉　地骨皮　百合干者　桑根白皮剉　知母切，焙　萎蕤各三分　贝母去心，炒　茅根剉　犀角镑　甘草炙，剉　木通剉。各半两

上一十三味，粗捣筛。每服四钱匕，水一盏，入生地黄半分，

---

① 根：日本抄本、文瑞楼本同，明抄本、乾隆本作"叶"。

同煎至七分，去滓，食后温服，日三。

治消渴烦躁^①，惊悸不安，**天门冬煎方**

生天门冬去心。半斤　白蜜炼。五合

上二味，先以水五盏煎天门冬至三盏，新汲水淘四五过，漉出，别以熟水^②一盏，下蜜搅匀，瓷瓶贮，浸天门冬五日，密封。每食后食^③一两。

治丹石发，关节毒气不宣，心肺躁热，渴不止，饮水旋作小便，久即为痈疽发背，**茅根饮方**

白茅根剉。一两半　桑根白皮剉。二两　麦门冬去心，焙。一两半　白茯苓去黑皮。三两　露蜂房炙黑色。一两

上五味，捣筛如黍米粒大。每服四钱匕，水一盏半，入竹叶十余片，细剉，枣二枚，擘，同煎至八分，去滓，食后服。

治消渴胸膈烦闷，躁渴饮水无度，**人参饮方**

人参一两　白茯苓去黑皮　甘草炙。各半两　麦门冬去心。一分

上四味，㕮咀如麻豆大。以水五盏，煎取二盏，去滓，温顿服之。

治消渴口干烦躁，饮水无度，**铅白霜丸方**

铅白霜半两　青黛一两　栝楼根末一两　龙脑一钱

上四味，细研匀，炼蜜和丸梧桐子大。每服二十丸，煎竹叶汤嚼下，食后，日三。

治消渴烦热^④，**白矾丸方**

白矾烧令汁尽　铅白霜各一分

上二味，细研令匀，炼蜜和丸如鸡头大。绵裹，含化咽津。

治消渴烦热，心中狂乱，**葛根汁方**

生葛根去皮。五斤。细切，木杵臼中烂捣，研如泥，净布揠^⑤取

---

① 躁：日本抄本、文瑞楼本同，明抄本、乾隆本此后有"引饮无度"。
② 熟水：日本抄本、文瑞楼本同，明抄本、乾隆本作"热水"。
③ 食：日本抄本、文瑞楼本同，明抄本、乾隆本此后有"天冬"。
④ 热：日本抄本、文瑞楼本同，明抄本、乾隆本此后有"久不差"。
⑤ 揠（liè 列）：挤压。

汁一瓷碗　白蜜两匙①

上二味，同搅匀。不限早晚，渴即饮一盏，量力饮之，频服亦不损人。

治消渴，心胸烦躁，**黄连丸方**

黄连去须　栝楼根　甘草炙，剉　栀子仁微炒。各一两半　香豉炒黄。二两半

上五味，捣罗为末，炼蜜和剂，更于铁臼内涂酥杵匀熟，丸如梧桐子大。午食后温浆水下三十丸。

消渴口舌干燥

论曰：脾主口，心主舌。消渴口舌干燥者，邪热积于心脾，津液枯耗不能上凑故也。其证饮食无味，善渴而口苦。治法当涤去心脾积热，使脏真濡于脾则愈。

治消渴，口干唇焦，心脾脏热，唯欲饮水，**茯苓汤方**

白茯苓去黑皮　麦门冬去心，焙。各四两　石膏五两　茅根剉。一升

上四味，粗捣筛。每服四钱匕，水一盏半，入冬瓜一片，同煎至七分，去滓温服，不拘时。

治消渴，口舌干燥，四肢痠疼，日晡颊赤烦闷，**升麻丸方**

升麻　黄连去须　龙胆　黄芩去黑心，剉　犀角镑　萎蕤　知母焙。各一分②　前胡去芦头　鳖甲醋炙，去裙襕。各半两　朴消研。一分

上十味，捣研为末，炼蜜和丸如梧桐子大。每服二十丸，不拘时，温浆水下。

治消渴，唇干舌燥，**枸杞汤方**

枸杞根剉。二③两　石膏碎。一两　小麦一两半

上三味，粗捣筛。每服三钱匕，水一盏，煎至七分，去滓温

---

① 两匙：日本抄本、文瑞楼本同，明抄本、乾隆本作"二两"。
② 分：日本抄本、文瑞楼本同，明抄本、乾隆本作"两"。
③ 二：日本抄本、文瑞楼本同，明抄本、乾隆本作"一"。

服，不拘时候。

治消渴，口舌干燥①，**麦门冬丸方**

麦门冬去心，焙　生干地黄焙　升麻　黄芩去黑心　黄连去
须　黄檗去粗皮　人参　栝楼实　苦参各二两

上九味，捣罗为末，以牛乳和，众手丸如梧桐子大。每服
二十丸至三十丸，米饮下。

治消渴，口干舌燥，**酸枣仁丸方**

酸枣仁一升②　醋石榴子暴干。五合　葛根剉。三两　乌梅
五十枚。去核，炒　麦门冬去心，焙　白茯苓去黑皮。各三两　覆
盆子去茎。二两　桂去粗皮。一两　栝楼根三两　石蜜别研。四两

上一十味，九味捣罗为末，与石蜜和令匀，更入炼蜜和丸如
酸枣大。每服一丸，不拘时，含化咽津。

治消渴，口干舌燥③，**地黄煎方**

生地黄细切。三斤　生姜细切。半斤　生麦门冬去心。二斤

上三味，一处于石臼内捣烂，生布绞取自然汁，用银石器盛，
慢火熬，稀稠得所，以瓷合贮。每服一匙，用温汤化下，不拘时。

治消渴，口干喜饮水，小便数，心烦闷，健忘怔忪④，**麦门冬
丸方**

麦门冬去心，焙　土瓜根剉　山茱萸　鹿茸酒浸，炙，去毛
牛膝去苗，剉　狗脊碎剉。去毛　茯神去木　人参各一两　黄连去
须　菟丝子酒浸一宿，暴干，别捣为末。各一两半　龙骨烧　牡蛎
煅。各三分

上一十二味，捣罗为末，炼蜜丸如梧桐子大。每服二十丸，
不拘时，煮小麦饮下，加至三十丸。

治消渴口干，日夜饮水无度，浑身壮热，**冬瓜饮方**

冬瓜一枚，重三斤。去皮瓤，分作十二片　麦门冬去心。二

---

① 燥：日本抄本、文瑞楼本同，明抄本、乾隆本此后有"上焦烦热引饮"。
② 一升：日本抄本、文瑞楼本同，明抄本、乾隆本作"三两"。
③ 燥：日本抄本、文瑞楼本同，明抄本、乾隆本此后有"引饮不止"。
④ 忪：日本抄本、文瑞楼本同，明抄本、乾隆本作"忡"。

两　黄连去须。一两半

上三味，以二味粗捣筛，作十二服。每服水三盏，入冬瓜一片，擘碎，同煎至一盏，去滓温服，日三夜二。

治消渴，饮水不止，小便中如脂，舌干，燥①渴喜饮，**栝楼丸方**

栝楼根五两　黄连去须。一两　浮萍草②二两

上三味，捣罗为末。用生地黄汁半盏于石臼内木杵捣令匀，再入面糊丸如梧桐子大。每服三十丸，食后临卧，牛乳汤下，日三。煎菖蒲汤下亦得。

治消渴，膈热咽干。止烦渴，生津液，**乌梅汤方**

乌梅肉炒。二两　茜根剉。一两　黄芩去黑心。一分　葛根剉　人参　白茯苓去黑皮　甘草炙。各半两

上七味，粗捣筛。每服三钱匕，水一盏，煎至八分，去滓，不拘时温服。

治消渴，口舌干燥③，**地黄煎丸方**

生地黄取汁。二升半　生栝楼根取汁。二升半　羊脂碎切。半升　白蜜一斤　黄连去须。一斤。别捣为末

上五味，先取地黄汁等四味入银石器内，慢火煎令脂消熟倾出，将黄连末同捣令得所，众手丸如梧桐子大。每服二十丸，粟米饮下，日三五服。

治消渴，日夜饮水不止，小便利，**地骨皮饮方**

地骨皮剉　土瓜根剉　栝楼根剉　芦根剉。各一两半　麦门冬去心，焙。二两　枣七枚。去核

上六味，剉如麻豆。每服四钱匕，水一盏，煎取八分，去滓温服，不拘时。

治消渴，口舌焦干，精神恍惚，**栝楼根汤方**

栝楼根切　黄连去须　石膏碎。各三两　枸杞叶切。半

---

① 燥：明抄本、乾隆本、日本抄本同，文瑞楼本作"躁"。
② 浮萍草：日本抄本、文瑞楼本同，明抄本、乾隆本此后有"紫背"。
③ 燥：日本抄本、文瑞楼本同，明抄本、乾隆本此后有"引饮，止渴生津"。

斤^①　甘草炙。二两

上五味，粗捣筛。每服四钱匕，水一盏，煎至七分，去滓，不拘时温服。

治消渴，口干小便数，**茅根汤方**

茅根剉　芦根剉　菝葜细剉。各二^②两　石膏碎。一两半　乌梅去核，炒。半两　淡竹根剉。一两

上六味，粗捣筛。每服四钱匕，水一盏半，煎取一盏，去滓温服，不拘时。

治消渴，肾脏虚损，腰脚无力，口舌干燥，**磁石汤方**

磁石一两半^③。捣如麻粒大，先以水淘去赤汁，候干，分为五贴，每贴用绵裹入药内煎　黄耆剉^④　地骨皮剉　生干地黄焙　五味子　桂去粗皮　枳壳去瓤，麸炒　槟榔剉。各半两

上八味，七味粗捣筛，分为五贴。每贴先用水三盏与磁石一贴，同煎至一盏半，去滓，分二服。

治消渴，舌干引饮，**麦门冬汤方**

生麦门冬去心。一两半　栝楼根三两　茅根　竹茹各五两　小麦三合　乌梅去核。七枚

上六味，粗捣筛。每服五钱匕，水一盏半，煎至一盏，去滓温服，不拘时。

治消渴舌干体瘦方^⑤

枸杞根白皮　小麦　生麦门冬去心。各一升

上三味，以水一斗，煮取五升。去滓，渴即饮之。

治口中^⑥干燥，无津液而渴，**猪胆煎方**

雄猪胆五枚　定粉一两

---

① 半斤：日本抄本、文瑞楼本同，明抄本、乾隆本作"升半"。

② 二：日本抄本、文瑞楼本同，明抄本、乾隆本作"一"。

③ 一两半：日本抄本、文瑞楼本同，明抄本、乾隆本作"一两"。

④ 剉：日本抄本、文瑞楼本同，明抄本、乾隆本此后有"蜜炙"。

⑤ 治消渴舌干体瘦方：日本抄本、文瑞楼本同，明抄本、乾隆本作"枸杞根白皮饮，治消渴引饮无度，舌干体瘦"。

⑥ 中：日本抄本、文瑞楼本同，明抄本、乾隆本作"舌"。

上二味，以酒煮胆，候皮烂，即入粉研细同煎成煎①，丸如鸡头大。每服二丸，含化咽津。

消渴腹胀

论曰：脾土制水，通调水道，下输于膀胱。消渴饮水过度，内溃②脾土，土不制水，故胃胀则为腹满之疾也。《内经》谓水为阴。腹者，至阴之所居，是以水饮之证先见于腹满。

治消渴饮水不止，小便复③涩，心腹连④膀胱胀闷，胸膈烦热，**槟榔汤方**

槟榔剉　桑根白皮剉　赤茯苓去黑皮　紫苏茎叶　木通剉　麦门冬去心，焙。各一两

上六味，粗捣筛。每服四钱匕，水一盏，入生姜半分，切，葱白七寸，煎至六分，去滓，不计时候温服。

治久患消渴，小便数，服止小便药多，渴犹不止，小便复涩，两肋连膀胱胀闷急妨，心胸烦热，**赤茯苓丸方**

赤茯苓去黑皮　桑根白皮剉　防己　麦门冬去心，焙。各一两半　木香　郁李仁汤浸，去皮，焙干。各一两。研

上六味，先捣前五味，细罗为末，与郁李仁研令匀，炼蜜和为剂，更于铁臼内酥杵令匀熟，丸如梧桐子大。每日空腹煎木通枣汤下三十丸，至晚再服，渐加至五十丸。

治消渴饮水过多，心腹胀满不能食，**人参汤方**

人参一两　桑根白皮剉。半⑤两　陈橘皮一两。汤浸，去白，焙　半夏汤洗七遍去滑。半两　黄耆剉。三分⑥　木香　赤芍药　草豆蔻去皮　桂去粗皮　槟榔剉　枇杷叶去毛，炙。各半⑦两

---

① 同煎成煎：日本抄本、文瑞楼本同，明抄本、乾隆本作"慢煎可丸即"。
② 溃：日本抄本、文瑞楼本同，明抄本、乾隆本作"渍"。
③ 复：日本抄本、文瑞楼本同，明抄本、乾隆本作"赤"。
④ 连：日本抄本、文瑞楼本同，明抄本、乾隆本此后有"胁下并"。
⑤ 半：日本抄本、文瑞楼本同，明抄本、乾隆本"五"。
⑥ 三分：日本抄本、文瑞楼本同，明抄本、乾隆本作"五两"。
⑦ 半：日本抄本、文瑞楼本同，明抄本、乾隆本作"五"。

上一十一味，粗捣筛。每服三钱匕，水一盏，入生姜半分，煎至六分，去滓，不计时候温服。

治消渴，腹胁虚胀，心下满闷，**旋覆花汤方**

旋覆花净择去茎叶，微炒　桑根白皮剉。各一两半　紫苏并嫩茎干者　犀角镑。各半两　赤茯苓去黑皮。三[①]两　陈橘皮汤浸，去白，微炒。一两半

上六味，粗捣筛。每服七钱匕，水三盏，入枣二枚，擘，生姜半分，拍破，盐豉半匙，同煎至一盏半，去滓，分温三服。每食后一服，如人行十五里以来更一服。

治消渴，饮水过多[②]，心腹胀满，或胁肋间痛，腰腿沉重，**人参汤方**

人参　芍药各一两　大腹子两[③]枚。慢灰火内煨，剉　葛根剉　赤茯苓去黑皮　黄芩去黑心　桑根白皮剉　知母焙。各一两半[④]　葳蕤一两一分　枳壳去瓤，麸炒。三分

上一十味，粗捣筛。每服三钱匕，水一盏，入生姜如枣大，拍破，煎至七分，去滓，空心温服，食后夜卧再服。

治消渴，饮水过多，心腹胀满，**木香汤方**

木香　枳壳去瓤，麸炒，令黄色　半夏汤洗七遍去滑，焙干　芍药　槟榔灰火内煨过，剉。各半两　人参　桑根白皮剉　黄耆剉　草豆蔻去皮。各一两　桂去粗皮。三分　枇杷叶去毛涂蜜，慢火炙。一两[⑤]

上一十一味，粗捣筛。每服四钱匕，水一盏半，入生姜如枣大，拍破，同煎至八分，去滓食前服，日三。

治消渴，喉干不可忍，饮水不止，腹满急胀，**麦门冬汤方**

麦门冬去心，焙　乌梅去核，取肉炒。各二两

---

① 三：日本抄本、文瑞楼本同，明抄本、乾隆本作"二"。
② 多：明抄本、日本抄本、文瑞楼本同，乾隆本此后有"脾土不能制水"。
③ 两：日本抄本、文瑞楼本同，明抄本、乾隆本作"一"。
④ 一两半：日本抄本、文瑞楼本同，明抄本、乾隆本作"五钱"。
⑤ 一两：日本抄本、文瑞楼本同，明抄本、乾隆本作"一两半"。

上二味，粗捣筛。每服三钱匕，水一盏，煎至半盏，去滓，食后温服，日三。

消渴后虚乏

论曰：久病消渴之人，荣卫不足，筋骨羸劣，肌肤瘦瘁，故病虽差而气血未复，乃为虚乏。又有缘少服乳石而消渴者，病后津液虚竭，经络否涩，亦令虚乏。须防痈疽之变，救治之法所不可忽。

治消渴后，四肢羸弱，气虚乏，**地黄生姜煎丸方**

生姜汁一升　生地黄汁五升　蜜二斤。绵滤过　生麦门冬汁三①升　牛胫骨内髓一升　茯神去木　甘草炙　石斛去根　黄连去须。各四两　栝楼根五两　五味子微炒　知母焙　人参　当归切，焙　丹参各二两　肉苁蓉酒浸，切，焙。三两。除前五味外，茯神等一十一味捣罗为末　地骨皮剉。二升　胡麻仁二升　菝葜剉。五两　生竹根剉。三升

上二十味，先以水一斗五升，煮地骨皮等四味至水四升，绞去滓。下麦门冬、地黄汁再煎五六沸，却下蜜、髓、姜汁再煎至七升为膏，稀稠得所。入前件药末和为丸如梧桐子大。不拘时候，竹叶汤下三十丸。

治虚热，小便利而②多服石散，人虚热③，当风取冷，患脚气发动，兼消渴后虚乏，肾脉细弱，**阿胶汤方**

阿胶二梃④　干姜二两　麻子一升　远志四⑤两　附子一枚

上五味，除阿胶捣筛粗散，以水七升煮取二升半，去滓，内胶令烊，分三服。说云小便利，多白，日夜数十行，频服良。

治虚热，四肢羸乏，渴⑥热不止，消⑦渴补虚，**茯神煮散方**

---

①　三：日本抄本、文瑞楼本同，明抄本、乾隆本作"二"。
②　而：日本抄本、文瑞楼本同，明抄本、乾隆本作"因"。
③　人虚热：日本抄本、文瑞楼本同，明抄本、乾隆本作"或虚热人"。
④　梃：日本抄本、文瑞楼本同，明抄本、乾隆本作"两"。
⑤　四：日本抄本、文瑞楼本同，明抄本、乾隆本作"一"。
⑥　渴：原作"汤"，日本抄本、文瑞楼本同，据明抄本、乾隆本改。
⑦　消：日本抄本、文瑞楼本同，明抄本、乾隆本作"止"。

茯神　肉苁蓉去鳞，切细，酒浸三日，取出焙干，秤　萎蕤各四两　生石斛去苗　黄连去须　栝楼根　丹参各一①两　甘草炙五味子　知母　人参　当归切，焙。各三分　大麦蘗炒。七合半

上一十三味，粗捣筛。每服五钱匕，水一盏半，煎至一盏，去滓，食前温服。

治消渴后气乏体羸，腿胫细瘦，**苁蓉丸方**

肉苁蓉酒浸，切，焙　黄耆剉　牛膝去苗，酒浸，切，焙　车前子　萆薢　白茯苓去黑皮　地骨皮　黄连去须　槟榔煨。各一两半　山芋　菟丝子酒浸，别捣　蒺藜子炒，去角　人参　白芍药各一两一分②　泽泻　桑螵蛸炒。各一两　枳壳去瓤，麸炒。三分　生干地黄焙。二③两

上一十八味，捣罗为末，炼蜜丸如梧桐子大。每服空心粟米饮下三十丸。

治消渴后虚乏，**钟乳丸方**

炼成钟乳粉　续断　熟干地黄焙　石韦去毛。各一两　杜仲去粗皮，剉，炒。三两三分④　天雄炮裂，去皮脐。半两　山茱萸　蛇床子各一两　远志去心　肉苁蓉酒浸，切，焙。一两三分⑤防风去叉　山芋　石斛去根　赤石脂各一两三分⑥　甘草炙，剉　牛膝酒浸，切，焙。各一两

上一十六味，捣罗为末，炼蜜丸如梧桐子大。每服三十丸，温酒下。

治消渴后⑦虚乏，**填骨煎方**

白茯苓去黑皮　菟丝子酒浸，焙，别捣　山茱萸　当归切，焙。

---

① 一：日本抄本、文瑞楼本同，明抄本、乾隆本作"五"。
② 一两一分：日本抄本、文瑞楼本同，明抄本、乾隆本作"一两"。
③ 二：日本抄本、文瑞楼本同，明抄本、乾隆本作"三"。
④ 三两三分：日本抄本、文瑞楼本同，明抄本、乾隆本作"三两"。
⑤ 一两三分：日本抄本、文瑞楼本同，明抄本、乾隆本作"三两"。
⑥ 一两三分：日本抄本、文瑞楼本同，明抄本、乾隆本作"三两"。
⑦ 后：日本抄本、文瑞楼本同，明抄本、乾隆本此后有"瘦弱，小便不禁，身体"。

各二两半　肉苁蓉三两。酒浸，切，焙　大豆炒，去皮。三合　石韦去毛。一两三分①　牛膝酒浸，切，焙　巴戟天去心　麦门冬去心。各二两半　天门冬去心。三两三分②　五味子　人参　远志去心。各二两半　桂去粗皮。一两三分　附子炮裂，去皮脐　石斛去根。各二两半

上一十七味，捣罗为末。用生地黄、生栝楼根各三斤捣绞取汁，以银石器慢火煎减半，然后内药，并下白蜜十两、牛髓五两，再煎令如糜食，如鸡子黄大，米饮下，日三。药末不必尽入，惟看稀稠得所佳。

治消渴羸瘦③，小便不禁，**铅丹散方**

铅丹研。一两　栝楼根三④两　黄连去须　白石脂各一两半

上四味，捣罗为散。每服二钱匕，食后以浆水调下。

治消渴，肌肤羸瘦，或转筋，小便利甚，**栝楼根散方**

栝楼根　黄连去须　防己　铅丹研。各一两半

上四味，捣罗前三味，入研铅丹和匀。每食后良久，煎醋一合，水二合，调三钱匕，日二服。

消渴小便白浊

论曰：消渴饮水过多，久则渗漏脂膏，脱耗精液，下流胞中，与水液浑浊，随小便利下膏凝，故谓之消渴小便白浊也。

治消渴，小便白浊如脂，**肾沥汤方**

白羊肾一具⑤。去脂膜，切　黄耆剉　杜仲剉，炒　五味子　生姜切。各一两半　生干地黄焙。一两　人参半两　枣五枚。去核　磁石三两。椎碎⑥，绵裹

上九味，除羊肾、磁石外，剉碎，分为二剂。先以水四升，煎肾与磁石及二升。去肾，然后下诸药，再煎取八合。去滓，分

---

① 一两三分：日本抄本、文瑞楼本同，明抄本、乾隆本作"三两"。
② 三两三分：日本抄本、文瑞楼本同，明抄本、乾隆本作"半斤"。
③ 瘦：日本抄本、文瑞楼本同，明抄本、乾隆本此后有"引饮过多"。
④ 三：日本抄本、文瑞楼本同，明抄本、乾隆本作"二"。
⑤ 具：日本抄本、文瑞楼本同，明抄本、乾隆本作"对"。
⑥ 碎：日本抄本、文瑞楼本同，明抄本、乾隆本此后有"先去黄水"。

二服，食前。

治消渴，腑脏枯燥，口干引饮，小便如脂，**铁粉丸方**

铁粉研，水飞过。干秤三两。再研　鸡胵胫阴干。五枚。炙熟　黄连去须。三两　牡蛎炒，研如面^①。二两

上四味，先捣二味，细罗为末，再与铁粉、牡蛎研匀，炼蜜和剂，以酥涂杵熟捣，丸如梧桐子大。每服三十丸，食前煎粟米饮下，渐加至四十丸。

治消渴，小便浓浊如面汁，此为肾冷，**金牙石汤方**

金牙石捣碎，研　厚朴去粗皮，涂生姜汁炙熟　石菖蒲各一两半　贝母煨，去心。一两　乌梅去核，微炒　葶苈子炒，别捣如膏。各三分　桂去粗皮　高良姜　菟丝子酒浸两宿，暴干，微炒，别捣。各半两

上九味，先捣八味为粗末，次入金牙石再研匀。每服三钱匕，水一盏，入枣二枚，去核，煎七分，去滓，早晚食前温服。

治消渴，能食而饮水多，小便如脂麸片，日夜无度，**冬瓜饮方**

冬瓜一枚　黄连去须。十两。别捣为细末

上二味，先取冬瓜剖开去瓤净，糁黄连末在瓜内，却用瓜顶盖，于热灰中煨熟，去皮细切烂研，布绞取汁。每服一盏至二盏，食前服，日三夜二。

治消渴，饮水不知休，小便中如脂，舌干口渴，**黄连丸方**

黄连去须　栝楼根各五两

上二味，捣罗为末，生地黄汁和剂，石臼内用木杵涂酥捣匀熟，丸如梧桐子大。每服三十丸，食后牛乳下，日二。

治消渴下冷，小便浓白如泔，呕逆不下食，**葶苈丸方**

葶苈子慢火炒，别捣如膏。一两半　枳壳去瓤，麸炒　桂去粗皮　羚羊角镑　白茯苓去黑皮　柴胡去苗　鳖甲去裙襴，醋浸炙　防风去叉　菟丝子酒浸两宿，焙干，炒，别捣　牛膝去苗　安

---

① 炒研如面：日本抄本、文瑞楼本同，明抄本、乾隆本作"童便淬"。

息香各三分^①　陈橘皮汤浸，去白，焙。一两

上一十二味，捣罗为末，炼蜜和剂，酥涂杵捣匀熟，丸如梧桐子大。每服三十丸，空腹酒下。

治消渴，饮水极多，肢体羸弱，小便如米泔，腰膝冷痛，诸方不能治者，**山茱萸丸方**

山茱萸　栝楼根剉　土瓜根剉　苦参　龙骨细研。各一两半　黄连去须。三两半^②

上六味，先捣罗五味，次入龙骨，再研匀，用生栝楼汁和剂，酥涂杵捣匀熟，丸如梧桐子大。每服三十丸，食后煎白茅根饮下，日三。

治消渴尿脂，小便如泔^③，**肉苁蓉丸**^④方

肉苁蓉去皱皮，酒浸，切，焙　泽泻　五味子　巴戟天去心　当归切，焙　地骨皮各一两　磁石煅，醋淬七遍　人参　赤石脂各一两半　韭子炒　白龙骨　甘草炙，剉　牡丹皮各一两　熟干地黄焙。一两　禹余粮煅。三分　桑蛸螵炙。四十枚

上一十六味，捣罗为末，炼蜜丸如梧桐子大。每服二十丸，以牛乳下，日三。

①　三分：日本抄本、文瑞楼本同，明抄本、乾隆本作"一两"。

②　三两半：日本抄本、文瑞楼本同，明抄本、乾隆本作"三两"。

③　尿脂小便如泔：日本抄本、文瑞楼本同，明抄本、乾隆本作"下焦冷，小便如脂泔"。

④　肉苁蓉丸：本方药物组成，日本抄本、文瑞楼本同，明抄本、乾隆本尚有"白术三分"。

卷第五十九

消渴门

虚热渴

　　论曰：人因劳伤腑脏，或大病后未复，荣血不足，阴虚于内则生内热。热则津液燥少，故渴而引饮。饮不能多，多则腹满不消，气虚不胜于水故也。

　　治脏气不足，内燥发渴，**肾沥汤方**

　　生干地黄洗，剉，焙　泽泻　远志去心　桂去粗皮　当归切，焙　龙骨　甘草炙，剉　五味子　赤茯苓去皮　芎䓖　人参　黄芩去黑心　麦门冬去心，焙。各一两

　　上一十三味，粗捣筛。每用羊肾一只[①]，去筋膜切开，先用水一盏半煮羊肾，取一盏，去肾，入药末三钱匕，再煎七分，去滓温服，不拘时。

　　治气[②]虚，燥渴引饮，**黄耆汤方**

　　黄耆[③]细剉　栝楼根剉　麦门冬去心，焙　赤茯苓去黑皮　人参　甘草　黄连去须　知母剉，焙　生干地黄焙　菟丝子酒浸一宿，焙干　肉苁蓉酒浸一宿，去皱皮，剉，焙　石膏煅赤。各一两

　　上一十二味，粗捣筛。每服三钱匕，水一盏，煎七分，去滓温服，不拘时。

　　治虚渴饮水过多，身体浮满，**人参汤方**

---

①　只：日本抄本、文瑞楼本同，明抄本、乾隆本作"对"。
②　气：日本抄本、文瑞楼本同，明抄本、乾隆本作"元气"。
③　黄耆：日本抄本、文瑞楼本同，明抄本、乾隆本此后有"蜜炙"。

人参　黄耆细剉。各二两　旋覆花　桑根白皮剉。各一两　紫苏叶　犀角镑屑。各半两　赤茯苓去黑皮　陈橘皮汤去白，焙　五味子去梗　泽泻各一两半

上一十味，粗捣筛。每服三钱匕，水一盏半，煎至一盏，去滓温服，不拘时。

治脏虚干燥，发渴饮水，**麦门冬丸方**

麦门冬去心，焙　菟丝子酒浸一宿，焙干。各一两半　土瓜根　山茱萸　鹿茸去毛，酥炙　黄连去须　龙骨各一两　牛膝去苗，酒浸一宿，焙　狗脊去毛，剉　茯神去木　人参　牡蛎熬。各三分

上一十二味，捣罗为细末，炼蜜丸如梧桐子大。每服三十丸，温水下，不拘时服。

治虚渴饮水不已，心腹胀满，**木香汤方**

木香　枳壳去瓤，麸炒　芍药　槟榔生，剉。各半两　桑根白皮剉，炒　黄耆细剉　草豆蔻去皮　枇杷叶拭去毛，炙　黄连去须。各一两　桂去粗皮。三分　人参一两半

上一十一味，粗捣筛。每服三钱匕，水一盏，煎七分，去滓温服，不拘时。

治虚①，燥渴不已，**黄耆丸方**

黄耆细剉　五味子各二两　乌梅取肉炒　麦门冬去心，焙。各一两　干姜炮。半两　茯神去木。一两半②　附子炮裂，去皮脐。大者，二枚　醋石榴皮剉　生干地黄焙　泽泻各半两

上一十味，捣罗为细末，炼蜜丸如梧桐子大。每服三十丸，浆水下，不拘时服。

治虚渴饮水无节，**人参汤方**

人参二两③　五味子　大腹皮各三分④　赤茯苓去黑皮　桑根白皮剉，炒　黄耆细剉。各一两半　芍药　黄芩去黑心　葛根剉。各

---

① 虚：日本抄本、文瑞楼本同，明抄本、乾隆本作“脏虚”。
② 一两半：明抄本、文瑞楼本同，乾隆本、日本抄本作“一两”。
③ 二两：日本抄本、文瑞楼本同，明抄本、乾隆本作“一两半”。
④ 三分：日本抄本、文瑞楼本同，明抄本、乾隆本作“一两半”。

一两　枳壳去瓤，麸炒。三分①

上一十味，粗捣筛。每服三钱匕，水一盏，煎至七分，去滓温服，不拘时。

治脏虚舌本燥渴，饮不已②，**地黄丸方**

熟干地黄剉，焙　山茱萸　山芋　泽泻　牡丹皮　白茯苓去黑皮③　附子炮裂，去皮脐。各一两　桂去粗皮。一分

上八味，捣罗为细末，炼蜜丸梧桐子大。每服三十丸，温水下，不拘时服。

治虚渴不止，**薏苡仁汤方**

薏苡仁　五味子各一两半　覆盆子　生干地黄剉，焙　枸杞子各二两　紫苏茎叶　黄耆细剉　木通各一④两　白茯苓去黑皮。三两

上九味，粗捣筛。每服三钱匕，水一盏，煎七分，去滓温服，不拘时候。

治虚渴烦躁不利，**鹿茸丸方**

鹿茸去毛，酥炙　黄耆细剉　人参　土瓜根　山茱萸　杜仲去粗皮，切，炒　桑螵蛸炙。各一两　栝楼根　菟丝子酒浸一宿，别捣　肉苁蓉酒浸一宿，去皱皮。各一两一分⑤　鸡胵胵十枚。炙干

上十一味，捣罗为细末，炼蜜丸如梧桐子大。每服三十丸，酒下，不拘时服，温水亦得。

暴　渴

论曰：暴渴缘热甚腠理开，汗大泄而津液暴燥，故渴而引饮。小便利者，不能为害。若三焦不和，心肺壅热，胃中干燥，渴而小便不利者，须变饮证，不可不察。

---

① 三分：日本抄本、文瑞楼本同，明抄本、乾隆本作"一两半"。
② 燥渴饮不已：文瑞楼本同，明抄本、乾隆本作"燥渴，饮水不已"，日本抄本作"燥渴不已"。
③ 皮：明抄本、乾隆本、文瑞楼本同，日本抄本作"心"。
④ 一：日本抄本、文瑞楼本同，明抄本、乾隆本作"二"。
⑤ 一两一分：日本抄本、文瑞楼本同，明抄本、乾隆本作"一两"。

治心脾壅滞，暴渴引饮，**茯苓汤**方

赤茯苓去黑皮　泽泻　白术　黄连去须　桂去粗皮　甘草炙，剉。各一两　大黄生用。半两

上七味，粗捣筛。每服三钱匕，水一盏半，入小麦半匙，煎至一盏，去滓温服，不拘时。

治内热暴渴不止，**枳实汤**方

枳实去瓤，麸炒　茯神去木　葛根剉　石膏各二两半

上四味，粗捣筛。每服三钱匕，水一盏半，煎至一盏，去滓温服，不拘时。

治心脾壅盛，暴渴饮水，**黄连散**方

黄连去须　葛根剉。各二两　大黄剉，炒。半两　枇杷叶拭去毛，炙。一两　麦门冬去心，焙。一两半

上五味，捣罗为散。每服二钱匕，温水调下，不拘时。

治心脾虚热，暴渴不已，**地骨皮汤**方

地骨皮　栝楼根　黄连去须　麦门冬去心，焙　黄芩去黑心[①]。各一两　茯神去木　远志去心。各三分　甘草炙，剉。半两　石膏碎。二两

上九味，粗捣筛。每服三钱匕，水一盏，煎至七分，去滓温服，不拘时。

治[②]暴渴，烦躁饮水，**麦门冬汤**方

麦门冬去心，焙。四两　知母焙。三两　凝水石一两半　青竹茹揉如鸡子大，两块。碎切

上四味，粗捣筛。每服三钱匕，水一盏，煎至七分，去滓温服，不拘时。

治暴渴，咽燥口干引饮，**秦艽汤**方

秦艽去苗、土。二两　甘草炙。半两

上二味，粗捣筛。每服三钱匕，水一盏，煎至七分，去滓温

---

① 心：明抄本、乾隆本、文瑞楼本同，日本抄本作"皮"。
② 治：日本抄本、文瑞楼本同，明抄本、乾隆本此后有"上焦壅热"。

服，不拘时。

治暴渴[①]，**地骨皮汤**方

地骨皮　栝楼根各一两半[②]　黄连去须　土瓜根　麦门冬去心，焙　车前子各一两　知母焙。半两

上七味，粗捣筛。每服三钱匕，水一盏半，入生地黄半分，切，煎至八分，去滓温服，不拘时。

治虚躁暴渴，**乌梅散**方

乌梅肉焙　麦门冬去心，焙。各一两半　生干地黄焙。三两　甘草炙。一[③]两

上四味，捣罗为散。每服二钱匕，温熟水调下，不拘时。

治暴渴，**黄耆汤**方

黄耆剉　栝楼根各一两　赤茯苓去黑皮　甘草炙。各半两　麦门冬去心，焙。一两半

上五味，粗捣筛。每服三钱匕，水一盏半，煎至八分，去滓温服，不拘时。

治暴渴，饮水不止，头面虚浮，**桑根皮汤**方

桑根白皮剉　麦门冬去心，焙　石膏碎。各二两　赤茯苓去黑皮　黄芩去黑心　栝楼根各一两半　栀子仁半两　土瓜根一两

上八味，粗捣筛。每服三钱匕，水一盏半，煎至八分，去滓温服，不拘时。

治暴渴烦热[④]，**芦根汤**方

芦根剉　麦门冬去心，焙　栝楼根　地骨皮各一两　白茅根剉　石膏碎。各一两　黄芩去黑心　人参各三分[⑤]　甘草炙。半两

上九味，粗捣筛。每服五钱匕，水一盏半，生姜一枣大，拍碎，小麦半合，竹叶二七片，煎至八分，去滓，食后温服。

---

① 治暴渴：日本抄本、文瑞楼本同，明抄本、乾隆本作"治心脾壅热，咽燥口干，暴渴，引饮不止"。

② 一两半：文瑞楼本同，明抄本、乾隆本作"一两"，日本抄本作"二两"。

③ 一：日本抄本、文瑞楼本同，明抄本、乾隆本作"二"。

④ 热：日本抄本、文瑞楼本同，明抄本、乾隆本此后有"饮水不止"。

⑤ 三分：日本抄本、文瑞楼本同，明抄本、乾隆本作"五钱"。

治暴渴心烦，口舌干燥，**柴胡汤方**

柴胡去苗　乌梅肉炒。各二两　甘草炙。一两　麦门冬去心，焙。一两半

上四味，粗捣筛。每服四钱匕，水一盏半，煎至八分，去滓温服，不拘时。

胃热渴

论曰：胃气实则生热，热则土气内燥，津液不通，咽膈烦满，故渴而引饮。《内经》谓脾气热则胃干而渴。盖脏真濡于脾，脾合为胃行其津液者也。脾既受热，津液不濡于胃，胃干则渴不止也。

治胃干渴，饮水不止①，**枸杞根汤方**

枸杞根　栝楼根　麦门冬去心，生　黄连去须。各一两半　土瓜根干者　知母　车前子去土。各一两

上七味，剉如麻豆。每服五钱匕，水一盏半，入生地黄半分，切，同煎至八分，去滓温服，日三。

治胃热渴，**猪肚丸方**

猪肚一枚。净洗，去脂膜滓秽　黄连去须。五两　栝楼根四两　茯神去木　麦门冬去心，焙。各二两　知母剉。三两　白粱米净洗。五两

上七味，先捣罗下六味为末，内猪肚中，线缝口，安甑中蒸，盖甑，无令泄气。候极烂，乘热细切肚并药，木臼内捣匀，可丸即丸。若硬，即入炼蜜同捣，丸梧桐子大。每服三十丸，煎粟米饮下，不拘时候，日再服，渐加至四十丸。

治脾胃有热，烦渴不止，**黄连羊乳丸方**

黄连去须，别捣。四两　生栝楼根去皮。半斤。研，生布绞汁　生地黄半斤。净洗，研，生布绞汁　羖羊乳两合

上四味，取地黄、栝楼汁、羊乳和黄连末，丸如绿豆大。每

---

① 饮水不止：原作"不止饮水"，日本抄本、文瑞楼本同，据明抄本、乾隆本乙正。

服三十丸，煎小麦汤下。

治胃热干渴，**甘草汤**方

甘草炙，剉　栝楼根各二^①两　麦门冬去心，焙。二分^②　半夏汤洗去滑，七遍，暴干麸炒。二两半

上四味，粗捣筛。先以水二盏、淘小麦半合煎至一盏半，去麦，下药末五钱匕，大枣二枚，擘破，生地黄半钱，生姜一枣大，拍破，再煎至八分，去滓温服，日再。

治胃中干渴，**栝楼根汤**方

栝楼根三两　知母焙。二两　甘草炙，剉　人参各一两

上四味，粗捣筛。每服三钱匕，水一盏，煎至七分，去滓，下白蜜少许搅匀，不拘时候服，日可数服。

治胃渴^③引饮，泄热，**茯神汤**方

茯神去木。二两　栝楼根　麦门冬去心，焙。各五两　知母剉　萎蕤各四两

上五味，粗捣筛。先以水三盏，淘小麦一匙，淡竹叶五十片，洗切，同煮至一盏半，去滓，下药末四钱匕，枣二枚，擘破，生地黄^④半分，同煎至一盏，去滓温服，日三。

治胃干渴，**黄耆汤**方

黄耆去苗，剉　茯神去木　栝楼根　甘草炙　麦门冬去心，焙。各一两半　生干地黄焙。二两半

上六味，粗捣筛。每服三钱匕，水一盏，煎至七分，去滓温服，日三。

久　渴

论曰：消渴之病，本于肾气不足，下焦虚热。若病久不愈者，

---

① 二：日本抄本、文瑞楼本同，明抄本、乾隆本作"一"。
② 二分：文瑞楼本同，明抄本作"一两"，乾隆本作"二两"，日本抄本作"一分"。
③ 胃渴：日本抄本、文瑞楼本同，明抄本、乾隆本作"胃壅热干渴"。
④ 生地黄：日本抄本、文瑞楼本同，明抄本、乾隆本作"生地黄汁"。

邪热蕴积，荣卫涩滞，精血衰微，病多传变。宜知慎忌，凡忌有三：一饮酒，二房室，三咸食及面①。又消渴病经百日以上者，当忌灸刺。若灸刺则疮上漏水，变成痈疽矣。

治久消渴，饮水不绝，**肾沥汤**方

远志去心　人参　泽泻　熟干地黄焙　桂去粗皮　当归切，焙　赤茯苓去黑皮　龙骨　黄芩去黑心　芎䓖各二两　五味子三分　麦门冬去心，焙。二两半

上一十二味，粗捣筛。每服五钱匕，水三盏，先煮羊肾一具，取二盏，去肾入药，并大枣三枚，擘破，生姜半分，切，同煎取一盏半，去滓，分温二服，不拘时候。

治久消渴②，**麦门冬丸**方

麦门冬去心，焙　赤茯苓去黑皮　黄连去须　黄芩去黑心　石膏煅　萎蕤　人参　升麻　龙胆　栝楼根　枳壳去瓤，麸炒　生姜切，焙　枸杞根皮洗，切。各一两

上一十三味，捣罗为末，炼蜜和丸梧桐子大。每服三十丸，粟米饮下，不拘时候。

治久消渴不止，**升麻丸**方

升麻　黄芩去黑心　麦门冬去心，焙。各五两③　生干地黄焙。三两　栝楼根七两　苦参八两　人参三两　黄连去须　黄檗去粗皮，剉。各五两

上九味，捣罗为末，以生牛乳汁和，众手速丸梧桐子大，暴干。每服三十丸，粟米饮下，不拘时服，渐加至五十丸。

治久消渴内燥，引饮不已，**黄连散**方

黄连去须　白石脂研。各一两半　铅丹研。一两　栝楼根三两

上四味，捣研罗为细散。每服二钱匕，浆水调下，日三服。

治肾虚燥④久，消渴不止，**泽泻丸**方

---

① 面：日本抄本、文瑞楼本同，明抄本、乾隆本作"椒面炙煿"。
② 渴：日本抄本、文瑞楼本同，明抄本、乾隆本此后有"饮水不休"。
③ 两：明抄本、乾隆本、文瑞楼本同，日本抄本作"分"。
④ 燥：日本抄本、文瑞楼本同，明抄本、乾隆本作"燥热"。

泽泻　肉苁蓉酒浸，切，焙　五味子　禹余粮煅，醋淬七遍　巴戟天去心　当归切，焙　地骨皮洗，焙。各一两　磁石煅，醋淬二七遍　人参　赤石脂　韭子　白龙骨　甘草炙，剉　牡丹皮①各一两一分②　生干地黄焙。二两半

上一十五味，捣研罗为末，炼蜜丸如梧桐子大。每服三十丸，以牛乳汁下，不拘时候。

治消渴经年，饮水不止，**白石英丸**方

白石英别研　芒消别研　凝水石别研。各二两　赤茯苓去黑皮　人参　地骨皮　泽泻　苦参　甘草炙，剉　麦门冬去心，焙。各三两

上一十味，除别研外，捣罗为末，合研匀，炼蜜丸如梧桐子大。每服三十丸，温水下，不拘时服。

治久消渴，饮水不绝，**葵根汤**方

经霜冬葵根皮不拘多少。细切，焙

上一味，粗捣筛。每服三钱匕，水一盏，煎至七分，去滓温服，不拘时候。

治久消渴③，经年饮水无度，**水银丸**④方

水银　铅醋碎。各半两　柳絮矾三分。先细研，次入水银并铅，三味和研匀，以瓷合盛，外用纸筋泥固济，安灰火内养半日，取出候冷，再研细　豉炒　铅丹研　白僵蚕炒　黄连去须。各半两

上七味，将四味为末，与前三味再研匀，用糯米糊丸如梧桐子大。每服二十丸，温水下，空心日午夜卧服。

治久消渴，饮水不绝，**苦参丸**方

苦参二两　黄连去须　栝楼根　知母焙　麦门冬去心，焙　人参　牡蛎煅　黄耆剉　生干地黄焙。各一两

---

① 牡丹皮：日本抄本、文瑞楼本同，明抄本、乾隆本作"丹参"。

② 一两一分：文瑞楼本同，明抄本、乾隆本作"一两"，日本抄本作"一两半"。

③ 渴：日本抄本、文瑞楼本同，明抄本、乾隆本此后有"荣卫滞涩"。

④ 水银丸：本方药物组成，日本抄本、文瑞楼本同，明抄本、乾隆本尚有"大豉五钱"。

上九味，捣罗为末，以牛乳汁和，众手速丸如梧桐子大。每服三十丸，浆水下，不拘时候。

渴　利

论曰：消渴，小便利多，随饮而出，故名渴利。此盖少服乳石，房室过度，致肾虚精耗，热气独留，肾为之燥，故渴而引饮。肾虚不能制水，则饮随小便利也。病久津液耗竭，经络否涩，荣卫不通，热气留滞，必变痈脓[①]也。

治消渴日夜饮水不止，饮下小便即利，**麦门冬汤方**

麦门冬去心，焙　黄连去须　冬瓜干者。各二两

上三味，粗捣筛。每服三钱匕，水一盏，煎至七分，去滓温服。

治渴利，虚热引饮不止，消热止渴，**石膏汤方**

石膏四两　地骨皮三两　栝楼根二两半　麦门冬去心，焙。三两　茯神去木　知母焙　萎蕤各二两

上七味，粗捣筛。每服四钱匕，水二盏，竹叶二十片，生地黄半分，切，生姜三片，枣二枚，擘破，同煎至一盏，去滓，食后温服，日三。

治渴利，日饮水数斗，小便频数[②]，**栝楼散方**

栝楼根　黄连去须　防己　铅丹炒紫色，研[③]。各一两

上四味，捣罗三味为散，与铅丹研匀。每服二钱匕，酒调食后服，日三。服药后即强饮水，须臾自恶，必不欲饮。

治渴利患十年者，服之即差，**千金散方**

泽泻　栝楼根　甘草炙。各一两一分　白石脂研　赤石脂研铅丹炒，研。各一分[④]　胡粉炒，研。三分[⑤]　石膏碎研。一两

---

① 脓：日本抄本、文瑞楼本同，明抄本、乾隆本作"肿"。
② 数：日本抄本、文瑞楼本同，明抄本、乾隆本此后有"服之解烦热，止渴"。
③ 研：日本抄本、文瑞楼本同，明抄本、乾隆本作"飞过"。
④ 分：日本抄本、文瑞楼本同，明抄本、乾隆本作"两"。
⑤ 三分：日本抄本、文瑞楼本同，明抄本、乾隆本作"一两"。

上八味，捣前三味为散，更与研者和匀。每服一钱匕，煎菝葜汤调下，不拘时，日三。

治渴利有热，小便涩难，欲下之，**前胡汤**方

前胡去芦头　生干地黄焙　大黄剉，炒。各一两　黄芩去黑心　栀子仁　升麻　芍药　栝楼根　石膏碎。各三分①　麦门冬去心，焙。一两一分②　桂去粗皮。一分③　枳实去瓤，麸炒　甘草炙。各半两

上一十三味，粗捣筛。每服四钱匕，水一盏半，入生地黄一分，切碎，同煎至八分，去滓，食前温服，日三。

治渴利，**麦门冬汤**方

麦门冬去心，焙　白茯苓去黑皮。各四两　栝楼根　地骨皮各五两　甘草炙。三两

上五味，粗捣筛。每服四钱匕，先以水二盏，入小麦一匙，竹叶二七片，生姜一枣大，切，枣二枚，擘破，同煎至一盏半，去滓，下药末煎至八分，去滓，食前温服，日三。

治渴利，**栝楼根煎**方

生栝楼根去皮，细切。十斤　黄牛脂碎切。一合半。锅内慢火煎令消，滤去滓

上二味，先以水三斗煮生栝楼根，至水一斗，用生绢绞去滓取汁，内牛脂搅令匀，再内锅中慢火煎，不住手搅令水尽，候如膏状即止，于瓷合中密盛。每日食后，温酒调如鸡子黄大服之，日三。

治三消渴疾，饮水无度，小便随之，肌肉消瘦，**厚朴汤**方

厚朴去粗皮，姜汁炙。三两　牡蛎煅。三两　人参一两

上三味，粗捣筛。每服五钱匕，水一盏半，煎至八分，去滓，不计时候温服。

治三消渴疾，肌肤瘦弱，饮水不休，小便不止，**黄耆散**方

---

① 分：日本抄本、文瑞楼本同，明抄本、乾隆本作"两"。
② 一两一分：日本抄本、文瑞楼本同，明抄本、乾隆本作"一两"。
③ 分：日本抄本、文瑞楼本同，明抄本、乾隆本作"两"。

黄耆^①剉　桑根白皮剉细。各一两　葛根剉。二两

上三味，捣罗为散。每服三钱匕，煎杀猪汤^②，澄清调下，不拘时。

治常食热面炙煿诸干燥物，及服补热药，因热酒冲肺，日久即患消渴，饮水无度，小便旋利，心中热闷烦躁，**枸杞根饮**方

枸杞根皮　菰根　李根白皮　葛根四味并洗剉。各二两　甘草炙。一两　牡蛎炒^③。二两　石膏碎。五两

上七味，粗捣筛。每服五钱匕，水一盏半，煎至八分，去滓，不拘时温服。

治渴饮，水下咽即利，为膀胱有热，名曰渴利，**鸡膍胵丸**方

鸡膍胵黄皮炙　栝楼根切

上二味，等分，同捣罗为末，炼蜜丸如梧桐子大。每服二十丸，温熟水下，食后服。

治渴日夜饮水，随饮即利，**石菖蒲散**方

石菖蒲一两　栝楼根二两　黄连去须。半两

上三味，捣罗为散。每服二钱匕，新汲水调下，食后临卧服。

治渴利，**麦门冬汤**方

麦门冬去心，焙。三两　乌梅去核，炒。半^④两

上二味，粗捣筛。每服三钱匕，水一盏，煎至七分，去滓，放温服。

治渴利，**小豆汁**方

小豆不限多少

上一味，水煮熟捣烂，细布绞取汁。每服一盏，不拘时，频服即差。

---

① 黄耆：日本抄本、文瑞楼本同，明抄本、乾隆本此后有"蜜炙"。
② 煎杀猪汤：文瑞楼本同，明抄本作"用猪肉汤"，乾隆本作"用宰猪汤"，日本抄本作"煎熬猪汤"。
③ 炒：日本抄本、文瑞楼本同，明抄本作"童便淬"。
④ 半：日本抄本、文瑞楼本同，明抄本、乾隆本作"一"。

又方

蔷薇根细剉。半斤

上一味，用水五升，浸一日，取水，量力时时饮之。

消渴后成水

论曰：脾，土也，土气弱则不能制水。消渴饮水过度，脾土受湿而不能有所制，则泛溢妄行于皮肤肌肉之间，聚为浮肿胀满而成水也。

治消渴后四肢浮肿，小便不利，渐成水病，**猪苓散方**

猪苓去黑皮　人参各三分①　木通剉。一两一分②　黄连去须。一两半　麦门冬去心，焙　栝楼根各二两

上六味，捣罗为细散。每服一钱匕，温浆水调下，日三，以差为度。

治消渴欲成水气，面目并膝胫浮肿，小便不利，**瞿麦汤方**

瞿麦穗　滑石　泽泻各半两　防己三分　大黄剉，炒　黄芩去黑心。各一分　桑螵蛸炒。一十四枚

上七味，粗捣筛。每服三钱匕，水一盏，煎至七分，去滓，空心温服，良久再服。

治消渴后数饮呕逆，虚羸，欲成水病，**茯苓散方**

赤茯苓去黑皮　栝楼根　麦门冬去心，焙。各一两半　升麻一两　桑根白皮剉。二③两　陈橘皮汤浸，去白，焙。三分

上六味，捣罗为细散。每服一钱匕，清水调下，日再。

治消渴后遍身浮肿，心膈不利，**紫苏汤方**

紫苏茎叶　桑根白皮剉　赤茯苓去黑皮。各一两　羚羊角镑　槟榔剉。各三分　木香　桂去粗皮　独活去芦头　枳壳去瓤，麸炒。各半两　郁李仁汤浸，去皮尖，炒。二两

上一十味，粗捣筛。每服四钱匕，水一盏半，生姜半分，切，

---

① 分：日本抄本、文瑞楼本同，明抄本、乾隆本作“两”。
② 一两一分：日本抄本、文瑞楼本同，明抄本、乾隆本作“一两半”。
③ 二：明抄本、乾隆本、文瑞楼本同，日本抄本作“二”。

煎至八分，去滓温服，不拘时。

治三焦气不宣通，膈壅停水不下至肾，肾消肌肉化为小便，**茯苓汤方**

赤茯苓去黑皮　泽泻　麦门冬去心，焙　杜仲去粗皮，炙。各二两　桑白皮剉。三两　桂去粗皮。一两　磁石捣如麻粒大，淘去赤水。四两

上七味，粗捣筛。每六钱匕，水二盏，枣三枚，擘破，薤白五茎，细切，煎至一盏，去滓，分二服，空腹温服，如人行十里再服，至晚亦然。此药内消，不吐利。服一剂讫，津液未通，血脉未行，肌肤未润，更服一剂。

治消渴差后，津液枯竭，身体虚浮，欲成水病，**防己丸方**

防己　猪苓去黑皮　郁李仁汤浸，去皮尖，炒　杏仁去皮尖、双仁，炒。各一两半　栝楼根　赤茯苓去黑皮　葶苈子纸上炒　桑根白皮剉。各二两　白术三分①

上九味，为细末，炼蜜丸如梧桐子大。每服二十丸，空腹浆水下，日一服，肿消小便快为度。

治消渴后，头面脚膝浮肿，胃虚不能下食，心胸不利，或时吐逆，**赤茯苓汤方**

赤茯苓去黑皮　紫苏子　白术　前胡去芦头　人参各一两　陈橘皮汤浸，去白，焙　桂去粗皮　木香　槟榔剉。各三分　甘草炙，剉。半两

上一十味，粗捣筛。每服三钱匕，水一盏半，生姜半分，拍碎，枣二枚，擘破，煎至一盏，去滓温服，不拘时。

消渴后成痈疽

论曰：消渴则随饮而出，皆作小便，由少服乳石所致。久则荣卫损伤，精血不足，肌肤减耗，石气增炽，随附经络，津液内竭，经络凝涩，荣卫不行，热气留滞，故变痈疽。此当精穷治法，

---

① 分：日本抄本、文瑞楼本同，明抄本、乾隆本作"两"。

恐毒气不出，穿通腑脏也。

治消渴后虚热留滞，结成痈疽，**栝楼根丸方**

栝楼根一两一分　铅丹研。一两　干葛粉三分　附子炮裂，去皮脐。半两

上四味，以二味捣罗为细末，与粉、铅丹和匀，炼蜜丸梧桐子大。每服二十丸，温水下，不拘时候。

治消渴后烦热[①]，结成痈疽，**八珍散方**

水银入铅丹，点少水，研令星尽　栝楼根各一两　苦参剉　知母焙。各一两半　铅丹半两　密陀僧研　牡蛎熬　黄连去须。各一两

上八味，除水银、铅丹外，捣罗为细散，入水银、铅丹末和匀。每服一钱匕，温水调下，不拘时候。

治渴利后，经络否涩，荣卫留滞[②]，结成痈疽，**玄参散方**

玄参洗，切　犀角镑屑　芒消研细　黄耆细剉　沉香剉　木香　羚羊角镑屑。各一两　甘草生剉。三分

上八味，捣罗为细散。每服二钱匕，温水调下，不拘时候。

治消渴后[③]成痈疽，**磁石饮方**

磁石性紧者。四两

上一味，杵碎，以水五升，瓷器中煮取四升。候冷，不拘多少，旋饮之。

治消渴后成痈疽，**磁石散方**

磁石引铁者，火烧醋淬二十遍。一两　黄耆细剉　地骨皮洗[④]　生干地黄焙。各三分　五味子　枳壳去瓤，麸炒　桂去粗皮　槟榔剉。各半两

上八味，捣罗为细散。每服三钱匕，温水调下，日三服。

①　烦热：明抄本、日本抄本、文瑞楼本同，乾隆本作"虚热留滞"。
②　滞：原无，文瑞楼本同，据明抄本、乾隆本、日本抄本补。明抄本、乾隆本此后有"壅热"。
③　后：日本抄本、文瑞楼本同，明抄本、乾隆本此后有"经络壅热结"。
④　洗：明抄本、乾隆本、文瑞楼本同，日本抄本作"炮"。

治消渴后，热毒结成痈疽，**麦门冬汤**方

麦门冬去心，焙　赤茯苓去黑皮　栝楼实焙　地骨皮洗[①]，切。各二两　甘草炙，剉。三两

上五味，粗捣筛。每服三钱匕，水一盏，煎七分，去滓温服，不拘时。

治消渴后心肺气独盛，结成痈疽，**桑根白皮汤**方

桑根白皮剉，炒[②]。半斤

上一味，粗捣筛。每服三钱匕，水一盏，煎至七分，去滓温服，日再。

治消渴后成痈疽，**石膏汤**方

石膏碎。一两半　知母焙。一两半　犀角镑屑。一两　升麻三分　栝楼根生者削去皮，细切，可半斤。烂研，生布绞取汁两合半。如无，以干者四两代之　土瓜根绞取汁两合半，无生者，以干者四两代之

上六味，除汁外，粗捣筛。每服三钱匕，二药汁各半合，水一盏半，小麦少许，同煎至八分，去滓温服，不拘时。

治消渴后虚热，结成痈疽，**铅丹散**方

铅丹别研。半两　栝楼根一两　泽泻　石膏研　赤石脂　白石脂各一两一分　胡粉研。半两　甘草炙，剉。一两

上八味，捣罗五味为细散，入别研三味和匀。每服二钱匕，温水调下，不拘时服。

治消渴内虚热，结成痈疽，**磁石丸**方

磁石火烧，醋淬二七遍。一两　大豆二合　荠苨洗，切　人参　赤茯苓去黑皮　葛根剉。各三[③]分　石膏碎。一两一分　黄芩去黑心　栝楼根　甘草炙，剉　知母焙。各一两

上一十一味，捣研为细末，炼蜜和丸梧桐子大。每服三十丸，温水下，日三服。

---

① 洗：明抄本、乾隆本、文瑞楼本同，日本抄本作"炮"。

② 剉炒：日本抄本、文瑞楼本同，明抄本、乾隆本作"蜜炙"。

③ 三：明抄本、乾隆本、文瑞楼本同，日本抄本作"一"。

消 中

论曰：病消中者，不渴而多溲，一名内消。以邪热熏烁五脏，然后外及肌肉形体也。得之年少饵石，房室太甚，真气耗惫，石气孤立，结于肾则肾①实，肾实则消水浆，故不渴而小便利多，不得润养五脏，使所食之物皆消为小便。治宜滋肾水、养津液则差。

治初得消中，食已如饥，手足烦热，背膊疼闷，小便白浊，**天门冬丸**方

天门冬去心，焙。二两半　鸡内金三具。微炙　桑螵蛸十枚。炙　土瓜根干者　肉苁蓉酒浸一宿，切，焙　熟干地黄焙　栝楼根　知母焙　泽泻剉　鹿茸去皮毛，酒浸炙　五味子　赤石脂各一两半　牡蛎煅。二两　苦参一两

上一十四味，捣罗为末，炼蜜和丸如梧桐子大。每服二十丸，煎粟米饮下。

治内消，所食物皆作小便，兼治强中，**荠苨汤**方

荠苨　大豆　人参　白茯苓去黑皮　磁石捣如米粒　葛根剉　石膏碎　黄芩去黑心　栝楼根　甘草炙，剉　知母焙。各二两

上一十一味，粗捣筛。每服五钱匕，水二盏，煎至一盏，去滓温服，日三夜一。

治消中，饮食无度，小便日夜频数，转加羸瘦，**水银丸**方

水银一两　银箔二百片。与水银共研　铁粉别研　牡蛎煅。各三两　栝楼根　麦门冬去心，焙　黄芩去黑心　苦参　黄连去须　栀子仁各二两

上一十味，捣罗七味为末，与别研三味和匀，用枣肉研捣为丸如梧桐子大。每服四十丸，煎芦根汤下，日二夜一。

治消中，脾胃热极，消谷引食，化为小便，**黄芩汤**方

黄芩去黑心　麦门冬去心，焙　栝楼根　栀子仁　石膏碎　淡

---

① 肾：原无，日本抄本、文瑞楼本同，据明抄本、乾隆本补。

竹叶各一^①两

上六味，粗捣筛。每服四钱匕，水一盏半，煎至八分，去滓温服，不拘时。

治消中，小便数^②，**黄连丸方**

黄连去须。五两　栝楼根　白龙骨碎　苦参　牡蛎粉　山茱萸　土瓜根切　萎蕤各三两

上八味，捣罗为末，炼蜜丸如梧桐子大。每服二十丸至三十丸，大麦饮下，日三夜一。

治消中，小便数，**铅丹散方**

铅丹研　胡粉各半两　栝楼根　泽泻　石膏碎　赤石脂　白石脂　甘草炙，剉。各二两

上八味，捣研为散。每服二钱匕，米饮调下，日三夜一。

治内消，肌肤羸瘦，或转筋，小便利甚，**栝楼散方**

栝楼根　黄连去须　防己剉　铅丹^③研。各一两半

上四味，捣罗三味为散，与铅丹和匀。每服二钱匕，用醋半合、沸汤半盏调下，日二夜一。

治消中，**黄檗丸方**

黄檗去粗皮。二^④两　黄连去须。半斤^⑤

上二味，捣罗为末，用酥拌和，捣三百杵，丸如梧桐子大。每服三十丸，温浆水下。

治消中，食已即饥，手足烦热，背膊疼闷，小便稠浊，**牡蛎丸方**

牡蛎煅，研^⑥　赤石脂研　栝楼根　肉苁蓉酒浸一宿，切，焙。各一两　黄连去须　土瓜根剉　黄芩去黑心　知母焙　泽泻　天门冬去心，焙　鹿茸去皮毛，酒浸，炙　五味子　桑螵蛸麸炒。各三

---

①　一：日本抄本、文瑞楼本同，明抄本、乾隆本作"二"。
②　数：日本抄本、文瑞楼本同，明抄本、乾隆本作"日夜无度"。
③　铅丹：日本抄本、文瑞楼本同，明抄本、乾隆本此后有"飞过，炒"。
④　二：日本抄本、文瑞楼本同，明抄本、乾隆本作"四"。
⑤　半斤：日本抄本、文瑞楼本同，明抄本、乾隆本作"一两"。
⑥　煅研：日本抄本、文瑞楼本同，明抄本、乾隆本作"醋淬"。

分 熟干地黄焙。一两半

上一十四味，捣罗十二味为末，与别研二味和匀，炼蜜丸如梧桐子大。每服三十丸，煎陈粟米饮下，日三夜一。

治凡消渴变为消中者，饮食到胃即时消化，小便多而色白，所食多而不觉饱者，**猪肚黄连丸方**

猪肚一枚。洗去脂膜，不切破 黄连去须，捣罗为末。五两

上二味，以大麻子仁二合烂研，以水四升调如杏酪汁，煮猪肚，候烂取出，入黄连末在内，密缝肚口，蒸令极烂，乘热细切，和黄连末，以木臼捣之。候可丸即丸如梧桐子大，暴干。每服三十丸，温水下，不拘时。

治消中虚极，小便无度，**肉苁蓉丸方**

肉苁蓉酒浸一宿，切，焙。二两 泽泻 熟干地黄焙 五味子 巴戟天去心 地骨皮 人参 栝楼根 韭子炒 甘草炙，剉 牡丹皮各一两 桑螵蛸炙。三十枚 赤石脂研 磁石煅，醋淬二七遍，研 龙骨 禹余粮煅，醋淬二七遍，研。各一两半

上一十六味，捣研为末，炼蜜和丸如梧桐子大。每服三十丸，牛乳汁下。

治消渴消中久不差，**知母丸方**

知母焙 麦门冬去心，焙。各一两 犀角镑 铅霜① 鸡䏶胵炙 土瓜根各半两 白茯苓去黑皮 黄连去须。各三分 金箔二十片

上九味，捣罗为末，炼蜜为丸如梧桐子大。每服十丸，煎人参汤下。

消　肾

论曰：消肾者，由少服石药，房室过度，精血虚竭，石势②孤立，肾水燥涸，渴引水浆，下输膀胱，小便利多，腿胫消瘦③，骨

---

① 铅霜：明抄本、日本抄本、文瑞楼本剂量同，乾隆本作"三分"。
② 势：明抄本、乾隆本、文瑞楼本同，日本抄本作"热"。
③ 瘦：日本抄本、文瑞楼本同，明抄本、乾隆本此后有"细小。小便数，或赤似血色"。

节瘘疼，故名消肾。

治消肾脚胫瘦细，小便数，或赤似血色，脏腑虚冷者，宜服**地黄汤**方

熟干地黄剉　麦门冬去心，焙。各二两　甘草炙　蒺藜子炒，去角。各半两　干姜。炮。一两　桂去粗皮　续断各半两

上七味，粗捣筛。每服三钱匕，水一盏，煎至七分，去滓温服，日三夜二。

治消肾干渴，小便多，羸瘦少力，**黄耆饮**方

黄耆剉①　杜仲去粗皮，炙，剉　山茱萸　人参　知母切，焙。各二两　龙骨碎。三两

上六味，粗捣筛。每服四钱匕，水一盏半，枣一枚，擘，煎至一盏，去滓温服，日三夜二。

治消肾小便数，**阿胶汤**方

阿胶炙燥　干姜炮。各一两　远志去心。四②两　附子炮裂，去皮脐　人参各一两　甘草炙。三③两　大麻仁研。二两

上七味，㕮咀如麻豆。每服三钱匕，水一盏，煎至七分，去滓，不拘时温服。

治消肾，多渴小便数，**宣补丸**方

黄耆剉　栝楼根　麦门冬去心，焙　白茯苓去黑皮，剉　人参　甘草炙　黄连去须　知母切，焙。各三两　熟干地黄剉　石膏研。各六两　肉苁蓉酒浸，薄切，焙干。四两　菟丝子酒浸一宿，别捣为末。三两

上一十二味，除菟丝子外，捣为末和匀，用牛胆汁三合，并炼蜜同和为剂，丸如梧桐子大。每服三十丸，煎茅根汤下，不拘时。

治消肾，自腰以下瘦弱无力，小便数或不禁，**山茱萸丸**方

山茱萸一两　黄耆细剉　杜仲去粗皮，炙，剉　肉苁蓉酒浸一

---

① 剉：日本抄本、文瑞楼本同，明抄本、乾隆本作"蜜炙"。
② 四：日本抄本、文瑞楼本同，明抄本、乾隆本作"二"。
③ 三：日本抄本、文瑞楼本同，明抄本、乾隆本作"二"。

宿，切，焙。各一两半　桂去粗皮　牛膝去苗，酒浸，焙　韭子慢火炒。各一两

上七味，捣罗为细末，炼蜜和丸如梧桐子大。每服二十丸，煎黄耆汤下，日三服。

治消肾，身体羸瘦，小便频数，**人参丸方**

人参三分①　鹿茸去毛，酒炙。一两　黄耆剉。三分②　栝楼根一两　桑螵蛸炙。一两　杜仲去粗皮，炙，剉。三分　鸡膍胵四枚。炙　山茱萸三分　菟丝子酒浸一宿，焙干，别捣为末。一两半

上九味，捣罗为细末，炼蜜和丸梧桐子大。每服三十丸，煎枣汤下，日三服。

治消肾，口干眼涩，阴萎，手足烦疼，小便多，**金银箔丸方**

金箔　银箔各一百片。细研　泽泻一两半　天门冬去心，焙　肉苁蓉酒浸一宿，薄切，焙干。各二两半　白茯苓去黑皮，剉　生干地黄焙　葛根剉。各三两　黄连去须。四两　麦门冬去心，焙。二两半　栝楼根二两　巴戟天去心　五味子　干姜炮。各一两半　丹砂细研。二两

上一十五味，除别研外，捣罗为细末，再研匀，炼蜜和丸梧桐子大。每服二十丸至三十丸，煎粟米饮下，不拘时。

治消肾，小便白浊如凝脂，形体羸瘦，**磁石汤方**

磁石六两。别捣如米粒，分为二十贴，每煎时取一贴绵裹　黄耆细剉　杜仲去粗皮，炙，剉　人参　五味子各一两半　熟干地黄焙。二两

上六味，除磁石外，粗捣筛，分为二十贴。每贴先用水三盏，羊肾一只，切作四片，去筋膜，与磁石一贴同煎至二盏。去磁石、羊肾，下药末，更同煎至一盏半，去滓，温分两服。

治消肾，小便白浊如凝脂，弱无力，**肾沥汤方**

白羊肾一具③。去脂膜，切四片　黄耆细剉　熟干地黄　杜仲去

---

① 三分：日本抄本、文瑞楼本同，明抄本、乾隆本作"一两"。
② 三分：日本抄本、文瑞楼本同，明抄本、乾隆本作"一两"。
③ 具：日本抄本、文瑞楼本同，明抄本、乾隆本作"对"。

粗皮，炙，剉① 五味子 人参各一两半 磁石捣碎如米粒。六两

上七味，除肾外，粗捣筛。每服五钱匕，用水三盏，先煮肾至二盏，去肾入药，再煎至二盏，去滓温服，不拘时。

治消肾渴燥，**磁石饮方**

磁石三两

上一味，粗捣筛如米粒大，分作十贴。每服一贴，用水一碗煎至一盏，去滓温服，日三夜一。

治三消病，小便频数，皮燥毛焦，饮食虽多，肌肉消瘦，渴燥引饮，**丹砂散方**

丹砂研，水飞 黄连去须 铁粉研 栝楼各一两一分② 赤石脂 卢会研③ 龙齿 泽泻各三分④ 胡粉研 铅丹研。各半两 牡蛎熬。一分⑤ 桑螵蛸十个。炙 鸡膍胵五枚。蜜炙黄 甘草炙。一两半

上一十四味，除别研外，捣罗为散，再和匀。每服二钱匕，煎小麦汤调下，日三服。

治消肾，饮水无度，腿膝瘦细，小便白浊，**参附汤方**

人参 附子炮裂，去皮脐 青黛各半两

上三味，㕮咀如麻豆。每服二钱匕，水一盏，楮叶一片，切，煎七分，去滓温服，日二夜一。

---

① 去粗皮炙剉：日本抄本、文瑞楼本同，明抄本作"酒炒"。
② 一两一分：日本抄本、文瑞楼本同，明抄本作"一两"。
③ 研：乾隆本、日本抄本、文瑞楼本同，明抄本此后有"三分"。
④ 三分：乾隆本、日本抄本、文瑞楼本同，明抄本作"五钱"。
⑤ 一分：乾隆本、日本抄本、文瑞楼本同，明抄本作"五钱"。

卷第六十

黄病门

黄病门

黄疸统论

论曰：疸病正①有五种：一曰黄疸，二曰黄汗，三曰谷疸，四曰酒疸，五曰女劳疸。一黄疸者，遍身面目悉黄如橘；二黄汗者，身体洪肿，汗出如黄檗汁，不渴，状如风水；三谷疸者，食毕头眩，心中怫郁不安而发黄；四酒疸者，心中懊痛，足肿满，小便黄，面发赤斑黄黑，由大醉当风入水所致；五女劳疸，身目皆黄，发热恶寒，小腹满急，小便难，由大劳大热，房室过伤。此五者，证状虽异，大率多因酒食过度，水谷相并，积于脾胃，复为风湿所搏，热气郁蒸，所以发黄为疸。其证食已如饥，曰胃疸；额上黑，足下热，曰黑疸。其因伤寒时气后变成黄者，缘阳明病无汗，小便不利，热瘀在里，心中懊恼，身必发黄。若被火，额上微汗出，而但小便不利，亦发黄。其状如橘色，腹微满，此亦由寒湿不散，瘀热在于脾胃故也。然又有九疸、三十六黄，其证其名，悉各不同，治皆有法，具如后章。凡黄病，当利其小便。疸而渴者，其病难治；疸而不渴者，其病可治。

黄　疸

论曰：《内经》谓目黄者，曰黄疸。又曰，安卧脉盛，谓之黄疸。其外证身体、面目及爪甲、小便尽黄。其内证食已如饥。此

---

① 正：文瑞楼本同，明抄本、乾隆本、日本抄本作"症"。

由酒食过度，脾胃有热，复为风湿所搏，瘀结不散，热气郁蒸，故发是疾。若面色微黄，身体或青、赤、黑色皆见者，与纯热之证不同，当于湿家求之。诸黄疸发于阴部，其人必呕；发于阳部，其人振寒而微热。疸而不渴者可治，其渴而疸者难治。

治黄疸，目黄，小便如血，心烦躁闷，口苦头痛，**茵陈汤方**

茵陈蒿　山栀子仁各三分　甘草炙。半两　木通剉　栝楼根　柴胡去苗。各一①两　麦门冬去心，焙。一两半②

上七味，粗捣筛。每服五钱匕，水二盏，入竹叶三七片，同煎至一盏，去滓，食后温服。

治黄疸，脾胃积热，皮肉皆黄，烦躁口苦，小便赤涩，**木通汤方**

木通剉　瞿麦穗各一两　赤茯苓去黑皮　白茅根　大青　秦艽去苗、土。各三分　生干地黄焙。一两半

上七味，粗捣筛。每服五钱匕，水一盏半，煎至八分，去滓，食前温服。

治黄疸，遍身面目皆黄③，**黄连汤方**

黄连去须　大青　山栀子仁　茵陈蒿　柴胡去苗　地骨皮　人参　黄芩去黑心　芒消各一两　大黄细剉，醋炒。二④两

上一十味，粗捣筛。每服五钱匕，水一盏半，煎至八分，去滓温服，不拘时候。

治黄疸，通身并黄，**柴胡汤方**

柴胡去苗　茵陈蒿各一两　升麻　龙胆各三分

上四味，粗捣筛。每服五钱匕，水一盏半，煎至八分，去滓，入地黄汁一合搅匀，食后温服。

治黄疸，面黄，眼如金色，四肢羸弱，或时烦渴，**鸡舌香汤方**

鸡舌香　秦艽去苗、土。各三分　胡黄连　丁香　芎䓖各半

---

① 一：明抄本、乾隆本、文瑞楼本同，日本抄本作"二"。
② 一两半：日本抄本、文瑞楼本同，明抄本、乾隆本作"三分"。
③ 黄：日本抄本、文瑞楼本同，明抄本、乾隆本此后有"小便尽黄"。
④ 二：明抄本、乾隆本、文瑞楼本同，日本抄本作"三"。

两　柴胡去苗。一两

上六味，粗捣筛。每服三钱匕，水一盏，煎至六分，去滓，食前温服。

治黄疸，身眼皆如金色及诸黄，**桃根汤**方

东引桃根一握。细切如钗股者佳，取时勿见风，及避妇人、鸡犬

上一味，以水一盏半煎至七分，去滓，空心温服。如眼中黄色未退，可时饮酒一盏。

治黄疸，身体面目皆黄，**茵陈丸**方

茵陈蒿三分　大黄剉，炒　黄连去须　黄芩去黑心。各一两

上四味，捣罗为末，炼蜜和丸如梧桐子大。每服十五丸，食后临卧温水下。

治黄疸，心中懊侬烦热，**栀子汤**方

山栀子仁半两　枳壳去瓤，麸炒。一分　大黄剉，炒。一两

上三味，粗捣筛。每服三钱匕，水一盏，入豉二十粒，同煎至七分，去滓温服，不拘时候。

治诸黄，皮肉如金色，小便赤黑，口干烦渴，**白鲜皮散**方

白鲜皮二两　黄连去须　土瓜根　芍药　大青　栀子仁　茵陈蒿　栝楼根　柴胡去苗。各一两半　芒消三两半。研入　黄芩去黑心。一两　贝珠三十枚。烧赤，研入　大黄三两

上一十三味，捣罗为散。每服三钱匕，煎茅根汁调下，空腹顿服取利，至晚不利再服，服了以少葱豉粥投之①。

治黄疸，面目身体皆黄，口干烦躁，发热狂闷，**茵陈丸**方

茵陈蒿　常山各半两　大黄剉，炒。三分　朴消研。一分　豉炒。一合②

上五味，捣罗为末，炼蜜和丸如梧桐子大。每服二③十丸，食后温竹叶汤下。

治中热黄疸，寒热往来，脉数烦困，四肢劳倦，**知母散**方

---

① 之：日本抄本、文瑞楼本同，明抄本、乾隆本此后有"取利为效"。
② 合：明抄本、乾隆本、文瑞楼本同，日本抄本作"分"。
③ 二：明抄本、乾隆本、文瑞楼本同，日本抄本作"三"。

知母焙　赤茯苓去黑皮　常山　茵陈蒿　黄连去须　犀角镑　羚羊角镑　人参各一分①　柴胡去苗　鳖甲醋炙，去裙襕　甘草炙。各半两　龙胆半分

上一十二味，捣罗为散，别入丹砂末半分，合研匀，瓷合收贮。每服二钱匕，食前人参汤调下，日再。

治黄疸②，**柴胡汤**方

柴胡去苗。半两　甘草炙。一分

上二味细剉，以水一碗，白茅根一握，同煎至七分，去滓温服。

治黄疸，面目③黄，**瓜蒂散**方

瓜蒂一十四枚　丁香大者，一枚　黍米四十九颗④

上三味，研为细散。每服一字，先含水一口，以鼻搐⑤药，取下黄涎为效。

治黄疸，大小便难，喘息促，**甜葶苈丸**方

甜葶苈炒。二两　大黄剉，炒。一两

上二味，捣罗为末，炼蜜和丸如梧桐子大。每服二十丸，温米饮下，食后临卧服。

治黄疸，身体面目皆黄，大小便秘涩，脏腑壅热，**黄连散**方

黄连去须　大黄细剉，醋炒。各二两　黄芩去黑心　甘草炙。各一两

上四味，捣罗为散。每服二钱匕，食后温水调下，日三。

治黄疸，面黄肌瘦，**大黄丸**方

大黄剉。一斤　芎䓖半斤

上二味，捣罗为末，用蜜和成剂，甑上炊七遍，丸如梧桐子大。每服三十丸，熟水下，空心食前临卧，日三服。

① 分：日本抄本、文瑞楼本同，明抄本、乾隆本作"两"。
② 疸：日本抄本、文瑞楼本同，明抄本、乾隆本此后有"身面黄，口渴"。
③ 目：日本抄本、文瑞楼本同，明抄本、乾隆本此后有"身体皆"。
④ 四十九颗：明抄本、乾隆本、文瑞楼本同，日本抄本作"四十枚"。
⑤ 搐：日本抄本、文瑞楼本同，明抄本、乾隆本作"以鼻药顷下黄涎为效"。

治身面悉黄，大便如浓栀子汁，**茵陈丸方**

茵陈蒿　柴胡去苗　栀子仁各四两　龙胆　枳壳去瓤，麸炒。各二两　黄芩去黑心　升麻　大黄剉，炒。各三两

上八味，捣罗为末，炼蜜丸如梧桐子大。每服三十丸饮下，以利为度，日再。

治黄疸，身体、面目、爪甲、小便俱黄，病甚者，**秦艽煮散方**

秦艽去苗、土。一两

上一味，捣罗为末，用牛乳二盏半煎至一盏半，分温二服，空心食前。

治一切黄病，**茵陈蒿丸方**

茵陈蒿四[①]两　大黄剉　黄芩去黑心　栀子仁各三两

上四味，生用为末，炼蜜和丸梧桐子大。每服米饮下二十丸，一日二服，量病与之。小便金色，身皮皆黄，并治。

治黄疸，身肿发热，汗出而渴，汗出著衣正黄，**吴蓝饮方**

吴蓝　芍药　麦门冬去心，焙　桑根白皮剉　防己　白鲜皮　栀子仁各一两

上七味，粗捣筛。每服五钱匕，水一盏半，煎至八分，去滓温服，不拘时候。

急　黄

论曰：诸发热心战，定必发为急黄。谓其卒然发黄，心满气喘，命在顷刻，故名急黄也。有初得病即身体面目发黄者，有初不知是黄，死后变黄者。但先见其证，当急治之。此由脾胃有蓄热，谷气郁蒸，因热毒所加，故有斯病。

治急黄，目如栀子色，小便赤，心烦闷，**茵陈汤方**

茵陈蒿　栀子仁　黄芩去黑心　大黄剉，炒　白鲜皮　黄连去须。各一两　朴消研　贝齿煅。各半两

上八味，除朴消外，粗捣筛。每服五钱匕，水一盏半，煎至

---

① 四：日本抄本、文瑞楼本同，明抄本、乾隆本作"一"。

一盏，去滓，入朴消末一钱匕，再煎令沸，食后温服。

治急黄，热毒攻发，舌急眼黄，**犀角汤**方

犀角屑三分　茵陈蒿　栀子仁　升麻各半两　黄芩去黑心。三分　大黄剉，炒。一两　朴消研。一两半　甘草炙，剉。半两

上八味，粗捣筛。每服五钱匕，水一盏半，入竹叶三七片，同煎至一盏，去滓，食后温服。

治天行急黄，身如金色，**茵陈黄连汤**方

茵陈蒿　黄连去须　黄芩去黑心　大黄剉，炒。各一两　甘草炙，剉　人参各半两

上六味，粗捣筛。每服五钱匕，水一盏半，煎至一盏，去滓，食后温服。

治急黄，烦热口干，皮肉急[1]黄，**赤小豆散**方

赤小豆一合[2]　丁香　秫米　瓜蒂　薰陆香别研。各一分　青布[3]五寸。烧作灰，研　麝香别研。一钱

上七味，除研外，捣罗为散，入研者和匀。每服一钱匕，米饮调下，食后服，服后当吐下黄水，即差。

治急黄，面目如金色，渴欲饮水，**龙胆汤**方

龙胆一两　木通剉　土瓜根各一两半　石膏二两。碎　犀角屑。一两　栀子仁半两　大黄剉，炒。一两半　白茅根剉　朴消各一两

上九味，粗捣筛。每服三钱匕，用水一盏，煎至七分，去滓，食后温服。

治急黄，面目如金色，烦渴饮水，**升麻汤**方

升麻三分　秦艽去苗、土。一两　凝水石一两半。碎　栝楼根三分　朴消一两

上五味，粗捣筛。每服三钱匕，用水一盏，煎至七分，去滓，食后温服，日三。

---

① 急：文瑞楼本同，明抄本、乾隆本作"尽"，日本抄本作"悉"。
② 合：明抄本、文瑞楼本同，乾隆本、日本抄本作"分"。
③ 青布：日本抄本、文瑞楼本同，明抄本、乾隆本作"青皮"。

治急黄，小便赤黑，口干烦躁，**白鲜皮散**^①方

白鲜皮一两　黄连去须　芍药　茵陈蒿　大青　土瓜根各三分　栀子仁半两　柴胡去苗。三分^②　黄芩去黑心。半两　栝楼根剉。三分　大黄剉，炒。一两半　朴消一两　贝齿烧。一两半

上一十三味，捣罗为散。每服二钱匕，煎茅根汤调下，空心服，取利为度。未利，以葱豉粥投之。

治急黄，烦热口干，遍体悉黄，**黑豆煎方**

黑豆一升

上一味，用水五盏，煎至二盏，去豆取汁，再煎一盏，然后下蜜、生地黄汁、麦门冬汁、生藕汁各二合，酥半两相和，慢火煎成膏，瓷器盛。候冷，每服半匙或一匙，食后含化，日三服。

治急黄，小便赤黑，口干烦躁方^③

蔓菁子取油

上一味，不计时候顿服。如无油，即以蔓菁子捣水和，绞取汁一盏，服之亦得。未效，再作服。

治急黄疸方^④

大黄二两

上一味，剉碎。水三盏，生浸一夜，平旦取汁，入朴消二两，搅和分作四服。每日一服，取快利为度。

阴　黄

论曰：阴黄者，面色黄，头痛，不发热，不欲闻人声。此由阳伏于阴，邪热沉潜，散于肌肉，身黄如橘，故谓之阴黄。昔人有说下之后身目发黄者，当于寒湿中求之，此其类也。

---

① 白鲜皮散：本方药物组成，日本抄本、文瑞楼本同，明抄本、乾隆本尚有"川芎三分"。

② 三分：日本抄本、文瑞楼本同，明抄本、乾隆本作"五钱"。

③ 治急黄……烦躁方：此12字日本抄本、文瑞楼本同，明抄本、乾隆本作"蔓菁子油饮，治急黄，小便赤黑，口干烦躁"。

④ 治急黄疸方：日本抄本、文瑞楼本同，明抄本、乾隆本作"大黄朴消饮，治急黄"。

治阴黄不欲闻人言，小便不利，**秦艽汤**方

秦艽去苗、土。一两　旋覆花半两　赤茯苓去黑皮。半两　甘草炙，剉。半两

上四味，粗捣筛。每服四钱匕，以牛乳一盏，煎取六分，去滓温服，不拘时候。

治阴黄，身如橘色，小便不利，**茵陈散**方

茵陈蒿二两　桂去粗皮。半两　泽泻一两一分　赤茯苓去黑皮　白术　猪苓去黑皮。各三分

上六味，捣罗为散。每服二钱匕，温水调下，日三服。

治阴黄，**龙胆汤**方

龙胆　秦艽去苗、土。各一两半　升麻一两

上三味，粗捣筛。每五钱匕，水一盏半[1]浸药一宿，平旦煎至八分，入黄牛乳五合，再煎至一盏，去滓，空心分温二服，日再，取利为度。

治阴黄，**赤小豆散**方

赤小豆　丁香各三七粒　麝香细研。一钱　瓜蒂二七[2]枚　青布灰二钱

上五味，捣研为散。每服一钱匕，熟水调下，日再服，以吐为度。更取少许吹鼻中，即有黄水出为效。

治阴黄，小便色不变，欲自利，腹满而喘者必哕，宜**半夏汤**方

半夏汤洗七遍，去滑，焙。一两　人参二[3]两　葛根二[4]两

上三味，剉如麻豆。每服四钱匕，以水一盏，入生姜半分，切，煎取七分，去滓，不计时候温服。

酒疸

论曰：胃虚谷少，醉以入房，冒犯风邪，胃中热毒随虚入里，

---

① 每五钱匕水一盏半：日本抄本、文瑞楼本同，明抄本、乾隆本作"用水二钟浸五钱"。

② 二七：日本抄本、文瑞楼本同，明抄本、乾隆本作"二"。

③ 二：日本抄本、文瑞楼本同，明抄本、乾隆本作"一"。

④ 二：日本抄本、文瑞楼本同，明抄本、乾隆本作"一"。

小便黄赤。湿毒内聚，心下懊痛，熏发肌肉则身目发黄。或发赤斑，足胫浮肿。或下之早，则变为黑疸，令人心如病饥，大便黑瘀，皮肤不仁。治法概宜先去湿毒，后分小水，余随证治之。

治酒疸，心中懊痛，小便黄赤，**茵陈汤方**

茵陈蒿　赤茯苓去黑皮　葛根剉。各半两　栀子仁半分　栝楼根三分　秦艽去苗、土　升麻各一两

上七味，粗捣筛。每服三钱匕，水一盏，煎至七分，去滓，食后温服，日三^①。

治酒疸，心懊痛，足胫满，小便黄，面发赤斑，或黄黑色，此由饮酒大醉，当风入水所致，**黄耆木兰散方**

黄耆剉^②。二两　木兰皮剉。一两

上二味，捣罗为散。每服二钱匕，食前热酒调下，日三。

治酒疸，身目俱黄，心中懊痛，**艾叶汤方**

生艾叶一握。无生者，干者亦得　麻黄去根节。二两　大黄剉，炒。一两半

上三味，剉如麻豆大。每服四钱匕，以酒一盏半，入大豆半合，同煎至八分，去滓，食前温服。

治酒疸，小便不利，或饮少溲多如白泔色，**凝水石散方**

凝水石烧令通赤　白石脂　栝楼根各一两一分　菟丝子酒浸，别捣，炒干　知母焙　桂去粗皮。各三分

上六味，捣罗为散。每服二钱匕，煮大麦粥饮调下，日三。

治酒疸，**小麦饮方**

生小麦二合^③

上一味，以水一盏，研绞取汁，食后顿服。

治酒疸，腹满如水状，心中懊恢，不能下食，时时欲吐，**桔梗汤方**

桔梗剉，炒　百合　赤茯苓去黑皮　桑根白皮　枳壳去瓤，麸

---

① 三：日本抄本、文瑞楼本同，明抄本、乾隆本此后有"以差为度"。
② 剉：日本抄本、文瑞楼本同，明抄本作"蜜炙"。
③ 合：明抄本、日本抄本、文瑞楼本同，乾隆本作"两"。

炒。各一两半　槟榔五枚　木通二两

上七味，剉如麻豆大。每服三钱匕，水一盏，煎至七分，去滓，食前温服，良久再服。

治酒疸，身面黄[①]，心懊痛，小便黄赤不利，**黄连丸方**

黄连去须　黄檗去粗皮　黄芩去黑心　大黄剉，炒　栀子仁　黄药子　郁金　秦艽去苗、土　贝母去心　甘草炙，剉　款冬花　黄明胶炙令燥　白芥子各半两

上一十三味，捣罗为末，研粳米饭丸如梧桐子大。每服十丸，煎麦门冬汤下。

治酒疸，通身黄肿，**木通散方**

木通剉　甘草炙，剉　木香　槟榔剉　麻黄去根节　秦艽去苗、土　瞿麦穗　干姜炮

上八味等分，捣罗为散。每服一钱匕，白汤点服，空心食前，日三。病甚者，用猪胆一枚，去汁一半，入巴豆一粒、薤白二寸在胆内，以线系定，同青橘皮少许，水一盏半煎熟，滤去胆，取药汤调下一钱匕。

治酒疸，遍身发黄，**追毒饮方**

狗脊去毛。一两　白芥子一钱[②]　甘草一分

上三味，细剉。用酒一升，煎取半升，去滓，分温二服，利下为度。

治酒疸，心下懊痛，身目发黄，**乳香硇砂丸方**

乳香研　硇砂研　安息香研。各一分　巴豆三十粒。去皮、心、膜，醋煮，研　杏仁去皮尖、双仁，炒，研。二七粒

上五味，合研匀细，枣肉丸如绿豆大。每服五丸，食后临卧，温生姜米饮下。

治酒疸，心下懊痛，胫肿溲黄，面发赤斑，**大黄汤方**

大黄剉，炒。二两　枳实去瓤，麸炒　栀子仁各一两　豉炒。

---

① 黄：明抄本、乾隆本、文瑞楼本同，日本抄本作"黄黑"。
② 钱：日本抄本、文瑞楼本同，明抄本、乾隆本作"分"。

三①合

上四味，粗捣筛。每服四钱匕，水一盏半，煎至八分，去滓
温服，日三。

治酒疸，遍身黄，瓜蒂丸方

瓜蒂　大黄剉，炒　莞花炒。各一两　牛胆一枚　芫花醋炒。
半②两

上五味，捣罗四味为末。以清酒二升，渍一宿，煎至一升，
去滓，入牛胆汁，微火熬稠，丸如梧桐子大。每服五丸，温熟水
下，得吐利差。

谷　疸

论曰：失饥饱甚，则胃中满塞，谷气未化，虚热熏蒸，遂为
谷疸。其证心下懊闷，头眩心忪，怫郁发烦，小便不利，身黄如
橘是也。

治谷疸，食则眩，心忪，怫郁不安，久久发黄，**茵陈汤方**

茵陈蒿　柴胡去苗。各四③两　黄芩去黑心　龙胆　枳实去瓤，
麸炒。各二④两　栀子仁　升麻　大黄剉炒。各三⑤两

上八味，粗捣筛。每服五钱匕，水一盏半，煎至一盏，去滓
温服。若羸瘦，去大黄，加生地黄五两，栀子仁四两。

治谷疸，趺阳脉紧而数，紧则为实，数则为热，紧数相搏，
胃中苦热，骨节烦疼，小便不利，**石韦汤方**

石韦去毛　木通　柴胡去苗　茅根各一两半　栀子仁　芒消各
半两

上六味，剉如麻豆大。每服五钱匕，水一盏半，煎至一盏，
去滓温服，日三。

---

① 三：日本抄本、文瑞楼本同，明抄本、乾隆本作“二”。
② 半：明抄本、日本抄本、文瑞楼本同，乾隆本作“一”。
③ 四：日本抄本、文瑞楼本同，明抄本、乾隆本作“一”。
④ 二：日本抄本、文瑞楼本同，明抄本、乾隆本作“三”。
⑤ 三：日本抄本、文瑞楼本同，明抄本、乾隆本作“二”。

治谷疸，食毕头眩，心中怫郁，发黄，由失饥大食，胃气攻冲所致，其腹必满①，**苦参丸方**

苦参一两半　龙胆半两

上二味，捣罗为细末，以牛胆汁和捣三百杵，丸如梧桐子大。每服十五丸，早晚食后，煎大麦汤下。

治谷疸，头眩心忪，发黄腹满，**涤热汤方**

茵陈蒿三两　大黄剉，炒。一两半　山栀子仁三分

上三味，粗捣筛。每服三钱匕，水一盏，煎至七分，去滓，食前温服。小便利，色如皂荚汁，一宿腹减。

治谷疸，**苦参栀子丸方**

苦参一两　山栀子仁半②两　龙胆　黄芩去黑心。各一两

上四味，捣罗为细末。以猪胆汁和捣五百杵，丸如梧桐子大。每服二十丸，食后米饮下，日三。

治谷疸，食毕头眩腹满，及酒疸脉沉实，**硇砂乳香丸方**

硇砂③　乳香④　安息香⑤各一两半　巴豆三十粒。去皮、心、膜，用酽醋一盏，煮至半盏，取出研　杏仁二七⑥粒。去皮尖、双仁，麸炒，研

上五味，再研匀为细末，枣肉丸如绿豆大。每服五丸，食后温生姜米饮下，日再夜一。

治谷疸，唇口先黄，腹胀气急，**郁金散方**

郁金一两　牛胆一枚。干者　麝香研。半钱

上三味，捣研为细散。每服半钱匕，新汲水调下，不拘时。

胃　疸

论曰：已食如饥者，胃疸也。夫胃热则能消谷，今已食如饥

---

① 满：日本抄本、文瑞楼本同，明抄本、乾隆本此后有"小便不利"。

② 半：日本抄本、文瑞楼本同，明抄本、乾隆本作"一"。

③ 硇砂：日本抄本、文瑞楼本同，明抄本、乾隆本此后有"醋化研"。

④ 乳香：日本抄本、文瑞楼本同，明抄本、乾隆本此后有"炙去油"。

⑤ 安息香：日本抄本、文瑞楼本同，明抄本、乾隆本此后有"重汤煮过"。

⑥ 二七：日本抄本、文瑞楼本同，明抄本、乾隆本作"三十一"。

者，以胃气但热而无阴也。然胃为足阳明，阳明之脉络属于心。阳明得热，则心火上行，阳炎过矣。故单阳成瘅，心憹烦而身面黄，小便赤色也。

治胃中有热，食已如饥，不生肌肉，面色萎黄，**泻热汤**方

大黄生，剉　麻黄去根节　黄芩去黑心。各四两　杏仁去皮尖、双仁　赤茯苓去黑皮　甘草剉　陈橘皮去白，焙　芒消　泽泻各三^①两

上九味，粗捣筛。每服三钱匕，水一盏，煎至八分，去滓，食后温服。

治胃中热，食已即饥，舌强腹胀，身重节痛，**大黄泻热汤**方

大黄细剉，水一升半，别渍一宿　甘草剉。各三两　泽泻　赤茯苓去黑皮　黄芩去黑心　细辛去苗叶　芒消　陈橘皮去白，焙。各二两

上八味，粗捣筛。每服三钱匕，水一盏，煎至八分，去滓，食后温服。

治胃中积热，食已辄饥，面黄肌瘦，胸满胁胀，**茯苓汤**方

赤茯苓去黑皮　陈橘皮去白，焙　泽泻　桑根白皮剉。各三两　芍药　白术各四两　人参　桂去粗皮。各二^②两　石膏八^③两　半夏六两。汤洗七遍

上一十味，粗捣筛。每服四钱匕，水一盏半，入生姜少许，同煎至一盏，去滓，不计时候温服。

治胃中热盛，食已复饥，面黄肌瘦，唇燥口干，泻热**栀子汤**方

栀子仁　赤芍药　犀角屑　赤茯苓去黑皮　黄芩去黑心　射干　大黄剉，微炒。各一两

上七味，粗捣筛。每四钱匕，水一盏半，煎至八分，去滓，入生地黄汁一合，蜜一大匙搅匀，再煎一两沸，食后分温二服。

治胃中热盛，食已如饥，唇燥口干，**黄芩汤**方

---

① 三：日本抄本、文瑞楼本同，明抄本、乾隆本作"一"。
② 二：日本抄本、文瑞楼本同，明抄本、乾隆本作"三"。
③ 八：日本抄本、文瑞楼本同，明抄本、乾隆本作"一"。

黄芩　石膏各三分　赤茯苓去黑皮　甘草剉　葛根剉　五加皮剉　麻黄去根节。各半两　柴胡去苗。一两

上八味，粗捣筛。每服三钱匕，水一盏，入生姜半分，切，煎至八分，去滓，食后温服。

治胃中热盛，食已如饥，常渴引饮，涤热，**芦根汤方**

芦根剉　栝楼根　麦门冬去心。各一两　知母　甘草剉。各半两　赤茯苓去黑皮。三分

上六味，粗捣筛。每服三钱匕，水一盏，入小麦五十粒，竹叶二七片，生地黄一分，生姜半分，切，煎至八分，去滓，食后温服。

治胃中热盛，食已如饥，多渴心烦，肌肉羸瘦，**黄连丸方**

黄连去须　栝楼根各一两　麦门冬去心，焙。一两半①　知母焙　茯神去木。各三分

上五味，捣罗为末，炼蜜和捣百余杵，丸如梧桐子大。食后粥饮下三十丸，或牛乳汁下亦得。

治胃实热，呕逆不下食，**犀角汤方**

犀角屑　葛根剉。各三分　枇杷叶拭去毛，炙黄　麦门冬去心。各一两

上四味，粗捣筛。每服三钱匕，水一盏，入生姜半分，切，煎至八分，去滓，不计时候温服。

治诸黄病，眼目已黄，**丁香散方**

丁香　赤小豆　瓜蒂各七枚　秫米一分

上四味，捣罗为散。只作一服，温水调，顿服令尽。当吐利黄水，两服永除。

黑疸

论曰：诸黄疸、酒疸、女劳疸久不已，皆变为黑疸。其状小腹满，身体尽黄，额上反黑，足下热，大便黑是也。黄本脾病，脾者土也，脾病不已，传其所胜，肾斯受之。肾为水脏，其经足

---

① 一两半：日本抄本、文瑞楼本同，明抄本、乾隆本作"一两"。

少阴，其色黑。病在肾，故小腹满，色黑，大便黑，足下热，是皆足少阴经受病之证。

治诸疸久不差，变成黑疸[①]，**当归汤方**

当归三两　桂去粗皮。六两　麦门冬去心。一两半　大黄剉，炒。一两　茵陈蒿　黄芩去黑心　黄耆　干姜炮　赤茯苓去黑皮　芍药　黄连去须　石膏碎　人参　甘草炙。各二两

上一十四味，剉如麻豆。每服三钱匕，水一盏，入大枣两枚，擘破，煎取七分，去滓温服，日三。一方无黄耆。

治黄疸变成黑疸，医所不能疗，**土瓜饮方**

土瓜根

上一味，每日空心服半盏，其病随小便出即愈。然须量病人，强壮者可半盏，羸人一合。如无生者，即剉干者一两，水一盏半，煎取七分，去滓顿服，羸人量减。

治黑疸，身体及大便并黑，及黄疸久不差，**瓜蒂散方**

瓜蒂一分　雄黄醋煮，研。一钱　甘草炙，剉。一两　女菱二两

上四味，捣罗为细散。每服一字匕，用赤小豆二十粒，茯苓一分，水一盏，煎至六分，去滓调服，须臾当吐，吐止即愈。

治黑疸，身体黯黑，小便涩，**茵陈蒿丸方**

茵陈蒿　赤茯苓去黑皮　葶苈子微炒。各一两　枳壳去瓤，麸炒　白术各一两一分　半夏汤洗去滑，七遍，焙　大黄细剉，醋炒　杏仁汤浸，去皮尖、双仁，炒。各三分　蜀椒去闭口及目，炒令出汗　当归切，焙　干姜炮过。各半两　甘遂炮。一分

上一十二味，捣罗为末，炼蜜和捣三五百杵，丸如绿豆大。每服空心米饮下一十丸，日三。

女劳疸

论曰：脾胃素有湿热，或缘大暑醉饱，房劳过度，引热归肾，

---

① 疸：日本抄本、文瑞楼本同，明抄本、乾隆本此后有"小腹满，身黄额黑"。

湿气交攻，小水不利，少腹坚胀，湿毒流散于肌肉之中，则四肢身面发黄，故谓之女劳疸。然其证又有额上黑，微汗出，手足心热，薄暮即发，膀胱急，小便自利者，宜各随其证以治之。

治女劳疸，手足烦热，肢节疼痛，小腹拘急，时有虚汗，**鳖甲汤方**

鳖甲去裙襕，涂醋炙。一两半① 柴胡去芦头 茵陈蒿 地骨皮 赤芍药 栀子仁 黄耆剉 麦门冬去心，焙。各三分

上八味，粗捣筛。每服三钱匕，水一盏，煎至七分，去滓，不拘时候温服。

治女劳疸，**苦参丸方**

苦参三两 龙胆二两半 栀子仁三两半

上三味，捣罗为末，以牛胆汁和为丸如梧桐子大。每服二十丸，温水下，日二夜一，稍加至四十丸。

治女劳疸，身目皆黄，发热恶寒，小腹满急，小便难，由大劳大热房室伤损②得之，**消石散方**

消石 矾石熬令汁枯。各一两

上二味，合研为散。每服一钱匕，用大麦煮稀粥饮调下，盖衣出汗，其病随小便出者色黄，大便出者色黑。

治女劳疸及劳气热渴，额上汗出，手足俱热，小便赤涩，**犀角汤方**

犀角镑 龙胆各一两 升麻 甘草炙。各半两 麦门冬去心，焙。三分

上五味，粗捣筛。每服三钱匕，水一盏，入生姜一枣大，拍碎，同煎至七分，去滓，入生地黄汁一合，食后温服。

治黄疸病，日晡即发热恶寒，小腹满急，体黄额黑，大便黑，溏泄，足下热，此为女劳疸，腹满者难治，**二石散**

滑石 石膏各一两。碎

---

① 一两半：日本抄本、文瑞楼本同，明抄本、乾隆本作"二两"。

② 损：日本抄本、文瑞楼本同，明抄本、乾隆本此后有"湿毒散于肌肉"。

上二味，同研令极细。每服一钱匕，用大麦煮稀粥调下，日三，小便利即差。

治女劳疸，身目俱黄，恶寒发热，少腹满急，小便难，**滑石散**方

滑石一两半　矾石熬令汁尽。一两

上二味，研罗为散。每服二钱匕，以大麦粥饮调下，不拘时候，小便出黄水为度。

又方①

乱发如鸡子大　猪脂半斤

上二味，同于铛内以微火煎令发消尽，不计时候，以温水调下一匙匕，以小便利为度。

治女劳疸，额上黑汗出，手足中热，四肢烦疼②，薄暮发热，小便自利，**龙胆汤**方

龙胆去芦头　甘草炙，剉　麦门冬去心，焙　柴胡去芦头　升麻　犀角镑。各三分　牡蛎一两。烧研如粉③

上七味，粗捣筛。每服三钱匕，水一盏，煎至七分，去滓，入生地黄汁半合，更煎一两沸，不拘时候温服。

治女劳疸，额上汗出，四肢虚烦，日晡发热，小便自利④，**牡蛎汤**方

牡蛎烧令通赤⑤　龙胆　升麻　麦门冬去心，焙　甘草炙。各三分　犀角镑。半两　藁本　桂⑥各半两

上八味，捣筛为散。每服四钱匕，水一大盏，煎至八分，去滓热服，温覆即避风寒。

---

① 又方：日本抄本、文瑞楼本同，明抄本、乾隆本作"发灰散，治女劳疸，同上"。

② 疼：日本抄本、文瑞楼本同，明抄本、乾隆本此后有"小腹坚胀"。

③ 烧研如粉：日本抄本、文瑞楼本同，明抄本、乾隆本作"童便淬"。

④ 四肢……自利：此12字日本抄本、文瑞楼本同，明抄本、乾隆本作"手足心热，暮日即小水自利"。

⑤ 烧令通赤：日本抄本、文瑞楼本同，明抄本、乾隆本作"童便淬"。

⑥ 桂：日本抄本、文瑞楼本同，明抄本、乾隆本作"桂心"。

黄病门

黄汗　三十六黄

胸痹门

胸痹统论　胸痹　胸痹噎塞　胸痹心下坚痞急　胸痹短气
胸痛

黄病门

黄　汗

论曰：黄汗者，汗出如檗汁，沾衣黄色[1]，故谓之黄汗。由脾
胃有湿，瘀热伏留，熏发肌肉，散而为汗。其证使人身体虚浮，
骨节疼痛，发热汗出而不渴者是也。

治黄汗身体肿，发热汗出而不渴，状如风水，汗沾衣色黄如
檗汁，脉自沉[2]，此由汗出，水入汗孔，水从外入而得之，**黄耆苦
酒汤方**

黄耆剉。五两　芍药　桂去粗皮。各三两[3]

上三味，剉如麻豆大。每服五钱匕，苦酒一盏半，同煎取七
分，去滓温服，服之当心烦，苦酒阻故也。

治黄汗两胫冷，又从腰以上汗出，腰髋弛痛，如虫行皮中，不
能食，身疼重，烦躁，小便不利者，名曰黄汗，**桂枝加黄耆汤方**

桂去粗皮　芍药各三两　甘草炙。二两　黄耆剉。五两

上四味，剉如麻豆。每服五钱匕，水一盏半，入生姜半分，

---

　　① 汗出……黄色：此9字明抄本、乾隆本、日本抄本、文瑞楼本同，日本
抄本旁注《纂要》作汗出沾衣，色正黄如檗汁"。

　　② 脉自沉：明抄本、乾隆本、日本抄本、文瑞楼本同，日本抄本旁注"又
作脉沉。由夫汗出入水中浴，水从汗孔入而得之"。

　　③ 两：原作"分"，日本抄本同，据明抄本、乾隆本、文瑞楼本及《金匮要
略·水气病篇》耆芍桂酒汤方改。

切，大枣二枚，擘破，同煎取七分，去滓温服，复取微汗。须臾不汗者，食稀热粥，以助汤力。

治黄汗，身肿①发热，汗出而不渴，状如风水，汗出著衣皆黄，**吴蓝汤**方

吴蓝　芍药　麦门冬去心　桑根白皮剉　防己　白鲜皮　山栀子仁各一两半

上七味，剉如麻豆。每服三钱匕，水一盏，煎至八分，去滓，空心温服，未效再服。

治黄汗，身体重，汗出不渴，汗沾衣黄如檗染，**黄耆汤**方

黄耆剉　赤芍药　茵陈蒿各二两　石膏四两　麦门冬去心，焙。一两　豉二两

上六味，剉如麻豆。每服半两，水一盏半，入竹叶十四片，煎至八分，去滓温服，日四五服。

治黄汗，身体热不退，大小便不利，**茵陈蒿汤**方

茵陈蒿　赤芍药　甘草炙，剉　木通剉　赤茯苓去黑皮　黄耆剉。各一两　大黄②剉，炒。二两

上七味，剉如麻豆。每服五钱匕，水一盏半，煎至八分，去滓温服，如人行十里再服，以大小便通利为度。

又方③

栀子仁　栝楼剉，炒　苦参各一两

上三味，捣罗为末，醋渍鸡子，全用二枚，丸如梧桐子大。每服三十丸，温水下，日四五服。

治黄汗，汗出如檗汁沾衣，身体虚浮，**蔓菁子散**方

蔓菁子二两

上一味，捣罗为散。每服二钱匕，井华水调下，空心食前，日三服。

---

① 肿：明抄本、乾隆本、日本抄本、文瑞楼本同，日本抄本旁注"肿作重"。
② 黄：日本抄本、文瑞楼本同，日本抄本旁注"黄作青"，明抄本、乾隆本作"青"。
③ 又方：日本抄本、文瑞楼本同，明抄本、乾隆本作"山栀栝楼丸"。

三十六黄 ①

论曰：黄病有三十六种，所载名数虽同，而证候各异，皆非黄疸之比。求之于经，无所稽考。然此病中原之人未曾识，惟东南方往往有之。其状与热病相似，俚俗能辨之，先看其口中血脉即知是黄，乃施点烙针灸，多致痊安者。大抵东南之域，其地湿，其气热，湿热相蒸，易成瘴毒，人感其邪，有此黄病。疗不及时则伤害至速，灸烙方治不可缓也。

心黄第一

病人面赤口张，气喘多惊，饶睡，手脚烦疼，舌上疮生，心下急闷，不欲饮食，舌缩口干，七八日内必发狂走，即是心黄。先烙上管②穴，次烙关元，及灸十八壮。若不差，再灸七壮，次烙背心下廉及天窗。如不差者，宜服**柴胡汤方**

柴胡去苗　枳壳去瓤，麸炒　升麻　黄连去须。各一两　麻黄去根节。一两半　甘草炙，剉　知母切，焙　栀子仁各三分

上八味，粗捣筛。每服五钱匕，水一盏半，煎至七分，去滓，食后温服，日三。后饮少热粥以助药力，汗出为度。

肝黄第二

病人齿黄，目如丹赤，口燥热渴，气力虚劣，身体青黄，即是肝黄。眼中血出，气息急者，不堪医。先灸肝俞，次烙心俞及上囟，灸下廉，次烙脐下三寸，次烙中脘、阳明二穴。若不差，灸天窗及心俞各百壮；又不差，即作土浆服之；又不差，宜服知母汤，及灸烙百会，**土浆方**

人粪半盏。用新汲水三升调入地坑中，搅百遍，滤取汁二合　青蒿汁一合。如无汁，干者捣末二钱匕　生姜汁半合

上三味，和匀顿服，不拘时。

治肝黄，**知母汤方**

---

① 三十六黄：明抄本、乾隆本、日本抄本、文瑞楼本同，日本抄本旁注《外台秘要》始出治三十六种方，未详名状，此书始详论"。
② 管：日本抄本、文瑞楼本同，明抄本、乾隆本作"脘"。

知母焙。半两　柴胡去苗　茵陈蒿　甘草炙，剉　常山炒　鳖甲去裙襕，醋炙。各三分

上六味，粗捣筛。每服五钱匕，水一盏半，入豉一百粒，同煎至七分，去滓，投入炼了^①猪脂半合，搅匀食前温服，吐利为度。

脾黄第三

病人两颊生^②青脉起，目黄，齿龈皆青，唇黑生疮，通身黄色，鼻中煤生，心腹胀满，不下饮食，大便不通，即是脾黄。先烙颊^③上青脉，次烙脾俞及胃脘阴都穴。不差，灸脾俞百壮，宜服**猪苓汤方**

猪苓去黑皮　黄芩去黑心　大黄剉，炒　栀子仁　朴消各一两

上五味，粗捣筛。每服五钱匕，水一盏半，煎至七分，去滓，空心温服。

治脾黄胀满，气冲胸膈，大肠不通，宜用**盐蜜煎方**

盐捣末。半两　蜜二合　皂荚捣末。一分

上三味，先将盐入铫子内，次下蜜、皂荚末，慢火煎可丸，候冷，丸如枣核大，以腻粉滚为衣，内下部中良久，大便通利。

肺黄第四

病人口干舌缩，目赤，鼻血出。先烙足心，次烙心俞、百会、天窗、里廉、肺俞、丹田等穴。若不差，即灸肺俞、期门、气海穴百壮。若烦渴欲得饮水，及大便不利，宜服**黄消汤方**

大黄剉，炒　消石碎。各半两

上二味，和匀，用水二盏，煎至一盏，去滓，空心分温二服。

肾黄第五

病人脚冷，面目俱青，身上冷，脐下结硬，气急冲心。先烙肾俞，次烙期门、气海、足阳明、两手心、天窗、百会等穴。若不差，灸气海、期门、下廉、肾俞百壮，候之如语声重，呼吸匀即堪医。若气连呼三声，吸气不入者，不堪医也。即宜灸两乳下

---

① 了：日本抄本、文瑞楼本同，明抄本、乾隆本作"过"。
② 颊生：日本抄本、文瑞楼本同，明抄本、乾隆本作"额"。
③ 颊：日本抄本、文瑞楼本同，明抄本、乾隆本作"额"。

三七壮。不差，宜服**鸡参饮方**

鸡子去壳。一枚　人参一两　蜜一合　生姜汁半合　朴消一分。
与鸡子同研匀

上五味，先将人参、姜、蜜用水一升煎至七合，去滓，入鸡
子、朴消搅和，更煎五七沸，空心顿服。

治病人手足拘急，眠卧艰难，**芸薹饮方**

芸薹子　莴苣子各一两

上二味，同研如泥。入新汲水一盏搅和后，以生绢滤取汁，
顿服之。

鬼黄第六

病人汗不出，渐加困重，惚气心胀，唇黑，遍身黄，妄见鬼
物，道得古人名字，此是鬼黄。宜烙中脘穴，更灸二七壮，次烙
背心，及灸上囟一七壮，又烙心俞、肝俞、肾俞。如差即遍身赤
色，汗流如雨，喘气调匀，此为可治；如身体青，脉息渐微，胃
脉绝者，此不堪治也。如无此候，宜服**龙齿汤**方

龙齿　麦门冬去心，焙　人参各一两　远志去心。三分　甘草
炙，剉。一分

上五味，粗捣筛。每服五钱匕，水一盏半，煎至七分，去滓，
食后温服。

奸黄第七

病人向明卧多，爱索鞋拟起，身体全冷，肉色苍黑，睡中
啼泣，或狂言妄语，此是奸黄。先烙手心，次烙第三指间，又灸
一七壮，次烙气海、上脘、人中、神庭等穴。不差，灸背心、下
廉穴百壮。候之，如心肿脚肿，蓦回窥人者，不堪医也。如无此
候，宜服**茯神汤**方

茯神去木　酸枣仁炒　人参各一两　附子炮裂，去脐皮。半
两　干姜炮。一分①

上五味，吹咀如麻豆。每服五钱匕，水一盏半，煎至七分，去

---

① 分：日本抄本、文瑞楼本同，明抄本、乾隆本作"两"。

滓，食前温服。

血黄第八

病人三日鼻中出血，大小便亦下血，心间烦闷，腹中有块，痛如虫咬，吐逆喘粗，此是血黄。先烙丹田穴，次烙后心上囟。如不差者，宜服**续随汤方**

续随子十四粒。细研

上一味，用水一盏，煎至六分，去滓，放冷顿服，当吐泻愈。看鼻衄及下血，其血鲜者堪医，如齿及鼻黑发直者死。

治血黄头闷，心中痛结块，心烦吐逆，**茅根汤**方

生茅根剉。一握　生地黄拍碎。一两　刺蓟剉。半两

上三味，以水三盏，煎至一盏半，去滓，食后分温二服。

人黄第九

病人面青掩口，恶闻人声，或似颠狂，此是人黄。急宜灸烙，先烙承浆穴，次烙第三椎，次烙下脘，次烙期门。不差，灸肺俞后心百壮。若脉息动止，当[1]共鬼语，此不堪治。若无此证，宜服**赤箭散方**

赤箭一两　天竺黄半两　牛黄一分　铅白霜一钱

上四味，各捣研为散，和匀。每服一钱匕，食后煎金银汤调下。

髓黄第十

病人四肢疼痛无力，好眠冷地，身体遍黄，次便青绿色起，唇齿俱白，眼带微肿，宜灸下廉及两手阳明穴百会等，每处各三五十壮。若身体赤色，宜服**黄耆散方**

黄耆剉　黄连去须　甘草生，剉。各半两　黄芩去黑心。一两

上四味，捣罗为散。每服三钱匕，粳米泔调下，不拘时。

痫黄十一

病人色青，次却[2]色赤，或经[3]下后头发自落，吃食渐少，吐

---

① 当：日本抄本、文瑞楼本同，明抄本、乾隆本作"常"。
② 却：日本抄本、文瑞楼本同，明抄本、乾隆本作"脚"。
③ 经：明抄本、日本抄本、文瑞楼本同，乾隆本作"颈"。

逆心烦，睡则梦与鬼交，气力虚乏，或食物难消。宜灸脐下百壮，得力者肉色渐变。如是小便赤涩，鼻中煤生，齿焦眼黑，不堪医也。若无此候，宜服**桑螵蛸汤**方

桑螵蛸剉，炒　白术　黄耆剉　赤茯苓去黑皮　人参各一两　甘草炙。半两

上六味，粗捣筛。每服五钱匕，水一盏半，入生姜一枣大，拍碎，同煎至七分，去滓，食前温服。

急黄十二

病人心腹急闷，烦躁身热，五日之间便发狂走，体如金色，起卧不安，此是急黄。先烙百会，次烙下廉，次烙肝俞，更灸三十壮。不差，灸神庭、天窗、后心百壮，次宜用**吹鼻方**

瓜蒂七枚。捣末　乱发灰一钱

上二味，同研令匀。每用少许吹鼻中。

又方

恶实一两　黄芩去黑心。半两

上二味，粗捣筛。用水一盏半，煎至一盏，去滓，入马通汁一合搅匀，更煎一两沸，食前分温二服。若是齿如熟豆色，惙气心头硬者，不可活也。

气黄十三

病人初得，先从两脚黄肿，大小便难，心中战悸，面目虚黄，不能食，宜服**葫芦饮**方

苦葫芦瓢不拘多少

上一味，以水研，服少许，须臾吐差。

痫黄十四

病人身如金色，不多言语，四肢无力，好眠卧，口吐黏涎者，宜服**茵陈汤**方

茵陈蒿　白鲜皮各一两

上二味，粗捣筛。每服三钱匕，水一盏，煎至六分，去滓，食前温服，日三。

白黄十五

病人颜色干枯，目下赤，口干舌缩，心中恍惚，四肢烦重，此是白黄。先烙舌上青脉，次烙上脘、魂门二穴，灸二十壮。不差，灸百会、气海百壮，及宜服**地黄当归汤方**

地黄汁五合。如无，用生干地黄三两，水渍研汁代之　蜜三合　当归细剉　白术细剉。各一两

上四味，先将当归、白术用水二盏，煎至一盏，去滓，下地黄汁并蜜和匀，分作三服，相继服尽。若患人言语错乱者，十死不治也。

阴黄十六

病人寒热，并十指疼痛，鼻中煤生，此是阴黄。先烙上脘穴，更灸二十壮，次烙气海、下廉、内乳等穴。不差，灸气海、天窗百壮，更宜服**麻黄栀子汤**。若人中反者，不可治也。

麻黄去根节。半两　栀子仁七枚　甘草炙。三分

上三味，各细剉。用水二盏，煎至一盏，去滓，食后分温二服。

胆黄十七

病人体上黄绿色，胸中气满或硬，不下饮食，此是胆黄。先烙胆俞下脘穴，次烙手足心并十指，次烙心俞、百会、神庭、风门穴。不差，灸胆俞并后心百壮，及宜服**黄芩汤方**

黄芩去黑心。三分　芍药一两半

上二味，粗捣筛。每服五钱匕，水一盏半，煎至七分，去滓，食后温服，日三。

惊黄十八

病人面青身黄，心中烦乱，起卧不安，唇里疮生，目视眈眈，此是惊黄。先烙上脘，次烙风池、心俞、下廉穴。如不差，灸后心两傍一寸半，各二十壮，宜服**牡荆汤方**

牡荆子　白术各半两　芒消一分。研，汤成下

上三味，二味细剉。用水二盏，煎至一盏，去滓，下芒消搅匀，食后温服。如病人望之色青，近之色白，身体凉冷，言语带邪，气急冲心，汗出不多，此是死候也。

风黄十九

病人爱笑，腰背急，手足强，口干，舌上生疮，三部脉乱，此是风黄。先烙肺俞，次烙第三椎风门两傍相去各三寸，又烙手心，及足阳明气海、阴都、百会、下廉、肾俞。不差，更灸神庭、天窗、气海、后心下百壮，及服**麻黄汤方**

麻黄_{去根节} 葛根_剉 白术各一两

上三味，粗捣筛。每服五钱匕，水一盏半，煎至七分，去滓，食后温服。

走精黄二十

病人昏昏饶睡，四肢疼痛，面目俱黄，舌上紫色，甚则舌面拆裂及加黑色，此是走精黄，宜用药烙之。

牛脂一两 豉半两

上二味，煎过牛脂，以绵裹作包子，于舌上烙去一重黑皮，浓煎豉汤一盏饮之。不差者，灸上囟穴、百会穴、后心、气海百壮。若爪甲黑者，不可治；若得睡，喘息匀者生。

酒黄二十一

病人五脏积热，面赤，言语带邪，昏沉错乱，目中黄色，此是酒黄。灸后心、百会、下廉三处①百壮。若慑气上喘，脉如屋漏，此候不治。如只大便下血，宜服**泽泻汤方**

泽泻_剉 黄芩_{去黑心} 白鲜皮 茵陈蒿 阿胶_{炒燥。}各②一③两 甘草_{炙，剉。}三分

上六味，捣罗为散。每服一钱半匕，空心米饮调下，日二。

鸡黄二十二

病人面目俱青，好向暗处眠卧，不欲见明，手舁衣服，状如鬼神，望④见黄花生者，此是鸡黄。六日堪医，七日难治。宜

---

① 灸……三处：此9字原作"灸后心、百会三、下廉处"，文瑞楼本同，据明抄本、乾隆本、日本抄本乙正。

② 各：原无，明抄本、乾隆本、文瑞楼本同，据日本抄本补。

③ 一：日本抄本、文瑞楼本同，明抄本、乾隆本作"二"。

④ 望：日本抄本、文瑞楼本同，明抄本、乾隆本作"妄"。

先烙大椎，次烙风府及手心，更灸后心、天窗百壮即差。若脚冷腰疼，搐掣左足，眼睛忽陷，不可治也。如无此状，宜服**地黄饮**方

地黄半斤，肥嫩者。洗，擘碎　黄雌鸡一只。去皮毛、肠胃，细剉

上二味，用水一斗，煮至三升。去滓，一日内徐徐服尽。

蚰蜒黄二十三

病人身体凉冷，舌上黑脉，及两颊有青脉起，目黄时时变异，脑如针刺，头旋欲倒者，是蚰蜒黄。宜先烙青脉令断，次烙舌上黑脉及舌根两傍，更烙章门、百会。不差，即灸气海、下廉百壮，宜服**驴乳**方

上宜取驴乳一二升顿服。若舌上更有黑黄色，鼻干不得睡，面带青色，不可治也。

火黄二十四

病人先体热身赤，午后却①凉，遍身有赤点起，宜烙脚心、背心、手心、百会、下廉即差。如生黑点，不可疗也。如无黑点，宜服**紫草汤**方

紫草去苗　吴蓝各一两　木香　黄连去须。各半两

上四味，粗捣筛。每服五钱匕，水一盏半，煎至七分，去滓，食后温服。

走马黄二十五

病人眼黄面赤，狂言骂詈，努目高声，起卧不安，发即狂走。先烙发际，次烙风门、上脘及关元，又烙下廉，并两手足心即差。更宜服**竹叶汤**方

竹叶细切。一握　小麦二②合　生姜切。一两　白马通新者绞取汁，一合。汤成下

上四味，用水三盏，先煮麦，取二盏，去麦，下竹叶、生姜，

---

① 却：明抄本、日本抄本、文瑞楼本同，乾隆本作"脚"。
② 二：日本抄本、文瑞楼本同，明抄本、乾隆本作"一"。

煎至一盏半，去滓，入白马通汁一合和匀，分温二服。

房黄二十六

病人身体沉重，状似著热，不得睡卧，小便黄色，眼赤如朱，心下块起，状若痴人，如此证候，十无一生。先烙上脘及心俞，次烙舌上，灸关元、下廉百壮，宜服**烧衣灰**方

上取妇人内衣，烧灰细研。每服二钱匕，温酒调下。

黑黄二十七

病人身面黑黄，口唇两颊上有青脉起，出于口角者，十无一生。亦有脉息沉细，吃食不妨，身如土色。宜先烙口中黑脉，次烙百会穴，又烙玉泉、足阳明穴、章门、心俞、下廉。不差，宜服后**鬼臼汁**方

生鬼臼一两

上一味，捣绞取汁一小盏，服之即差。如无生鬼臼，即用干者捣罗为末。每服二钱匕，新汲水调下，不拘时。

厌黄二十八

病人四肢烦疼，手足无力，吐逆，不下饮食，渐渐瘦弱，先烙玉泉及灸三十壮，次烙口中黑脉并曲池，灸里廉、后心百壮。如未差[①]，宜服**大黄汤**方

大黄剉，炒　木香　枳壳去瓤，麸炒。各一两

上三味，粗捣筛。每服五钱匕，水一盏半，煎至七分，去滓，食前温服。

水黄二十九

水黄之状，面目俱青，狂言妄语，语声不出。先烙关元，次烙下廉、百会、发际。不差，灸后心、气海百壮，及宜服**大黄甘草汤**方

大黄剉，炒　甘草炙。各半两

上二味，剉如麻豆大。分为二服，每服水一盏，煎至六分，去滓，食后温服。

---

① 未差：日本抄本、文瑞楼本同，明抄本、乾隆本作"差"。

又方

干木瓜一两　芥子半合　陈橘皮汤浸，去白，切，炒。半两

上三味，剉如麻豆大。分作三服，每服水一盏半，煎至八分，去滓，食前温服。

爪黄三十

爪黄之病，口苦舌干，身体急强，面目俱黄，行履不得，言语狂乱，四肢疼痛，发即便走。宜先烙后心，次烙气海、足阳明及烙百会，灸五心穴各二七①壮。如未差，宜服**瓜蒂散**方

瓜蒂一两

上一味，捣罗为细末。每服半钱匕，新汲水调下，不拘时，以吐利为度。

肠黄三十一

治肠黄，心中闷绝，肠内疼痛，状如刀刺。先烙大肠俞，次烙小肠俞，次烙气海。如未差，宜服**四味黄芩汤**方

黄芩去黑心　当归各一两　黑豆半合　茅根半两

上四味，各细剉。分作三服，每服水一盏半，煎至八分，去滓，食前温服，日三。

犊黄三十二

治犊黄，舌两边先从后起，次生向前，两傍有赤脉状如蚯蚓，宜急烙断。毒气贯舌，其状紫色。次灸两口角，及人中并承浆，各二②十壮。

气黄三十三

治气黄，先从脚膝浮肿，大小便难，心寒颤掉。宜烙百会及两口角，次灸中脘穴二七壮。此黄亦令病人多笑，七日堪治，八日病过不可治也。

猪黄三十四

治猪黄，口嚼沫从口角出，九日可治，十日疾势已过。宜急

---

① 二七：日本抄本、文瑞楼本同，明抄本、乾隆本作"二十七"。
② 二：日本抄本、文瑞楼本同，明抄本、乾隆本作"三"。

灸两牙关二七壮，次灸承浆二七壮。

土黄三十五

治土黄，身体冷，面色青。宜灸太冲及百会、后心、发际百壮。若面目及十指俱青，不治也。

虾蟆黄三十六

治虾蟆黄，舌上青脉起，七日盛，九日病过。急烙大椎即效。此病昼夜不睡，宜服**豉栀汤方**

豉二合　栀子仁七枚

上二味，粗捣筛。用水一盏半，煎至七分，去滓顿服[①]。

胸痹门 [②]

胸痹统论

论曰：虚极之人为寒邪所客，气上奔迫，痹而不通，故为胸痹。其证坚满痞急，或胸中愊愊如噎塞，或胸背皆痛，或胸满短气，咳唾引痛，烦闷，白汗出，或心痛彻背，或肌痹皮痛，是皆闭塞而不通也。夫脉当取太过与不及，阳微阴弦，则胸痹而痛。又曰：胸痹之病，喘息咳唾，背痛短气。寸口脉沉而迟，关上小紧数是也。

胸　痹

论曰：胸痹之病，其脉阳微而阴弦，阳虚则知在上焦，阴弦故令胸痹心痛。古方用理中汤，取缓其中气则可也。然背者胸之府，或筑、或悸、或渴、或腹痛、或寒、或腹满，其候不一，治当随宜加损也。

治胸痹，**理中汤方**

人参　甘草炙　白术　干姜炮。各一两半

---

① 服：日本抄本、文瑞楼本同，明抄本、乾隆本此后有"未差再服"。

② 胸痹门：原无，据卷第六十一目录补。

上四味，粗捣筛。每服五钱匕，水二盏，煎至一盏，去滓温服，空心日午临卧各一。若筑者，此为肾气动也，去术加桂二两；脐上筑，吐多者，去术加生姜一两半；下多者，复用术；悸者，加茯苓一两；渴者，加术二两一分；腹中痛者，加人参二两一分；寒者，加干姜二两一分；腹满者，去术，加附子一枚。服汤后，食久以稀粥投之，衣覆取微汗。

治胸痹，**栝楼汤方**

栝楼实一枚。并瓤用　枳实去瓤，麸炒。五枚　半夏汤洗去滑。四两

上三味，剉如麻豆。每服五钱匕，白蒇浆二盏，薤白一握[1]，切，生姜一分，拍破，同煎至一盏，去滓温服，空心日午临卧各一。

治胸痹[2]，**枳实汤方**

枳实去瓤，麸炒。半两　栝楼实一枚。并瓤用　厚朴去粗皮，生姜汁炙。三[3]两

上三味，剉如麻豆。每服五钱匕，水二盏，煎至一盏，去滓温服，空心日晚各一。

治胸痹，**枳实汤方**

枳实去瓤，麸炒。四枚　厚朴去粗皮，生姜汁炙。三两

上二味，粗捣筛。每服五钱匕，水二盏，入薤白一握[4]，切，煎至一盏，去滓温服，空心日晚各一。

治胸痹，**麝香散方**

麝香研。一两　牛黄研。半两　犀角镑。一分

上三味，捣研为散。每服二钱匕，温酒调下，空心日午临卧各一。

治胸痹，心下坚痞，急痛彻背，短气烦闷，白汗出，**半夏**

---

① 一握：日本抄本、文瑞楼本同，明抄本、乾隆本作"五寸"。
② 痹：日本抄本、文瑞楼本同，明抄本、乾隆本此后有"筑悸腹痛"。
③ 三：明抄本、乾隆本、文瑞楼本同，日本抄本作"一"。
④ 一握：日本抄本、文瑞楼本同，明抄本、乾隆本作"五寸"。

汤方

半夏汤洗七遍，切，焙。二两半　栝楼实一枚　薤白切。二合①

上三味，剉如麻豆。每服五钱匕，水二盏，入生姜一分，切碎，煎至一盏，去滓温服，日三。

又方

枳壳去瓤，麸炒。三十枚

上一味，捣罗为散。食前米饮调下方寸匕，日三夜一。

又方加桂等分。

治胸痹切痛，**栀子汤方**

栀子仁二两　附子炮裂，去皮脐。一两

上二味，㕮咀。每服三钱匕，水一盏，薤白三寸，同煎至五分，去滓温服。

胸痹噎塞

论曰：胸痹之病，以胸中痞结不通，故有噎塞之证。盖寒气客于五脏六腑，因虚而发，上冲胸间，则气痹而不通，甚则为噎塞也。

治心胸气闷，喉中噎塞，**昆布丸方**

昆布洗去咸，焙。三分　赤茯苓去黑皮　枳实麸炒，去瓤　木香半生半熟　诃黎勒煨，取皮。各半两　甘草炙　干姜炮。各一分　槟榔半生半熟。半两

上八味，捣罗为末，炼蜜和丸如梧桐子大。每服二十丸，温酒下。

治胸痹连心气闷，喉中塞满，**赤茯苓汤方**

赤茯苓去黑皮。一两　细辛去苗叶。一两　橘皮汤浸，去白，焙。三分　枳壳去瓤，麸炒。一两　栝楼实去皮。一②枚　桂去粗皮。三分

---

① 合：明抄本、乾隆本、文瑞楼本同，日本抄本作"两"。
② 一：日本抄本、文瑞楼本同，明抄本、乾隆本作"二"。

上六味，粗捣筛。每服三钱匕，水一盏半，生姜一分，拍破，同煎至七分，去滓，空心服，如人行五六里再服。

治胸痹连心气闷，喉中塞不通，**陈橘皮汤方**

陈橘皮汤浸，去白，焙。一分　赤茯苓去黑皮　枳壳去瓤，麸炒。各半两　栝楼实一枚。去皮瓤，用子　桂去粗皮　甘草炙。各一分

上六味，粗捣筛。每服五钱匕，水二盏，煎至一盏，去滓，空心温服，日午、临卧各一。

治胸满气噎，**通气汤方**

半夏汤洗去滑，七遍，焙。四两　桂去粗皮。一两半　吴茱萸汤洗去涎，焙干炒。半两

上三味，粗捣筛。每服五钱匕，水二盏，入生姜一分，拍破，同煎至七分，去滓温服，空心临卧各一。

治胸中幅幅如满，噎塞唾沫，**橘皮枳实汤方**

陈橘皮汤浸，去白，焙。半两　枳实麸炒。一两半

上二味，粗捣筛。每服五钱匕，水二盏，入生姜一分，拍破，同煎至一盏，去滓温服，日三，空心日午临卧各一。

治胸中气塞，**茯苓汤方**

赤茯苓去黑皮。三两　甘草炙，剉。一两　杏仁五十枚。汤浸，去皮尖、双仁，炒

上三味，粗捣筛。每服三钱匕，水一盏，煎至六分，去滓温服，空心日午临卧各一。

治心胸噎塞壅闷，食不下，**半夏丸方**

半夏汤洗七遍，去滑　桔梗各二两　桂去粗皮。一两半　木香　枳壳去瓤，麸炒。各一两

上五味，捣罗为末，生姜汁煮糊和丸如梧桐子大。每服二十丸，木瓜汤下。

治心胸噎塞壅闷，食不下，**昆布汤方**

昆布汤洗去咸，焙　桔梗剉　半夏汤洗七遍，去滑　枇杷叶炙，去毛　枳壳去瓤，麸炒　桂去粗皮　人参各三分　赤茯苓去黑皮　木香　射干各半两

上一十味，粗捣筛。每服三钱匕，水一盏，生姜五片，煎取七分，去滓温服，不拘时候。

胸痹心下坚痞急

论曰：体虚之人，寒气客之，气结在胸，郁而不散，故为胸痹。其证心下坚满痞急，甚者疞痛抢心如刺，手不得犯。治之稍缓，便致危殆，不可忽也。

治胸痹，心下坚痞，**枳实汤方**

枳实麸炒。四枚[①]　桂去粗皮。一两　厚朴去粗皮，生姜汁炙。四两　栝楼实去皮，焙。一枚[②]

上四味，粗捣筛。每服五钱匕，水一盏半，薤白五寸，切，煎至八分，去滓温服，空心日午临卧各一。

治[③]心胸气急刺痛，不可俯仰，气促咳唾，不下食，**陈橘汤方**

陈橘皮汤浸，去白，焙　芍药　当归切，焙。各半两　木香一分　桔梗炒。三分

上五味，粗捣筛。每服五钱匕，水一盏半，生姜五片，煎至八分，去滓温服。

治胸痹，心下气坚，疞刺不可俯仰，气促咳唾引痛，不能食，**枳实桔梗汤方**

枳实麸炒。七[④]枚　陈橘皮汤浸，去白。炒　桔梗炒。各半[⑤]两　甘草炙。一分[⑥]

上四味，粗捣筛。每服五钱匕，水一盏半，生姜一枣大，拍破，薤白五寸，切，煎至八分，去滓温服。

治胸痹痞急，**薏苡散方**

---

① 枚：日本抄本、文瑞楼本同，明抄本、乾隆本作"两"。
② 枚：日本抄本、文瑞楼本同，明抄本、乾隆本作"两"。
③ 治：明抄本、乾隆本、日本抄本、文瑞楼本同，日本抄本旁注"又作五物治胸痹心下坚"。
④ 七：日本抄本、文瑞楼本同，明抄本、乾隆本作"一"。
⑤ 半：日本抄本、文瑞楼本同，明抄本、乾隆本作"二"。
⑥ 分：日本抄本、文瑞楼本同，明抄本、乾隆本作"两"。

薏苡仁七百五十粒　附子大者，五枚。炮裂，去皮脐

上二味，捣罗为散。每服半钱匕，温酒调下，空心日午临卧各一服。未差，稍增之。

治胸中隐然而痛，**桂姜丸方**

桂去粗皮　干姜炮　乌头炮裂，去皮脐。各一分①　人参三两②　细辛去苗叶　山茱萸　贝母去心，炒。各三分

上七味，捣罗为末，炼蜜丸如小豆大。每服二十丸，温酒下，稍加之粥饮亦得。

治寒气客在胸中，郁而不散，坚满痞急，病名胸痹，**四温散方**

附子炮裂，去皮脐　蓬莪茂煨，剉。各一两　胡椒　枳实麸炒。各半两

上四味，捣罗为散。每服三钱匕，热酒调下。

治胸痹，心下坚痞③，**五味丸方**

桂去粗皮　诃黎勒皮　槟榔剉。各一两　附子炮裂，去皮脐　干姜炮。各三分④

上五味，捣罗为末，炼蜜丸如梧桐子大。每服二十丸，温酒或姜汤下。

治胸痹，心下坚痞，**豆蔻汤方**

白豆蔻去皮　桂去粗皮　木香　人参各半两　陈曲　京三稜煨，剉。各一两　陈橘皮汤浸，去瓤，焙　大麦蘖炒。各三分⑤　干姜炮　甘草炙，剉。各一分⑥

上一十味，粗捣筛。每服三钱匕，水一盏，生姜三片，盐少许，煎至七分，去滓，食前温服。

---

①　分：日本抄本、文瑞楼本同，明抄本、乾隆本作“两”。
②　两：日本抄本、文瑞楼本同，明抄本、乾隆本作“分”。
③　痞：明抄本、乾隆本、日本抄本、文瑞楼本同，日本抄本旁注“‘痞’下有‘急’字”。
④　分：日本抄本、文瑞楼本同，明抄本、乾隆本作“两”。
⑤　分：日本抄本、文瑞楼本同，明抄本、乾隆本作“两”。
⑥　分：日本抄本、文瑞楼本同，明抄本、乾隆本作“两”。

治寒气结为胸痹，心下坚痞，**木香丸方**

木香　青橘皮汤浸，去白，焙　陈橘皮汤浸，去白，焙　羌活
去芦头　半夏汤洗七遍。各半两　槟榔剉　桔梗去芦头　枳实麸炒
黄色。秤　厚朴去粗皮，姜制。秤　白术　甘草各半两。炙黄，剉

上一十一味，捣罗为细末，炼蜜为丸如梧桐子大。每服生姜
汤下三十丸，日三。

胸痹短气

论曰：胸痹短气者，由脏腑虚弱，阴阳不和，风冷邪气攻注
胸中。其脉太过与不及，阳微阴弦，即胸痹而痛。所以然者，极
虚故也。阳微主胸痹，阴弦主腹痛。又肺主于气，肺虚则人短
气。平人无寒热，短气若不足以息者，体实也。实则气盛，盛则
气逆，逆则不通，故亦短气。凡脉沉迟小紧者，皆是胸痹短气
候也。

治上气心胸满，不下食，**桑白皮散方**

桑根白皮一两。剉　大腹皮一两。剉　陈皮一两。汤浸，去
白瓤。秤　甘草三分。炙微赤，剉　桂心五分　赤茯苓一两。去粗
皮　木通一两。剉　紫苏子二[①]两。微炒

上八味，粗捣筛。每服五钱匕，水一盏，生姜一分，拍破，
同煎至一盏，去滓温服，空心日午临卧各一。

治胸痹短气，**半夏汤方**

半夏汤洗七遍，焙。半两　赤茯苓去黑皮　人参　前胡去苗。
各三两[②]甘草炙，剉。一分　桂去粗皮。三分　柴胡去苗。半两

上七味，粗捣筛。每服五钱匕，水二盏，生姜五片，枣三枚，
擘破，同煎至一盏，去滓温服，不拘时候。

治胸中气满塞，短气[③]，**前胡汤方**

前胡去苗。一两半　赤茯苓去黑皮。二两　甘草炙，剉。一

① 二：日本抄本、文瑞楼本同，明抄本、乾隆本作"一"。
② 两：日本抄本、文瑞楼本同，明抄本、乾隆本作"分"。
③ 气：日本抄本、文瑞楼本同，明抄本、乾隆本此后有"不下食"。

两　杏仁二七①枚。汤浸，去皮尖、双仁，炒

上四味，粗捣筛。每服三钱匕，水一盏，煎至六分，去滓，空心温服。

治胸痹连背痛，短气，**细辛散**②方

细辛去苗叶。一两半　熟干地黄焙。一两半　甘草炙，剉。一两半　桂去粗皮。一两半　赤茯苓去黑皮。二两半　枳实麸炒。半两　白术剉。一两半　干姜炮。一两半　栝楼实去皮。一两半

上九味，捣罗为散。每服二钱匕，温酒调下，空心日午临卧各一。

治胸痹，胸胁短气妨闷，不下食，**木香丸**方

木香半两　芜荑三分③　青橘皮汤浸，去白，焙。半两　莱菔子微炒。一分　诃黎勒微煨，去核用皮。一分④　曲⑤微炒。半两　大麦蘖炒。半两

上七味，捣罗为末，炼蜜和丸如梧桐子大。每服二十丸，生姜汤下，空心日晚各一。

治胸痹短气，**橘皮汤**方

陈橘皮汤浸，去白，焙。三两　枳实炙。二两半

上二味，剉如麻豆大。每服五钱匕，水一盏半，入生姜五片，煎至八分，去滓温服，日再。

胸　痛

论曰：胸痛者，胸痹痛之类也。此由体虚挟风，又遇寒气加之，则胸膺两乳间刺痛，甚则引背胛⑥，或彻背膂，咳唾引痛是也。

治胸膺痛，**桔梗黄耆汤**方

---

①　二七：日本抄本、文瑞楼本同，明抄本、乾隆本作"二十一"。
②　细辛散：本方药物组成，日本抄本、文瑞楼本同，明抄本、乾隆本尚有"杏仁二十一枚。去皮尖，炒，研"。
③　三分：文瑞楼本同，明抄本、乾隆本、日本抄本作"五钱"。
④　分：日本抄本、文瑞楼本同，明抄本、乾隆本作"两"。
⑤　曲：日本抄本、文瑞楼本同，明抄本、乾隆本作"陈曲"。
⑥　胛：文瑞楼本同，明抄本、乾隆本、日本抄本作"膊"。

桔梗炒。二两　黄耆细剉　沉香剉　当归切，焙。各一两　芎
劳　人参　甘草炙　紫苏叶各半两

上八味，粗捣筛。每服三钱匕，水一盏，煎至七分，去滓温
服，不计时。

治两肋连心及肩痛，乍发乍止，**紫菀丸方**

紫菀去土。二两　桔梗炒。一两半　木香二两　当归焙干。一
两　郁李仁汤浸，去皮尖、双仁，炒　桂去粗皮。各一两半　白术
一两

上七味，捣罗为细末，炼蜜和丸梧桐子大。每服空心槟榔汤
下二十丸，日晚再服，老幼临时加减。

治胸痛[1]，**枳实散方**

枳实去瓤，麸炒。二两　桂去粗皮。一两一分[2]

上二味，捣罗为细散。每服二钱匕，温酒调下，空心日午临
卧各一服。

治胸痛，**白术枳实散方**

枳实去瓤，麸炒　陈曲微炒　白术各一两

上三味，捣罗为细散。每服二钱匕，温酒调下，空心日午临
卧各一服。

治胸痛，**柏实散方**

柏实　桂去粗皮，剉。等分

上二味，捣罗为细散。每服二钱匕，米饮调下，日三服。

治卒苦烦攻胸[3]痛，**薏苡根饮方**

薏苡根[4]

上一味，㕮咀如麻豆大。每服五钱匕，水一盏半，煎至一盏，
去滓温服。

---

① 痛：日本抄本、文瑞楼本同，明抄本、乾隆本此后有"心胁俱痛"。
② 一两一分：日本抄本、文瑞楼本同，明抄本、乾隆本作"一两半"。
③ 胸：日本抄本、文瑞楼本同，明抄本、乾隆本作"胸痹"。
④ 薏苡根：日本抄本、文瑞楼本同，明抄本、乾隆本此后有"炙"。

卷第六十二

膈气门

膈气统论

论曰：胸中者，气之府，呼吸升降之道也。阴阳升降顺理则气道通调，胸中乃治。喜怒寒热不调，则气聚于胸而为膈气。夫膈气有五，忧膈、恚膈、气膈、寒膈、热膈是也。忧膈之病，胸中气结，烦闷，津液不通，饮食不下，羸瘦无力；恚膈之病，心下苦实满，噫①辄醋心，食不消，心下否涩，积结在于胃②中，大小便不利；气膈之病，胸胁逆满，咽塞不通，噫③闻食臭；寒膈之病，心腹胀满，咳逆，膈上苦冷，脐腹雷④鸣，食不生肌；热膈之病，脏有热气，五心中热，口⑤烂生疮，骨烦四肢重，唇口干燥，身体、头面、手足或⑥热，腰背疼痛，胸痹引背，水谷不消，不能多食，羸瘦少气。此五膈为病之证也。盖人之和气，忧思恚怒、寒热食饮悉能伤之，致阴阳不和，腑脏生病，气否于胸府之间，故曰膈气。诸方之论不一，又有十膈，证各不同，大抵其发之原

---

① 噫：元刻本、日本抄本、文瑞楼本同，日本抄本旁注《纂要》实满噫作呕辄噫"，明抄本、乾隆本作"呕噫"。

② 胃：元刻本、日本抄本、文瑞楼本同，日本抄本旁注"胃作胸"，明抄本、乾隆本作"胸"。

③ 噫：元刻本、日本抄本、文瑞楼本同，日本抄本旁注"噫作恶"，明抄本、乾隆本作"恶"。

④ 雷：元刻本、日本抄本、文瑞楼本同，日本抄本旁注"雷作常"，明抄本、乾隆本作"常"。

⑤ 口：元刻本、文瑞楼本同，明抄本、乾隆本、日本抄本作"肉"。

⑥ 或：元刻本、明抄本、乾隆本、文瑞楼本同，日本抄本作"咸"。

不越于此也。

五种膈气

论曰：人之胸膈，升降出入无所滞碍，命曰平人。若寒温失节，忧恚不时，饮食乖宜，思虑不已，则阴阳拒隔，胸脘否塞，故名膈气，曰忧，曰恚，曰气，曰寒，曰热。五种虽殊，其为膈病则一。

治阴阳气不升降，否气膈气，心痛腹痛，咽喉噎闷，气道不匀，呕吐痰沫，饮食不下，大便秘利不定，或里急后重，腹痛不可忍。此药养气消痰，温中散滞，**缓气丸**方

木香半两　桂去粗皮。半两　人参二两　白术二①两　吴茱萸二两。炒　厚朴去粗皮，姜汁炙。二两　诃黎勒皮二②两　附子炮裂，去皮脐。一两半　阿魏半两。和面煨熟

上九味，捣罗为末，炼蜜为丸如梧桐子大。每服三十丸，温熟水下，不计时候。

治五膈气，胸中烦满，痞塞不通，心腹虚胀，心下结实，饮食不下，**诃黎勒汤**方

诃黎勒煨，去核　木香各一两　人参　青橘皮汤浸，去白，焙。各半两　厚朴去粗皮，生姜汁炙。一两　沉香剉　益智去皮　桂去粗皮　槟榔剉　枇杷叶炙，去毛　荜澄茄　赤茯苓去黑皮　高良姜　白豆蔻去皮　白术各半两　前胡去芦头。一两　甘草炙，剉。半两

上一十七味，粗捣筛。每服三钱匕，水一盏，入生姜三片，同煎至七分，去滓热服，不以时候。

治男子妇人五种膈气及一切气，不思饮食，**建中丸**方

白豆蔻去皮。一两　胡椒一分③　蘹香子炒　高良姜各三

---

① 二：元刻本、明抄本、乾隆本、文瑞楼本同，日本抄本作“一”。
② 二：元刻本、明抄本、乾隆本、文瑞楼本同，日本抄本作“一”。
③ 分：元刻本、日本抄本、文瑞楼本同，明抄本、乾隆本作“两”。

分① 甘草炙，剉 陈橘皮汤浸，去白，焙。各一两 荜酱 人参 红豆蔻去皮 干姜炮 芎䓖 藿香叶各半两

上一十二味，捣罗为末，炼蜜和丸如鸡头大。每服二丸，温酒或生姜汤嚼下，不计时候。

治五种膈气，**豆蔻散方**

肉豆蔻去皮。三个② 木香 厚朴去粗皮，姜汁炙 人参 赤茯苓去黑皮 桂去粗皮。各半两 甘草炙，剉 青橘皮汤浸，去白，焙。各一两 诃黎勒三枚。炮，去核 槟榔二枚。剉

上一十味，捣罗为散。每服二钱匕，如茶点服。若入姜枣同煎亦佳，能治气补劳，通血脉，益脾胃。

治五种膈气，**通膈散方**

枳壳去瓤，麸炒 桂去粗皮 甘草炙，剉 陈曲炒 诃黎勒皮 白术 陈橘皮汤浸，去白，焙 赤茯苓去黑皮 人参 干姜炮 京三棱煨，剉 草豆蔻去皮 槟榔半生半熟 五味子炒 厚朴去粗皮，生姜汁炙 半夏汤洗了，用生姜同捣如泥，却摊在新瓦上，用文武火焙令黄色 木香 郁李仁汤浸退皮，麸炒黄。各一两

上一十八味，捣罗为散。每服二钱匕，入盐少许，如茶点服，不计时候。

治霍乱吐泻，气逆结胸，膈气刺痛，不思饮食，**备急沉香散方**

沉香锉 丁香半生半炒 干姜炮 京三棱煨，剉 蓬莪茂煨，剉。各半两 藿香用叶 木香 肉豆蔻去皮 桂去粗皮 人参 赤茯苓去黑皮。各一两 高良姜 胡椒 甘草炮。各一分

上一十四味，捣罗为散，瓷合盛。每服二钱匕，入盐少许，如茶点服，不计时候。

治五膈气痞，心胸噎塞，渐致羸瘦③，**五膈散方**

---

① 三分：元刻本、日本抄本、文瑞楼本同，明抄本、乾隆本作"一两"。
② 三个：元刻本、明抄本、乾隆本、文瑞楼本同，日本抄本作"五斤"。
③ 瘦：元刻本、日本抄本、文瑞楼本同，明抄本、乾隆本此后有"不思食"。

人参　赤茯苓去黑皮　厚朴去粗皮，姜汁炙　枳壳去瓤，麸炒
桂去粗皮　甘草炙，剉　陈曲炒　诃黎勒皮　白术　陈橘皮汤浸，
去白，焙　干姜炮　京三稜煨，剉。各一两　槟榔剉　木香各一分

上一十四味，捣罗为散。每服二钱匕，入盐点服。如脾气腹
胀，心胸满闷，每服三钱，用水一盏，入生姜一块，切，枣二枚，
擘破，盐少许，同煎至八分，不计时候，和滓热服。

治五膈气痞闷，腹胁胀满，**豆蔻丸方**

肉豆蔻仁　京三稜炮　蓬莪荗炮　青橘皮汤浸，去白，焙[1]
陈橘皮汤浸，去白，焙　桂去粗皮。各一两　槟榔剉　木香各半两
牵牛子四两，半生半熟，取末二两

上九味，捣罗为末，以枣肉和丸如梧桐子大。每服二十丸，
食后生姜汤下。

治五膈气喘促，腹胁胀满，胸膈不快，痰逆恶心[2]，不思饮食，
莱菔木香散方

莱菔子二两　粟米一两半　陈橘皮汤浸，去白，焙。一两　巴
豆肥大者，三十枚。去皮，于瓦石器内与上三味同炒，候药焦黑色，
拣去巴豆不用　木香一分[3]

上五味，捣罗为散。用煮莱菔汤调下二钱匕，或以生姜汁煮
面糊和丸如梧桐子大，莱菔汤下十五丸亦得。

治五种膈气，利胸膈，散积滞，消腹胀，进饮食，**京三稜**
丸方

京三稜湿纸裹煨，碎，剉　沉香各半两　青橘皮汤浸，去白，
焙　鳖甲去裙襕，醋炙　槟榔剉。各一分　巴豆五枚。去油为霜

上六味，捣罗为末，水煮白面糊和丸如绿豆大。每服五丸，
食后温熟水下。

治五种膈气，胸腹胀闷，不能饮食，**硇砂枳壳煎丸方**

---

① 焙：原作"焙三"，据诸校本改。
② 心：元刻本、日本抄本、文瑞楼本同，明抄本、乾隆本此后有"困乏"。
③ 分：元刻本、日本抄本、文瑞楼本同，明抄本、乾隆本作"两"。

硇砂无石者，别研。三分① 枳壳汤浸，去瓤，切作片子，焙干取末。四两 乌头炮裂，去皮尖，为末 大黄生，为末，各一两。同三味末一处拌匀，用醋四升，银器内慢火熬成膏，入后药末 桂去粗皮 五灵脂 干漆炒烟出 蓬莪荗煨，剉 当归切，焙 芍药各一②两 牵牛子炒，取末。三③分

上一十一味，除前膏外，捣罗为末，入硇砂等膏中，于臼内捣一千下，和丸如梧桐子大。每服二十丸，生姜汤下。妇人血气，醋汤下，不嚼，不计时服。

治一切膈气，妨闷不下食，**木香诃黎勒汤方**

木香 诃黎勒去核 陈橘皮汤浸，去白，焙。各一两 五味子 半夏汤洗七遍，去滑 人参 桂去粗皮 赤茯苓去黑皮 芦根 枳壳去瓤，麸炒。各三分④

上一十味，剉如麻豆。每服五钱匕，水一盏半，入生姜一枣大，切，煎取八分，去滓温服。

治膈气，心腹痞满，全不思食，**荜拨饮方**

荜拨 沉香剉 草豆蔻去皮 青橘皮去白，焙 丁香 桃仁炒，去皮尖 大腹剉 生姜切，炒。各一两 诃黎勒皮二两 甘草炙，剉 枳壳去瓤，麸炒。各半两

上一十一味，粗捣筛。每服三钱匕，水一盏，煎至七分，去滓温服，不拘时。

治五膈气噎满闷，不下食，**五膈丸方**

白术炒 木香炮 诃黎勒炮，去核 陈橘皮去白，焙 昆布洗去咸水 桃仁去皮尖、双仁，炒。各三分 大黄剉 桂去粗皮 半夏汤洗去滑，七遍 槟榔剉 枳实去瓤，麸炒 五味子各半⑤两 琥珀研。一分⑥

---

① 分：元刻本、日本抄本、文瑞楼本同，明抄本、乾隆本作"两"。
② 一：元刻本、明抄本、乾隆本、文瑞楼本同，日本抄本作"二"。
③ 三：元刻本、明抄本、乾隆本、文瑞楼本同，日本抄本作"一"。
④ 三分：元刻本、日本抄本、文瑞楼本同，明抄本、乾隆本作"一两"。
⑤ 半：元刻本、日本抄本、文瑞楼本同，明抄本、乾隆本作"一"。
⑥ 分：元刻本、日本抄本、文瑞楼本同，明抄本、乾隆本作"两"。

上一十三味，捣罗为末，炼蜜和丸如梧桐子大。每服三十丸，空心，生姜枣汤下。

治膈气①，**紫金丹方**

桂去粗皮　诃黎勒煨，去核。各一两　昆布洗去咸，焙　桃仁汤浸，去皮尖、双仁，炒。各一两半　木香　琥珀研　陈橘皮去白，焙。各三分　白术　沉香　鸡舌香各半两　丹砂别研。一分②　木瓜根剉。一两

上一十二味，捣研为末，再同研匀，炼蜜和丸如樱桃大。每服一丸，含化咽津。或欲作小丸如梧桐子大，每服二十丸，温酒下。

膈气咽喉噎塞

论曰：膈气噎塞者，由忧思过甚，气结不通，肺胃虚弱，气留肓膜，则结滞于胸膈，故升降否塞。盖喉咙者，气之所以上下，若气塞不通，则咽喉噎闷，状若梅核，咽纳有妨，故谓之膈气咽喉噎塞也。况肺气上通于喉咙，胃脉外连于咽嗌，若使上下升降，肺胃和平，则阴阳调顺，膈气自散矣。

治诸膈气，心胸烦结，噎塞不通，饮食日减，**槟榔汤方**

槟榔剉　诃黎勒皮炒　荜澄茄　赤茯苓去黑皮　人参　青橘皮汤浸，去白，焙　甘草炙，剉　沉香③剉　麦蘖炒　厚朴去粗皮，生姜汁炙　京三棱炮，剉　白术等分

上一十二味，粗捣筛。每服三钱匕，水一盏，生姜二片，大枣二枚，擘，煎取七分，去滓温服，日三夜一。

治膈气，咽喉噎塞，咳嗽上气，痰盛喘满，气道否滞，不得升降，**干咽妙功丸方**

---

① 膈气：元刻本、日本抄本、文瑞楼本同，明抄本、乾隆本作"五种膈气，胸腹痞塞，噎塞不下食"。
② 分：元刻本、日本抄本、文瑞楼本同，明抄本、乾隆本作"两"。
③ 沉香：元刻本、日本抄本、文瑞楼本同，明抄本、乾隆本作"木香"。

鹏砂研，抄末。二钱匕　丹砂研，抄末①。四②钱　硇砂飞研，抄末。一钱　巴豆霜抄末。三钱匕　桂末　益智仁末各半两③

上六味，拌和令匀，用糯米粥和丸如麻子大④。每服一丸或两粒，食后临寝干咽。

治膈气咽塞，忧结不散，**人参汤**方

人参　赤茯苓去黑皮　白术　桂去粗皮　诃黎勒皮炒　京三稜炮，剉　陈橘皮汤浸，去白，焙　枳壳去瓤，麸炒　甘草炙，剉　槟榔剉。各一两⑤　木香半两　草豆蔻去皮。半两

上一十二味，粗捣筛。每服三钱匕，水一盏，煎至七分，去滓温服，日二夜一。

治诸膈气，冷热不调，喜怒无度，胸中咽塞，不思饮食，或忧思过甚，不足之气蕴积心臆，日渐消瘦，**大腹汤**方

大腹皮切　槟榔剉　木通剉　防己　青橘皮汤浸，去白，焙　紫苏茎叶　桑根白皮剉　甘草炙，剉　枳壳去瓤，麸炒。各一两　草豆蔻去皮　丁香皮剉　大黄剉，炒。各半两　木香一分⑥

上一十三味，粗捣筛。每服三钱匕，水一盏，生姜二片，大枣一枚，擘，同煎七分，去滓温服，日三夜一。

治膈气，咽喉噎塞，**万灵木香丸**方

木香一分⑦　附子炮裂，去皮脐。一枚　槟榔剉。一两　缩砂去皮　干姜炮　桂去粗皮　陈橘皮汤浸，去白，焙　肉豆蔻去壳　蘹香子炒。各半两

上九味，捣罗为末，醋煮面糊丸如梧桐子大，丹砂为衣。每

---

①　研抄末：元刻本、文瑞楼本同，明抄本、乾隆本作"飞"，日本抄本作"炒赤"。

②　四：元刻本、明抄本、乾隆本、文瑞楼本同，日本抄本作"一"。

③　半两：元刻本、文瑞楼本同，明抄本、乾隆本作"一分"，日本抄本作"一两"。

④　大：元刻本、日本抄本、文瑞楼本同，明抄本、乾隆本此后有"丹砂为衣"。

⑤　一两：元刻本、日本抄本、文瑞楼本同，明抄本、乾隆本作"五钱"。

⑥　分：元刻本、日本抄本、文瑞楼本同，明抄本、乾隆本作"两"。

⑦　分：元刻本、日本抄本、文瑞楼本同，明抄本、乾隆本作"两"。

服二十丸，生姜汤下，茶酒亦得，不计时候。

治膈气，咽喉噎塞，不下饮食，**丁香丸方**

丁香　木香各一钱①　槟榔剉　青橘皮去白，醋浸半日控干，炒令黄色。各一分②　京三稜炮，剉　莞花醋浸一宿控干，炒令黄色。各半两　五灵脂一两　香墨烧令烟尽，候通赤，放冷。秤一钱

上八味，同捣罗为末，再罗过。肥巴豆七粒，去皮、心、膜，细研如膏，涂于新瓦上，出油令尽，细研，与前来药末同研，拌令极匀。用水煮白面糊和剂，硬软得所，丸如大麻子大，令干。每服五丸至七丸，生姜汤下，不计时候。

治膈气咽喉噎塞，心烦呕逆，不进饮食，**人参丸方**

人参　厚朴去粗皮，生姜汁炙　枇杷叶去毛，炙　槟榔剉。各一两　半夏淡浆水煮三二十沸，切碎。半两

上五味，捣罗为末，面糊为丸如梧桐子大。每服二十丸，生姜汤下，不拘时服。

治膈气，咽喉噎塞，烦闷呕吐，心胸痞满，腹胁膨胀③，可④思饮食，**安息香煎丸方**

安息香别研。半两　木香　沉香各一两⑤　诃黎勒皮炮。二两　桂去粗皮　白茯苓去黑皮　肉豆蔻仁　缩砂仁　芍药　荜澄茄　蘹香子微炒　益智去皮，炒　五味子微炒　白豆蔻仁　芎䓖　当归切，焙　丁香皮剉　蓬莪茂炮，剉　京三稜炮，剉　莎草根去毛　槟榔剉。各一两半　硇砂别研。半两　阿魏一分。细研，用白面少许和作饼子，炙令香熟

上二十三味，除别研外，捣罗为末，再同研匀，用蜜三十两，炼熟和为丸如鸡头大。每服一丸细嚼，温酒或生姜盐汤下，不

---

① 钱：元刻本、明抄本、乾隆本、文瑞楼本同，日本抄本作"两"。
② 分：元刻本、日本抄本、文瑞楼本同，明抄本、乾隆本作"两"。
③ 心胸痞满腹胁膨胀：元刻本、日本抄本、文瑞楼本同，明抄本、乾隆本作"心胸痞满膨胀，腹胁壅滞瘦劣"。
④ 可：元刻本、日本抄本、文瑞楼本同，明抄本、乾隆本作"不"。
⑤ 一两：元刻本、文瑞楼本同，明抄本、乾隆本作"二两"，日本抄本作"一分"。

拘时。

治膈气噎塞，不入饮食，**导气散方**

虎头王字骨酥炙　荜拨微焙　人参　厚朴去粗皮，生姜汁炙，
剉　羚羊角屑

上五味等分，捣罗为散。每服二钱匕，温水调，临卧食后服。

治膈气噎塞，脾胃虚冷，瘦劣，不下食，**京三棱丸方**

京三棱炮，剉　诃黎勒煨，去核　木瓜焙　鳖甲醋炙，去裙
襕　玳瑁镑。各三分　桃仁汤浸，去皮尖、双仁，炒　枳实去瓤，
麸炒　干姜炮　白术　昆布汤浸去咸，焙　赤茯苓去黑皮　木香各
半两

上一十二味，捣罗为末，陈曲糊和丸如梧桐子大。每服二十
丸，煨生姜木瓜盐汤下。

治膈气咽喉噎塞，胸膈填满，不思饮食，**通气汤方**

半夏汤洗七遍去滑，为末　生姜细研，和半夏作饼，曝干。各
一两半①　陈橘皮汤浸，去白，焙　桂去粗皮。各三分

上四味，粗捣筛。每服五钱匕，水一盏半，入生姜五片，煎
至八分，去滓温服。

治膈气噎塞，不下饮食，**撞气丸方**

雌黄研　附子炮裂，去皮脐　丹砂研　木香　寒水石研　人中
白研。各半两　麝香研。一钱

上七味，先以雌黄入铫子，却将寒水石盖雌黄，用油纸烛
十二个烧尽为度。次将众药为末，和令匀，以粟米饭和丸如鸡头
大。每服一丸，用生葱一二寸同嚼，温酒下，妇人以当归绿豆
酒下。

治膈气噎塞②，不思饮食，**附子丸方**

附子大者。生，去皮脐，切破，生姜汁煮透，焙。一两　丁香
半两

———

① 一两半：元刻本、日本抄本、文瑞楼本同，明抄本、乾隆本作"二两"。
② 塞：元刻本、日本抄本、文瑞楼本同，明抄本、乾隆本此后有"脾胃
虚冷"。

上二味，捣罗为末，细研硇砂少许，糁枣内，蒸熟去皮核，和药丸如梧桐子大。每服十五丸，温米饮下，食前服。

治膈气噎，食物不下，**昆布丸方**

昆布洗去咸，焙末。一两　舂杵头细糠一合

上二味，用老牛涎一合，生百合①汁一合，二味慢火煎，入蜜搅成膏，搜前药和丸如鸡头大，含化咽津。

膈气呕逆不下食

论曰：膈气呕逆不下饮食者，由胃气不足，风冷②乘之，或忧恚气结，不得宣通，故令膈脘否满，气塞胸中，纵能食而卒不下，或入胃中多致不消，与留饮相击则变为呕逆也。

治膈气呕逆不下食，恶心，心腹疼痛及脾积气，饮食进退，面黄腹胀，怠惰，脏腑不调，水谷不化磨，癥瘕积聚，**沉香煎丸方**

沉香剉　丁香各一两　阿魏醋化开，入面和作饼子，慢火炙。半两　木香　胡椒　没药研　丹砂水飞，研。各一两　高良姜剉　缩砂仁去皮。各半两　槟榔面裹，慢火煨，剉　硇砂水飞，研，瓷器中火上熬干。各一两　吴茱萸汤浸洗，焙干，炒。半两　巴豆去皮、心、膜，研，新瓦上摊出油。一分③　青橘皮汤浸，去白，焙硫黄研。各一两

上一十五味，捣研为末，炼蜜丸如绿豆大。每服三丸至五丸，食前临卧，温生姜橘皮汤下。如暴伤生冷，呕逆恶心，心腹疼痛，量加丸数④。

治膈气呕逆不下食，壅闷恶心，**丁香丸方**

---

① 百合：元刻本、日本抄本、文瑞楼本同，明抄本、乾隆本作"柏叶"。

② 冷：元刻本、明抄本、乾隆本、文瑞楼本同，日本抄本作"令"，旁注"令作热"。

③ 分：元刻本、日本抄本、文瑞楼本同，明抄本、乾隆本作"两"。

④ 量加丸数：元刻本、日本抄本、文瑞楼本同，明抄本、乾隆本作"下七丸"。

丁香二七①粒　木瓜切　木香炮。各一分②　肉豆蔻去壳，炮。一枚　槟榔剉。一枚　半夏一分。姜制　青橘皮去白，炒。七片

上七味，捣罗为末，炼蜜丸如梧桐子大。每服十五丸，生姜汤下。

治膈气呕逆不下食，**无比丸方**

干姜炮　附子炮裂，去皮脐　泽泻剉　桂去粗皮。各一两　巴豆二七③粒。去皮，醋煮，研

上五味，捣罗为末，和匀，炼蜜丸如梧桐子大。每服三丸至五丸，温酒下，早晚各一服。

治膈气吐逆不下食④，**槟榔散方**

槟榔生，剉　京三棱煨　蓬莪茂煨　甘草炙　蘹香子炒　益智子去皮，炒　青橘皮去白，焙　干姜炮。各一两

上八味，捣罗为散。每服二钱匕，沸汤调下，日二。

治膈气痞闷，痰饮恶心，呕逆不下饮食，**木香丸方**

木香炮。半两　莎草根炒　京三棱煨，剉　白术各一两　沉香剉　硇砂别研　好茶末　益智子去皮，炒。各半两　桂去粗皮　丁香炒。各一分⑤　乌梅肉炒。一两　巴豆二七⑥粒。去皮，研出油　肉豆蔻去壳。三枚

上一十三味，除巴豆外，捣罗为末，醋煮面糊丸如绿豆大。每服三丸至五丸，食后生姜汤下。

治膈气痞闷，呕逆恶心，不下饮食，**腊茶丸方**

腊茶末　丁香炒　槟榔剉　青橘皮去白，切，炒　木香炮　缩砂去皮，炒。各半⑦两　巴豆去皮、心、膜，研出油。三七⑧粒　乌

---

① 二七：元刻本、日本抄本、文瑞楼本同，明抄本、乾隆本作"二十一"。
② 分：元刻本、日本抄本、文瑞楼本同，明抄本、乾隆本作"两"。
③ 二七：元刻本、日本抄本、文瑞楼本同，明抄本、乾隆本作"二十一"。
④ 食：元刻本、日本抄本、文瑞楼本同，明抄本、乾隆本此后有"宽胸进食"。
⑤ 分：元刻本、日本抄本、文瑞楼本同，明抄本、乾隆本作"两"。
⑥ 二七：元刻本、日本抄本、文瑞楼本同，明抄本、乾隆本作"廿一"。
⑦ 半：元刻本、日本抄本、文瑞楼本同，明抄本、乾隆本作"二"。
⑧ 三七：元刻本、日本抄本、文瑞楼本同，明抄本、乾隆本作"二十一"。

梅肉炒。二两

上八味，除巴豆外，捣罗为末，再同研匀，醋煮面糊丸如绿豆大。每服三丸至五丸，温生姜汤下，早晚食后服。

治膈气呕逆不下食，心胸痞闷，**化气丸方**

木香炮　槟榔生，剉。各二两　硇砂别研。一两　大黄炮。三分[1]　丹砂别研。半两

上五味，捣研为末，酒煮面糊和丸如梧桐子大。每服十丸至二十丸，不拘时候，生姜汤下。

治膈气呕逆，不下食，**分气丸方**

白术剉，麸炒　木香炮　蓬莪茂煨　干姜炮　陈橘皮汤浸，去白，切，炒　桂去粗皮　甘草炙　缩砂仁去皮，炒　蘹香子炒　干木瓜切　益智子炒。各二两　胡椒半两　阿魏醋化，白面和作饼，炙。一分

上一十三味，捣罗为末，浸蒸饼，丸如鸡头实大。每服一丸，盐汤嚼下，不计时候。

治膈气呕逆，不下食，噎塞，腹肚膨胀，**安息香丸方**

安息香酒化研　赤茯苓去黑皮　桂去粗皮　槟榔生，剉　白术剉，麸炒　甘草炙　诃黎勒皮　厚朴去粗皮，生姜汁炙　陈橘皮汤浸，去白，炒。各一两　干姜炮。半[2]两

上一十味，捣罗为末，炼蜜丸如梧桐子大。每服二十丸，生姜汤下，不计时候。

治膈气呕逆，饮食不下，心胸痞满，**沉香煮散方**

沉香剉　蘹香子炒　青橘皮汤浸，去白，焙炒　胡椒　荜澄茄　楝实剉　陈橘皮汤浸，去白，焙，炒。各一两

上七味，捣罗为散。患者但心头气未断皆可服之。每服二钱匕，葱白五寸，拍破，酒并童子小便各半盏，同煎至六分，放温和滓服，重者不过三服。

---

① 分：元刻本、日本抄本、文瑞楼本同，明抄本、乾隆本作“两”。
② 半：元刻本、日本抄本、文瑞楼本同，明抄本、乾隆本作“一”。

治胸膈气痛，不思食，食即呕逆，**木香散方**

木香　丁香　槟榔剉　诃黎勒皮　桂去粗皮　茅香剉。各一两　枳壳去瓤，麸炒　大黄剉，炒。各半两　干木瓜切碎。三分①

上九味，捣罗为散，再同研匀。每服二钱匕，炒生姜盐汤调下。

治膈气呕逆，不下饮食，或忧恚气结，不得宣通，**参苓丸方**

人参　赤茯苓去黑皮　干姜炮　桂去粗皮　甘草炙　细辛去苗叶　芍药　枳壳去瓤，麸炒。各一两　诃黎勒皮炒　槟榔剉。各一两半

上一十味，捣罗为末，炼蜜和丸如梧桐子大，空心温酒下二十丸。如觉有物在喉中，即丸三五丸如弹子大，每一丸含化咽津。

治膈气呕逆，心胸痞满，食饮不下，**气宝丸方**

蘹香子拣净，银石器内纸衬炒。二两　陈橘皮汤浸，去白，焙槟榔剉。各一两　木香一分。四味同杵罗为末　黑牵牛拣净秤四两，用吴茱萸二两慢火同炒，茱萸焦，只取牵牛子一向杵取末，二两

上五味，同拌匀，炼蜜和剂为丸如梧桐子大。每服十丸至十五丸，米饮或木香汤下。有痰，即用槟榔末半钱，水半盏煎数沸，放温下。欲微疏利，加至三十丸至四十丸。看虚实，腹稍空服之。

治胃气素弱，因于忧恚，膈气②呕逆，不思饮食，**五膈丸方**

人参一两　附子炮裂，去皮脐　远志去心　蜀椒　干姜炮细辛去苗叶。各半两　桂去粗皮　甘草炙　麦门冬去心，焙。各三分③

上九味，捣罗为末，炼蜜和丸如弹子大。食后含化，胸中热，即三服④。

---

① 三分：元刻本、日本抄本、文瑞楼本同，明抄本、乾隆本作"一两"。

② 气：元刻本、日本抄本、文瑞楼本同，日本抄本旁注"'气'下有'虚弱'二字"，明抄本、乾隆本此后有"虚弱"。

③ 分：元刻本、日本抄本、文瑞楼本同，明抄本、乾隆本作"钱"。

④ 食后……三服：此10字元刻本、日本抄本、文瑞楼本同，明抄本、乾隆本作"食后含化一丸，津液咽下。觉胸中气逆即服一丸。日三"。

膈气痰结

论曰：膈气痰结者，谓结痰在胸膈之上，喉间噎塞，咳唾稠浊，气满胸中，妨害饮食。盖缘脾肺久虚，气道否涩，不能升降，水饮停结，聚而为痰。久不差则变虚劳上喘之病。

治膈气痰结，不思饮食，**诃黎勒汤方**

诃黎勒煨，去核。一两　半夏二两。汤洗七遍，姜汁煮令黄色　甘草炙。一两半①　草豆蔻去皮　槟榔锉　青橘皮汤浸，去白，焙。各一两　丁香一分

上七味，粗捣筛。每服三钱匕，水一盏，入生姜三片，煎至七分，去滓热服，不拘时候。

治膈气痰结，不入饮食，**肉豆蔻丸方**

肉豆蔻去壳　木香　桂去粗皮　沉香锉　益智子去皮　荜澄茄　胡椒　青橘皮汤浸，去白，焙　附子炮裂，去皮脐。各等分

上九味，捣罗为末。用木瓜一枚，切盖去子，内硇砂一两飞过者，饭上蒸熟，研如膏。后拌诸药，如干，更入炼蜜和丸如梧桐子大。空心临卧温酒下十五丸。

治膈气痰结，呕吐酸水，**木香丸方**

木香　青橘皮汤浸，去白，焙　桂去粗皮　白术　益智子去皮　肉豆蔻去壳。各一两　细辛去苗叶　吴茱萸汤洗，焙干，炒　干姜炮裂。各半两

上九味，捣罗为末，以酒煮面糊丸如绿豆大。每服十五丸，食后生姜汤下。

治膈气痰结，和胃气，进饮食②，**半夏五香丸方**

半夏汤洗七遍，去滑，捣罗为末，姜汁和作饼，暴干。三两　丁香　沉香锉。各半两　麝香研　龙脑研　丹砂研。各一钱　藿香叶

---

① 一两半：原作"各一两半"，元刻本、日本抄本、文瑞楼本同，明抄本、乾隆本作"一两"，据文义改。

② 和胃气进饮食：元刻本、日本抄本、文瑞楼本同，明抄本、乾隆本作"呕逆不下食"。

半两　槟榔尖者，二颗。剉　木香　甘草炙。各一分①

上一十味，捣研为末，炼蜜和丸如弹子大。每服一丸，空心食前，生姜盐酒嚼下②。

治膈气痰结，呕逆减食，**丁香匀气丸方**

丁香　木香　沉香剉　肉豆蔻去壳　桂去粗皮　京三棱煨，先捣取末　当归洗，切，焙　陈橘皮汤浸，去白，焙　槟榔剉　荜澄茄　附子炮裂，去皮脐　安息香酒化，去滓　乳香绢包，汤内摆过，候干研　硇砂飞　丹砂研。各一分③　巴豆二十一④粒。去皮，热灰内炮令紫色，研

上一十六味，捣罗为末，与安息香等一处拌和研匀，酒煮面糊和，再捣三二百下，丸如麻子大。每服五七丸，温生姜汤下。

治膈气痰结不止，**藿香汤方**

藿香去梗。二⑤钱　草豆蔻去皮。一分　阿魏一钱。用作面饼焙干　木香一分　人参　陈橘皮汤浸，去白，焙。各半两　桔梗炒。一分　干姜炮裂。一钱　甘草炙　诃黎勒炮，去核。各一分

上一十味，粗捣筛。每服三钱匕，水一盏，入生姜三片，同煎至八分，去滓空心服。

治膈气痰结，上焦冷气，吞酸吐沫，呕逆不食，**干姜丸方**

干姜炮。一分　半夏汤浸去滑，焙。二⑥两　丁香半⑦两

上三味，捣罗为末，以生姜自然汁煮面糊，为丸如梧桐子大。每服十五丸，煎木瓜盐汤下，不计时候。

治膈气痰结，呕逆吐食，**妙红散方**

红曲炒　丁香　藿香叶　人参　白茯苓去黑皮。各半两

---

①　分：元刻本、文瑞楼本同，明抄本、乾隆本、日本抄本作"两"。

②　下：元刻本、日本抄本、文瑞楼本同，明抄本、乾隆本此后有"十五丸，日二。久服和胃气，进饮食"。

③　分：元刻本、日本抄本、文瑞楼本同，明抄本、乾隆本作"两"。

④　二十一：元刻本、日本抄本、文瑞楼本同，明抄本、乾隆本作"三十"。

⑤　二：元刻本、日本抄本、文瑞楼本同，明抄本、乾隆本作"五"。

⑥　二：元刻本、文瑞楼本同，明抄本、乾隆本作"三"，日本抄本作"一"。

⑦　半：元刻本、日本抄本、文瑞楼本同，明抄本、乾隆本作"一"。

上五味，捣罗为散。每服二钱匕，米饮调下，食前服。

治膈气痰结，通中消饮，去积冷，止腹痛，**茯苓汤方**

赤茯苓去黑皮　人参　麦蘖炒　陈橘皮汤浸，去白，炒　陈曲炒　半夏姜汁浸二宿，切，焙干。各一两　草豆蔻去皮。三个　青橘皮汤浸，去白。半两。炒

上八味，粗捣筛。每服三钱匕，水一盏，入生姜三片，同煎至六分，去滓，食前温服。

治膈气痰逆，胸①中痛，不思食，**前胡汤方**

前胡去芦头　芍药炒　半夏汤洗去滑，七遍　人参　百合各三分　赤茯苓去黑皮　枳壳去瓤，麸炒　枇杷叶炙，刷去毛　木香　槟榔煨，剉　白茅根各半两

上一十一味，粗捣筛。每服五钱匕，水一盏半，煎至八分，去滓，不拘时温服。

治膈气痰结，胸中不利，**五膈丸方**

桑根白皮剉，焙　紫苏叶微焙　赤茯苓去黑皮　陈橘皮汤浸，去白，焙。各一两　槟榔八枚。剉　生姜切，焙。二两　厚朴去粗皮，生姜汁炙。一两三分　旋覆花一两半

上八味，捣罗为末，炼蜜和丸如梧桐子大。空心米饮下二十丸，渐加至三十丸。

膈气宿食不消

论曰：饮食入于胃而化于脾，脾胃和调则水谷易腐。若脾胃虚寒即传化不时，新陈蕴积，况膈气之人气道久涩，是致噫气酸臭，否满噎塞而苦宿食不消也。

治膈气宿食不消，痰毒虚气②，饮食无味，壮热憎寒，霍乱吐逆，**人参茯苓汤方**

人参二两　赤茯苓去黑皮。一两半　附子炮裂，去皮脐　黄

---

① 胸：元刻本、日本抄本、文瑞楼本同，明抄本、乾隆本作“胃”。

② 气：元刻本、日本抄本、文瑞楼本同，明抄本、乾隆本此后有“噎塞”。

耆　白术　干姜炮　前胡去芦头　甘草炙　诃黎勒皮　枇杷叶拭去毛　陈橘皮汤浸，去白，焙　麻黄去根节　桂去粗皮　益智子去皮。各一两

上一十四味，粗捣筛。每服三钱匕，水一盏，生姜三片，枣一枚，擘破，同煎至七分，去滓温服。如脾泄气痢及伤寒三日外要出汗，并三服，衣被盖出汗。不计阴阳二毒、食毒、伤寒，并能疗之。

治膈气，宿食不消，胸膈痞满，心腹胀痛，**建中汤**方

草豆蔻去皮　陈曲炒　麦蘖炒　厚朴去粗皮，生姜汁炙熟　陈橘皮汤浸，去白，焙　白术　干姜炮。各一两　蘹香子炒　木香各半两

上九味，粗捣筛。每服三钱匕，入生姜三片，枣二枚，擘破，水一盏，同煎至七分，去滓温服，不拘时。

治膈气宿食不消，温脾胃，除积冷，**磨脾散**方

木香　人参　附子炮裂，去皮脐　甘草炙　赤茯苓去黑皮。各二两　草豆蔻去皮　干姜炮。各一分①　陈曲炒　麦蘖炒。各一两

上九味，捣罗为散。每服二钱匕，入盐点服，不拘时。

治膈气宿食不消，**草豆蔻散**方

草豆蔻去皮　高良姜炮　陈曲炒　麦蘖炒　木香各一两　诃黎勒炮，去核　陈橘皮汤浸，去白，焙　桂去粗皮　乌梅肉炒　甘草炙。各半两

上一十味，捣罗为散。每服二钱匕，入盐点服，空心食前。

治膈气宿食不消，气攻两胁痛，口内唾痰，心胸不快，**参曲散**方

人参　白茯苓去黑皮　厚朴去粗皮，涂生姜汁炙熟　枳壳去瓤，麸炒　桂去粗皮　甘草炙　陈曲炒黄　诃黎勒皮　白术　干姜炮　京三稜煨熟　白槟榔剉　木香各三分

上一十三味，捣罗为散。每服二钱匕，入盐点服，空心食前。

---

①　分：元刻本、文瑞楼本同，明抄本、乾隆本、日本抄本作“两”。

治膈气宿食不消，散寒邪，温脾胃，**附子丸方**

附子炮裂，去皮脐　丹砂各一两。研细如粉，留一半为衣　槟榔剉碎。半两　丁香一①钱　杏仁二十八枚。去皮尖、双仁，别研成膏

上五味，捣研极细和匀，炼蜜为丸梧桐子大，丹砂为衣。每服三丸至五丸，先嚼枣一枚，裹药丸干咽，后以少生姜汤下，不拘时候。

治膈气，宿食不消，**养胃丸方**

厚朴去粗皮，剉作小块。一斤　丁香半斤　生姜五斤。取自然汁，于银石器内同厚朴文火煮尽姜汁，炒令干　白术一十两　人参一十两

上五味，捣罗为末，以煮枣肉和丸如梧桐子大。每服三十丸，米饮下，空心食前。

治膈气，宿食不消，消积滞，进饮食，**硇砂丸方**

硇砂一两。研碎，以浆水一大盏化去沙石，入铫子内熬尽浆水，却入好酒半升，重熬如膏　山芋四两　木香　肉豆蔻去皮　槟榔剉。各半两

上五味，捣罗为细末，以硇砂膏搜和令匀，却以好酒半盏煮面糊，丸如梧桐子大。每服十丸至十五丸，食后良久，温酒下。

治膈气宿食不消，**麦蘖散方**

麦蘖四两。炒　芎䓖　白芷　蘹香子炒　乌药各一两半　莎草根炒，去毛　桔梗炒　缩砂去皮　陈橘皮汤浸，去白，焙　红豆　蓬莪茂炮　桂去粗皮　厚朴去粗皮，生姜汁炙熟　人参各一两　白术三两　木香二钱②　诃黎勒皮半两　苍术米泔浸一宿，麸炒。三两

上一十八味，捣罗为散。每服二钱匕，陈米饮或盐汤调下，不计时候。

---

① 一：元刻本、日本抄本、文瑞楼本同，明抄本、乾隆本作"二"。
② 钱：元刻本、日本抄本、文瑞楼本同，明抄本、乾隆本作"两"。

治膈气宿食不消①，**厚朴汤**方

厚朴去粗皮，剉。一两半②。生姜汁浸一宿，炒令紫 草豆蔻去皮 桂去粗皮 高良姜 五味子各半两 青橘皮汤浸，去白，焙 陈橘皮汤浸，去白，焙 甘草炙 麦蘖炒 柴胡去苗 人参 麻黄去根节，煮掠去沫，焙 陈曲炒 诃黎勒炮，去核。各一两 益智炒，去皮 乌头炮裂，去皮脐。各二两 干姜炮。一分③

上一十七味，粗捣筛。每服三钱匕，水一盏，姜三片，枣二枚，擘破，同煎至七分，去滓，稍热服，不拘时候。

---

① 消：元刻本、日本抄本、文瑞楼本同，明抄本、乾隆本此后有"温脾胃，进饮食"。

② 一两半：元刻本、日本抄本、文瑞楼本同，明抄本、乾隆本作"二两"。

③ 分：元刻本、日本抄本、文瑞楼本同，明抄本、乾隆本作"两"。

卷第六十三

呕吐门

呕吐统论　呕吐　干呕

痰饮门

痰饮统论　痰癖　支饮　留饮

呕吐门

呕吐统论

论曰：人之阴阳升降，三焦调顺，脾胃和匀，乃能腐熟水谷，变化糟粕，传泻行导，下走肠间。若脾胃虚冷，水谷不化，则阴阳否隔，三焦不调，浊阴之气不能下行，奔冲于上，故发为呕吐。然吐逆之病，有得之于膈实者，有生于中满者，有发于下焦者，种种虽不同，悉本胃气逆则呕吐。盖胃者，水谷之海；三焦者，水谷之道路。胃气宣通，则上焦如雾，中焦如沤，下焦如渎，命曰平人。胃既①虚弱，水谷②停滞，致三焦格拒，升降不匀，其气虚满，得食则呕。而又有朝食暮吐，暮食朝吐者，有食已即吐者，有呕吐谷不得前者，有但呕而无所出者，有先呕却渴者，有先渴却呕者，有呕家本渴而反不渴者。其本其治，各各不同。假令内格呕③逆，食不得入，是有火也；病呕而吐，食久反出，是无火也。举此二者，乃知呕吐之名则一，治疗之法各异。虽治法有冷热虚实之别，要当以安其胃气为本，使阴阳升降平均④，呕逆之病顺而愈矣。

---

① 既：诸校本同，日本抄本旁注"《纂要》既作气"。
② 谷：诸校本同，日本抄本旁注"又，'谷'下有'迟化'"。
③ 呕：诸校本同，日本抄本旁注"又，呕作拒"。
④ 平均：元刻本、日本抄本、文瑞楼本同，明抄本、乾隆本作"呼吸平均"。

呕 吐

论曰：呕吐者，胃气上而不下也。譬之通瓶小口，顿溉不入，乃升气所碍。人病呕吐，其理如此。盖脾胃气弱，风冷干动，使留饮停积，饮食不化，胃气虚胀，心下澹澹，其气上逆，故令呕吐也。

治呕吐，除中满痞气，痰逆恶心，宿昔成积，面黄腹胀，脏腑不调，水谷不化。调顺脾胃，**沉香煎丸方**

沉香剉　丁香　木香　胡椒　没药研　丹砂别研，水飞　高良姜　槟榔面裹煨熟，去面　硇砂明净者，别研，水飞，用石器慢火熬干　青橘皮去白，焙　硫黄别研，水飞。各一两　阿魏醋浸开，白面同作饼子，炙令焦熟　缩砂去皮　吴茱萸取陈久者。汤浸，取沉者，炒。各半两　巴豆去皮、心、膜，研细，新瓦上摊，去油尽。一分

上一十五味，除研药外，捣罗为末，再入研药研匀，炼蜜丸如绿豆大，瓷合贮封。每服二丸，食前临卧，温生姜橘皮汤下，更量虚实大小加减。

治脾胃虚寒，痰饮停滞，呕吐不止，**豆蔻汤方**

肉豆蔻三枚。去壳　桂去粗皮　零陵香　芎䓖各一两　莎草根二十一枚。炮　陈橘皮去白，炒。一两　甘草炙。三分

上七味，粗捣筛。每服二钱匕，水一盏，入生姜三片，枣二枚，擘，煎至六分，去滓温服。

治脾胃虚寒，痰盛呕吐，**厚朴丸方**

厚朴去粗皮，姜汁炙。一斤　半夏洗去滑，焙，切。半斤　枣生绢袋盛。三斤　生姜三斤。研取汁尽，更入水二碗，绞取汁

上四味，银器内用文武火煮尽姜汁，取厚朴、半夏焙干，捣罗为末，枣去皮核，入前药于臼中再捣，为丸[1]如梧桐子大。每服空心临卧温酒下二十丸。

---

① 丸：原作"末"，元刻本、明抄本、文瑞楼本同，据日本抄本及文义改。

治脾胃虚寒痰盛，呕吐不止，饮食不化，**藿香饮**方

藿香叶　厚朴去粗皮，姜汁炙令熟。各一两　青橘皮汤浸，去白，切，麸炒。三分　甘草炙。三分①　桂去粗皮。半两　干姜炮。一分②半　枇杷叶拭去毛，炙。一分

上七味，粗捣筛。每服三钱匕，水一盏，生姜三片，枣二枚，擘破，煎至七分，去滓温服，不计时候。

治脾胃虚冷，呕吐痰涎，胸膈痓③闷，不思饮食，**七宝汤**方

人参　白茯苓去黑皮　甘草微炙④　连皮大腹各一两⑤　诃黎勒五枚。煨，去核　草豆蔻四枚。面裹煨，去皮　半夏一分⑥。生姜自然汁炒黄

上七味，粗捣筛。每服三钱匕，水一盏，生姜三片，枣二枚，擘破，同煎至六分，食前去滓温服。

治脾胃虚寒痰盛，呕吐不定，**藿香半夏丸**方

藿香叶半两　半夏一两。捣碎，炒　丁香皮舶上者　丁香各半两　水银沙子一分。研

上五味，捣罗为末，同水银研匀，酒煮面糊和丸如梧桐子大。每服七丸至十⑦丸，生姜人参汤下，不拘时候。

治脾胃虚寒，呕吐不止，**桂心汤**方

桂去粗皮　干姜炮　半夏汤洗去滑，炒。各一分

上三味，粗捣筛。每服三钱匕，水一盏，入生姜三片，煎至六分，去滓，空心温服。

治脾胃虚寒，痰饮留滞，呕吐不止，**济急散**方

附子一枚。切下盖，取出肉，内丁香在内　丁香四十九枚

---

① 三分：元刻本、日本抄本、文瑞楼本同，明抄本、乾隆本作"五钱"。

② 分：元刻本、日本抄本、文瑞楼本同，明抄本、乾隆本作"两"。

③ 痓：元刻本、文瑞楼本同，明抄本、乾隆本、日本抄本作"痞"。

④ 人参……微炙：此12字元刻本、日本抄本、文瑞楼本同，明抄本、乾隆本此后有"各一两"。

⑤ 各一两：元刻本、日本抄本、文瑞楼本同，明抄本、乾隆本作"二两"。

⑥ 一分：元刻本、乾隆本、日本抄本、文瑞楼本同，明抄本作"二两"。

⑦ 七丸至十：元刻本、日本抄本、文瑞楼本同，明抄本、乾隆本作"二十"。

上二味，用生姜自然汁略浸附子，同瓷瓶中重汤煮之令干，捣罗为细散。每服一钱匕，含化咽津。

治脾胃虚寒，痰涎壅滞，呕吐不止，**半夏饮**方

半夏三分。姜汁浸，炒　白术一两　槟榔五枚。生，剉　甘草生，剉。半两

上四味，粗捣筛。每服五钱匕，水一盏，煎至八分，去滓热服，不计时候。

治脾胃虚寒痰盛，呕吐不食，**半夏橘皮饮**方

半夏洗去滑，焙　陈橘皮去白，焙　甘草炙　桂去粗皮。各三分　人参一两一分　大腹一枚。剉

上六味，粗捣筛。每服五钱匕，水二盏，入生姜三片，煎至一盏，去滓温服，不拘时候。

治①呕吐不止，消痰下气，**厚朴散**方

厚朴去粗皮，剉，姜汁浸一宿，炒。四两　生姜二斤。净洗，切片晒干，炒令紫色　甘草剉，炒。二两　陈橘皮汤去白，炒。六两　草豆蔻去皮，剉细，炒。二两

上五味，捣罗为散。每服二钱匕，沸汤入盐点服。脾气等疾，每服三钱匕，水一盏，姜二片，枣二枚，擘破，煎至六分，温服。

治呕吐②，**软红丸**方

丹砂研　砒霜研。各半钱　胭脂一钱　巴豆七粒。取霜

上四味，研细，熔蜡少许，入油三两滴，和药为剂，以油单裹之。大人旋丸如绿豆大，小儿如芥子。浓煎槐花甘草汤放温，下一丸，勿热食，半时久。

治食饮不下，呕逆清水，面目虚肿，**和胃汤**方

人参二两　赤茯苓去黑皮。一两半　茅根一两　甘草炙。半两　竹茹三分　半夏汤洗七遍，焙。一两　木通剉。三分

上七味，粗捣筛。每服三钱匕，水一盏，生姜三片，枣二枚，

---

① 治：元刻本、日本抄本、文瑞楼本同，明抄本此后有"脾胃虚寒"。
② 吐：元刻本、日本抄本、文瑞楼本同，明抄本、乾隆本作"吐不止"。

擘破，煎至七分，去滓温服。

治呕吐不下食，**前胡汤方**

前胡去芦头　麦门冬去心，焙　人参　淡竹茹　芍药　陈橘皮汤去白，焙　半夏汤洗七遍，焙。等分

上七味，剉如麻豆大，拌匀。每服三钱匕，水一盏，生姜三片，煎至七分，去滓，食前温服。

治呕吐不下食，头痛身热，**柴胡知母饮方**

柴胡去苗。一两　知母焙。半两　芦根剉。三分　槟榔一两　人参半两　陈橘皮半两

上六味，捣筛为散。每服三钱匕，水一盏，生姜五片，同煎至六分，去滓热服。

治膈气脾胃虚冷，多呕吐酸水，**人参散方**

人参一两。去芦头　槟榔一两　高良姜半两。剉　陈橘皮一两。汤浸，去白瓤，焙　荜拨一两　白术一两

上六味，粗捣为散。每服三钱匕，水一盏，生姜五片，同煎至六分，去滓热服。

治胸满气逆，食不消化，呕吐，**陈橘皮散方**

陈橘皮一两。汤浸，去白瓤，焙　白术二两　人参一两。去芦头　胡椒半两　肉豆蔻二两①　甘草半两。炙微赤，剉

上六味，捣罗为散。每服四钱匕，水一盏，生姜五片，同煎至六分，去滓，稍热服。

治脾胃虚弱，不思饮食，呕吐，**茯苓汤方**

茯苓去粗皮　知母　白术　枳壳麸炒，去瓤　人参去芦头　甘草微炙赤，剉　芦根切　半夏汤洗去滑。各一两

上八味，粗捣筛。每服三钱匕，水一盏半，入生姜七片，薤白二寸，切，同煎至七分，去滓，不拘时温服。

治呕吐厥逆，不思饮食，**白术汤方**

白术　丁香　甘草炙，剉　陈橘皮去白，焙　木香各半两　大腹

---

① 二两：文瑞楼本同，元刻本、明抄本、乾隆本、日本抄本作"一两"。

剉　枳壳去瓤，麸炒　诃黎勒炮，去核。各三分　草豆蔻去皮。一两

上九味，粗捣筛。每服三钱匕，水一盏，入生姜五片，同煎至七分，去滓，空心温服。

治上焦壅热，食饮不下，呕吐，两胁痛，**半夏汤方**

半夏汤洗七遍，焙　人参　柴胡去苗　麦门冬去心，焙。各三分　赤茯苓去黑皮　竹茹　桂去粗皮　芦根剉。各半两　甘草炙，剉。一分

上九味，粗捣筛。每服五钱匕，水一盏半，入生姜五片，同煎至八分，去滓温服。

治上焦壅热，见食呕吐，头痛目赤，**石膏竹茹汤方**

石膏二两　竹茹焙　人参　白茅根　半夏汤洗七遍，炒。各一两　玄明粉　桔梗①炒　甘草炙，剉　葛根剉。各半两

上九味，粗捣筛。每服五钱匕，水一盏半，入生姜五片，同煎至八分，去滓温服。

治胸满气逆，呕吐不思食味，**白术散方**

白术剉，炒　人参各二两　丁香　甘草炙，剉。各三分　白茯苓去黑皮。一两半　草豆蔻去皮　陈橘皮去白，焙　干姜炮裂。各一两　桔梗炒。半两

上九味，捣罗为散，研匀。每服二钱匕，生姜枣汤调下。

治脾胃气虚弱，呕吐不食，腹中虚鸣，**陈橘皮丸方**

陈橘皮去白，焙。四两　厚朴去粗皮，生姜汁炙，剉。一两　肉豆蔻去壳　干姜炮裂　木香　吴茱萸醋炒，焙　白术剉，炒　诃黎勒皮　桂去粗皮。各三分　枳壳去瓤，麸炒　沉香剉　芍药炒　丁香　阿魏各半两。酒煮后细研，更用酒煎，入少陈曲末同煎成膏，丸诸药末　甘草炙，剉。一分②

上一十五味，捣罗十四味为末，用阿魏煎和丸梧桐子大。每服二十丸，空心米饮下。

---

　　①　玄明粉桔梗：元刻本、日本抄本、文瑞楼本剂量同，明抄本、乾隆本作"一两"。

　　②　分：元刻本、日本抄本、文瑞楼本同，明抄本、乾隆本作"两"。

治冷气呕吐及吐食，**附子散方**

附子生，去皮脐。一枚

上一味，切作四片，用生姜汁五合浸一宿，取出，火上炙干。入生姜汁浸良久，又蘸姜汁炙，直候姜汁尽，捣罗为散。每服二钱匕，米饮调下。

治呕吐不下食，**紫粉丸方**

上以针砂醋浸一夜，去醋，便带醋炒，直候并铫子红色无烟乃止。放冷细研，更用醋团火烧通赤取，候冷，再研极细，面糊丸如梧桐子大。每服四十丸，粥饮下。服讫，便啜一盏粥已，不吐。如未定，再服决定。小儿小丸之，随儿大小与之。

治呕吐不下食，头痛，**人参丸方**

人参三两　半夏汤洗七遍，焙。二[1]两　前胡去芦头。一两　铅丹研。半两

上四味，捣罗为细末，煮枣肉，丸如梧桐子大。每服二十丸，生姜汤下，食后。

干 呕

论曰：呕而欲吐，吐而无所出，故名干呕。此由阴阳不和，胃中虚气逆，上行不能下[2]，故有干呕之证。

治胃气逆，干呕恶心，**参苓散方**

人参　白茯苓去黑皮　藿香叶各一两　丁香枝杖　甘草炙，剉。各半两　葛根剉。一两

上六味，捣罗为散。每服二钱匕，沸汤点服，不拘时候。

治[3]心胸痞闷，痰逆恶心，吞酸噫食，腹胁疼痛，肢体倦怠。和益脾胃，思进饮食，辟除邪气，**麝香平气丸方**

---

① 二：元刻本、日本抄本、文瑞楼本同，明抄本、乾隆本作"三"。

② 胃中……不能下：此10字元刻本、日本抄本、文瑞楼本同，日本抄本旁注"又作胃中虚弱，气逆上行，不能下降"，明抄本、乾隆本作"胃中虚弱，气逆上行，不能下降"。

③ 治：元刻本、日本抄本、文瑞楼本同，日本抄本旁注"又，'治'下有'胃气虚弱，干呕'字"，明抄本、乾隆本此后有"胃气虚弱，干呕"。

麝香别研　木香　沉香　丁香　肉豆蔻去壳　丹砂别研。各半①两　槟榔焙，剉　桂去粗皮　厚朴去粗皮，涂姜汁炙　乳香生姜汁内煮软，候冷，别研如膏。各一两　半夏汤洗七遍，切，焙干，捣为末，姜汁和作饼子，焙干，别捣为末。一两

上一十一味，除别捣研外，并捣罗为末，次入丹砂、麝香再研匀，将乳香、半夏末入生姜汁煮作薄糊，和前药硬软得所，丸如梧桐子大。每服十五丸至二十丸，食后温米饮下。

治胃气不和，干呕恶心。大补虚损，**四倍散方**

诃黎勒煨，去核。一两　人参二两　白茯苓去黑皮②。四两　白术半斤③

上四味，捣罗为散。每服二钱匕，盐少许，沸汤点服。如欲煎，每服三钱匕，水一盏，生姜五片，枣两枚，擘破，同煎至七分，温服，空心食前。

治干呕恶心。益津液，和胃气，**生姜丸方**

生姜二④斤。和皮切作片子，以盐三两淹一宿，慢火焙干　甘草炙，剉　陈橘皮汤浸，去白，焙。各四两　香白芷　缩砂去皮　胡椒各一两　蓬莪茂炮。二两

上七味，捣罗为末，以面糊和丸如小弹子大，细研丹砂为衣。每服细嚼一丸，温酒下，食前。

治干呕。和胃气，养津液，**生姜汤方**

生姜细切丝。十二两　草豆蔻去皮。四两　甘草生，剉。半斤

上三味，先捣草豆蔻、甘草为末，同姜丝烂研匀，捏作饼子焙干，再捣罗为末。每服一大钱，盐汤点服，空心食前。

治干呕，除邪热。和胃进食，**安中散方**

小麦炒黄。四两　干姜剉，炒。一两　甘草炙　陈曲炒。各半两

---

① 半：元刻本、日本抄本、文瑞楼本同，明抄本、乾隆本作"一"。
② 皮：元刻本、日本抄本、文瑞楼本同，明抄本、乾隆本此后有"饭上蒸"。
③ 斤：元刻本、日本抄本、文瑞楼本同，明抄本、乾隆本此后有"陈土炒"。
④ 二：元刻本、日本抄本、文瑞楼本同，明抄本、乾隆本作"一"。

上四味，捣罗为散。每服二钱匕，枣汤调下。

治干呕。和胃顺气，**厚朴散方**

厚朴去粗皮。一斤　生姜半斤。去粗皮，切，焙　大枣一升^①。去核，焙　甘草四两

上四味，用水三斗，煮尽水为度，烂捣拍作饼子，焙干，再捣为散。每服一钱，沸汤点服。

治干呕。和胃气，**青橘散方**

青橘皮汤浸，去白　甘草剉。各一两　木香半两　白芷一分^②　桂去粗皮　枳壳去瓤，麸炒。各半两

上六味，先将甘草炒微黄色，后入诸药同炒褐色，捣罗为末。每服二钱匕，入盐沸汤点。

治干呕。和胃下气，**木香散方**

木香　丁香　檀香各半两。剉　人参　沉香剉　白茯苓去黑皮。各一两　甘草　槟榔剉。各一分

上八味，约水多少，慢火熬水尽，焙干，捣罗为细末。每服一钱匕，入盐沸汤点。

治干呕。和调胃气，**小丁沉丸方**

丁香半两　沉香　甘草炙　缩砂仁　白芷炒黄　益智去皮。各一两　木香　蘹香子炒。各半两　陈橘皮汤浸，去白，焙。一两　生姜一斤。细切，入青盐四^③两，拌匀，淹一宿，焙干　阿魏一分。用醋半升煎为膏

上一十一味，除阿魏外，捣罗为末，入阿魏膏拌匀，醋煮面糊，和丸如鸡头实大，研丹砂、麝香各少许同为衣。空心，姜盐汤嚼下一丸。

治干呕。和胃下气，**草豆蔻汤方**

草豆蔻去皮　藿香用叶。各半两　丁香一分　白术半两　桂

---

① 一升：元刻本、文瑞楼本同，明抄本作"二斤"，乾隆本、日本抄本作"一斤"。

② 分：元刻本、文瑞楼本同，明抄本、乾隆本、日本抄本作"两"。

③ 四：元刻本、日本抄本、文瑞楼本同，明抄本、乾隆本作"二"。

去粗皮。一分 枳壳去瓤，麸炒 陈橘皮汤浸，去白，焙 山芋各半两

上八味，粗捣筛。每服三钱匕，水一盏，枣二枚，擘破，粟米少许，同煎至六分，去滓，食前温服。

治胃府虚寒，其气上逆，干呕不止，**人参汤**方

人参 陈橘皮汤浸，去白，焙 附子炮裂，去脐皮 草豆蔻去皮。各一两 半夏汤浸去滑，生姜汁制 白术①炒 甘草炙，剉 前胡去芦头。各三分 干姜炮 桂去粗皮。各半两

上一十味，剉如麻豆。每服三钱匕，水一盏半，生姜五片，煎至八分，去滓温服。

治干呕烦闷，不入饮食，**桂参汤**方

桂去粗皮 人参各半两 厚朴去粗皮，姜汁炙 缩砂仁各一两 白术半两 陈橘皮汤浸，去白，焙。三分 干姜炮。半两 甘草炙，剉。三分

上八味，粗捣筛。每服三钱匕，水一盏，入粟米并枣，同煎至七分，去滓温服。

治胃气逆，干呕不止，**和安汤**方

陈橘皮汤浸，去白，焙。一斤② 甘草炙，剉。二两 干姜炮。半两

上三味，粗捣筛。每服三钱匕，水一盏，煎至六分，去滓温服。

治干呕，不下食，**参粟汤**方

人参一两 陈粟米一两半 生姜切碎。五两③ 半夏汤洗去滑，七遍。四两。与生姜同杵碎，暴干

上四味，同入银石锅中，慢火炒令焦黄，粗捣筛。每服三钱匕，水一盏，入生姜三片，大枣二枚，去核，同煎至七分，去滓，微热服，空心食前。

---

① 白术：元刻本、日本抄本、文瑞楼本剂量同，明抄本、乾隆本作"一两"。
② 斤：元刻本、日本抄本、文瑞楼本同，明抄本、乾隆本作"两"。
③ 两：元刻本、日本抄本、文瑞楼本同，明抄本、乾隆本作"大片"。

治胃中不和，气逆干呕，饮食不下，**顺气汤方**

白术二两　白茯苓去黑皮。一两半[1]　人参一两　甘草微炙。
三分

上四味，㕮咀如麻豆大。每服三钱匕，水一盏，入姜枣同煎至
七分，去滓温服，不拘时候。

治干呕，气逆不止，**开胃丸方**

半夏曲微炒。三两　白豆蔻去皮　白术　陈橘皮汤浸，去白，
焙。各一两　人参一两半[2]

上五味，捣罗为末，用生姜汁煮枣肉，和丸如梧桐子大。每
服二十丸，不计时候，粥饮下，加至三十丸。

治[3]干呕气逆，不下饮食，**半夏丸方**

半夏汤洗七遍，去滑，焙干。一两　干姜炮。半两　丁香一[4]分

上三味，捣罗为末，用生姜汁和为丸如绿豆大。每服十丸，
米饮下，加至二十丸。

治胃冷干呕，手足厥逆，**陈橘皮饮方**

陈橘皮汤浸，去白，焙。四两　甘草炙　缩砂仁　白芷各二两

上四味，粗捣筛。每服四钱匕，水一大盏，入生姜半分，同
煎至七分，去滓，不计时候温服。

治胃气逆，干呕烦闷，**胡椒汤方**

胡椒三七粒　木香二钱　糯米一合[5]

上三味同炒，以米熟为度，粗捣筛，分作三服。每服水一盏，
煎至七分，去滓温服。

治干呕不止，**陈橘皮饮方**

陈橘皮汤浸，去白，焙　甘草炙。各二两　草豆蔻去皮。五枚

上三味，粗捣筛。每服四钱匕，水一大盏，入生姜半分，切，

① 一两半：元刻本、日本抄本、文瑞楼本同，明抄本、乾隆本作"二两"。
② 两半：元刻本、日本抄本、文瑞楼本同，明抄本、乾隆本作"两"。
③ 治：元刻本、日本抄本、文瑞楼本同，明抄本、乾隆本此后有"胃虚寒"。
④ 一：元刻本、日本抄本、文瑞楼本同，明抄本、乾隆本作"二"。
⑤ 合：元刻本、明抄本、乾隆本、文瑞楼本同，日本抄本作"分"。

同煎至七分，去滓，不计时候温服。

治干呕气逆，饮食不下，**平气汤方**

甘草剉　厚朴去粗皮。各四两　干姜刮净，剉。二两　生姜去皮，切。半斤　大枣一百枚

上五味，用水七升，同于银石器中煮。候枣熟，剥去皮核再煮。候水尽，焙干，粗捣筛。每服三钱匕，水一盏，同煎至七分，去滓，稍热服，不拘时。

痰饮门 ①

痰饮统论

论曰：人之有形，藉水饮以滋养；水之所化，凭气脉以宣流。盖三焦者，水谷之道路，气之所终始也。三焦调适，气脉平匀则能宣通水液，行入于经，化而为血，溉灌周身。三焦气涩，脉道闭塞则水饮停滞，不得宣行，聚成痰饮，为病多端。古方论饮病有四，即痰饮、悬饮、溢饮、支饮也。其人素盛今瘦，水走肠间，沥沥有声，谓之痰饮；水流胁下，咳唾引痛，谓之悬饮；饮水流行，归于四肢，当汗出而不汗，身体疼重，谓之溢饮；其人咳逆倚息，短气不得卧，其形如肿，谓之支饮。此即见饮疾大概多为此者。然又有五饮及水在五脏，病各立名不同。与夫聚而不散曰留饮，僻于胁肋曰癖饮，流移不定曰流饮，沉伏于内曰伏饮，因酒而成曰酒癖，寒多即曰冷痰，热多即曰热痰。病虽多端，悉由三焦不调，气道否涩而生病焉。是以气行即水行，气滞即水滞，故知饮之为病，在人最多。善疗此者，要以宣通气脉为先，则水饮无所凝滞。所以治痰饮者，当以温药和之，以人之气血得温则宣流也。及其结而成坚癖，则兼以消痰破饮之剂攻之 ②。

---

① 痰饮门：原无，元刻本、日本抄本、文瑞楼本同，据本卷目录及明抄本、乾隆本补。

② 之：元刻本、日本抄本、文瑞楼本同，明抄本、乾隆本此后有"坚癖自消，痰饮自愈"。

痰癖

论曰：痰癖之病，由三焦气不升降，水饮停滞，流[①]于胁下，寒气乘之，则令胁肋坚胀，按之水声，有时而痛，妨害食饮，久不治，令人羸瘦，故谓之痰癖。

治痰癖，胁肋刺痛。匀气宽膈，**枳壳丸方**

枳壳去瓤，麸炒　人参　五味子　柴胡去苗。各半两　石斛去根　诃黎勒皮　甘草炙，剉。各一分[②]

上七味，捣罗为末，炼蜜和丸如梧桐子大。每服十丸至十五丸，食后生姜汤下。

治痰癖，咽嗌不利及大肠涩滞，嗽涎，**皂荚槟榔丸方**

皂荚去皮并子，剉　半夏各一两　杏仁汤浸，去皮尖、双仁，半两。以上三味用醋一升，煮尽为度，慢火炒焦，捣末　巴豆二十一枚。去皮，用醋一升半，慢火熬透心，紫色为度，水淘暴干，研　槟榔剉，捣。半两

上五味，研令匀，炼蜜和丸如梧桐子大。每服一丸至两丸，临卧生姜汤下。

治痰癖，醋心吐沫，食饮不消，气逆胀满，**大腹丸方**

大腹连皮，剉　槟榔生用　桃仁汤浸，去皮尖、双仁，炒黄，研。各三两　高良姜三两半

上四味，除研外，捣罗为末，入研药令匀，炼蜜丸如弹丸大。每服一丸嚼破，生姜汤下，空心食前服。

治痰癖及饮酒停痰，积聚不利，呕吐，目视眈眈，耳聋，肠中水声，**消饮白术丸方**

白术　半夏汤洗去滑，焙。各三两　枳壳去瓤，麸炒。四两　干姜炮。二两

上四味，捣罗为末，炼蜜和丸如梧桐子大。每服三十丸，温

---

① 流：元刻本、日本抄本、文瑞楼本同，明抄本、乾隆本作"留"。

② 分：元刻本、日本抄本、文瑞楼本同，明抄本、乾隆本作"两"。

米饮下，食前服。

治痰癖胁痛，水饮不消，**五饮丸方**

青橘皮汤浸，去白　京三棱醋浸，剉　乌梅肉各一两　酸石榴
生，椎。二①枚　大戟　甘遂　芫花　巴豆去油。各半两　杏仁汤
浸，去皮尖、双仁　豉　五灵脂　苦葶苈各一两

上一十二味，除巴豆外，以水一斗同煮，水尽，焙干，捣罗
为末，别研巴豆拌匀，醋面糊和丸如绿豆大。每服一丸，嚼枣裹
药，干咽下，食后服。

治痰癖，胸膈不快，**利膈丸方**

牵牛子微炒②　皂荚去皮，酥炙。各四两　白矾烧令汁枯。一
两　半夏汤洗去滑，七遍　葶苈子隔纸炒。各二两　丹砂研　铅白
霜各一两

上七味，捣研为末，生姜自然汁和丸如梧桐子大。食后荆芥
汤下十五丸。

治痰癖，胁下硬痛，呕吐痰饮，**玉粉丸方**

凝水石四两。炭火煅及三五时辰取出，于地坑内安放，盖令出
火毒一复时，以温水飞，研如粉，取二两　腻粉半两　粉霜剉。一
两　白矾枯过　半夏曲各三分

上五味，同研细，煮面糊和丸如梧桐子大。食后温水下三丸，
取转积滞者七丸至十丸，欲微利者五丸。

治一切风冷，痰饮坚癖，痎疟等疾久疗不差者，**三建散方**

芫花醋炒　桔梗炒　紫菀去土　大戟　乌头炮裂，去皮脐
五加皮　附子炮裂，去皮脐　天雄炮裂，去皮脐　白术　王不留
行　荛花　狼毒　莽草　栝楼　蔓荆实捼去皮　踯躅　麻黄去根
节　白芷　荆芥③穗　茵芋各二两半　石斛去根　人参　石南　石

①　二：元刻本、日本抄本、文瑞楼本同，明抄本、乾隆本作"三"。

②　微炒：元刻本、日本抄本、文瑞楼本同，明抄本、乾隆本作"半生
半炒"。

③　荆芥：元刻本、日本抄本、文瑞楼本剂量同，明抄本、乾隆本作"一两
三分"。

长生　车前子各一①两三分　萆薢三分②　牛膝去苗，酒浸，切，焙　蛇床子炒　菟丝子酒浸一宿，别捣　狗脊去毛③　肉苁蓉酒浸，去粗皮，焙　秦艽去苗、土。各一两④　藜芦一两一分　山芋　细辛去苗叶　熟干地黄焙　当归剉，焙　薏苡仁　芎䓖　杜仲去粗皮，剉，炒　厚朴去粗皮，生姜汁炙　黄耆细剉　干姜炮　芍药　桂去粗皮　山茱萸　黄芩去黑心　吴茱萸汤洗，焙，微炒　五味子　柏子仁　远志去心　防己　蜀椒去闭口者及目，微炒出汗　独活去芦头　牡丹皮　陈橘皮汤去白，焙　木通剉　藁本去苗、土　柴胡去苗　菖蒲　赤茯苓去黑皮　续断　食茱萸　巴戟天各三分⑤

上六十四味，捣罗为细散。每服三钱匕，温汤调下。

治头目不利，痰逆恶心，升降气道，宽利胸膈，**消痰丸方**

木香　草豆蔻去皮　槟榔剉　青橘皮去白　半夏汤煮至软，切，焙干　干姜炮。各一两

上六味，同捣罗为末，浸炊饼为丸如梧桐子大。每服五十丸，食后温熟水下。

支　饮

论曰：水饮停积胸膈，不能消化，支乘于心，故名支饮。其状令人心下筑悸，咳逆喘息，饮食不下，身体虚浮，形如肿是也。

治支饮不消，胸膈满闷，**参苓丸方**

人参　天南星炮　赤茯苓去黑皮。各三分　半夏　生姜　晋矾各一两

上六味，先取天南星、半夏，于砂盆内擦洗令净，用生姜同捣烂，拍作饼子，慢火炙令黄。同余三味捣罗为末，薄荷汁煮面糊，为丸如梧桐子大，食后生姜蜜汤下二十丸。

---

① 一：元刻本、明抄本、乾隆本、文瑞楼本同，日本抄本作“三”。
② 三分：元刻本、日本抄本、文瑞楼本同，明抄本、乾隆本作“一两三分”。
③ 去毛：元刻本、日本抄本、文瑞楼本同，明抄本、乾隆本作“酒蒸”。
④ 一两：元刻本、日本抄本、文瑞楼本同，明抄本、乾隆本作“一两一分”。
⑤ 三分：元刻本、文瑞楼本同，明抄本、乾隆本作“三合”，日本抄本作“一分”。

治支饮，膈脘不利，咳嗽喘满，**大半夏丸方**

半夏四两。汤洗七遍，去滑，焙干，为末　生姜细擦　蜜各三两　青州枣二两。别煮取肉，去皮核，同生姜、蜜入银石器内，与半夏末和熬，令稀稠得所　木香　沉香　青橘皮汤浸，去白，焙　白术　陈橘皮汤浸，去白，焙　干姜炮　附子炮裂，去皮脐　肉豆蔻去壳　红豆蔻各半①两

上一十三味，除前四味外，捣罗为末，与半夏膏和匀丸如梧桐子大。每服十丸，空心煎干姜枣汤下，加至十五丸。

治支饮痞满，饮食迟化，**化气丸方**

巴豆五十②枚。去皮、心、膜，出油，研如粉　黄连去须。半两　白面二两半

上三味，先将黄连捣末，以水半升煎十余沸。隔一宿，取白面并巴豆粉，用黄连水和，硬软得所，丸如绿豆大，放干。以麸二升于铫内慢火并药丸同炒，麸黄为度。以罗子筛去麸，取药，再于黄连水内略漉过，竹器内控干。每服三丸或两丸，食后临卧，熟水下。

治支饮不消，喘咳不止，**青金丸方**

硫黄　水银各一两。同结成沙子，研　滑石研③。半两　半夏汤洗去滑，捣取末。半两

上四味，合研匀，滴水和丸如梧桐子大。每服二十丸，食后温生姜汤下。

治支饮，气喘不得息，**葶苈丸方**

甜葶苈炒　木香　半夏汤洗七遍，去滑，焙。各一两

上三味，捣罗为末，生姜自然汁煮面糊，和丸如梧桐子大。每服二十丸，生姜汤下，不拘时候。

治久病饮癖停痰及胁满支饮，辄引胁下痛，**三圣散方**

甘遂剉，炒　芫花醋浸，炒。各半两　大戟剉，炒。三分

上三味，捣罗为散。每先用水三盏，大枣十枚，擘破，煎取

---

① 半：元刻本、日本抄本、文瑞楼本同，明抄本、乾隆本作"一"。
② 五十：元刻本、日本抄本、文瑞楼本同，明抄本、乾隆本作"十"。
③ 研：元刻本、日本抄本、文瑞楼本同，明抄本、乾隆本作"飞过"。

二盏，入药末一钱匕，同煎至一盏，温分三服，以吐利为度。

治支饮，胸膈实痞，呼吸短气，**旋覆花汤方**

旋覆花　槟榔　柴胡去苗　桔梗炒。各一两　桑根白皮　鳖甲去裙襕，醋炙　大黄剉，炒。各一两半　甘草炙。半两

上八味，剉如麻豆大。每服五钱匕，水一盏半，煎至八分，去滓温服，不拘时候。

治支饮，胸膈痞闷，饮食迟化，**神应丸方**

槐花半升　巴豆五十粒。和皮椎碎

上二味同炒，存一分性，捣罗为末，面糊和丸如绿豆大。每服二丸，食后温水下。

治支饮，胸膈痞闷，**槟榔丸方**

槟榔剉　肉豆蔻各半两。去壳，秤　半夏汤浸七遍，去滑，焙　青橘皮汤浸，去白，焙　干姜炮。各一两

上五味，捣罗为末，生姜汁煮面糊丸如绿豆大。每服五丸，食后生姜汤下。

治支饮，下气，**木香丸方**

木香一两　牵牛子盐炒黄　皂荚不蚛者。去皮，酥炙。各二两

上三味，捣罗为末，炼蜜丸如梧桐子大。每服五丸，食后生姜汤下。

留　饮

论曰：留饮之病，得于三焦壅否，气脉凝涩，致水饮不消，留聚于胸膈之间，令人痞满短气，胁下胀痛，喜渴数饮，是其候也。

治膈间留饮，呕逆头眩，短气多渴，**赤茯苓汤方**

赤茯苓去黑皮　柴胡去苗　枳壳去瓤，麸炒　白术　槟榔剉。各一两　杏仁汤浸，去皮尖、双仁，麸炒　半夏汤浸七遍，去滑。各三分　人参　旋覆花各半两

上九味，粗捣筛。每服五钱匕，以水一盏半，入生姜半分，拍碎，煎至一盏，去滓，不计时候温服。

治留饮，宿食不消，心下坚满，腹中积聚，**当归汤**方

当归切，焙　人参　桂去粗皮　黄芩去黑心　甘草炙　芍药　芒消各二两　大黄剉，炒。四两　泽泻三两

上九味，粗捣筛。每服三钱匕，以水一盏半，入生姜半分，切，煎取八分，去滓温服。

治留饮不除，胸中痰冷，**半夏汤**方

半夏汤洗七遍。五两　白术三两　赤茯苓去黑皮　人参　桂去粗皮　甘草炙　附子炮裂，去皮脐。各二两

上七味，剉如麻豆。每服五钱匕，以水一盏半，入生姜半分，切，同煎取一盏，去滓温服，日二。

治留饮不消，心下痞坚，时复作痛，**枳实汤**方

枳实去瓤，麸炒。二两　白术三两　桂去粗皮。一两

上三味，粗捣筛。每服三钱匕，以水一盏，入生姜半分，切，煎至七分，去滓温服，日三四服。

治留饮宿食不消，心腹坚痛，胸满呕逆，**槟榔汤**^①方

槟榔剉　人参　桂去粗皮　甘草炙，剉　郁李仁汤浸，去皮　赤芍药　白术　泽泻　木香各一两　大黄剉，炒。一两半　枳实去瓤，麸炒。半两

上一十一味，粗捣筛。每服三钱匕，以水一盏半，入生姜半分，煎至七分，去滓，不计时候温服，以微利为度。

利胸膈^②，去痰逆，不思饮食，**人参白术丸**方

人参　半夏曲　白术剉^③　白茯苓去黑皮。各半两　天麻　丁香各一分　龙脑研。一钱半　丹砂研，水飞。一钱

上八味，除研者外，捣罗为细末，和令匀，煮枣肉和丸如梧桐子大。每服十丸至十五丸，食后温生姜汤下，茶清亦得。

---

① 槟榔汤：本方药物组成，元刻本、日本抄本、文瑞楼本同，明抄本、乾隆本尚有"赤茯苓一两"。
② 利胸膈：元刻本、日本抄本、文瑞楼本同，明抄本、乾隆本此前有"治留饮不消，呕逆，心腹痛"。
③ 剉：元刻本、日本抄本、文瑞楼本同，明抄本、乾隆本作"陈土炒"。

治留饮，温脾胃，利胸膈，调顺气血，**沉香茯苓丸方**

沉香一两 半夏汤洗七遍，去滑。二两 槟榔剉 陈橘皮汤浸，去白，焙 白茯苓①去黑皮 肉豆蔻去壳 甘草生用。各半两 丁香 人参各三两②

上九味为末，炼蜜和丸如梧桐子大。每服十五丸，食前生姜汤下。

治留饮，调正气，利心胸，行壅滞，**利膈丸方**

槟榔剉。二两 陈橘皮汤浸，去白，焙。二两 牵牛子微炒。四两 木香半两 干姜炮。一分③ 枳壳去瓤，麸炒黄色。取二两 半夏汤浸七遍，焙。一两

上七味，捣罗为细末，炼蜜和剂，再捣五七百下，丸如梧桐子大。每服二十丸，温生姜汤下，食后临卧服。

治留饮病脉伏，其人欲自利，利后乃快。虽利，心下续结满，此为留饮未除，宜服**甘遂汤方**

甘遂炒令微黄。半两 半夏汤浸去滑，生姜汁炒干。一两

上二味，粗捣筛。每服一钱匕，水一大盏，煎至七分，去滓，再入芍药末并人参末一钱匕，蜜半匙头，更煎三两沸，空心晚食前温服，气虚人减服。

治留饮食癖，**荜拨煮散方**

荜拨 丁香 诃黎勒皮 干姜炮 甘草炙 大腹各半两 草豆蔻去皮 陈橘皮汤浸，去白，焙 白术各一两 桂去粗皮。三分

上一十味，捣为粗散。每服五钱匕，以水一盏半，入生姜五片，煎取八分，去滓温服。

---

① 白茯苓：元刻本、日本抄本、文瑞楼本剂量同，明抄本、乾隆本作"二两"。

② 三两：日本抄本、文瑞楼本同，元刻本作"三分"，明抄本、乾隆本作"二两"。

③ 一分：元刻本、日本抄本、文瑞楼本同，明抄本、乾隆本作"半两"。

卷第六十四

痰饮门

冷　痰

论曰：气为阳，阳不足者，不能销烁水饮，遇脾气虚弱，气道否隔，则聚饮而成痰，浸渍肠胃，上为呕逆吞酸，下为洞泄寒中。久不已则令人消瘦，倚息短气，妨害饮食。昔人治痰饮多以温药和之，正为此也。

治冷痰癖饮，胸膈痞满，呕逆不止，**半夏汤方**

半夏汤洗七遍，切，焙。三两　白术　人参　赤茯苓去黑皮　桂去粗皮　甘草炙　附子炮裂，去皮脐。各二两

上七味，剉如麻豆大。每服五钱匕，以水一盏半，入生姜半分，切，煎取七分，去滓温服，食前，日三。

治胸中冷痰，心下烦满，欲吐不下食，**吴茱萸汤方**

吴茱萸汤洗，焙炒　半夏汤洗七遍，切，焙　桂去粗皮　人参各二两　甘草炙。一两

上五味，咬咀如麻豆大。每服五钱匕，以水一盏半，生姜半分，切，大枣二枚，擘破，煎取一盏，去滓温服，日三。

治胃冷有痰，不思饮食，**丁香半夏丸方**

丁香一分①　半夏二两。水浸七日，每日早换水。日足取出，切，暴干　白矾研。半两

上三味，为细末，姜汁和丸如小豆大。每服二十丸，生姜汤下，食后。

---

① 一分：元刻本、日本抄本、文瑞楼本同，明抄本、乾隆本作“二两”。

治冷痰①，**小半夏丸方**

半夏一②两。热浆水烫七遍，湿透心为度，切，暴干

上一味为细末，姜汁和丸如绿豆大。每服二十丸，生姜汤下，食后服。

治冷痰，温胃利膈思食，**矾石丸方**

白矾枯，研　苇蓉　干姜炮　半夏剉碎，生姜汁浸透同炒。各一两

上四味，为细末，煮枣肉丸如梧桐子大。每服十五丸或二十丸，生姜汤下，不拘时候。

治冷痰壅盛，胸膈不利，胃口冷，脾气弱，呕吐痰涎，**奇效汤方**

附子炮裂，去皮脐。二两　木香半两　半夏汤洗七遍，切，焙。二两

上三味，剉如麻豆。每服三钱匕，水一盏半，生姜半分，切，大枣二枚，擘破，煎至一盏，去滓，空心温服。

治冷痰，饮食不下，膈脘不快，**荜拨丸方**

荜拨炒。一两　诃黎勒煨，去核。三分　干姜炮。半两

上三味，为细末，煮面糊丸梧桐子大。每服二十丸，生姜汤下，不拘时候。

治冷痰呕逆，胸膈不利，**豆蔻汤方**

草豆蔻去皮　半夏汤洗去滑，切，焙。各半两　陈橘皮汤浸，去白，焙。三分

上三味，粗捣筛。每服三钱匕，水一盏，入生姜五片，煎至七分，去滓温服，不拘时候。

治冷痰③，消食温胃止逆，**半夏汤方**

---

① 冷痰：元刻本、日本抄本、文瑞楼本同，明抄本、乾隆本作"胃中冷痰，不下食"。

② 一：元刻本、日本抄本、文瑞楼本同，明抄本、乾隆本作"三"。

③ 冷痰：元刻本、日本抄本、文瑞楼本同，明抄本、乾隆本作"胃中冷痰，呕逆"。

半夏汤洗去滑，焙干，为末，以姜汁和作曲，焙干　杏仁去皮尖、双仁，麸炒，研。各二两　木香半两　桂去粗皮。一两　陈橘皮去白，炒。二两　甘草炙，剉。一两　干姜炮。三分①

上七味，粗捣筛。每服三钱匕，水一盏，生姜三片，煎至七分，去滓温服，不拘时候。

治冷痰，吞酸吐水，胸中不理，**吴茱萸汤方**

吴茱萸汤洗七遍，焙炒　半夏酒洗七遍，焙　附子炮裂，去皮脐。各一两

上三味，叹咀如麻豆大。每服三钱匕，水一盏半，生姜五片，煎取七分，去滓温服，不拘时候。

治胃虚气寒，饮食无味，呕吐冷痰，噫时闻食气，**白豆蔻汤方**

白豆蔻去皮　半夏为末，生姜汁和作饼，焙干　槟榔剉　丁香　甘草炙，剉　青橘皮去白，切，焙。各一两

上六味，粗捣筛。每服二钱匕，水一盏，生姜三片，煎至七分，去滓温服。

治冷痰，利胸膈，和脾胃，进饮食，**丁香半夏丸方**

半夏为末，生姜汁作饼，焙干。二两　木香　丁香②　藿香叶　人参　陈橘皮汤浸，去白，焙干。各半两　肉豆蔻去壳。二枚

上七味，为细末，姜汁煮面糊和丸如小豆大。每服二十丸，生姜汤下，不拘时候。

治冷痰不消，胸膈不利，解酒食毒，**厚朴丸方**

厚朴去粗皮。八两。切，用生姜十两细切，同捣细焙干，慢火炒　桂去粗皮。五两　干姜四两。炮　蜀椒去目并闭口，炒出汗。二两

上四味为细末，炼蜜丸梧桐子大。每服二十丸，温熟水下。治脾胃，米饮下；中酒吐逆，生姜汤下。

---

① 三分：元刻本、日本抄本、文瑞楼本同，明抄本、乾隆本作"五钱"。
② 丁香：元刻本、日本抄本、文瑞楼本剂量同，明抄本、乾隆本作"一两"。

治胸中冷痰，上焦客热，心下停水，时发醋心，咽喉空唾，或干呕而渴，**荜拨散方**

荜拨 桂去粗皮 麻仁 高良姜各三两 人参 白术各一两 甘草炙，剉。半分 干地黄焙 厚朴去粗皮，生姜汁炙。各一两半

上九味，捣罗为散。酒调一钱匕，日再服。如要丸，即炼蜜丸如小豆大，温酒下二十丸。

治咯唾冷痰，膈脘不利，可^①思饮食，**人参丸方**

人参 半夏汤洗去滑 白矾烧令枯 干姜炮裂

上四味等分，捣罗为末，将皂荚五梃，去皮尖，水挼滤汁，煮成煎，和上件药为丸如梧桐子大。每服二十丸，温水下，不拘时。

治冷痰，利胸膈，应诸痰，悉治之，**法制半夏方**

半夏半斤。汤洗四十九遍，用法酒二升浸一日，焙干 白矾四两 丁香皮为末。三两 草豆蔻去皮。二两半^②。为末

上四味，同入酒内浸，春夏七日，秋冬半月。候日满，只取半夏，于温汤内浴过，焙干。不计时候嚼下三五粒，用腊茶下，或酒亦得。

热　痰

论曰：热痰者，由气道壅塞，津液不通，热气与痰水相搏，聚而不散也。若咽喉干燥，或塞或壅，头目昏重，咳唾稠浊，面目热赤，是其证也。

治热痰，利胸膈，止烦渴，**化涎散方**

凝水石炭火煅。一两 铅白霜研 马牙消研 雄黄研。各一钱 白矾熬令汁枯 甘草微炙，剉。各一分

上六味，捣研为散，别入龙脑少许，更研匀。每服一钱匕，

---

① 可：元刻本、日本抄本、文瑞楼本同，明抄本、乾隆本作"不"。
② 二两半：元刻本、文瑞楼本同，明抄本、乾隆本作"三两"，日本抄本作"一两"。

蜜水调下。小儿风热涎，用砂糖水调半钱匕。此药大凉，不得多吃。

治热痰，凉心肺，利胸膈，解热毒，补元益气，**鹅梨煎丸方**

大鹅梨二十枚。去皮核，用净布绞取汁　皂荚不蚛者，十梃。去黑皮，用浆水二升揉取浓汁　生地黄半斤。净洗，研，绞取汁　生薄荷半斤。细研取汁　蜜半斤。以上五味同于银石器中慢火熬成膏，入诸药末　木香　人参　白茯苓去黑皮　白蒺藜炒，去角　牛膝酒浸一宿，切，焙干　肉苁蓉酒浸一宿，切，焙干。各一两　羌活去芦头　防风去叉　白术　青橘皮去白，焙　桔梗剉，炒　山芋各三分　半夏汤洗七遍，焙干炒过。一两　槟榔煨，剉。二两①　甘草炙，剉。半两②

上二十味，除五味为膏外，余捣罗末入膏拌和，杵令硬软得所，丸如梧桐子大。每服十五丸，加至二十丸，荆芥汤下。食后服，日二。

治热痰壅盛，咽膈不利，**千金散方**

半夏半两。用生姜一两，同捣烂作饼子，暴干　滑石末③。三钱　凝水石煅。三钱　青蛤粉末。五钱　甘草末。三钱

上五味，同研如粉。每服一钱匕，蔺汁一盏，煎至六分，临卧温服。

治热痰，咽干烦渴④，**龙脑丸方**

龙脑一字　铅白霜研。一分　甘草炙，剉。半两　凝水石用火烧令通赤，研。一分

上四味，捣罗细研令匀，用烧饭为丸如梧桐子大，每服含化三丸至五丸。

治热痰，宁神志，去头痛恶心，解烦躁，**丹砂银箔丸方**

---

① 二两：元刻本、日本抄本、文瑞楼本同，明抄本、乾隆本作"三分"。
② 半两：元刻本、日本抄本、文瑞楼本同，明抄本、乾隆本作"三分"。
③ 滑石末：元刻本、日本抄本、文瑞楼本同，明抄本、乾隆本作"羌活"。
④ 渴：元刻本、日本抄本、文瑞楼本同，明抄本、乾隆本此后有"头目昏重"。

丹砂细研，水飞过。三分　牛胆制天南星二两　雄黄研　龙脑各一分　银箔十五片　马牙消研。一钱

上六味，各研细，再同研令匀，炼蜜和丸如鸡头实。每服一丸嚼破，煎人参汤放冷下，或竹叶汤新水下亦得。食后临卧服。

治热痰，导壅气，润肠胃，**参黄汤方**

大黄煨，剉。三两[①]　人参　枳壳汤浸，去瓤，麸炒　槟榔煨，剉。各一两　半夏汤洗去滑，炒黄。一两半　朴消研。二两　甘草炙，剉。半两　黄芩去黑心。三分[②]

上八味，粗捣筛。每服二钱匕，以水一盏，入生姜半分，拍碎，同煎至七分，去滓，食后临卧温服。

治热痰壅盛，虚烦燥渴，**丹砂丸方**

丹砂研，水飞过　天南星炮　白矾熬令汁枯。各一两　莽[③]草炙。半两

上四味，捣研为末，更用半夏二两，汤洗七遍，暴干为末，水煮作糊，和前药末为丸如梧桐子大。每服七丸，加至十丸，薄荷茶或生姜汤温水下，不拘时候。

治热痰壅滞，咯唾如羊脂，利咽膈，坠痰涎，**乌龙丸方**

皂荚不蛀者，四两[④]。烧存性，为末　白矾好者。半生半枯　朴消研　铅白霜研。各一[⑤]两

上四味，合研匀，醋煮面糊为丸如梧桐子大。每服十丸，浓煎槐实汤下。如咽喉肿痛，上膈不利，以甘草煎汤，食后临卧服。

治热痰壅滞[⑥]，**矾石丸方**

白矾熬令汁枯。一两　丹砂研，水飞过。半两

上二味研匀，薄面糊和丸如梧桐子大。烂嚼枣，干咽下五丸，

---

① 两：元刻本、明抄本、乾隆本、文瑞楼本同，日本抄本作"分"。
② 分：元刻本、日本抄本、文瑞楼本同，明抄本、乾隆本作"两"。
③ 莽：元刻本、日本抄本、文瑞楼本同，明抄本、乾隆本作"甘"。
④ 两：元刻本、日本抄本、文瑞楼本同，明抄本、乾隆本作"梃"。
⑤ 一：元刻本、日本抄本、文瑞楼本同，明抄本、乾隆本作"二"。
⑥ 滞：元刻本、日本抄本、文瑞楼本同，明抄本、乾隆本此后有"胸膈不利"。

不拘时候。

治热痰，噎闷干呕，头疼目昏如醉，**犀角丸**方

犀角镑。半两 半夏浆水煮透 天南星黄牛胆内浸三宿，焙。各二两 大黄用醋煮一复时，焙干。称 白矾熬令汁枯 丹砂研 人参各半两

上七味，捣罗为末，用肥皂荚一十五梃，水二碗，慢火熬成膏，入前药为丸如梧桐子大。每服二十丸，食后生姜薄荷汤下。

治痰热，咽隔不利，头目昏痛，**麝香丹砂丸**方

麝香研。一分 丹砂研。一两[①] 麦门冬去心，焙。三分 龙脑研。一钱[②] 木香 丁香 犀角末 甘草炙，剉。各一分 人参 藿香去梗 天南星牛胆内制者 防风去叉 黄耆剉。各半两

上一十三味，捣研为末拌匀，炼蜜和丸如鸡头实。每服一丸嚼破，以荆芥汤下，食后临卧服。

治胸间热痰，不思食，**麦门冬汤**方

麦门冬去心，焙 葛根 人参 前胡去芦头 犀角镑。各一两 桔梗半两 芦根二两

上七味，剉如麻豆，令匀。每服五钱匕，水一盏半，煎取八分，去滓温服。

留饮宿食

论曰：人有留饮浸渍于胃，胃受饮湿则饮食迟化，或经宿不消，令人噫气吞酸，呕逆恶心，腹胁胀满，不喜饮食，皆其候也。

治脾胃气不和，留饮宿食不消，及累有伤滞，食已腹痛，呕哕恶心，胸胁胀闷，大便秘利不定，**磨滞丸**方

木香 青橘皮汤浸，去白，焙 桂去粗皮。各一两 吴茱萸汤洗，焙干，炒。三两 硇砂醋熬成霜，研末。一钱匕 巴豆霜炒。半钱匕[③]

---

① 两：元刻本、日本抄本、文瑞楼本同，明抄本、乾隆本此后有"内三分为衣"。
② 钱：元刻本、日本抄本、文瑞楼本同，明抄本、乾隆本作"分"。
③ 半钱匕：元刻本、日本抄本、文瑞楼本同，明抄本、乾隆本作"五钱"。

上六味，捣罗四味为末，与硇砂、巴豆霜拌匀，醋煮面糊为丸如绿豆大。每服三丸，加至五丸，早晚食后临卧服，大便溏利时减丸数。

治留饮不散，膈脘不利，宿食不消，呕逆恶心，**小半夏丸**方

半夏二①两。为末，生姜汁作饼暴干　木香　沉香各半分　青橘皮汤浸，去白，炒。一分②　槟榔大者，一枚。面裹煨熟，切，焙

上五味，捣罗为末，以生姜汁浸蒸饼为丸如梧桐子大。每服十五丸，生姜汤下，不拘时。

治留饮宿食不消，止逆温胃，**大半夏丸**方

半夏二两。为末，生姜汁作饼暴干　木香　青橘皮汤浸，去白，焙　丁香各一钱③　人参三分　草豆蔻去皮　槟榔剉。各三枚

上七味，捣罗为末，用生姜汁煮面糊为丸如小豆大。每服三十丸，生姜枣汤下，不拘时。

治留饮，顺气，消宿食，**温胃散**方

生姜半斤。洗切，暴干，用盐二两淹一宿，炒过。续入陈曲末一两同炒干　半夏为末，生姜汁作饼暴干　陈橘皮汤浸，去白，焙。各一两　草豆蔻大者，三枚。不去皮　甘草炙，剉。二两　丁香一分

上六味为散。每服二钱匕，如茶点服。觉脾胃寒，加附子半两④，炮裂，去皮脐，半夏一两，汤浸去滑七遍，切，焙。

治留饮宿食不消，宽利胸膈，消进饮食，**郁李仁丸**方

郁李仁汤浸，去皮尖，炒。一两　半夏六两。去皮脐，浆水五升，生姜半斤，切，甘草并桑根白皮各一两，剉。银石锅内慢火煮干，再添热浆水二升，煮干去余药，只用半夏　青橘皮汤浸，去白，焙　木香　槟榔剉。各一分⑤

上五味，捣罗为末，面糊丸如豌豆大。每服十五丸至二十丸，

①　二：元刻本、日本抄本、文瑞楼本同，明抄本、乾隆本作"一"。
②　分：元刻本、日本抄本、文瑞楼本同，明抄本、乾隆本作"两"。
③　钱：元刻本、日本抄本、文瑞楼本同，明抄本、乾隆本作"两"。
④　半两：元刻本、日本抄本、文瑞楼本同，明抄本作"一两半"，乾隆本作"一两"。
⑤　分：元刻本、日本抄本、文瑞楼本同，明抄本、乾隆本作"两"。

食后临卧生姜汤下。

治留饮宿食不消，**枳壳木香丸方**

枳壳去瓤，麸炒。二两　木香　大黄纸裹煨。各半两　槟榔剉　芎藭　郁李仁汤浸，去皮尖，焙，研。各一两

上六味，将五味捣罗为末，入郁李仁拌匀，炼蜜丸如梧桐子大。每服十丸至十五丸，食后临卧温生姜汤下。

治留饮宿食不消，腹胁气痛，不思饮食，**硇砂丸方**

硇砂研①。一分　狼毒醋炒　芫花醋炒　干漆炒烟出　鳖甲去裙襕，醋炙。各一两　京三棱煨，剉。一两半　巴豆仁三钱②。醋煮紫色，焙，研

上七味，将五味捣罗为末，次入别研二味，再同研匀，面糊丸如绿豆大。每服三丸，食后温生姜汤下。

治留饮宿食不消，**大黄丸方**

大黄剉，炒　赤茯苓去黑皮。各半两　朴消研　巴豆去皮、心、膜，研出油。各一分

上四味，将二味捣罗为末，入别研二味，再同研匀，炼蜜丸如绿豆大。每服五丸，温米饮下，以利为度，气虚者不可服。

治留饮宿食不消，**肉豆蔻丸方**

肉豆蔻去核。半两。面裹煨，剉　半夏三分。与茱萸半两同用水一升，慢火煮干，只用半夏，焙干　巴豆七枚。去皮、心、膜，研出油

上三味，捣研为末，酒煮面糊丸如梧桐子大。每服三丸，食后茶酒任下。

治留饮宿食不消，止逆温胃，**藿香汤方**

藿香叶　厚朴去粗皮，生姜汁炙　甘草生，剉　半夏片切，用生姜汁浸一宿取出，以粟米炒黄，去米。各一两③　陈橘皮汤浸，去白，焙。半两

---

①　研：元刻本、日本抄本、文瑞楼本同，明抄本作"水飞"。
②　三钱：元刻本、日本抄本、文瑞楼本同，明抄本、乾隆本作"三十枚"。
③　各一两：元刻本、日本抄本、文瑞楼本同，明抄本、乾隆本作"五钱"。

上五味，粗捣筛。每服二钱匕，水一盏，入生姜三片，大枣一枚，擘，煎至七分，热服，不拘时。

治留饮宿食不消，**豆蔻汤**方

草豆蔻去皮　半夏汤洗七遍，去滑。各半两　陈橘皮汤浸，去白，焙。三分

上三味，粗捣筛。每服二钱匕，水一盏，入生姜五片，煎至六分，去滓温服，不拘时。

治留饮宿食，腹胁胀满，吞酸呕逆，**九宝丸**方

木香　肉豆蔻去壳　厚朴去粗皮，生姜汁炙　麝香研　丹砂研。各半两　槟榔剉。二两　桂去粗皮。三分　半夏一两半。为末，生姜汁和作饼，暴干　乳香研。一两

上九味，捣研为末，生姜汁和丸如豌豆大。每服七丸，橘皮汤下。

治留饮宿食，腹胁胀满，不喜饮食，**香橘丸**方

木香一分　青橘皮去白，盐炒　槟榔剉。各半两　半夏汤洗七遍，去滑　白矾熬令汁枯。各一分　牵牛子炒。三分

上六味为末，煮枣肉丸如梧桐子大。每服二十丸至三十丸，生姜汤下，不拘时。

治留饮宿食，醋心吐沫，气逆胀满，**高良姜丸**方

高良姜三两半　桃仁去皮尖、双仁，炒　大腹去皮　槟榔生，剉。各三两

上四味，将三味捣末，与桃仁研匀，炼蜜丸如弹子大。每服实者一丸，虚者半丸，空心食前温酒下。

治脾胃气弱，不能饮食，肌肤瘦瘁，心胸膨闷，胁肋虚胀，大便秘利不定，小儿诸疳黄疸，**小麝香丸**方

吴茱萸二两。炒　木香一两　桂去粗皮。一两　陈粟米四两。用巴豆四十九枚，去皮同炒令转色，去巴豆不用

上四味，捣罗为末，醋煮面糊为丸如绿豆大。每服七丸或十丸，食后温熟水下。

治留饮宿食成癖，**草豆蔻散**方

草豆蔻一两一分　附子炮裂，去皮脐　五味子　陈橘皮汤浸，去白，焙。各三分　白术　枳实去瓤，麸炒　桂去粗皮　干姜炮　鳖甲醋炙，去裙襕　芍药　木香各半两

上一十一味，捣罗为散，炼蜜和丸如梧桐子大。每服二十丸，木瓜盐汤下。

治留饮宿食成癖，**鳖甲散**方

鳖甲醋炙，去裙襕　附子炮裂，去皮脐　桂去粗皮。各三分　干姜炮　京三稜炮，剉　陈橘皮汤浸，去白，焙　吴茱萸汤洗，炒　木香　厚朴去粗皮，生姜汁炙　大黄剉，炒。各半两

上一十味，捣罗为散。每服二钱匕，温酒或生姜汤调下。

膈痰结实

论曰：膈痰者，气不升降，津液否涩，水饮之气聚于膈上，久而结实，故令气道奔迫，痞满短气不能卧，甚者头目旋运，常欲呕吐是也。

治膈痰结实，咽喉不利，咳喘急，**金箔丸**方

金箔研。十五①片　牛黄研　麝香研。各半钱　龙脑研　真珠末研②　马牙消研　蓬砂各一钱　丹砂研。一两　甘草末二两

上九味，合研令匀，炼蜜丸如鸡头大。每服一丸，食后温薄荷或人参汤嚼下。

治膈痰结实，胸膈不利，喘嗽呕逆，**八珍丸**方

丹砂研。半两　犀角镑　羚羊角镑　牛黄研　茯神去木，捣末　龙脑研。各一分　天南星牛胆内制，阴干。一钱半③　蓬砂研。一钱

上八味，合研令匀，炼蜜丸如鸡头实大。每服一丸，食后人参荆芥汤嚼下。

---

① 十五：元刻本、日本抄本、文瑞楼本同，明抄本、乾隆本作"五十"。

② 研：元刻本、日本抄本、文瑞楼本同，明抄本、乾隆本此前有"无油而白者，入豆腐中水煮"。

③ 一钱半：元刻本、日本抄本、文瑞楼本同，明抄本、乾隆本作"二钱"。

治膈痰结实，头旋恶心，肢节疼痛，**丹砂丸方**

丹砂研。半两　半夏汤洗七遍，焙　天南星炮　蝎梢炒　白附子炮　白僵蚕炒。各一分　蓬砂研　牛黄研。各一钱

上八味，各捣研为末，合研令匀，面糊丸如梧桐子大。每服五七丸，食后荆芥汤下。

治膈痰结实，满闷喘逆，化痰，**银粉丸方**

粉霜　铅白霜　白矾熬令汁枯　水银　铅与水银结沙子。各半两　天南星炮。一两半　半夏①汤浸七遍，焙　丹砂研。各一两

上八味，各捣研为末，合研令匀，面糊丸如梧桐子大。每服三丸，食后薄荷汤下，小儿丸如麻子大。

治膈痰结实，胸中痞闷，咳嗽喘急，**半夏丸方**

半夏汤洗七遍，焙。五两　皂荚五梃。去皮子，椎碎，水一升煮，焙　生姜切，焙。五两

上三味，捣罗为末，入生姜汁炼蜜和丸如梧桐子大。每服二十丸，食后炮皂荚子汤下。

治膈痰结实，胁膈不利，头目昏眩，不思饮食，**木香丸方**

木香一②分　牵牛子炒③　半夏汤洗七遍，焙　白矾熬令汁枯。各一两　青橘皮汤浸，去白，入盐炒④　槟榔各半两

上六味为细末，煮枣肉和丸如梧桐子大。每服二十丸至三十丸，食后生姜汤下。

治膈痰结实，气不升降，**柴胡地骨皮汤方**

柴胡去苗　地骨皮　赤茯苓去黑皮　芎䓖　大黄　葛根剉　芍药　茵陈蒿　甘草炙　当归切，焙　升麻各等分。如心躁，加麦门冬一倍

上一十一味，粗捣筛。每服三钱匕，水一盏半，煎至一盏，

---

① 半夏：元刻本、日本抄本、文瑞楼本剂量同，明抄本、乾隆本作"一两半"。

② 一：元刻本、日本抄本、文瑞楼本同，明抄本、乾隆本作"二"。

③ 炒：元刻本、日本抄本、文瑞楼本同，明抄本、乾隆本此后有"捣取末"。

④ 青橘皮……盐炒：此10字元刻本、日本抄本、文瑞楼本同，明抄本、乾隆本作"青盐"。

食后临卧服，去滓。

治膈痰结实，头目昏运，不思饮食，咳嗽烦渴，**犀角汤方**

犀角镑　人参　黄芩去黑心　柴胡去苗。各一分　甘草炙。半分　白茯苓去黑皮　麦门冬去心。焙　升麻各半两

上八味细剉，每服半两，水二盏，煎至八分，去滓，食后温服。

治膈痰结实，宽利胸膈，**四味半夏丸方**

半夏生用。四两　白矾生用。三^①两　牵牛子生，捣取粉。二两　粉霜研。半两

上四味，各捣研为末，合研令匀，生姜自然汁煮面糊丸如梧桐子大，以丹砂为衣。每服七丸至十丸，食后临卧温生姜汤下。

治膈痰结实，咽喉不利，**龙脑丸方**

龙脑研。三钱　丹砂研。一两　白矾熬令汁枯。半两　半夏汤洗七遍，去滑，阴干，为末。三两

上四味，合研令匀，生姜自然汁煮面糊丸如豌豆大。每服十五丸，食后临卧温水下。

治痰实，上焦有热，壅塞不利，**百合汤方**

百合　枳壳去瓤，麸炒　麻黄去根节　天雄炮裂，去皮脐　款冬花　昆布洗去咸，焙。各一两半　贝母去心　当归切，焙　五味子　紫菀去苗、土　白石脂　黄连去须。各一两　黄芩去黑心　桂去粗皮　旋覆花炒。各半两

上一十五味，㕮咀如麻豆大。每服五钱匕，水一盏半，入生姜三片，同煎至八分，去滓温服。

膈痰风厥头痛

论曰：膈痰风厥头痛者，谓膈上有痰，气不下行，复感风寒，风痰相结，其气厥逆，上攻于头，故令头痛也。亦有数岁不已连

---

①　三：元刻本、日本抄本、文瑞楼本同，明抄本、乾隆本作“二”。

脑①痛者，盖风寒在于骨髓也。

治风痰气厥攻击头痛，胸膈不利，呕逆食少，**玉露丸方**

半夏汤洗七遍，为末，用姜汁和作饼子，焙　白附子炮　天南星炮。各二两　龙脑研。一分　白矾研。三分

上五味，以前三味捣罗为末，研入白矾、脑子令匀，煮生姜汁面糊为丸如豌豆大。每服二十丸，食后生姜汤下。

治风痰气厥，头疼昏眩，**菊花散方**

菊花一两　白附子炮。三分　防风去叉。半两　甘草炙。一分　枳壳去瓤，麸炒。三分

上五味，捣罗为散。每服二钱匕，以腊茶清调服，不计时候。

治风痰气厥头痛，心胸壅滞②，喘满恶心，**牛黄铁粉丸方**

牛黄研。一钱　铁粉研。一两半　水银沙子　半夏生③　天南星炮。各一两　腻粉研。一分④　粉霜研。二钱　丹参研。三分　干蝎去土，炒。一分⑤　白附子半两。生

上一十味，捣研为细末拌匀，煮枣肉和丸梧桐子大。每服五丸至七丸，以生姜汤下，临卧服。如要动利，服二十丸，更看脏腑虚实加减。

治风痰气厥头痛，利胸膈，进饮食，**化痰丸方**

半夏汤洗去滑，别捣取末。二两　天南星炮　白附子炮　丹砂细研。各一两　槟榔煨，剉。半两　丁香一分

上六味，除半夏外，捣研为细末，以生姜自然汁煮前半夏末，作糊和丸如梧桐子大。每服十五丸，加至二十丸，生姜汤下，不计时候。

治风痰攻冲头痛，利咽膈，和胃气，进饮食，去风气，**犀角半夏丸方**

---

① 脑：元刻本、日本抄本、文瑞楼本同，明抄本、乾隆本作"额"。
② 滞：原无，元刻本、日本抄本、文瑞楼本同，据明抄本、乾隆本补。
③ 生：元刻本、日本抄本、文瑞楼本同，明抄本、乾隆本作"姜捣饼炙"。
④ 分：元刻本、日本抄本、文瑞楼本同，明抄本、乾隆本作"钱"。
⑤ 分：元刻本、日本抄本、文瑞楼本同，明抄本、乾隆本作"钱"。

犀角生，镑　木香　桔梗锉，炒。各半^①两　半夏汤洗七遍，去滑，焙。二两　天麻　人参各一两　丹砂细研^②　槟榔煨，锉　青橘皮浸，去白，焙。各三分^③

上九味，捣研为细末，拌和匀，以生姜自然汁煮面糊，和丸梧桐子大。每服十五丸，加至二十丸，淡生姜汤下，不计时候。

治风痰攻击，头痛恶心，胸膈烦满，咽干多渴，**乳香丸方**

乳香一两。以姜自然汁一盏煮乳香令软，于乳钵内研细，滤去滓，入面少许，银器内慢火熬成膏　半夏汤洗七遍，焙。二两　铁粉研，水飞过　丹砂研，水飞过　铅白霜研。各一两　天南星半两。生用　皂荚根白皮锉。二分

上七味，除乳香膏外，捣研为细末，拌和再研匀，以乳香膏和丸梧桐子大。每服十丸，加至十五丸，以生姜薄荷汤下，食后服。

治风痰气厥攻击头痛，痰逆恶心，退风壅化痰，**金犀丸方**

金箔三十片^④　犀角镑。一两　龙脑研。一钱^⑤　麝香研。一分　丹砂研，水飞过。二两　天南星炮。一两　半夏二两。洗去滑，焙　天麻半两　白矾一两。枯过　丁香一分

上一十味，捣研为细末，拌和再研匀，入煮枣肉和丸梧桐子大。每服十五丸，以温生姜汤下，不计时候。

治胸膈风痰，气厥上攻头痛，呕吐痰饮，**芎劳汤方**

芎劳　独活去芦头　旋覆花　防风去叉　藁本去苗、土　细辛去苗叶　蔓荆实各一两　石膏碎　甘草炙。各半两

上九味，粗捣筛。每服三钱匕，生姜二片，荆芥三五穗，水一盏，同煎至七分，去滓，食后稍热服之。

治风痰壅盛，胸膈不利，攻击头痛，**天南星丸方**

---

① 半：元刻本、日本抄本、文瑞楼本同，明抄本、乾隆本作"二"。
② 细研：元刻本、日本抄本、文瑞楼本同，明抄本、乾隆本作"飞过。一两"。
③ 分：元刻本、日本抄本、文瑞楼本同，明抄本、乾隆本作"两"。
④ 三十片：元刻本、日本抄本、文瑞楼本同，明抄本、乾隆本作"一两"。
⑤ 钱：元刻本、日本抄本、文瑞楼本同，明抄本、乾隆本作"分"。

天南星炮　半夏浆水浸三日，切作片，焙　白附子炮。各一两　木香一分

上四味，捣罗为末，以生姜汁搜和为丸如绿豆大。每服十丸，食后生姜汤下。

治风痰气厥，头痛目眩，旋运欲倒，四肢倦怠，精神不爽，多饶伸欠，眠睡不宁①，**麝香天麻丸方**

天麻酒浸一宿，焙干　芎䓖　防风去叉。各一两　甘菊花三分　天南星一个及一两者。先用白矾汤洗七遍，然后水煮软，切作片，焙干　麝香研。二钱

上六味，捣研为末拌匀，炼蜜和丸如鸡头实大。每服一丸，细嚼，荆芥汤下，不拘时候。

治风痰气厥头痛，呕吐痰涎，**天南星丸方**

天南星用齑汁煮软，切作片，焙干。半斤②　芎䓖三两　香墨烧，研。半两

上三味，捣研为末，以白面煮糊和丸梧桐子大。每服二十丸，荆芥汤下，不计时候。

治痰饮呕逆，头目不利，**前胡饮方**

前胡去芦头　赤茯苓去黑皮　陈橘皮汤浸，去白，焙　人参　半夏汤洗七遍，去滑　枇杷叶炙，去毛　旋覆花等分

上七味，剉如麻豆大。每服五钱匕，水一盏半，入生姜七片，煎取七分，去滓温服，食后良久服。

---

① 眠睡不宁：元刻本、日本抄本、文瑞楼本同，明抄本、乾隆本作"眼肿不仁"。

② 半斤：元刻本、日本抄本、文瑞楼本同，明抄本、乾隆本作"一两"。

卷第六十五

咳嗽门

咳嗽门

诸咳统论

论曰:《内经》谓肺寒则外内合邪,因而客之,则为肺咳。微则为咳,甚则为痛为泄。然腑脏皆有咳,非独肺也。盖肺合皮毛,故先受之。肺咳之状,咳而喘息有音,甚则唾血;心咳之状,咳而心痛,喉中介介如梗状,甚则咽肿喉痹;肝咳之状,咳而两胁下痛,甚则不可以转,转则两胠下满;脾咳之状,咳而右胠下痛,阴引肩背,甚则不可以动,动则咳剧;肾咳之状,咳而腰背相引痛,甚则咳涎。五脏之咳久而不已,各以其合移于六腑,故脾移于胃,肝移于胆,肺移于大肠,心移于小肠,肾移于膀胱,其终则又移之于三焦。胃咳之状,咳而呕,甚则长虫出是也;胆咳之状,咳而呕胆汁是也;大肠咳之状,咳而遗矢①是也;小肠咳之状,咳而失气,气与咳俱失是也;膀胱咳之状,咳而遗溺是也。至于三焦之咳,则咳而腹满不欲食饮,使人多涕唾而面目浮肿。又有所谓十咳者,其证虽各不同,要之不离于五脏六腑而已。诊其手阳明之经,其脉浮则为阳实,病腹满善喘咳。古人又云,咳嗽,脉浮喘者生,小沉匿者死;脉浮直者生,沉硬者死。各以其脉别之也。

咳　嗽

论曰:肺主皮毛,皮毛先受寒邪,乃为咳嗽。五脏六腑又皆禀气于肺,故各以其时感寒而受病,亦能为嗽。形证不同,治亦

---

① 遗矢:原作"遗失",诸校本同,据文义改。

随异，学者审之。

治咳嗽，胸满气急，**桑白皮汤**方

桑根白皮剉　紫苏连茎叶　知母焙　贝母去心，炒　款冬花　半夏汤洗七遍，焙干　五味子各一两　厚朴去粗皮，生姜汁炙　甘草炙，剉　人参各半两

上一十味，粗捣筛。每服三钱匕，水一盏，生姜三片，同煎至七分，去滓温服，日三。

治咳嗽，上膈烦满，**贝母丸**方

贝母去心，炒　白茯苓去黑皮　麦门冬去心，焙　山芋①　百合各一分②　甘草炙，剉　阿胶炙燥。各半两　五味子一两

上八味，捣罗为细末，用黄蜡一两二钱熔作汁，入末拌和丸如弹子大。每服一丸，水一盏，煎至七分，和津温服细呷。

治咳嗽，咽嗌不利，**蛤蚧散**方

蛤蚧一对。雌雄头尾全者，不得有蛀蚛，水洗净，焙干③　枇杷叶拭去毛。三分　柴胡去苗。半两　紫菀净洗，焙干。三两　贝母去心，炒。一两　人参半两　鹿角胶炙燥。三分

上七味，捣罗为细散。每用梨一颗，去皮细切，净器研之，生绢滤自然汁于银器内，用药末半钱匕入梨汁中，以慢火熬三五沸取出。每食后临卧服之，去枕仰卧一饭顷。

治咳嗽，不拘日近年深皆效，**黑灵丸**方

羌活去芦头　独活去芦头。各一分　巴豆三④十枚。不去皮。半夏三⑤十枚，同入瓶子内，盐泥固济，炭火三斤煅过取出，入前二味

上三味，捣罗为细末，炼蜜丸梧桐子大。每服一丸，以后马兜铃饮下之。

---

① 贝母……山芋：此4味药元刻本、日本抄本、文瑞楼本剂量同，明抄本、乾隆本作"各一两"。

② 分：元刻本、日本抄本、文瑞楼本同，明抄本、乾隆本作"大者，一枚"。

③ 雌雄……焙干：此16字元刻本、日本抄本、文瑞楼本同，明抄本、乾隆本作"酥慢炙"。

④ 三：元刻本、日本抄本、文瑞楼本同，明抄本、乾隆本作"一"。

⑤ 三：元刻本、日本抄本、文瑞楼本同，明抄本、乾隆本作"一"。

马兜铃饮方

马兜铃半两① 桂去粗皮。一分 甜葶苈微炒。半两②

上三味，粗捣筛。每服一钱匕，水一盏，煎至八分，去滓服丸③药，其余饮时时呷，令药气常在咽喉中妙。

治咳嗽，**阿胶汤方**

阿胶炒令燥 桑根白皮剉，炒 甘草炙，剉。各一④两 五灵脂炒 贝母去心，炒 知母剉，焙。各半⑤两

上六味，粗捣筛。每服三钱匕，水一盏，乌梅一枚，生姜三片，同煎至七分，去滓，通口服。

治咳嗽久不已，**百部煎方**

生百部汁 生地黄汁 生姜汁 生百合汁如无，以藕汁代 蜜各一盏 枣四两。去皮核

上六味，同熬成煎。每服一匙，温麦门冬熟水半盏化开，空心日午临卧各一服。

治咳嗽，不拘日月远近，**杏仁煎方**

杏仁汤浸，去皮尖、双仁，炒 麻黄不去根节 大黄剉，炒 柴胡去苗 甘草炙，剉 桂去粗皮。各二两

上六味，捣研为细末。先用水一斗煎药末，水尽后旋再添五升，煎令得所，以生绢滤去滓，再熬成煎，瓷器中盛。每服一皂子大，临卧含化咽津。

治咳嗽，不计新久，**防己丸方**

防己 杏仁汤浸，去皮尖、双仁，炒 贝母去心，焙 甘草炙，剉。各二两 甜葶苈炒。四两

上五味，捣罗为细末，面糊丸绿豆大。每服二十丸，生姜汤下。

---

① 半两：元刻本、日本抄本、文瑞楼本同，明抄本、乾隆本作"一分"。
② 半两：元刻本、日本抄本、文瑞楼本同，明抄本、乾隆本作"一分"。
③ 丸：元刻本、日本抄本、文瑞楼本同，明抄本、乾隆本作"前所丸"。
④ 一：元刻本、明抄本、乾隆本、文瑞楼本同，日本抄本作"二"。
⑤ 半：元刻本、日本抄本、文瑞楼本同，明抄本、乾隆本作"一"。

治咳嗽，**百部丸方**

百部①新瓦上炒　紫菀去苗、土　款冬花择洗。各一两半　桔梗炒　贝母去心，炒。各一两

上五味，捣罗为细末，炼蜜丸梧桐子大。每服二十丸，煎甘草乌梅汤下，食后临卧服。

治肺伏冷气咳嗽，**温肺丸方**

干姜炮。一两半　皂荚去皮，炙令黄　陈橘皮汤浸，去白，焙　白茯苓去黑皮。各半两

上四味，捣罗为细末，炼蜜丸梧桐子大。每服二十丸，生姜汤下，不拘时。

治咳嗽，**桃仁丸方**

桃仁　杏仁二味各汤浸，去皮尖、双仁，细研。一两　款冬花　贝母二味各一两。捣细末，与前研药和匀

上四味，先以砂糖一两入铫子内销熔后，入药同熬黄熟，入臼捣丸如弹子大。每服一丸，含化咽津。

治气弱痰涎咳嗽，**沉香汤方**

沉香　阿胶炙燥。各半两　人参　桑根白皮剉，炒。各一两

上四味，粗捣筛。每服二钱匕，水一盏，入生姜三片，煎至七分，去滓，食后服，小儿减半服。

治咳嗽，**贝母散方**

贝母十枚②，大者。去心，麸炒令黄　阿胶炙燥　甘草炙，剉。各半两

上三味，捣罗为细散。每服二钱匕，临卧煎糯米饮调下，服后去枕仰卧。

治咳嗽，去痰涎，利胸膈，**玉液汤方**

天南星炮　半夏汤洗七遍，去滑。各一两

上二味，粗捣筛。每服二钱匕，水一盏，生姜五片，同煎至

---

① 百部：元刻本、日本抄本、文瑞楼本同，明抄本、乾隆本此后有"酒浸"。
② 十枚：元刻本、日本抄本、文瑞楼本同，明抄本、乾隆本作"一两"。

七分，去滓放温，食后夜卧，细细呷之。

治咳嗽，**石韦散方**

石韦去毛^①　槟榔剉。等分

上二味，捣罗为细散。生姜汤调下二钱匕。

治肺虚，咳嗽日久，**款冬花熏方**

款冬花　木鳖子各一两

上二味，细剉，每用二钱匕烧香饼，慢火焚之，吸烟良久吐出涎。凡如是熏五六次，每次以茶清润喉，次服补肺药。

治咳嗽，经治^②不差者，**胶豉^③汤方**

牛皮胶黄明者。炙炒^④，为末　人参为细末

上二味，每用胶末一钱匕，人参末二钱匕，用薄豉^⑤汁一盏，入葱白一寸，煎一二沸。去滓，常令温暖，遇嗽时呷三五呷。后依前温之，候嗽时再服。

治咳嗽，**诃黎勒散方**

诃黎勒不拘多少，紧实者。炮熟去核

上一味为细散。每服二钱匕，用猪胆一枚，去脂膏，劈开^⑥，掺药在内，更入打破乌梅一枚，合定以芭蕉叶角之^⑦，外以湿纸重裹，煨令香熟，去纸、叶、乌梅，只将药并胆慢慢嚼吃，日三两服。

治咳嗽，昼减夜加，不得眠睡，食即吐逆，**五味子汤方**

五味子　蒺藜子炒，去角　麻黄去根节，炒，掠去沫，焙　桑

---

① 去毛：元刻本、日本抄本、文瑞楼本同，明抄本、乾隆本此后有"并脂，炒黄色"。

② 经治：元刻本、日本抄本、文瑞楼本同，明抄本、乾隆本作"经久"。

③ 豉：元刻本、日本抄本、文瑞楼本同，明抄本、乾隆本作"豆"。

④ 炒：明抄本、乾隆本、日本抄本、文瑞楼本同，元刻本作"燥"。

⑤ 薄豉：元刻本、日本抄本、文瑞楼本同，明抄本作"豆腐"，乾隆本作"豆豉"。

⑥ 去脂膏劈开：元刻本、日本抄本、文瑞楼本同，日本抄本旁注"开作破"，明抄本、乾隆本作"去脂，切"。

⑦ 芭蕉叶角之：元刻本、日本抄本、文瑞楼本同，明抄本、乾隆本作"芭蕉包"。

根白皮剉　白石脂　杏仁去皮尖、双仁，炒　百合各一两半①　贝母煨，去心　款冬花　枳壳去瓤，麸炒　紫菀去苗、土　柴胡去苗。各一两②　旋覆花　桂去粗皮。各半两

上一十四味，粗捣筛。每服五钱匕，水一盏半，入生姜五片，粳米五十粒，煎取八分，去滓温服，不拘时候。

治咳嗽，鼻塞清涕，颤掉缓弱，少气不足，时时欲呕，**五味子散方**

五味子　黄耆细剉。各三分　甘草炙，剉。一分　人参　桂去粗皮　羌活去芦头　干姜炮　细辛去苗叶　附子炮裂，去皮脐　白术各半两

上一十味，捣罗为散。每服二钱匕，生姜乌梅汤调下。

治肺胃虚寒，咳嗽痰盛，呀呷有声，呕吐停饮，咽喉干痛，上气喘满，面目虚浮，自汗恶风，语声嘶破，背寒中冷，心下悸动，哕逆恶心，全不入食，**肺寒汤方**

款冬花　紫菀去土　甘草炙　桂去粗皮　麻黄去节　干姜炮　五味子　杏仁汤浸，去皮尖，炒　半夏汤煮软，焙干。各二两　细辛去苗叶。一两

上一十味，粗捣筛。每服三钱匕，水一盏，生姜五片，大枣三枚，擘破，同煎至七分，去滓温服，不计时候。

治咳嗽喘急，**蛤蚧丸方**

蛤蚧酥炙。一对　葶苈子纸上炒，别研　杏仁汤浸，去皮尖、双仁，炒。各二两　款冬花　贝母去心　诃黎勒皮各一两　甘草炙，剉。半两

上七味，除葶苈、杏仁外，捣罗为末，别研二味，再研匀，炼蜜和丸如梧桐子大，食后煎桑白皮汤下二十丸。

暴　嗽

论曰：肺感于寒，微者即成咳嗽。盖肺主皮毛，寒伤肤腠则

---

① 一两半：元刻本、日本抄本、文瑞楼本同，明抄本、乾隆本作“五钱”。
② 一两：元刻本、日本抄本、文瑞楼本同，明抄本、乾隆本作“五钱”。

肺先受之。其状咳嗽，语声嘶破，咽喉不利也。

治暴感风邪咳嗽，**感通汤方**

甘草炙，剉　麻黄去根节　芎䓖　马兜铃　防风去叉。各一两　黄明胶炙燥。三钱

上六味，粗捣筛。每服二钱匕，水一盏，煎至七分，去滓，早晚食后温服。

治大人小儿中冷暴嗽，或上气喘逆，或恶寒，鼻出清涕，**杏仁汤方**

杏仁去皮尖、双仁，麸炒，研　紫菀去苗、土　黄芩去黑心　当归切，焙　甘草炙，剉　麻黄去根节　桂去粗皮　陈橘皮汤浸，去白，焙。各半两　木香一分　大黄剉，炒。一两半

上一十味，粗捣筛。每服三钱匕，水一盏，煎至七分，温服，小儿以意加减。

治伤风暴得咳嗽，**贝母汤方**

贝母去心。三分①　款冬花　麻黄去根节　杏仁汤浸，去皮尖、双仁，炒，研。各一两　甘草炙，剉。三分

上五味，粗捣筛。每服三钱匕，水一盏，生姜三片，煎至七分，去滓温服，不拘时。

治暴发咳嗽②，**款冬花汤方**

款冬花二两　桑根白皮剉　贝母去心　五味子　甘草炙，剉。各半两　知母一分　杏仁去皮尖、双仁，炒，研。三分

上七味，粗捣筛。每服三钱匕，水一盏，煎至七分，去滓温服。

治暴发咳嗽，胸膈不利，痰涎喘急，**贝母煎方**

贝母去心　紫菀去苗、土③　杏仁去皮尖、双仁，麸炒，研　桑根白皮各一两　五味子　百部　甘草炙④　白前⑤各半两

---

①　三分：元刻本、明抄本、乾隆本、文瑞楼本同，日本抄本作"半两"。
②　咳嗽：元刻本、日本抄本、文瑞楼本同，明抄本、乾隆本此后有"伤风"。
③　去苗土：元刻本、日本抄本、文瑞楼本同，明抄本、乾隆本作"蜜浸，焙"。
④　炙：元刻本、日本抄本、文瑞楼本同，明抄本、乾隆本作"蜜炙"。
⑤　白前：元刻本、日本抄本、文瑞楼本同，明抄本、乾隆本此后有"甘草汤浸，焙干。半两"。

上八味，并细剉，以水七盏，煎至四盏，去滓，入生地黄汁五合，生麦门冬汁三合，白蜜三合，酥二两，于银石器内以慢火煎成①煎，收于不津器中。每服一匙头，不拘时含化。

治暴嗽②，**饧糖煎方**

饧糖　干姜炮，为末。各一两半　豉二两

上三味，分作两剂，每剂先以水二盏煮豉，取沸去滓，次入饧糖，待消后，入干姜末搅匀，以瓷器盛，分为五七服，沸汤化下。

治大人小儿暴嗽，**太白丸方**

石灰一两　蛤粉四钱

上二味为细末，汤浸蒸饼和丸如豌豆大，焙干。每服三十③丸，温齑汁下，小儿七丸至十丸，早晚食后临卧服。

治暴嗽，**伏龙肝丸方**

伏龙肝半两　豉一两半

上二味同炒，捣罗为末，炼蜜丸如梧桐子。每服二十丸，米饮下。

治暴嗽④，**诃黎勒含化方**

诃黎勒生，去核。一枚

上一味拍破，含之咽津，次煎槟榔汤一盏投之。

治⑤暴嗽，**百部根酒方**

百部根四两

上一味，以酒一斗渍之经宿。每服半盏，慢火温饮，日三服。

治肺感寒邪，暴嗽喘逆，**三拗汤方**

杏仁不去皮尖　麻黄不去根节　甘草生

上三味等分，粗捣筛。每服三钱匕，水一盏，煎至七分，去滓温服，不拘时。

---

① 成：诸校本同，日本抄本旁注"《纂要》成作饧"。
② 嗽：元刻本、日本抄本、文瑞楼本同，明抄本、乾隆本此后有"肺寒"。
③ 三十：元刻本、日本抄本、文瑞楼本同，明抄本、乾隆本作"五七"。
④ 暴嗽：元刻本、日本抄本、文瑞楼本同，明抄本、乾隆本作"肺寒暴咳嗽"。
⑤ 治：元刻本、日本抄本、文瑞楼本同，明抄本、乾隆本此后有"肺寒"。

久　嗽

论曰：肺主皮毛，皮毛易感于寒邪，寒邪伤于肺则为咳嗽。五脏各以其时受之，为五脏之咳。久不已，传于六腑。六腑不已，三焦受之，是为久咳[①]。其人咳而腹满不欲食，多唾而肿[②]，气逆，乃其证也。

治久咳嗽及劳嗽，**阿胶散方**

阿胶二两。如无，以黄明胶四两代，并炒燥　人参半两　杏仁二十粒。去皮尖、双仁，炒　黄蜀葵花　款冬花各一分　甘草炙，剉。二钱

上六味，捣罗为散。每服二钱匕，空心热糯米饮调下，晚食前再服。

治积年咳嗽，**人参煎方**

人参末。一两　栝楼取肉捣研　酥　蜜各二两

上四味调匀，盏子盛，于饭上蒸九度。每服一匙，温水化下，日三。

治[③]久咳嗽，**贝母丸方**

贝母去心，炒紫色。四两　款冬花三两　紫菀去苗、土。二两

上三味，捣罗为末，炼蜜和丸如梧桐子大。每服二十丸，食后生姜汤下，日再。

治久咳嗽，**异功散方**

陈粳米一升。生姜半斤捣自然汁浸，焙干　厚朴去粗皮，涂生姜汁蜜炙。二两　诃黎勒煨。三枚，小者　槟榔剉。一枚　甘草半两。半生半炙，剉

上五味，捣罗为散。每服一钱匕，米饮调下，食后，日三。

治久咳嗽喘息，**黑金散方**

---

①　咳：元刻本、日本抄本、文瑞楼本同，日本抄本旁注"又，咳作嗽"，明抄本、乾隆本作"嗽"。

②　多唾而肿：《素问·咳论》作"多涕唾而面浮肿"。

③　治：元刻本、日本抄本、文瑞楼本同，明抄本、乾隆本此后有"肺感寒"。

猪蹄合子黑者，四十九枚。水浸洗净　天南星一枚，大者。
剉　款冬花带蕊者。末。半两

上三味，用瓶子一枚，铺猪蹄合子在内，上以天南星匀盖之，
合了盐泥、赤石脂固济火煅，白烟出为度。候冷取出，入款冬花
末，并麝香一分、龙脑少许同研。每服一钱匕，食后煎桑根白皮
汤调下。若年少即用生犀，中年即用羚羊角末各半两代猪蹄合子。

治[1]久咳嗽，**款冬花散方**

款冬花去梗　阿胶炒燥。各一两　天南星炒[2]。三分　恶实炒。
一分　甘草炙，剉。半两

上五味，捣罗为散。每服三钱匕，水一盏，煎至六分，食后
卧温服。

治久咳嗽，**蛤蚧丸方**

蛤蚧一对，雌雄头尾全者。酥炙　人参半两　半夏汤洗七遍，
切，焙。一分[3]　杏仁汤浸，去皮尖、双仁，蜜拌炒黄，研。一两
栝楼大者，二枚。去皮子，取肉蒸熟，研　阿胶炙燥[4]。半两　青橘
皮汤浸，去白，焙。一分　干枣煮熟，去皮核，研。二两

上八味，除研外，捣罗为末，合研匀，入生蜜少许和丸如梧
桐子大。每服十丸，糯米饮或熟水下，空心临卧服。

治久咳嗽，**阿胶散方**

阿胶炙燥　人参　杏仁汤浸，去皮尖、双仁，炒　甘草炙，
剉　黄耆半炙半生，剉　紫菀去苗、土　桔梗剉，麸炒　桑根白皮
炙，剉。各一两

上八味，捣罗为散。每服用猪胝一枚，葱白三寸，细切，糁
药二钱匕，入盐花少许，湿纸裹煨熟，细嚼温酒下，空心服。

治久咳嗽[5]，**紫菀散方**

---

① 治：元刻本、日本抄本、文瑞楼本同，明抄本、乾隆本此后有"肺中寒邪"。
② 天南星炒：日本抄本、文瑞楼本同，元刻本作"天南星剉，炒"，明抄本
作"胆南星"，乾隆本作"胆南星剉，炒"。
③ 分：元刻本、日本抄本、文瑞楼本同，明抄本、乾隆本作"两"。
④ 炙燥：元刻本、日本抄本、文瑞楼本同，明抄本、乾隆本作"蛤粉炒"。
⑤ 嗽：元刻本、日本抄本、文瑞楼本同，明抄本、乾隆本此后有"喘急"。

紫菀去苗、土　款冬花各一两　百部半两

上三味，捣罗为散。每服二钱匕，煎生姜乌梅汤调下，食后临卧服。

治久咳嗽，乳石散方

钟乳粉　款冬花去梗　甘草炙，剉。各半两　杏仁汤浸，去皮尖、双仁，麸炒，研　桂去粗皮。各一两　栝楼一枚。去皮子，用肉　白矾枯。半两　不蚛皂荚一梃。炙，去皮子。以上三味同杵烂，新瓦上摊，暴干

上八味，先捣前五味，次捣研三味，同为细散。每服二钱匕，热汤调，温服。

治①久咳嗽，**款冬花散方**

款冬花新者

上一味为细散，每用二钱匕，香饼子上烧烟，令病人细吸烟咽之。食后，日再。

治久咳嗽，阿胶饮方

阿胶炙燥。一两　人参二两

上二味，捣罗为散。每服三钱匕，豉汤一盏，入葱白少许，同煎三沸放温，遇嗽时呷三五呷，依前温暖，备嗽时再呷之。

治久患气嗽，发即奔喘，坐卧不安，喉中气欲绝，**八仙汤方**

马兜铃　桑根白皮　桔梗各二两半　麻黄去根节，汤煮掠去沫，焙　白茯苓去黑皮　柴胡去芦头　陈橘皮汤浸，去白，焙。各三两　杏仁汤浸，去皮尖、双仁，炒。一百枚

上八味，剉如麻豆。每服五钱匕，以水一盏半，煎取八分，去滓温服，频服。三两剂差。

治久咳嗽，葶藶贝母汤方

葶藶子炒，去角　贝母去心　紫菀去苗、土　百合　麻黄去根节　天雄炮裂，去皮脐　枳壳去瓤，麸炒　赤石脂各一两半　桑根白皮剉　桂去粗皮　地榆　五味子　贯众　黄连去须。各一两　黄

---

① 治：元刻本、日本抄本、文瑞楼本同，明抄本、乾隆本此后有"肺寒"。

芩去黑心。半两　旋覆花微炒。三分①

上一十六味，粗捣筛。每服五钱匕，水一盏半，入生姜三片，煎至八分，去滓温服，空心食前。

治咳嗽久不差，**柴胡汤**方

柴胡去苗　延胡索　百合　枳壳去瓤，麸炒　麻黄去根节　款冬花炒　天雄炮裂，去皮脐。各一两半　代赭　黄连去须　桂去粗皮　地榆　贝母去心，煨。各一两　黄芩去黑心。半两　旋覆花炒。三分②　杏仁十五③枚。去皮尖、双仁，炒令黄

上一十五味，剉如麻豆。每服三钱匕，以水一盏，煎取七分，去滓温服。

治久冷痰咳嗽及多年劳嗽，服药无效者，**药熏法**

雄黄通明不夹石者，一两　雌黄不夹石者，半两。二味同研极细　蜡三两

上三味，先熔蜡成汁，下药末搅匀。候凝刮下，用纸三五段，阔五寸，长一尺，熔药蜡，涂其面令厚，以箭卷成筒子，令有药在里，干令相著，乃拔去箭。临卧熨斗内盛火，燃筒子一头，令有烟，乃就筒子长引气吸取烟，陈米饮送下又吸。每三吸为一节，当大咳，咯出冷涎，即以衣覆卧，良久汗出。若病三五年者，二三吸即差。十年以上瘦④甚，咳声不绝，胸中常有冷痰，服药寒温补泻俱无效者，日一为之，不过五七日愈。昔有人病嗽，胸中常如冰雪，三年治之莫愈，用此法即差⑤。

冷　嗽

论曰：形寒饮冷，内外合邪，因而客之，则为肺咳。盖肺主

---

① 分：元刻本、日本抄本、文瑞楼本同，明抄本、乾隆本作"两"。
② 三分：元刻本、日本抄本、文瑞楼本同，明抄本、乾隆本作"一两"。
③ 十五：元刻本、日本抄本、文瑞楼本同，明抄本、乾隆本作"五十"。
④ 瘦：元刻本、日本抄本、文瑞楼本同，明抄本、乾隆本作"嗽"。
⑤ 差：元刻本、日本抄本、文瑞楼本同，明抄本、乾隆本此后有"又有一人，年二十五岁，感风寒湿气咳嗽五年，诸治莫愈。后用此法二次，咳出痰涎，又出汗，其嗽即愈"。

气，外合皮毛，其经还循胃口，故内外得寒，皆能伤之而为冷嗽。其候呼吸气寒，口如饮冰雪，呕唾冷沫，胸中急痛，昼静夜甚，得温则止，遇寒即发是也。

治肺感寒，咳嗽不止，**五味子汤**方

五味子炒　人参　黄耆剉　阿胶炒令燥　桂去粗皮　熟干地黄焙。各半两　紫菀去苗、土　干姜炮裂　杏仁汤浸，去皮尖、双仁，炒。各一分　白术　紫苏叶各一分半

上一十一味，粗捣筛。每服三钱匕，水一盏，煎至七分，去滓温服，不计时候，日三。

治冷嗽，**干姜汤**方

干姜二两。炮裂　紫菀去苗、土。半两　麻黄去节。二两　杏仁去皮尖、双仁，麸炒。三十枚　桂去粗皮　甘草炙，剉。各一两　五味子半两

上七味，㕮咀如麻豆。每服五钱匕，水一盏半，煎至八分，去滓温服，日三。

治冷嗽，**阿胶汤**方

阿胶炒令燥　五味子　麻黄去节　陈橘皮汤浸，去白，焙。各一两　甘草炙，剉　杏仁汤浸，去皮尖、双仁，炒。各半两

上六味，粗捣筛。每服三钱匕，水一盏，入生姜三片，煎至七分，去滓温服，不计时候。

治肺寒，咳嗽喘满，**细辛散**方

细辛去苗叶　甘草炙，剉　干姜炮裂　五味子各三两　赤茯苓去黑皮。四两

上五味，捣罗为散。每服二钱匕，沸汤点服，日三[1]。

治肺寒久嗽[2]，**四顺散**方

干姜炮裂　甘草炙，剉　陈橘皮汤浸，去白，焙　杏仁汤浸，去皮尖、双仁，炒，别研

---

① 三：元刻本、日本抄本、文瑞楼本同，明抄本、乾隆本此后有"蜜丸亦可"。
② 嗽：元刻本、日本抄本、文瑞楼本同，明抄本、乾隆本此后有"冷嗽"。

上四味等分，除杏仁外，捣罗为末，入杏仁再研匀。每服一钱匕，以沸汤点服，空心食前，日三。

治一切冷嗽，**五嗽丸方**

皂荚去皮子，涂酥炙　干姜炮裂　桂去粗皮

上三味等分，捣罗为末，炼蜜丸如梧桐子。每服十①丸，米饮下，不拘时。

治冷嗽②，**姜饴煎方**

干姜炮裂。三两。为细末　胶饴一斤

上二味拌匀，以瓷器盛，置饭上蒸令极熟。每服一枣大，含化咽津，日三夜二。

治冷嗽，呼吸气寒，呕吐冷沫，胸中急痛，**杏仁丸方**

杏仁一升。去皮尖、双仁，炒黄　生姜一斤。去皮，片切，暴干　陈橘皮汤浸，去白，焙。五两

上三味，捣罗为末，炼蜜和丸如梧桐子大。每服二十丸至三十丸，温酒下，不拘时候。

热　嗽

论曰：热嗽之状，嗽而少涎。由邪热熏于上焦，客于肺经，使津液内燥，搏于咽嗌，喉咙不利，随其呼吸而咳嗽也。

治肺气热嗽，胸膈烦闷，**百部丸方**

百部　黄耆剉　杏仁去皮尖、双仁，麸炒。各一两　天门冬去心，焙　栝楼根各五两　桂去粗皮。一两一分　玄参二两半　紫菀去苗、土　马兜铃　紫苏并茎。各四两

上一十味，捣罗为末，炼蜜和丸如梧桐子大。每服十五丸，食后煎乌梅甘草温汤下。

治热嗽气满，**百部汤方**

百部　百合　桑根白皮剉　柴胡去苗　枳壳去瓤，麸炒　木通

---

① 十：元刻本、日本抄本、文瑞楼本同，明抄本、乾隆本作"二十"。

② 嗽：元刻本、日本抄本、文瑞楼本同，明抄本、乾隆本此后有"及一切嗽"。

剉。各一两　赤芍药　郁李仁去皮，炒。各三分①　甘草炙，剉。半两　赤茯苓去黑皮。二两

上一十味，粗捣筛。每服五钱匕，水一盏半，生姜一枣大，拍碎，煎至七分，去滓温服，不拘时。

治热嗽，心胸不利，或时烦喘，**天门冬丸**方

天门冬去心，焙。二②两　射干　桂去粗皮　玄参　远志去心。各半两　黄耆剉。三分　杏仁去皮尖、双仁，麸炒　栝楼根　百部　紫菀去苗、土　马兜铃各一两

上一十一味，捣罗为末，炼蜜和捣三二百杵，丸如梧桐子大。每服二③十丸，温水下，不拘时候。

治客热，止嗽④，**阿胶丸**方

阿胶炒令燥。三分　丹砂研。半两　蓬砂研。一⑤分　人参三分　甘草炙，剉。半两　龙脑研。三⑥钱

上六味，捣研为末，炼蜜和丸如梧桐子大。每服一丸，含化，不拘时候。

治肺经伏热，夜卧咳嗽，**玉粉散**方

天南星白矾水煮软，切，焙。半两　太阴玄精石二两。研　甘草炙，剉。半两　贝母去心。一两　不灰木⑦一两半

上五味，捣研极细。每服半钱匕，煎生姜乌梅汤调下，食后夜卧服。

治上喘咳嗽，兼治膈热，**华盖汤**方

桑根白皮剉　陈曲炒　桔梗炒。各一分⑧　人参　百合各三分　甘草炙，剉　杏仁去皮尖、双仁，炒。各半两

---

① 三分：元刻本、日本抄本、文瑞楼本同，明抄本、乾隆本作"二两"。
② 二：元刻本、日本抄本、文瑞楼本同，明抄本、乾隆本作"三"。
③ 二：元刻本、日本抄本、文瑞楼本同，明抄本、乾隆本作"三"。
④ 客热止嗽：元刻本、日本抄本、文瑞楼本同，明抄本、乾隆本作"客热嗽，止嗽化痰"。
⑤ 一：元刻本、日本抄本、文瑞楼本同，明抄本、乾隆本作"三"。
⑥ 三：元刻本、日本抄本、文瑞楼本同，明抄本、乾隆本作"二"。
⑦ 不灰木：见《开宝本草》，别名无灰木。
⑧ 分：元刻本、日本抄本、文瑞楼本同，明抄本、乾隆本作"两"。

上七味，粗捣筛。每服二钱匕，水一盏，煎至六分，食后温服。

治暴患热嗽，**甘草饮方**

甘草半两。半炙半生　黑豆一百粒。半炒半生　生姜半两。半煨半生　乌梅肉一枚。半炒半生

上四味，以酒、水各一盏，同入银石器内煎至一盏，去滓，更入蜜一匙，重煎至一盏。食后临卧放温，细呷。

解肺热，利胸膈，化痰止嗽，**葶苈丸方**

甜葶苈二两。隔纸炒　防己半两　麻黄去根。一分①　杏仁去皮尖、双仁，麸炒。半两　黑牵牛五两。内将二两生杵，取末半两余；三两于铫子内炒，候匀热便杵为末，秤三分

上五味，捣研极细，拌匀，以枣肉和丸如梧桐子大。每服二十丸，煎桑根白皮生姜汤下，不拘时服。

治风热咳嗽，**防风汤方**

防风去叉　桑根白皮　甘草各二两

上三味，剉碎，米泔浸一宿，暴干，粗捣筛。每服三钱匕，水一盏，黄蜡皂子大，同煎至七分，去滓温服。

治风热咳嗽，去涎利膈，镇心顺肺，**阿胶丸方**

阿胶炒令燥。三分　人参　赤茯苓去黑皮。各半两　天南星齑汁煮软，切，焙。二钱　丹砂别研。一两　甘草炙，剉。半两　龙脑别研。二钱

上七味，捣研令细，再同研匀，炼蜜和丸如梧桐子大。小儿一丸，大人两丸，食后细嚼，荆芥汤下。

治肺热咳嗽，**黄金丸方**

葶苈子隔纸微炒　半夏炒赤色。各三②两　青橘皮汤浸，去白，焙。半两　干姜炮。一枣许　大黄剉，炒。三分

上五味，捣罗为末，别用生姜自然汁，煮面糊搜和丸如绿豆大。每服十五丸，稍加至三十丸，临卧温熟水下。

---

① 一分：元刻本、日本抄本、文瑞楼本同，明抄本、乾隆本作"五钱"。

② 三：元刻本、日本抄本、文瑞楼本同，明抄本、乾隆本作"五"。

治胸膈热壅，化痰涎，止咳嗽，**半夏丸方**

半夏六两。去脐，浆水五升，生姜半斤薄切，甘草、桑白皮一两
剉，银石铫内慢火煮一复时，只取半夏，余药不用　郁李仁一两。去
皮尖，焙　青橘皮汤浸，去白，焙　木香　槟榔剉。各一分①

上五味，捣罗为末，面糊和丸如豌豆大。每服十丸，稍加至
二十丸，食后临卧，淡生姜汤下。

治热嗽，**凉膈丸方**

甘草二两

上一味，猪胆汁浸五宿，漉出炙香，捣罗为末，炼蜜和丸如
绿豆大。食后薄荷汤下十五丸。

治热嗽②，**杏仁散方**

杏仁一两。用桑根白皮二两细切，河水一碗，同煮一复时，只用
杏仁　款冬花去梗　马兜铃各一两　甘草炙，剉　阿胶炙令燥　防
风去叉。各半两

上六味，除杏仁、阿胶别研外，捣罗为散，拌匀重研极细。
每服二钱匕，糯米饮调下，食后服。

治五心烦热，肢体倦怠，夜卧壮热咳嗽，**款肺汤方**

贝母去心　桔梗炒　紫菀去苗、土。各一两　甘草炙，剉。三分

上四味，粗捣筛。每服三钱匕，水一盏，煎至七分，去滓，
食后温服。

治肺热嗽，气急喘闷，**马兜铃汤方**

马兜铃　桑根白皮各一两　甘草炙　葶苈炒。各半两　半夏汤
洗去滑，生姜汁制，焙干。三分

上五味，剉如麻豆。每服五钱匕，水一盏，生姜五片，煎取
七分，去滓温服，食后。

治咳嗽，大便不通，壅热，口内生疮，**地黄汤方**

生干地黄焙。三分　麻黄去根节，煎，掠去沫，焙　黄芩去黑

---

① 分：元刻本、文瑞楼本同，明抄本、乾隆本、日本抄本作"两"。
② 热嗽：元刻本、日本抄本、文瑞楼本同，明抄本、乾隆本作"胸膈热壅，咳嗽"。

心　赤茯苓去黑皮　升麻　龙胆去土　大黄剉，炒　黄连去须　桑根白皮剉，炒。各半两　甘草炙，剉。一分[1]

上一十味，粗捣筛。每服三钱匕，水一盏，煎至七分，去滓温服，以利为度。

润[2]心肺，止咳嗽，解风热，**牛黄丸方**

牛黄半两　人参　赤茯苓去黑皮。各一两半　蛤蚧酥炙。一分[3]　诃黎勒皮[4]三分　杏仁汤浸，去皮尖、双仁，炒[5]，别研。一两　甘草生。一分

上七味，捣罗为末，炼蜜蜡同丸如鸡头实[6]。每服一丸，含化咽津。

呷嗽

论曰：呷嗽者，咳而胸中多痰，结于喉间，与气相击，随其呼吸，呀呷有声，故名呷嗽。宜调肺经，仍加消痰破饮之剂。

治久患呷嗽，喉中作声，发即偃卧不得，**射干丸方**

射干一两　半夏汤洗十遍，炒干。一两一分　干姜炮裂　款冬花去萼，焙干　皂荚去皮子，炙　陈橘皮汤浸，去白，焙。各一两　百部焙干　五味子拣净。各一两一分　细辛去苗叶　贝母去心，炒令微黄　白茯苓去黑皮　郁李仁汤退去皮尖、双仁，研如脂。各一两

上一十二味，先捣前一十一味，细罗为末，与郁李仁通研令匀，炼蜜为丸如梧桐子大。空腹饮下七丸，稍加至十五丸，日再。

治久患呷嗽，喉中作声，**茪根白皮丸方**

---

① 一分：元刻本、日本抄本、文瑞楼本同，明抄本、乾隆本作"五钱"。
② 润：元刻本、日本抄本、文瑞楼本同，明抄本、乾隆本此前有"治肺壅热咳嗽"。
③ 分：元刻本、明抄本、乾隆本、文瑞楼本同，日本抄本作"两"。
④ 诃黎勒皮：元刻本、日本抄本、文瑞楼本同，明抄本、乾隆本作"桑白皮"。
⑤ 炒：原无，据诸校本补。
⑥ 实：元刻本、日本抄本、文瑞楼本同，明抄本、乾隆本此后有"金箔为衣"。

芫花根白皮剉碎，炒干　半夏汤洗五遍，炒干　射干　百部　五味子拣净。各一两一分　干姜炮裂　紫菀去苗、土　款冬花去萼　白茯苓去黑皮　皂荚酥炙，去皮子　细辛去苗叶　贝母去心，微炒。各一两

上一十二味，捣罗为末，炼蜜为丸如梧桐子大。空腹粥饮下三丸，渐加至五丸，以知为度。如泻多，用防风甘草汤解之。

治呷嗽，声音不出，喉中作声，**黄耆丸方**

黄耆剉碎　栝楼根剉。各一两一分　甘草炙，剉。二两　大黄蒸过，剉碎，炒干。一两　杏仁汤退去皮尖、双仁，研如脂。二两　马牙消熬，研细。一两一分

上六味，先捣前四味，细罗为末，与杏仁、马牙消通研令匀，炼蜜为丸如梧桐子大。空腹温水下十五丸，日再。

治呷嗽，相引作声，**香墨丸方**

墨烧烟尽　甘遂　葶苈子炒紫。各半两　前胡去芦头　大黄剉，炒。各一两一分　巴豆去皮心，炒，别研如脂。半两

上六味，先捣前五味，细罗为末，与巴豆同研令匀，炼蜜和丸如梧桐子大。以白粳米饮下，空腹服三丸。三日以后，更一服。如吐利不止，以冷白饮止之。吐利止后，宜食白粥。

治呷嗽，喉中作声，**杏仁丸方**

杏仁汤退去皮尖、双仁，炒干，研如脂。一两　马牙消熬，研细。半两　甘草炙，剉。一两　大黄蒸过，剉碎，炒干。半两

上四味，先捣甘草、大黄为末，与杏仁、马牙消通研令匀，炼蜜为丸如梧桐子大。每服空腹温水下十五丸，日再。

治三十年呷嗽，**莨菪子散方**

莨菪子新者　木香　雄黄无石者，研。各半两

上三味，先捣前二味，细罗为散，与雄黄同研令匀。用青纸一张，先以羊脂涂，次以散药再糁脂上卷裹之。早晨空腹，烧令烟出，吸十咽，日三度。

治涎嗽，止呀呷，化风痰，利咽膈，**坠痰丸方**

白矾八两。于瓦器上枯过研细，以纸裹埋黄土内一宿，出火毒，

入后药　半夏汤洗七遍，焙干，杵末，以生姜汁和作饼子，再焙干。秤二①两　槐花三两。炒　甘草一斤。慢火炙，剉

上四味，捣罗为末，白面糊和丸如梧桐子大。每服十五丸，食后生姜汤下。

治肺感寒邪，咳嗽不已，呀呷喘闷，相引作声，胸膈痞满，不欲饮食，**款冬花汤方**

款冬花　知母焙。各二两　半夏白矾水浸七日，焙干　杏仁汤浸，去皮尖、双仁，麸炒，研。各四两　干桑叶二两　麻黄去根节，沸汤掠去沫，焙。半斤　甘草炙，剉　贝母去心　阿胶炒令燥。各四两

上九味，粗捣筛。每服三钱匕，水一盏，入生姜三片，同煎至七分，去滓，食后临卧温服。

治大人小儿呀呷嗽，**雌**②**黄丸方**

雌黄半两。研　丹砂　铅霜　腻粉各一钱。研

上四味，再同研细，糯米粥和丸如绿豆大。每服三丸，用蛤粉汤下，日三。

治大人小儿上喘咳嗽，呀呷有声，痰涎痞闷，**白龙丸方**

半夏大者，十枚。汤洗去滑，生姜汁制，切，焙，捣末　硇砂去砂石。一钱。研③　巴豆八粒。去皮、心、膜，研，不出油。以上三味，同用枣肉和搜为剂，外以生白面裹烧，面熟为度，去面不用　腻粉　粉霜各一钱　龙脑一字。以上三味细研

上六味，同和捣匀，丸如麻子大。每服五丸至七丸，甘草汤下，小儿一二丸。

治呀呷咳，胡黄连汤方

胡黄连　皂荚去皮，涂酥炙令黄　白槟榔　郁李仁汤退去皮尖、

---

① 二：元刻本、文瑞楼本同，明抄本、乾隆、日本抄本作"三"。

② 雌：元刻本、日本抄本、文瑞楼本同，明抄本、乾隆本作"雄"。本方下同。

③ 研：元刻本、日本抄本、文瑞楼本同，明抄本、乾隆本作"与豆用枣肉为剂，面包煨"。

双仁，炒干，研如粉。各一两

上四味，粗捣筛。每服三钱匕，水一盏，煎至七分，去滓温服，日三，不拘时候。

治肺脏气积，喉中呷嗽不止，皆因虚损肺脏，致劳气相侵，或胃中冷、膈上热，并宜服，**紫菀杏仁煎方**

紫菀去苗、土。一两半[1]　杏仁半升。去皮尖、双仁，别细研　生姜汁三合　地黄汁五合　酥二两　蜜一升　大枣肉半升[2]　贝母去心。三两　白茯苓去黑皮　五味子炒　人参　甘草炙，剉　桔梗剉，炒　地骨皮各一两

上一十四味，捣罗八味为末，调和诸自然汁并酥、蜜、杏仁等，同于铜银器中以文武火煎，频搅令匀，煎百十沸成煎后，再于甑上蒸三五遍。每服食后服一匙头，便仰卧少时，渐渐咽药，夜再服。

五脏诸咳

论曰：《内经》论肺咳之状，咳而喘息有音，甚则唾血；心咳之状，咳而心痛，喉中介介如梗[3]状，甚则咽肿喉痹；肝咳之状，咳而两胁下痛，甚则不可以转，转则两胠下满；脾咳之状，咳而右胠下痛，阴引肩背，甚则不可以动，动则咳剧；肾咳之状，咳而腰背相引痛，甚则咳涎。五脏之咳久而不已，乃传六腑。六腑之咳，《内经》论之详矣，方附于后。

治五脏诸咳，**前胡汤**方

前胡去芦头　五味子　生干地黄焙　半夏汤洗七遍，焙　泽泻各二两　贝母去心，焙　人参　山芋　白茯苓去黑皮　白术　杏仁汤，去皮尖、双仁，麸炒　麻黄不去节　甘草炙，剉　葛根　乌梅取肉。各一两

---

① 一两半：元刻本、日本抄本、文瑞楼本同，明抄本、乾隆本作"二两"。
② 升：元刻本、明抄本、乾隆本、文瑞楼本同，日本抄本作"斤"。
③ 梗：原作"骾"，日本抄本同，据元刻本、明抄本、文瑞楼本改。日本抄本旁注"又骾作梗"。

上一十五味，剉如麻豆。每服三钱匕，水二盏，入生姜五片，同煎至七分，去滓，食后临卧温服，去枕仰睡。

治肺咳唾血，**紫菀丸**方

紫菀去苗、土。二①两　蛤蚧一枚，大者。皂荚水浸一宿，涂酥炙　白茯苓去黑皮　杏仁去皮尖、双仁，蜜浸一宿，炒。各二②两款冬花用蕊　防风去叉　麦门冬去心，焙。各一两　人参半两③甘草炙，剉　马兜铃炒。各一两　黄耆④细剉　赤芍药　当归剉，焙贝母生姜汁浸一宿，焙　白药子　半夏生姜汁浸一宿，焙。各半两⑤。以上六味并为细末　枣四两。蒸熟，去皮核　大麻子半升⑥。水浸，研烂。去滓取汁　栝楼三十枚，大者。用肉，烂研取汁　龙脑研。半字。以上四味并研为膏

上二十味，以前药末入在后膏内，捣和为丸如梧桐子大。煎麦门冬熟水下三十丸。

治肺咳⑦，**五灵脂汤**方

五灵脂一两　陈橘皮汤浸，去白，焙。半两　甘草炙，剉　五味子　桑根白皮剉，炒　杏仁汤浸，去皮尖、双仁，炒令黄　人参各半两　马兜铃一两

上八味，粗捣筛。每服一钱匕，水一盏，入生姜五片，同煎至六分，去滓，食后温服。

治心咳，咽喉肿痛，**人参桔梗散**方

人参一两　桔梗炒。四两　甘草炙，剉。一两半　白茯苓去黑皮　恶实慢火炒。各二⑧两

---

① 二：元刻本、日本抄本、文瑞楼本同，明抄本、乾隆本作"三"。

② 二：元刻本、日本抄本、文瑞楼本同，明抄本、乾隆本作"三"。

③ 半两：元刻本、日本抄本、文瑞楼本同，明抄本、乾隆本作"三钱"。

④ 黄耆：元刻本、日本抄本、文瑞楼本剂量同，明抄本、乾隆本作"一两"。

⑤ 半两：元刻本、日本抄本、文瑞楼本同，明抄本、乾隆本作"三钱"。

⑥ 半升：元刻本、文瑞楼本同，明抄本、乾隆本作"八两"，日本抄本作"半斤"。

⑦ 咳：元刻本、日本抄本、文瑞楼本同，明抄本此后有"及诸嗽"，乾隆本此后有"嗽"。

⑧ 二：元刻本、日本抄本、文瑞楼本同，明抄本、乾隆本作"三"。

上五味，捣罗为细散。每服一钱匕，不拘时候，沸汤点服。

治心咳，喉中介介，咽肿喉痹，**丹砂半夏丸方**

丹砂水飞。半两　半夏汤洗去滑，焙，捣末　知母焙，捣末　天南星炮裂，捣末。各一两　巴豆去皮、心、膜，研如膏，摊于新瓦上，取霜。秤三^①钱

上五味，除丹砂外拌匀，汤浸炊饼和丸如豌豆大，以丹砂为衣。每服三丸，食后临卧，煎乌梅生姜汤下，不嚼。

治肝咳，两胠下满，**木乳散方**

木乳酥炙。三两　贝母去心，酥炒。二^②两　甘草炙，剉。一两　杏仁汤浸，去皮尖、双仁，麸炒。二^③两

上四味为细散。每服一钱匕，食后生姜橘皮汤调下。

治脾咳，**半夏橘皮汤方**

半夏汤洗十遍，切，焙　陈橘皮汤浸，去白，焙　杏仁去皮尖、双仁，麸炒，别研。各一两　麻黄去根节　赤茯苓去黑皮　柴胡去苗。各一两一分　生姜切，焙　甘草炙，剉。各半两

上八味，粗捣筛。每服三钱匕，水一盏，煎至六分，去滓温服，不拘时。

治肾咳，**四味散方**

补骨脂炒　牵牛子半生半炒。各一两　杏仁去皮尖、双仁，炒。一两　郁李仁去皮。半两

上四味，为细散。每服一钱匕，茶清调下。

治大肠咳，**鹿角胶汤方**

鹿角胶炙燥　甘草炙，剉　杏仁去皮尖、双仁，炒，研　麻黄去根节　半夏汤浸三七遍，生姜一两同捣作饼，焙干。各一两

上五味，粗捣筛。每服三钱匕，水一盏，入生姜三片，同煎至七分，去滓，食后临卧各一服。

治大肠咳，**黄耆散方**

① 三：元刻本、文瑞楼本同，明抄本、乾隆本作"二"，日本抄本作"一"。
② 二：元刻本、日本抄本、文瑞楼本同，明抄本、乾隆本作"一"。
③ 二：元刻本、日本抄本、文瑞楼本同，明抄本、乾隆本作"一"。

黄耆细剉　桑根白皮细剉，炒　人参　白茯苓去黑皮。各一①
两　甘草炙，剉。三分②

上五味为细散。每服一钱匕，不拘时候，沸汤点服。

治膀胱咳，咳而遗溺，**人参散方**

人参一两　白茯苓去黑皮　黄耆剉，炙　山芋　甘草炙，
剉　乌药各一分

上六味，捣罗为细散。每服一钱匕，沸汤点，不拘时候温服。

治三焦咳，腹满不欲食，**槟榔丸**③方

槟榔剉　陈橘皮汤浸，去白，焙　枳壳去瓤，麸炒。各一
两　干姜炮，去皮。一钱半　桑根白皮剉，炒。半两　牵牛子微炒。
三两

上六味为细末，炼蜜和丸梧桐子大。每服二十丸，食后临卧，
淡生姜汤下。

治三焦咳，腹满不欲食饮，**皂荚丸方**

皂荚不蚛者。去黑皮④　半夏⑤　甜葶苈炒。各一两　杏仁去皮
尖、双仁。半两。以上四味，用醋一升煮干，慢火炒令焦，为末　巴
豆二十一枚。去皮、心、膜，醋一盏，煮令紫黑色，水洗焙干，细
研　槟榔半两。细末

上二味，通前末共六味细研，炼蜜和丸梧桐子大。每服一丸
至二⑥丸，腊茶下，生姜汤亦得。

治脾肺寒热劳咳，痰盛呕哕，**半夏桔梗汤方**

半夏浆水煮四五沸，切，焙。三钱⑦　桔梗炒　桑根白皮剉，

---

①　一：元刻本、日本抄本、文瑞楼本同，明抄本、乾隆本作"二"。
②　分：元刻本、日本抄本、文瑞楼本同，明抄本、乾隆本作"两"。
③　槟榔丸：本方药物组成，元刻本、明抄本、日本抄本、文瑞楼本同，乾
隆本尚有"甘草炙。一两半"。
④　皮：元刻本、日本抄本、文瑞楼本同，明抄本、乾隆本此后有"酥炙"。
⑤　半夏：元刻本、日本抄本、文瑞楼本同，明抄本、乾隆本此后有"姜汁炙"。
⑥　一丸至二：元刻本、日本抄本、文瑞楼本同，明抄本、乾隆本作
"二十"。
⑦　三钱：元刻本、日本抄本、文瑞楼本同，明抄本作"二两"，乾隆本作
"一两"。

炒　天南星洗过。各一^①两

上四味，粗捣筛。每服二钱匕，水二盏，生姜一枣大，细切，同煎至半盏，去滓温服，食后临卧。

治肺胃不调，久咳不差，**阿胶散方**

阿胶炙燥。一两　桑根白皮剉，炒。半两　甘草炙，剉。半两　桔梗剉碎，炒微焦为度。半两　细辛去苗叶。一钱

上五味，捣罗为细散。每服一钱匕，沸汤点服，咳剧频进。

治脾胃虚，痰壅咳嗽，**人参丸方**

人参　诃黎勒皮　木香各一分

上三味，同为细末，生蜜和作七丸。每服一丸，水二盏煎沸，以药散为度。去滓服，不拘时候。

治肺嗽，**莱菔丸方**

莱菔子半升。淘择^②焙干，炒黄

上一味，捣罗为末，以砂糖丸如弹子大，绵裹含化。

治肺嗽痰唾，**玉液散方**

半夏二两，大者。净洗去脐　皂荚二十梃。去皮子，剉，水一斗同半夏煮至五升，取出半夏，薄切，焙干

上只取半夏捣罗为散。每服半钱匕，水一盏，生姜一片，煎至四分，食后温服。

---

① 一：元刻本、日本抄本、文瑞楼本同，明抄本、乾隆本作"二"。
② 择：元刻本、明抄本、乾隆本、文瑞楼本同，日本抄本作"净"。

卷第六十六

咳嗽门

咳嗽上气

论曰：诸气皆属于肺，肺气和平则升降自若。若为寒邪所伤，则肺气壅涩^①，不得宣通，故咳嗽而上气。其证喘咳^②多涕唾，甚者面目浮肿。久而不已，肺气虚极，风邪停滞，令人胸背痛，以至唾脓血也。

治咳嗽上气，语声不出，心胸痞闷，头昏痰涎^③，小便赤涩，**五味子汤**方

五味子炒　人参　桑根白皮炙，剉　麦门冬去心，焙　防风去叉　麻黄去根节　细辛去苗叶　甘草炙，剉　白前　杏仁汤浸，去皮尖、双仁，麸炒　枳壳去瓤，麸炒。各半两　甜葶苈隔纸炒。三分

上一十二味，粗捣筛。每服三钱匕，水一盏，入生姜三片，同煎至七分，去滓，食后临卧温服。

治上气咳嗽，**百部丸**方

百部　款冬花去梗　天门冬去心，培　贝母去心，炒　桔梗炒　紫菀去苗、土。等分

上六味，捣罗为末，炼蜜丸如梧桐子大。每服二十丸，食后煎甘草乌梅汤下。

---

① 涩：元刻本、日本抄本、文瑞楼本同，日本抄本旁注"《纂要》涩作塞"，明抄本、乾隆本作"塞"。
② 喘咳：元刻本、日本抄本、文瑞楼本同，明抄本、乾隆本作"咳嗽"。
③ 痰涎：元刻本、日本抄本、文瑞楼本同，明抄本、乾隆本作"吐痰"。

治咳嗽上气，**华盖煮散方**

款冬花去梗　知母焙　贝母去心，炒。各一两　紫菀去苗、土　桔梗炒。各三分　木香　甜葶苈微炒。各半两　杏仁去皮尖、双仁，炒。三分　防己半两　蝉壳一两

上一十味，捣罗为散。每服三钱匕，水一盏，入酥少许，煎至七分，食后温服。

治咳嗽上气，**蜀椒丸方**

蜀椒去目及闭口，炒出汗　乌头炮裂，去皮脐　杏仁汤浸，去皮尖、双仁，炒　皂荚酥炙，去皮子，剉　白矾枯。各半两　细辛去苗叶　款冬花去梗　紫菀去苗、土　干姜炮。各三分①　吴茱萸汤浸洗，焙干，炒　麻黄去根节。各一两

上一十一味，捣罗为末，炼蜜为丸如梧桐子大。每服二十丸，临卧用熟水下，至三十丸。

治积年咳嗽上气，涎唾稠黏，五心烦躁，不思饮食，心肺留热，**润膈丸方**

阿胶炒燥　熟干地黄焙　白茯苓去黑皮　山芋　五味子各一两　麦门冬去心，焙　贝母去心，炒　百部　柏子仁炒，别研　丹参　茯神去木。各半两　人参　远志去心　防风去叉。各一两　杜仲去粗皮，炙，剉。半两

上一十五味，捣罗为细末，炼蜜和丸如弹子大。每服一丸，水一盏化破，煎至六分，时时温呷。

治三十年上气咳嗽脓血，喘息不得卧，**款冬花丸方**

款冬花去梗　干姜炮　蜀椒去目及闭口者，炒出汗　吴茱萸净洗，焙干，炒　桂去粗皮　菖蒲剉，米泔浸半②日，炒干。各一两一分　人参　细辛去苗叶　芫花醋浸，炒干　紫菀去苗、土　甘草炙，剉　桔梗炒　白茯苓去黑皮　皂荚炙，去皮子。各三分

上一十四味，捣罗为末，炼蜜为丸如梧桐子大。每服酒下五

---

① 分：元刻本、日本抄本、文瑞楼本同，明抄本、乾隆本作“两”。
② 半：元刻本、明抄本、乾隆本、文瑞楼本同，日本抄本作“五”。

丸，加至十丸^①，日三服。

治肺寒咳嗽上气，**五嗽丸方**

桂去粗皮　干姜炮　皂荚酥炙，去皮子。各一两

上三味，捣罗为末，炼蜜和丸如梧桐子大。每服十^②丸，温水
下，食后临卧服。

治多年上气咳嗽，**龙脑丸方**

龙脑细研。一钱　诃黎勒皮半两　皂荚炙令黄色，去皮子。
一梃^③

上三味，先捣诃黎勒皮、皂荚，细罗为末，次入龙脑同研令
匀，炼蜜为丸如梧桐子大。每日空腹煎贝母汤下七丸，日二夜一。

治三十年咳嗽上气，**香豉丸方**

豉炒令香。半两　细辛去苗叶。一两　紫菀去苗。二^④两　吴茱
萸汤洗，焙干，炒　甘草炙，剉　杏仁去皮尖、双仁，炒，研如脂。
各一两

上六味，除杏仁外，捣罗为末，与杏仁同研令匀，炼蜜为丸
如梧桐子大。每服三丸，含化，日四五服。

治积年上气咳嗽，不得卧，**郁李仁煎方**

郁李仁去皮尖、双仁。一两

上一味，用水一升，研如杏酪。去滓，煮令无辛气，次下酥
一^⑤枣许，同煮熟放温，顿服之^⑥。

治上气腹胀胸满^⑦，咳嗽不下食，**槟榔汤方**

槟榔剉。一十四枚　蜜二合　高良姜^⑧一两　枇杷叶刷去毛，

---

① 酒下五丸加至十九：元刻本、日本抄本、文瑞楼本同，明抄本、乾隆本
作“二十九”。

② 十：元刻本、日本抄本、文瑞楼本同，明抄本、乾隆本作“廿”。

③ 梃：元刻本、文瑞楼本同，明抄本、乾隆本作“两”，日本抄本作“枚”。

④ 二：元刻本、明抄本、乾隆本、文瑞楼本同，日本抄本作“一”。

⑤ 一：元刻本、日本抄本、文瑞楼本同，明抄本、乾隆本作“二”。

⑥ 顿服之：元刻本、日本抄本、文瑞楼本同，明抄本、乾隆本作“空心频频
温服”。

⑦ 满：元刻本、日本抄本、文瑞楼本同，明抄本、乾隆本此后有“胁痛”。

⑧ 高良姜：元刻本、日本抄本、文瑞楼本同，明抄本、乾隆本作“干姜”。

圣济总录

一五一二

炙。一握　生姜切，焙。三两　酥三两

上六味，先将四味粗捣筛，以水三升，煎取一升，去滓，下酥蜜，煎三五沸。分温三服，相去如人行八九里再服，重者不过三剂。

治咳嗽上气促急，心躁寒热，四肢烦疼，夜间甚者，**柴胡桑白皮汤方**

柴胡去苗　桑根白皮　天雄炮裂，去皮脐　羌活去芦头　枳壳去瓤，麸炒　大腹连皮剉。各一两半　黄连去须　当归切，焙　麻黄[1]去根节　桂去粗皮　甘草炙，剉。各一两　白梅拍碎。四枚[2]　黄芩去黑心　旋覆花微炒。各半两

上一十四味，剉如麻豆。每服五钱匕，水一盏半，入生姜三片，同煎至八分，去滓温服。

治咳嗽气促，**木香枳壳汤方**

木香　枳壳去瓤，麸炒　黄连去须。各一两　麻黄去根节　贝母去心　百合　紫菀去苗、土　款冬花去梗　桑根白皮　天雄炮裂，去皮脐　白石脂　昆布洗去咸，焙。各一两半　黄芩去黑心。半两　旋覆花微炒。三分[3]　杏仁汤浸，去皮尖、双仁，炒。十[4]枚

上一十五味，剉如麻豆。每服五钱匕，水一盏半，入生姜三片，同煎至八分，去滓温服。

治肺热上气喘逆，咳嗽咯血，**马兜铃散方**

马兜铃　黄芩去黑心　知母切，焙　白茯苓去黑皮　紫菀去苗、土　麻黄去根节　甘草炙，剉　杏仁去皮尖、双仁，炒黄　贝母去心　大黄剉，炒。各半两

上一十味，捣罗为散。每服二钱匕，煎桑根白皮枣汤调下。

治咳嗽上气，胸膈烦满，**紫菀丸方**

紫菀去苗、土　贝母去心　人参　赤茯苓去黑皮　陈橘皮去

---

① 麻黄：元刻本、日本抄本、文瑞楼本剂量同，明抄本、乾隆本作"一两半"。

② 枚：元刻本、明抄本、乾隆本、文瑞楼本同，日本抄本作"两"。

③ 分：元刻本、日本抄本、文瑞楼本同，明抄本、乾隆本作"两"。

④ 十：元刻本、日本抄本、文瑞楼本同，明抄本、乾隆本作"廿"。

白，焙。各一两半　桂去粗皮　款冬花去梗　百部各一两一分　甘
草炙，剉。三分① 杏仁去皮尖、双仁，炒，研。三两

上一十味，捣罗为末，炼蜜为丸如梧桐子大。每日饭后熟水
下十丸，加至二十丸。

治咳嗽喘急，胸腹胁肋胀闷疼痛，**紫菀汤**方

紫菀去苗、土　桔梗剉，炒　款冬花去梗　枳壳去瓤，麸炒。
各一两　陈橘皮去白，焙。半两　赤茯苓去黑皮　赤芍药　百合各
一两半　大腹二枚。剉

上九味，粗捣筛。每服三钱匕，水一盏，煎至七分，去滓温
服，食后，日二服。

治咳嗽上气，语声不出，心中烦闷，**桂杏丸**方

桂去粗皮，为末。二两　杏仁去皮尖、双仁，炒黄，研膏。三两
上二味同杵匀，每用新绵裹如枣大，含化② 不拘时。

治咳嗽喘闷，背膊烦疼，四肢无力，**白前汤**方

白前一两半　杏仁二七③ 枚。去双仁、尖皮，炒　紫菀去苗、
土　黄芩各一两　麦门冬去心，焙。二两　紫苏茎叶三分　陈橘皮
汤浸，去白，炒。半两　大麻仁净淘，研细

上八味，除研大麻仁旋入外，粗捣筛。每服三钱匕，水一盏，
入生姜五片，煎至数沸，入研麻仁半钱匕，再煎至七分，去滓，
食后温服，日二。

治咳嗽喘促，**杏仁丸**方

杏仁去双仁、皮尖，炒，研。三两　麦门冬去心，焙　百
合　贝母去心　知母焙　甘草炙，剉。各一两　白茯苓去黑皮。一
两半　干姜炮　桂去粗皮。各半两

上九味，捣罗为末，炼蜜和丸如弹子大。每含化一丸，咽津。

治肺气不和，上气咳嗽，**四神散**方

款冬花去梗　贝母去心　白薇　百部各一两半

---

① 分：元刻本、日本抄本、文瑞楼本同，明抄本、乾隆本作"两"。
② 化：元刻本、日本抄本、文瑞楼本同，明抄本、乾隆本此后有"一丸"。
③ 二七：元刻本、日本抄本、文瑞楼本同，明抄本、乾隆本作"二十七"。

上四味，捣罗为散。每日食后，以蜜汤调下三钱匕 ①。

治肺脏气 ② 不和，上气咳嗽，**地黄煎方**

地黄汁一升半　麦门冬汁　生姜汁　天门冬汁各五合　玄参　柴胡去苗　赤茯苓去黑皮　射干各一两　黄牛乳一升　蜜二升　黄牛酥五两　黄耆剉，炒　桂去粗皮　人参　五味子炒　款冬花　紫菀去苗、土　贝母去心。各二两　杏仁去尖皮、双仁，研。五两

上一十九味，捣罗余药为末，次将自然汁及酥、乳蜜等入铜银器中，以文武火煎百十沸，时时搅转。然后旋旋调下诸药末，搅令匀，煎百余沸，来日封闭于甑上蒸两炊久。待冷，以蜡纸紧封闭十数日，时复一看，莫令损动。每日饭后服一匙头便仰卧，渐渐咽之，令药浸润心肺。至夜临睡时，如前再服。

咳嗽呕吐

论曰：咳嗽呕吐者，肺与胃俱受寒邪也。盖肺喜温而气宣，胃得温而物化。二者脏腑不同，要之畏寒之性一也。肺感微寒，既为咳嗽；寒流于胃，又成呕吐。《内经》曰胃咳之状，咳而呕。又曰聚于胃、关于肺是也。

治上气咳嗽，呕逆不下食，**人参汤方**

人参　杏仁去皮尖、双仁，炒　白茯苓去黑皮　柴胡去苗。各二两　陈橘皮汤浸，去白，炒　紫菀去苗、土。各三 ③ 两

上六味，粗捣筛。每服三钱匕，生姜半分，拍碎，水一盏，煎至七分，去滓温服，日三。患冷，加干姜，炮，二两；患热，加麦门冬，去心，三两；不能食，加白术二两，厚朴，去粗皮，生姜汁炙，二两。

治咳嗽呕吐，心胸满闷，不下饮食，**半夏汤方**

---

① 上四味……三钱匕：此 19 字元刻本、日本抄本、文瑞楼本同，明抄本、乾隆本作"共末，蜜丸如梧子大，空心桑白皮汤下二十丸"。

② 气：元刻本、日本抄本、文瑞楼本同，明抄本、乾隆本此后有"壅热"。

③ 三：元刻本、明抄本、乾隆本、文瑞楼本同，日本抄本作"二"。

半夏汤洗七遍，姜汁制，焙　前胡去芦头　紫菀去苗、土。各一两　人参　诃黎勒煨，取皮　杏仁去皮尖、双仁，炒。各三分

上六味，粗捣筛。每服三钱匕，水一盏，生姜一枣大，拍碎，煎至六分，去滓温服，不拘时。

治肺胃有寒，咳嗽呕吐，**半夏丸方**

半夏曲炒。二两　白茯苓去黑皮。一两　干姜炮　丁香　矾石熬令汁枯。各半两

上五味，捣罗为细末，生姜汁煮面糊，丸如梧桐子大。每服二十丸，温米饮下，日三。

治咳嗽呕吐涎沫，心胸不快，饮食不下，**白术汤方**

白术一两　人参　桔梗剉，炒　诃黎勒煨，取皮　桂去粗皮。各三钱　陈橘皮汤浸，去白，焙　半夏汤洗七遍，生姜汁制　甘草炙，剉　五味子各半两

上九味，粗捣筛。每服三钱匕，水一盏半，生姜半分，切，煎取八分，去滓温服，不拘时，日二。

治一切喘嗽，痰涎吐逆，**金华丸方**

滑石为末。一两　款冬花四两

上二味，以款冬花捣为粗末，入沙盒内，铺底盖头，置滑石于中，固济盒子令密，用炭火五斤煅之通赤。候冷取出，不用款冬花灰，只取滑石末研极细。别以款冬花细末二两，白面三钱匕，水一碗化开，慢火熬成稀膏，入前滑石末和匀，丸如梧桐子大。临卧以一①丸于生油内滚过，干咽。

治一切涎嗽，温胃，止吐逆，**分气丸方**

藿香叶　草豆蔻去皮　半夏汤洗七遍，焙。各一两　丁香　白矾枯。各半两

上五味，捣研为细末，面糊和丸如绿豆大。每服二十丸，橘皮汤下，不拘时。

治咳嗽呕吐，寒热，不下饮食，**厚朴汤方**

---

① 一：元刻本、日本抄本、文瑞楼本同，明抄本、乾隆本作"三"。

厚朴去粗皮，生姜汁炙　半夏汤洗七遍，生姜制。各二两　白术三分①　紫菀去苗、土　陈橘皮汤浸，去白，焙　人参　杏仁去皮尖、双仁，炒。各一两　甘草炙，剉　贝母去心。各半两

上九味，粗捣筛。每服四钱匕，水一盏半，生姜一枣大，拍碎，煎至八分，去滓温服，不拘时。

治咳嗽上气胸满，呕吐涎沫，**胡椒丸方**

胡椒　荜拨各三两　白术　桂去粗皮　高良姜　款冬花　紫菀去苗、土　甘草炙，剉。各二两　人参一两

上九味，捣罗为细末，炼蜜丸如梧桐子大。每服十五②丸，米饮下，不拘时。

治咳嗽呕吐，**胶饴煎方**

胶饴五斤③　蜀椒去目并闭口，炒出汗。二升　杏仁去皮尖、双仁，炒。一升。研成膏　干姜炮　人参各一两　附子炮裂，去皮脐。五枚　桂去粗皮。一两半　天门冬去心，焙。二④两半

上八味，捣罗六味为细末，与杏仁膏同捣千杵，入胶饴和匀，每服半匙含化，日三夜二。

治咳嗽呕吐，**橘皮五味子汤方**

陈橘皮汤浸，去白，焙　五味子　人参　紫苏子各五两

上四味，粗捣筛。每服五钱匕，水一盏半，生姜一枣大，拍碎，煎至一盏，去滓温服。

咳嗽唾脓血

论曰：咳嗽唾脓血者，由肺感寒气咳嗽，伤于阳脉⑤也。心主血，肺主气，血随气行，气上逆，故咳而有血。寒邪壅热与肺间津液相搏，凝滞蕴结，故又为脓，因咳而咯唾脓血也。

---

① 分：元刻本、日本抄本、文瑞楼本同，明抄本、乾隆本作"两"。
② 十五：元刻本、日本抄本、文瑞楼本同，明抄本、乾隆本作"三十"。
③ 斤：元刻本、明抄本、文瑞楼本同，乾隆本、日本抄本作"升"。
④ 二：元刻本、明抄本、乾隆本、文瑞楼本同，日本抄本作"一"。
⑤ 阳脉：元刻本、日本抄本、文瑞楼本同，明抄本、乾隆本作"阳"。

治肺寒外内合邪，咳嗽，语声不出，口中如含霜雪，停饮寒痰，咽喉妨闷，状若梅核，噎塞不通，膈气、痞气服之并效，**相传丸方**

天门冬去心，焙 麦门冬去心，焙 贝母去心，焙 紫菀去土 百合 桔梗炒 人参 杏仁汤浸，去皮尖、双仁，炒 生干地黄焙 桂去粗皮 半夏汤煮软，切，焙干 甘草炙 阿胶炒至沸 陈橘皮汤浸，去白。各三两

上一十四味，同捣罗为末，煮糯米粉并黄蜡一两成粥，更入蜜①再熬匀，和前药如樱桃大。每服一丸，同生姜细嚼下，嗽时服。咳嗽脓血，服之大效。

治积年咳嗽，唾脓血，喘急不得卧，**款冬花丸方**

款冬花 石斛去根 紫菀去苗、土 细辛去苗叶 防风去叉 芎䓖 人参 当归切，焙 藁本去苗、土 甘草炙，剉 蜀椒去目并闭口，炒出汗 白术剉 天雄炮裂，去皮脐 菖蒲切 麻黄去根节，汤煮掠出沫。各二两 半夏汤洗七遍，去滑，焙，生姜汁制。二两 桂去粗皮 独活去芦头，剉。各半两 芫花醋浸，炒干 钟乳粉研 桃仁汤浸，去皮尖、双仁，研。各二②两

上二十一味，除别研外，捣罗为末和匀，炼蜜和丸如梧桐子大。每服二③十丸，煎桑根白皮汤下，日三夜一。

治咳嗽唾脓血及肺痿羸瘦，涎涕稠黏，**蛤蚧丸方**

蛤蚧二对。涂酥炙 人参 芸薹子 桔梗炒 知母焙 紫苏茎叶 猪牙皂荚酥炙 鳖甲去裙襕，醋炙 槟榔剉 白前各一④两半 柴胡去苗。二两 防己 杏仁汤去皮尖、双仁，炒 羚羊角镑 郁李仁炒，去皮 紫菀去苗、土 猪苓去黑皮。各一两半 甜葶苈隔纸炒。半两

上一十八味，捣罗为末，炼蜜和丸如梧桐子大。每服十丸至

---

① 蜜：元刻本、日本抄本、文瑞楼本同，明抄本、乾隆本此后有"二两"。
② 二：元刻本、日本抄本、文瑞楼本同，明抄本、乾隆本作"一"。
③ 二：元刻本、日本抄本、文瑞楼本同，明抄本、乾隆本作"三"。
④ 一：元刻本、明抄本、乾隆本、文瑞楼本同，日本抄本作"二"。

十五丸，食后煎人参汤下，日三。

治咳嗽上喘，唾脓血，胸膈不利，咽喉肿痛，**百部丸方**

百部焙　款冬花去梗　天门冬切，焙　贝母去心　桔梗炒　紫菀去苗、土。各半两

上六味，捣罗为末，炼蜜和丸如梧桐子大。每服二①十丸，甘草乌梅汤下，食后临卧服。

治咳唾脓血，**款冬花汤方**

款冬花一两　不蛀皂荚一梃。去黑皮，酥炙　杏仁汤浸，去皮尖、双仁，麸炒。二两　黄明胶炙令燥。一片②　甘草炙，锉　贝母去心。各一两　知母焙。半两　麻黄去根节，汤煮掠去沫。三两

上八味，粗捣筛。每服三钱匕，水一盏，煎至七分，去滓温服，日三夜一。

治咳逆唾脓血，咽喉闷塞，胸满上气，不能饮食，卧则短气，**补肺汤方**

款冬花三③两　桂去粗皮　钟乳粉研　干姜炮裂　白石英各三两　麦门冬去心，焙。四两　五味子炒。三④两　桑根白皮锉。半斤

上八味，除研者外，粗捣筛。每服五钱匕，水一盏半，入枣二枚，擘，粳米数十粒，煎至一盏，去滓温服，日二夜一。

治年深咳嗽出脓血，**贯众汤方**

贯众锉　苏枋木锉。各一两

上二味，粗捣筛。每服三钱匕，水一盏，入生姜二片，同煎至七分，去滓温服，日三。

治咳嗽出脓血痰涎，**桑白皮汤方**

桑根白皮炙，锉　麦门冬去心，焙　款冬花各一两　贝母去心　甘草炙，锉　黄明胶炙令燥。各半两

上六味，粗捣筛。每服三钱匕，水一盏，煎至八分，去滓温

---

① 二：元刻本、日本抄本、文瑞楼本同，明抄本、乾隆本作"三"。
② 片：元刻本、日本抄本、文瑞楼本同，明抄本、乾隆本作"两"。
③ 三：元刻本、明抄本、乾隆本、文瑞楼本同，日本抄本作"二"。
④ 三：元刻本、明抄本、乾隆本、文瑞楼本同，日本抄本作"一"。

服，日三。

治咳嗽多痰，上喘唾脓血，**莱菔子煎方**

莱菔子烂研。半两　桃仁去皮尖、双仁，研如膏　杏仁去皮尖、双仁，研如膏　蜜　酥①　饧②各一③两

上六味，慢火同煎如稀饧。每服半匙，沸汤化下，不拘时候。

治咳嗽咯脓血，**蛤蚧汤方**

蛤蚧酒浸，酥炙　知母焙　贝母炮　鹿角胶炙令燥　甘草炙，剉　杏仁汤浸，去皮尖、双仁，炒　人参　葛根剉　桑根白皮炙，剉　枇杷叶去毛，炙。各一两

上一十味，粗捣筛。每服三钱匕，水一盏半，煎至八分，去滓，不拘时候温服。

治咳嗽唾脓血，牵胸胁④痛，**五味子汤方**

五味子炒　生干地黄焙　桑根白皮炙，剉。各一两　桔梗炒　紫菀去苗、土　续断　甘草炙，剉　赤小豆各半两

上八味，粗捣筛。每服三钱匕，入竹茹少许，水一盏半，煎至八分，去滓温服，日三夜一。

治咳嗽唾脓血，**百部丸方**

百部炒。三两　升麻　桂去粗皮　五味子炒　甘草炙，剉　紫菀去苗、土　桑根白皮炙⑤，剉。各一两

上七味，捣罗为末，炼蜜和丸如梧桐子大。每服二十丸，粥饮下，日三夜一。

治久患咳嗽，肺虚，将成劳瘵，吐血，**薤白汤方**

鳖甲去裙襕，醋炙　阿胶炙令燥。各二两　鹿角胶炙令燥　甘草炙，剉。各一两

---

① 莱菔子……酥：此五味药元刻本、日本抄本、文瑞楼本剂量同，明抄本、乾隆本作"各一两"。

② 饧：元刻本、日本抄本、文瑞楼本同，明抄本、乾隆本作"饴糖"。

③ 一：元刻本、日本抄本、文瑞楼本同，明抄本、乾隆本作"二"。

④ 牵胸胁：元刻本、日本抄本、文瑞楼本同，明抄本、乾隆本作"连胸膈"。

⑤ 炙：元刻本、日本抄本、文瑞楼本同，明抄本、乾隆本作"蜜炙"。

上四味，粗捣筛。每服二钱匕，水一盏，入薤白二寸，同煎至七分，去滓，食后临卧服。

治咳嗽咯血，喘满肺痿，**栝楼汤**方

栝楼一①枚。取瓤，入蛤粉一匙同炒黄　马兜铃炒　防己　葛根剉　贝母去心　甘草　杏仁汤浸，去皮尖、双仁，炒　阿胶剉，入糯米二合，同炒去米。各一②两

上八味，粗捣筛。每服三钱匕，水一盏，蜜半匙，煎至七分，去滓温服，日三夜一。

治咳嗽脓血，胸膈满痞，全不思食，**紫菀汤**方

紫菀去苗、土　款冬花去梗　杏仁去皮尖、双仁，炒令黄　生干地黄　麻黄去节　甘草炙，剉　秦艽去苗、土　桑根白皮炙，剉　黄明胶炒燥　马兜铃　糯米

上一十一味，等分，粗捣筛。每服五钱匕，水一盏半，入枣三枚，擘，同煎至八分，去滓，食后温服。

治肺气壅热，咳嗽上气，或吐脓血，**杏仁汤**方

杏仁去皮尖、双仁，炒黄　桑根白皮炙，剉　柴胡去苗。各三分　甘草炙，剉　麻黄去根节　桔梗去芦头，炒　款冬花去梗　紫菀去苗、土　半夏汤洗去滑，生姜汁制，焙　茜根剉　黄连去须。各半两

上一十一味，粗捣筛。每服五钱匕，水一盏半，生姜三片，煎至八分，去滓温服。

咳逆短气

论曰：气之在人，得温则舒，遇寒则涩。肺主气者也，若为寒邪所伤，则涩而不通，故气逆上行，发为咳嗽，肺乃虚弱，呼吸之间，不能报息，故谓之咳逆短气。

治逆气咳嗽，胸中寒热，短气不足，**前胡汤**方

---

① 一：元刻本、日本抄本、文瑞楼本同，明抄本、乾隆本作"二"。
② 一：元刻本、日本抄本、文瑞楼本同，明抄本、乾隆本作"二"。

前胡去芦头　陈橘皮去白，炒　桂去粗皮　甘草炙，剉　人参　紫菀去苗、土　五味子炒。各一两

上七味，粗捣筛。每服三钱匕，生姜二片，大枣一枚，擘，水一盏，煎至七分，去滓温服，日三。

治咳逆短气，**款肺汤方**

人参　半夏汤洗五遍去滑，炒干。各半两　甘草炙，剉。一两　陈橘皮去白，焙。二两

上四味，粗捣筛。每服三钱匕，水一盏，生姜三片，煎至七分，去滓温服，日三。

治逆气咳嗽，胸膈中寒热，短气不足，**五味子汤方**

五味子炒。一两　前胡去芦头。三两　紫菀去苗、土　甘草炙，剉　桂去粗皮。各二^①两　山茱萸三两

上六味，粗捣筛。每服三钱匕，水一盏，入生姜五片，枣二枚，擘，煎至七分，去滓温服，日二夜一。

治咳逆短气，**润肺汤**^②方

人参　生姜切，与半夏同炒。各一两　半夏汤洗七遍，焙，切，同生姜炒。半两　甘草剉，炙　陈橘皮去白，焙　竹叶各二两。切

上六味，粗捣筛。每服三钱匕，水一盏半，生姜五片，煎至七分，去滓温服，日三夜一。

治咳逆，**殊效汤方**

干柿细切，炒令焦黑　干薄荷叶　陈橘皮去白，焙。各一两

上三味，粗捣筛。每服三钱匕，水一盏，煎至七分，去滓温服，日三。

治咳嗽短气，肠中时痛，留饮厥逆，宿食不消，寒热邪癖^③，五内不调，**肉苁蓉汤方**

---

① 二：元刻本、日本抄本、文瑞楼本同，明抄本、乾隆本作"一"。
② 润肺汤：本方药物组成，元刻本、日本抄本、文瑞楼本同，明抄本尚有"桑白皮一两"，乾隆本尚有"桑白皮一两　紫朴姜汁炒。五钱"。
③ 癖：元刻本、日本抄本、文瑞楼本同，明抄本、乾隆本此后有"瘫冈"。

肉苁蓉切，焙。五①两　生干地黄焙。四两　乌头炮裂，去皮脐。一两　甘草炙，剉　桂去粗皮　紫菀去苗、土　五味子炒。各二两　石膏碎　麦门冬去心，焙。各三两

上九味，粗捣筛。每服五钱匕，水一盏半，入大枣二枚，擘，生姜半分，切，煎至七分，去滓温服，日三夜二。

治年深喘嗽，春秋发动，痞满短气，痰涕如胶，睡卧不宁，**人参丸方**

人参一两　蛤蚧一对，全者。净洗，酥炙　百部切　紫菀去苗、土。各一两　大黄剉，炒。半两　葶苈隔纸炒。一分②　款冬花　百合　贝母去心　知母焙　白前各半两　山芋　半夏汤洗十遍，焙　桑根白皮炙黄，剉　五味子炒。各三分

上一十五味，捣罗为末，炼蜜和丸如梧桐子大。每服二③十丸，糯米饮下，橘皮汤亦得。

治肺脏气虚，胸中短气，咳嗽声微，四肢无力，**阿胶散方**

阿胶炒令燥　山芋　甘草炙，剉　人参　五味子炒　麦门冬去心，焙。各一两　干姜半两。炮　杏仁汤浸，去皮尖、双仁，麸炒　白术剉　桂去粗皮。各三分

上一十味，捣罗为散。每服二钱匕，用粥饮调下，不计时候。

治咳逆短气喘息，气不相续，**玉液饮方**

甘草炙，剉　杏仁去皮尖、双仁，研　人参　陈橘皮汤浸，去白，焙　五味子炒。各一两

上五味，粗捣筛。每服五钱匕，用水二盏，生姜三片，大枣一枚，擘，同煎至一盏，去滓温服，不拘时候。

治咳逆痰喘气促，**紫苏知母汤方**

紫苏连茎叶　知母焙　贝母去心　款冬花　五味子炒　人参　桑根白皮剉。各一两　厚朴去粗皮，生姜汁炙　甘草炙，剉。各半两

---

① 五：元刻本、明抄本、乾隆本、文瑞楼本同，日本抄本作"三"。
② 一分：元刻本、日本抄本、文瑞楼本同，明抄本、乾隆本作"五钱"。
③ 二：元刻本、日本抄本、文瑞楼本同，明抄本、乾隆本作"三"。

上九味，粗捣筛。每服三钱匕，水一盏半，入生姜三片，煎至七分，去滓温服，不计时候。

治卒短气，**紫苏汤**方

紫苏剉。二两　陈橘皮去白，焙。半两

上二味，粗捣筛。每服三钱匕，水一盏，枣二枚，擘，煎至七分，去滓温服，日三。

治卒短气，**姜麦汤**方

生姜半两。薄切片　小麦二合。净淘

上二味，水三盏，煎至一盏半。去滓，温分三服，一日令尽。

治咳逆短气，**紫苏汤**方

紫苏茎叶剉。一两　人参半两

上二味，粗捣筛。每服三钱匕，水一盏，煎至七分，去滓温服，日再。

治卒短气，**枸杞汤**方

枸杞叶焙干。不以多少

上一味切碎。每服三钱匕，水一盏，生姜三片，枣一枚，擘，煎至七分，去滓温服，日三。

止咳逆短气，**羌活煮散**方

羌活去芦头　附子炮裂，去皮脐　蘹香子微炒。各半两　木香　干姜炮。各一钱①

上五味，捣罗为散。每服二钱匕，水一盏，盐一捻，同煎一二十沸，乘热服，一服止。

咳嗽面目浮肿

论曰：《内经》谓久咳不已，三焦受之。三焦咳状，咳而腹满，不欲食饮。寒气聚于胃、关于肺，使人多涕唾而面目浮肿，气逆也。

治喘嗽痰实，身与头面微肿，小便不利，**郁李仁丸**方

---

① 钱：元刻本、日本抄本、文瑞楼本同，明抄本、乾隆本作"两"。

郁李仁去皮尖，研。一两一分　葶苈子隔纸炒。三^①两　杏仁汤浸，去皮尖、双仁，炒，研。三分^②　防己二两　紫苏叶一两一分　陈橘皮汤浸，去白，焙　赤茯苓去黑皮。各一两

上七味，捣研为末，炼蜜和丸如梧桐子大。每服二十丸至三十丸，食后生姜紫苏汤下。

治喘嗽，消肿满，进饮食，**赤茯苓汤方**

赤茯苓去黑皮　大腹子剉　五味子　桑根白皮剉　紫苏茎叶剉　人参　陈橘皮汤浸，去白，焙。各一两　甘草炙，剉。半两

上八味，粗捣筛。每服四钱匕，水一盏半，入生姜三片，枣二枚，同煎至八分，去滓，不拘时温服。

治咳嗽面目浮肿，涕唾稠黏，不可喘息，**葶苈汤方**

葶苈子一两。纸隔炒，别研　桑根白皮剉　紫菀去苗、土。各一两半　槟榔剉。三枚^③　木通剉。一两半　郁李仁炒。一两

上六味，除葶苈外，并㕮咀如麻豆。每服五钱匕，水一盏半，煎至一盏，入葶苈膏少许，更煎一二沸。去滓，食后温服。

治喘咳上气，多唾，面目浮肿，气逆，**小葶苈汤方**

葶苈三分。隔纸炒，别捣研，丸如樱桃大　桑根白皮二两半　大枣十枚。去核

上三味，除葶苈外，㕮咀如麻豆。每服五钱匕，水一盏半，煎至一盏，入葶苈一丸，更煎一二沸。去滓，空腹温服。心下痞硬者，去桑根白皮。

治肺气喘急，面目浮肿，**皂荚丸方**

皂荚如猪牙者。去黑皮，涂酥炙　防己各一两　葶苈隔纸微炒。一分^④

上三味，捣罗为末，用枣肉和丸如梧桐子大。每服十五丸至二十丸，煎桑根白皮汤下，不拘时。

---

① 三：元刻本、日本抄本、文瑞楼本同，明抄本、乾隆本作"二"。
② 分：元刻本、日本抄本、文瑞楼本同，明抄本、乾隆本作"两"。
③ 三枚：元刻本、日本抄本、文瑞楼本同，明抄本、乾隆本作"五钱"。
④ 分：元刻本、日本抄本、文瑞楼本同，明抄本、乾隆本作"两"。

治壅滞咳嗽，面目浮肿，**润肺散方**

甜葶苈一两。铫子内纸衬，慢火炒　马兜铃大者，二枚。微
炒　桂去粗皮。一分

上三味，捣罗为细散。食后临卧，温水调下一字或半字匕。

治咳嗽，止喘痞，消肿满，进饮食，**沉香槟榔汤方**

沉香[①]剉　赤茯苓去黑皮　桑根白皮微炙，剉　人参各一
两　槟榔剉。半两

上五味，粗捣筛。每服三钱匕，水一盏，煎至七分，去滓，
不拘时温服。

治肺气喘嗽，面目浮肿，**杏霜汤方**

杏仁汤浸，去皮尖、双仁，炒　甘草生，剉　桑根白皮剉　甜
葶苈隔纸炒香。各一两　麻黄不去节。五两

上五味，粗捣筛。每服三钱匕，水一盏，入生姜一枣大，拍
碎，同煎至六分，去滓温服。

治肺嗽痰涎，喘满浮肿[②]，**宁气丸方**

猪牙皂荚去皮，酥炙。五梃　马兜铃半两　甜葶苈炒。二钱[③]
半　槟榔剉。一枚　半夏汤洗七遍，切，焙。二钱半

上五味，捣罗为末，用枣肉和丸如绿豆大。每服五丸至七丸，
喘满浮肿，煎桑根白皮汤下；咳嗽痰涎，煎灯心蜜汤下；吐逆，
煎藿香汤下，看虚实加减。

治喘嗽浮肿[④]，**五灵脂汤方**

五灵脂半两　马兜铃　槟榔剉。各一分

上三味，粗捣筛。每服一钱半匕，蜜半匙，水一盏，煎至七
分，去滓热服。

治下经虚气，肿满喘痞，气促咳嗽，**茯苓贝母汤方**

白茯苓去黑皮。一两　泽泻剉　贝母焙　桑根白皮炙，剉。各

---

① 沉香：元刻本、日本抄本、文瑞楼本剂量同，明抄本、乾隆本作"五钱"。
② 浮肿：元刻本、日本抄本、文瑞楼本同，明抄本、乾隆本作"面目浮肿"。
③ 钱：元刻本、明抄本、乾隆本、文瑞楼本同，日本抄本作"两"。
④ 浮肿：元刻本、日本抄本、文瑞楼本同，明抄本、乾隆本作"面目浮肿"。

三分①

上四味，粗捣筛。每服三钱匕，水一盏，煎至七分，去滓，不拘时候温服。

治咳嗽，面目四肢浮肿，气促不得卧，**桑根白皮汤**方

桑根白皮剉　柴胡去苗。各一两　大腹皮剉　枳壳去瓤，麸炒。各三分　杏仁汤浸，去皮尖、双仁，炒　赤芍药　赤茯苓去黑皮　黄耆剉。各一两　陈橘皮汤浸，去白，焙　麦门冬去心，焙。各三分②　恶实炒。一两　甘草炙，剉。三分

上一十二味，粗捣筛。每服四钱匕，水一盏半，入生姜一枣大，拍碎，煎至八分，去滓，不拘时候温服。

治喘嗽，肺气不顺，面目浮肿，**牵牛子汤**方

牵牛子炒　甜葶苈隔纸炒　陈橘皮汤浸，去白，焙　甘草炙，剉　杏仁汤浸，去皮尖、双仁，炒。各半两

上五味，粗捣筛。每服三钱匕，水一盏，入生姜一枣大，拍碎，枣二枚，煎至七分，去滓，不拘时温服。

治肺气壅滞，咳嗽喘闷，膈脘不利，气痞多渴，腰膝浮肿，小便淋涩，**百合汤**方

百合　人参　紫苏茎叶剉　猪苓去黑皮　桑根白皮剉　大腹皮剉　赤茯苓去黑皮　甘草炙，剉　陈橘皮汤浸，去白，焙。各一两　马兜铃七枚。和皮　麦门冬去心，焙　枳壳去瓤，麸炒。各一两

上一十二味，粗捣筛。每服四钱匕，水一盏半，入生姜一枣大，拍碎，同煎至八分，去滓，不拘时候温服。

治劳嗽，头面虚肿，大便不通，**葶苈丸**方

葶苈子净洗暴干，浆水浸半日，布内盛，蒸一炊久，取出暴干捣末　防己　郁李仁汤去皮，研。等分

上三味，捣研令匀，煮枣肉和丸如赤小豆大。每服十五丸，

① 分：元刻本、日本抄本、文瑞楼本同，明抄本、乾隆本作"两"。
② 分：元刻本、日本抄本、文瑞楼本同，明抄本、乾隆本作"两"。

煎糯米饮下。

治三焦咳嗽，中满气逆，面目浮肿，咯唾痰饮，**蜀漆汤方**

蜀漆　郁李仁去皮，炒　甘草炙，剉　当归切，焙　柴胡去苗　黄连去须。各一两　射干　大腹　桑根白皮　芎䓖　牵牛子炒　天雄炮裂，去皮脐。各一两半　陈橘皮去白，焙　桂去粗皮　苍术去皮。各三分　桃仁去皮尖、双仁。二十枚

上一十六味，剉如麻豆。每服五钱匕，水一盏半，入生姜五片，煎八分，去滓温服，不拘时。

治三焦咳嗽，面目虚浮，不得安卧，饮盛减食，**桑白皮汤方**

桑根白皮　苍术去皮　木通　桂去粗皮　当归切，焙　黄连去须。各一两　草豆蔻去皮。三枚　天雄炮裂，去皮脐　瞿麦穗　大腹　射干　牵牛子炒。各一两半　桃仁去皮尖、双仁，炒。二十枚　郁李仁去皮，炒。三分　吴茱萸炒。半两

上一十五味，剉如麻豆。每服五钱匕，水一盏半，入生姜七片，煮取八分，去滓温服，不拘时。

咳嗽失声

论曰：咳嗽失声者，盖肺气上通于喉咙。喉咙者，肺之系。肺感寒，微者成咳嗽，咳嗽不已，其气奔迫，窒塞喉中，故因而失声也。

治咳嗽失声，语不出，**杏仁煎方**

杏仁去皮尖、双仁，炒。一升。研　紫菀去苗、土　五味子　贝母去心。各一两　生姜汁　饴糖各一升　木通四①两　桑根白皮五两

上八味，先将五味㕮咀。分作三剂，每剂以水四盏，煎取一盏半，去滓，入研杏仁、姜汁、饴糖各三分之一，更煎成煎，每服一匙，含化。

治咳嗽，润益咽喉，发利声音，生津液，解烦劳，**百合汤方**

---

① 四：元刻本、日本抄本、文瑞楼本同，明抄本、乾隆本作"一"。

百合　人参　甘草炙，剉　甜葶苈隔纸炒过　桑根白皮剉　款冬花微炒

上六味等分，粗捣筛。每服三钱匕，水一盏，入去皮尖杏仁七枚，糯米百粒，乌梅一枚，同煎至六分，去滓，食后温服。

治肺脏气虚，咳嗽少力，言语声嘶，吃食减少，日渐羸瘦，**补肺人参汤方**

人参一两　紫菀去苗、土。半两　黄耆剉　鹿角胶捣碎，炒黄　桂去粗皮。各一两　白术　紫苏茎叶各三分　五味子　干姜炮。各半两　熟干地黄一两　杏仁汤浸，去皮尖、双仁，炒。半两

上一十一味，粗捣筛。每服三钱匕，水一盏，枣三枚，擘破，同煎六分，去滓，不计时温服。

治咳嗽声不出，**通声煎方**

五味子　款冬花　木通各三两　杏仁去皮尖、双仁，炒。一升　人参　桂去粗皮　细辛去苗叶　青竹茹　菖蒲　酥各三两　枣肉二升　白蜜　姜汁各一升①

上一十三味，先以九味剉如麻豆。以水五升，微火煎五七沸，去滓，内酥蜜、姜汁、枣肉，再煎令稀稠得所。每服一匙头，温酒一小盏化下。

治肺气上壅，久病咳嗽，咽膈隘②塞，语声不出，津液干燥，痰毒头痛，心神恍惚及劳嗽、咯血、呀呷等疾，**补肺丸方**

百部焙　贝母去心　山芋　阿胶炙令燥。各二两　天门冬去心，焙　桔梗炒。各一两　防风去叉　人参各一两半　甘草三两。生　半夏二两。捣罗为末，先以鹅梨汁一盏、生姜自然汁一盏同熬及一半，入半夏末熬成膏

上一十味，除半夏膏外，捣罗为末，以膏和。如干，更入炼蜜少许，丸如鸡头实大。每服一丸，食后临卧含化。

治咳嗽声嘶③，**麻黄汤方**

---

① 升：元刻本、明抄本、乾隆本、文瑞楼本同，日本抄本作"合"。
② 隘：元刻本、日本抄本、文瑞楼本同，明抄本、乾隆本作"嗌"。
③ 嘶：元刻本、日本抄本、文瑞楼本同，明抄本、乾隆本此后有"口渴咽干"。

麻黄去根节，煎去沫，焙。二钱　甘草三钱。生用　杏仁二十一枚。去皮尖、双仁，麸炒　乌梅七枚。椎碎

上四味咬咀。用水三盏石器内煎，去滓，取一盏半，分三服，食后温服。

治积年咳嗽声哑，**芫根丸方**

芫花根白皮切，熬令焦黑。一两半　贝母去心。三两　皂荚去皮子，炙。一①两　五味子一两半②　款冬花一两半　百部根切，炒。二③两　杏仁去皮尖、双仁，炒。二两半④　蜈蚣半枚⑤。炙　桑根白皮剉。一两半　麻黄去根节，煎去沫，焙　紫菀去苗、土。各二两

上一十一味，捣罗为末，炼蜜和丸如梧桐子大。每服五丸，稍加至十五丸⑥，煎枣汤下，日再服。

治寒壅咳嗽，语声不出，款肺气，化痰涎，**款冬丸方**

款冬花　麻黄不去根节　甘草生　杏仁不去皮尖。各一两

上四味，捣罗为末，炼蜜和丸樱桃大。每服一丸，含化。

治咳嗽，语声不出，**桂杏丸方**

桂去粗皮。半两　杏仁一两半⑦。去皮尖、双仁，麸炒

上二味，捣罗为末，炼蜜和丸樱桃大。每服一丸，含化咽津。

治肺感风冷，咳嗽失声，**紫菀丸方**

紫菀去苗、土　贝母去心　桂去粗皮　款冬花各一两半　百部　白茯苓去黑皮　人参　陈橘皮去白，焙。各一两　甘草炙，剉　杏仁去皮尖、双仁，炒黄，细研。各二两

上一十味，捣研为末，炼蜜和丸如梧桐子大。每服二十丸至三十丸，食后米饮下。

---

① 一：元刻本、日本抄本、文瑞楼本同，明抄本、乾隆本作"二"。

② 一两半：元刻本、明抄本、乾隆本、文瑞楼本同，日本抄本作"一两"。

③ 二：元刻本、明抄本、乾隆本、文瑞楼本同，日本抄本作"一"。

④ 二两半：元刻本、日本抄本、文瑞楼本同，明抄本、乾隆本作"三两"。

⑤ 半枚：元刻本、日本抄本、文瑞楼本同，明抄本、乾隆本作"一条"。

⑥ 五丸稍加至十五丸：元刻本、日本抄本、文瑞楼本同，明抄本、乾隆本作"二三十丸"。

⑦ 一两半：元刻本、日本抄本、文瑞楼本同，明抄本、乾隆本作"一两"。

风冷声嘶

论曰：中^①风冷声嘶者，其声嘶嗄不通畅也。盖肺象金，金主声，人五脏有五声，皆禀肺气而通之。今风冷乘于肺经，则气道不调，故声音不出而嘶嗄也。

治风冷失声，语音不出，**杏仁煎方**

杏仁汤浸，去皮尖、双仁，研如膏　桂去粗皮。各二两　紫菀去苗、土　五味子炒　贝母去心，麸炒黄　细辛去苗叶。各一两

上六味，除杏仁外，捣罗为细末。以水一盏，入生姜汁一合，饴糖二两，蜜二合，下杏仁，慢火熬成煎。每服一匙头，不计时候，以热酒调下。

治风冷客肺，气道不利，语声不出，**润肺汤方**

麻黄去根节　人参各二两　杏仁汤浸，去皮尖、双仁，焙干，麸炒黄　贝母去心，麸炒黄。各二两半　甘草炙，剉。一两　陈橘皮汤浸，去白，焙。一分^②　桔梗去芦头，炒　阿胶炙令燥。各半两

上八味，粗捣筛。每服三钱匕，水一盏半，煎至一盏，去滓，食后温服。

治风冷搏肺，气塞不通，声嘶不出，**钟乳汤方**

钟乳粉　白石英研　麻黄去根节　五味子炒　桂去粗皮　赤茯苓去黑皮　紫苏子　杏仁汤浸，去皮尖、双仁，麸炒微黄　人参各一两　麦门冬去心，焙　款冬花各半两

上一十一味，先以十味为粗末，次入钟乳粉再研匀。每服三钱匕，以水一盏，生姜半分，切，枣三枚，擘破，同煎至七分，去滓，不拘时稍热服。

治风冷伤肺，声嘶不出，**石菖蒲散方**

菖蒲剉。石上者　五味子炒　陈橘皮汤浸，去白，焙　细辛去苗叶　紫菀去苗、土　干姜炮裂。各半两　诃黎勒炮，去核　杏仁

---

① 中：元刻本、日本抄本、文瑞楼本同，明抄本、乾隆本作"其"。
② 分：元刻本、日本抄本、文瑞楼本同，明抄本、乾隆本作"两"。

汤浸，去皮尖、双仁，麸炒微黄。各一两

上八味为细散。以温酒调服一钱匕，食后服。

治肺虚，风冷声嘶，言语不出，**通音散方**

防风去叉 独活去芦头 芎䓖 秦椒去目及闭口者，炒出汗 干姜炮裂 黄耆细剉。各一两三分 天雄炮裂，去皮脐 麻黄去根节 五味子炒 山茱萸汤洗，焙炒 甘草炙，剉。各一两半 秦艽去苗、土 桂去粗皮 山芋 杜仲去粗皮，炙 人参 细辛去苗叶 防己各一两一分 紫菀去苗、土 甘菊花择 贯众各一两 附子炮裂，去皮脐。一两一分

上二十二味，为细散。以酒服方寸匕，日二服。一方有石膏一两半，当归一两一分。

治肺虚，为风寒所伤，语声嘶嘎，气息喘急，上气咳嗽，**通声辛甘煎方**

酥真者 蜜 饴糖 生姜取自然汁 百部取自然汁 枣炊[①]，去皮核，研 杏仁汤浸，去皮尖、双仁，研。各一升 柑皮五枚。为末

上八味合和，微火煎，不住搅，约一炊久，取药汁减半止。每服酒调一匙头，细细咽之，日二夜一。

治肺感风邪[②]，气道凝泣不利，声音嘶嘎，**姜髓煎方**

生姜汁六合 牛髓 油别炼。各三合[③] 桂去粗皮。一两 芎䓖 独活去芦头 防风去叉。各三[④]两 秦椒去目并闭口，炒出汗。三分

上八味，捣罗五味为散，与姜汁、油、髓等和匀，于微火上煎五七沸，又以酒一升二合，和煎令成煎。每服一匙头，含化，日三五度。

治中冷声嘶，止喘咳，温肺气，**温肺汤方**

杏仁汤浸，去皮尖、双仁，炒黄 桂去粗皮 麻黄去根节。各

---

① 炊：元刻本、明抄本、乾隆本、文瑞楼本同，日本抄本作"炒"。
② 邪：诸校本同，日本抄本旁注"邪作寒"。
③ 合：元刻本、文瑞楼本同，明抄本、乾隆本、日本抄本作"分"。
④ 三：元刻本、日本抄本、文瑞楼本同，明抄本、乾隆本作"一"。

半两　糯米三合①　甘草炙，剉。一分

　　上五味，粗捣筛。分作五服，每服用水三盏，煎取一盏，滤去滓，用鸡子白一枚，和药温服。

① 合：元刻本、明抄本、乾隆本、文瑞楼本同，日本抄本作"分"。